Medizin, Gesellschaft und Geschichte

Jahrbuch des Instituts für Geschichte der Medizin der Robert Bosch Stiftung

Gegründet von
ROBERT JÜTTE

Herausgegeben von
MARION BASCHIN

Beiheft 83

www.steiner-verlag.de/brand/Medizin-Gesellschaft-und-Geschichte

DIE ROLLE DER PFLEGE IN DER NS-ZEIT

Neue Perspektiven, Forschungen und Quellen

Herausgegeben von Pierre Pfütsch

Franz Steiner Verlag

Gedruckt mit freundlicher Unterstützung der Robert Bosch Stiftung GmbH

Umschlagabbildung: Auguste Schriever und Rudolf Heß im Evangelischen Krankenhaus
Mülheim/Ruhr [ca. 1936].
Quelle: Archiv der Fliedner-Kulturstiftung Kaiserswerth, Fotosammlung, GrFl Ivo Evan-
gelisches Krankenhaus Mülheim/Ruhr.

Bibliografische Information der Deutschen Nationalbibliothek:
Die Deutsche Nationalbibliothek verzeichnet diese Publikation in der Deutschen
Nationalbibliografie; detaillierte bibliografische Daten sind im Internet über
www.dnb.d-nb.de abrufbar.

© Franz Steiner Verlag, Stuttgart 2024
www.steiner-verlag.de
Layout und Herstellung durch den Verlag
Druck: Memminger MedienCentrum, Memmingen
Gedruckt auf säurefreiem, alterungsbeständigem Papier.
Printed in Germany.
ISBN 978-3-515-13218-3 (Print)
ISBN 978-3-515-13226-8 (E-Book)
https://doi.org/10.25162/9783515132268

Inhaltsverzeichnis

Neue Perspektiven auf die Geschichte der Pflege im Nationalsozialismus

PIERRE PFÜTSCH

Einleitung

Die Pflegegeschichte ist, so wie sie gegenwärtig in Deutschland aufgestellt ist, ohne die thematische Beschäftigung mit der Pflege im Nationalsozialismus überhaupt nicht denkbar. Das liegt nicht nur daran, dass der Nationalsozialismus für die deutsche Geschichtswissenschaft ohnehin seit langer Zeit eines der wichtigsten und zentralsten Forschungsfelder ist, sondern auch daran, dass Krankenpflege im Nationalsozialismus eigentlich der erste größere Forschungsschwerpunkt war, welcher unterschiedliche an der Geschichte der Pflege interessierte Personen zusammengebracht hat und dieses Forschungsgebiet in Deutschland ein Stück weit geformt hat.

Diese Entwicklung ist untrennbar mit dem Namen Hilde Steppe verbunden. Steppe war die Erste, die sich (damals noch als Krankenschwester im Berufsbildungswerk des Deutschen Gewerkschaftsbundes) wissenschaftlich mit Pflegegeschichte auseinandergesetzt hat. Von 1992 an war sie Leiterin des Referats „Pflege" im Hessischen Ministerium für Umwelt, Energie, Jugend, Familie und Gesundheit. Ab 1998 hatte sie dann die Professur für Pflegewissenschaft an der Fachhochschule Frankfurt am Main inne. Auf all ihren beruflichen Positionen blieb sie der Geschichte der Pflege als Arbeitsgebiet eng verbunden. Bereits in den 1980er Jahren interessierte sie sich zunehmend für diesen Bereich. Mit „Krankenpflege im Nationalsozialismus" spezialisierte sie sich auf ein Thema, welches bisher weitgehend unberücksichtigt geblieben war, und entwickelte es zu ihrem Steckenpferd. Ihr ging es inhaltlich v. a. um die Organisation der Pflege, die Ausbildung, aber auch um die Rolle des Pflegepersonals bei den Massenmorden. Etwa zur gleichen Zeit wie Steppe arbeitete auch die Arbeitsgemeinschaft Krankenpflegegeschichte, die sich vornehmlich aus Krankenschwestern und -pflegern in Berlin zusammensetzte, an dem Thema. Im Jahr 1984 erschien erstmals das Buch „Geschichte der Krankenpflege – Versuch einer kritischen Aufarbeitung", welches damals vom Gesundheitsladen Berlin herausgegeben wurde und Beiträge der Berliner Arbeitsgemeinschaft enthielt. Schnell kam Hilde Steppe mit den Berliner Kolleg:innen in Kontakt, was zu einer fruchtbaren Zusammenarbeit führte. Bereits ab der zweiten Auflage änderte sich der Titel des Buches in „Krankenpflege im Nationalsozialismus" und wurde seitdem beibehalten. Die dritte Auflage führte zu einer inhaltlichen Neukonzeption und ab der fünften Auflage schieden die Berliner Autor:innen aus dem Projekt aus und Hilde Steppe übernahm die Herausgeberschaft. Die Arbeit Steppes fand in Deutschland großes Echo und kann daher als eine Art Initialzündung für die Erforschung der deutschen Pflegegeschichte gelten. Allein die Entwicklung des Buchprojektes spiegelt die deutschsprachige Auseinandersetzung mit der Pflege im Nationalsozialismus eindrücklich wider. Mittlerweile liegt das Buch in der elften Auflage vor und ist das Standardwerk zum Thema schlechthin. Noch im Vorwort zur achten Auflage hat Steppe darauf hingewiesen, dass das Buch in erster Linie als ein Sachbuch zu verstehen ist und sich daher nicht unbedingt an wissenschaftlichen Ansprüchen messen lassen will: „Der Ausgangspunkt war erstmal eine ganz unwissenschaftliche Neugierde und Bereitschaft zur Reflexion von Berufsstrukturen und so entstand dieses Buch als ‚Geschichte von unten', als Auseinandersetzung von Berufsangehörigen mit ihrer eigenen Geschichte."[1] Zwar haben im Laufe der Jahre immer mehr wissenschaftliche Standards Berücksichtigung gefunden, doch gleichzeitig hat sich die pflegehistorische Forschung auch stetig weiterentwickelt.

Aufbauend auf und in Zusammenarbeit mit Hilde Steppe waren es nun immer mehr Personen, die sich mit der Geschichte der Krankenpflege im Nationalsozialismus beschäftigten. Eva-Maria Ulmer, die nach Steppes Tod 1999 auch immer mehr das Buchprojekt „Krankenpflege im Nationalsozialismus" betreuen sollte, gab noch im Todesjahr von Steppe mit ihr gemeinsam einen studentisch geprägten Sammelband zu den Mordaktionen an psychisch Kranken und behinderten Menschen in der psychiatrischen Anstalt Meseritz-Obrawalde (Pommern) in der Zeit des Nationalsozialismus heraus.[2] Eng verbunden mit Steppes Interesse an der Zeit des Nationalsozialismus war auch ihre Neigung zur Geschichte der jüdischen Krankenpflege. In ihrer Schrift „… den Kranken zum Troste und dem Judenthum zur Ehre …'. Zur Geschichte der jüdischen Krankenpflege in Deutschland" zeichnete sie die Rolle der jüdischen Krankenpflege in Deutschland von 1871 bis 1945 nach.[3] Aufbauend auf dieser Arbeit und der aus Steppes Sammlung entstandenen Dokumentationsstelle Pflege, die nach ihrem Tod den Zusatz „Hilde-Steppe-Archiv" trug, ging das Forschungsprojekt zur jüdischen Pflegegeschichte in Frankfurt am Main hervor. Dort werden Biographien und Geschichten zentraler Personen und Institutionen der jüdischen Pflegegeschichte

---

1 Steppe: Vorwort (2013), S. 14.
2 Steppe/Ulmer (1999).
3 Steppe (1997).

Frankfurts recherchiert, aufbereitet und präsentiert.[4] Im Zuge dessen entstand auch die Arbeit zum Gumpertz'schen Siechenhaus, in der die Anschlussfähigkeit der Pflegegeschichte für andere Bereiche, wie hier für die Stadtgeschichte, aufgezeigt wird.[5]

Die oftmalige Auseinandersetzung mit dem Thema durch Forschungen aus dem Bereich der Pflegewissenschaft und im Kontext der Ausbildung künftiger Pflegefachpersonen zeigt die Wichtigkeit des Themas Krankenpflege im Nationalsozialismus. Hier lassen sich immer wieder ethische Fragestellungen ableiten und an die Gegenwart rückbinden. So bietet Ulrike Gaida mit „Zwischen Pflegen und Töten" eine wissenschaftlich fundierte Einführung, die aber auch Quellen für den Einsatz im Unterricht bereithält.[6] Ähnlich ist auch Christoph Schweikardts kurzer Überblickstext zu verstehen, der auf verschiedene Quellen eingeht, die im pflegehistorischen Unterricht eingesetzt werden können.[7] Maike Rotzoll und Christof Beyer stellen die zentralen Inhalte, Akteure und Entwicklungen des Themas überblicksartig für Auszubildende und Pflegelehrer:innen dar.[8] Auch Eva-Maria Ulmers wichtiger Artikel zur Geschichte der Pflege im Nationalsozialismus fällt in diese Kategorie. Sie geht der Frage nach, wie sich die Pflege damals so entwickeln konnte, dass sie letztendlich zum Akteur von Patient:innenmorden und Teil des Holocaust werden konnte. Sie nutzt für ihre Argumentation das von Harald Welzer 2005 erarbeitete Konzept der Verschiebung des Referenzrahmens.[9] Ulmer kommt zum Schluss, dass durch eine organisatorische Gleichschaltung, Ausbildung in Erb- und Rassenpolitik sowie nationalsozialistisch geprägte und zensierte Lern- und Lehrmittel

> eine berufspolitische Matrix entstanden [war], die es Pflegenden erlaubte, ihre Rolle im NS (Kontrolle der Bevölkerung, Umsetzung nationalsozialistischer Vorstellungen von Heilung als Vernichtung) zu übernehmen. Sie [die Pflegenden, P. P.] waren eingebunden in die nationalsozialistische Ideologie und hielten vormals verwerfliche Handlungen für ‚normal'.[10]

Im englischsprachigen Raum stand insbesondere die Psychiatriepflege und deren Beteiligung an der „Euthanasie" im Fokus der Forschung. Bereits Ende der 1990er Jahre legte McFarland-Icke eine umfassende Studie zur Ausbildung und Tätigkeit von Psychiatriepflegenden im Nationalsozialismus vor.[11] Im Jahr 2014 erschien der Sammelband „Nurses and midwives in Nazi Germany", welcher v. a. auf die „Euthanasie"-

---

4 https://www.juedische-pflegegeschichte.de/ (letzter Zugriff: 31.5.2023).
5 Seemann/Böhnisch (2019).
6 Gaida (2006).
7 Vgl. Schweikardt (2013).
8 Rotzoll/Beyer (2024).
9 Vgl. Ulmer (2013).
10 Ulmer (2013), S. 83.
11 Vgl. McFarland-Icke (1999).

Programme und die Rolle der Pflegenden fokussierte.[12] Thomas Foth rekonstruierte die Mechanismen und wissenschaftlichen Diskurse, die es Pflegenden erlaubten, psychisch Kranke als „lebensunwert" zu begreifen und dieses Menschenbild in ihre alltäglichen Pflegepraktiken zu integrieren.[13] Aber auch spezifische Behandlungsformen wie die Cardiazolkrampftherapie innerhalb der Psychiatrie erfuhren Aufmerksamkeit.[14]

Neben diesen spezifisch pflegehistorischen Forschungen war es vor allem die Medizingeschichte, die sich naheliegenderweise mit ähnlichen Themen beschäftigt hat. Sie spielt gerade für den Kontext pflegegeschichtlicher Fragestellungen zur Krankenpflege im Nationalsozialismus eine zentrale Rolle. Auch wenn die Pflegegeschichte an sich immer stark um eine Abgrenzung von der Medizingeschichte bemüht war, so muss man doch anmerken, dass gerade für die Zeit des Nationalsozialismus für viele pflegehistorische Fragestellungen die Medizingeschichte essentiell ist. Grundlegend für die wissenschaftliche Auseinandersetzung mit den Medizinverbrechen des Nationalsozialismus waren die Arbeiten von Alexander Mitscherlich. Sie erlangten große öffentliche Aufmerksamkeit und rückten in der BRD frühzeitig zunächst die Medizin in den Mittelpunkt.[15] Die Pflege blieb davon lange Zeit unberührt. Da hier aber nicht der richtige Ort ist, um den Forschungsstand zur Geschichte der Medizin im Nationalsozialismus darzustellen oder auch nur zu umreißen, sei auf die einschlägigen Einführungen[16], Grundlagenwerke[17] und Forschungsberichte[18] verwiesen.

Ähnlich wie in der Medizin- gilt auch in der Pflegegeschichte die NS-Zeit als eine häufig untersuchte Epoche. Gleichwohl gibt es gerade in der Pflegegeschichte noch viele Leerstellen, denn sie ist gegenüber der Medizingeschichte grundsätzlich weniger gut erforscht. Das liegt zum einen daran, dass die Medizingeschichte traditionell in Deutschland viel stärker institutionalisiert ist, zum anderen aber auch an der Quellenlage. Da Akten von Mediziner:innen aufgrund ihres gesellschaftlichen und wissenschaftlichen Ansehens für wichtig erachtet wurden, fanden diese oftmals Wege in die Archive. Unterlagen von Pflegenden wurden hingegen häufiger weggeworfen bzw. vernichtet. Auch haben Mediziner:innen viel häufiger in Briefen, Autobiographien oder Memoiren über ihre beruflichen Tätigkeiten berichtet als Pflegende, weshalb die Dichte an Selbstzeugnissen viel höher ist.

Als weitere wichtige Schnittstelle für die Pflegegeschichte ist auch die Diakoniegeschichte anzusehen. Bereits früh setzte sich Liselotte Katscher mit dem Evangeli-

---

12 Benedict/Shields (2014).
13 Foth (2013).
14 Vgl. Nolte (2017).
15 Mitscherlich/Mielke (1960). Zur Rolle Mitscherlichs: Freimüller (2007).
16 Eckart (2012); Baader/Peter (2018).
17 Frei (1991); Klee (2001); Kater (2000); Süß (2003).
18 Jütte u. a. (2011); Fleßner u. a. (2014). Darüber hinaus sei der vielschichtige Sammelband von Rauh u. a. (2022) empfohlen.

schen Diakonieverein und dessen Rolle im Nationalsozialismus auseinander.[19] Nur kurze Zeit später befasste sich Heide-Marie Lauterer mit Fragen der Anpassung evangelischer Pflege an die NS-Politik. Anhand des Kaiserswerther Verbandes deutscher Diakonissenmutterhäuser zeichnete sie den Kampf des Verbandsvorstandes um die Sicherung seines Bestandes nach.[20] Insbesondere für die Frage nach den Pflegepraktiken und dem Alltag in verschiedenen Einrichtungen sind die Arbeiten von Uwe Kaminsky hervorzuheben.[21]

Die bereits mehrfach erwähnte Hilde Steppe arbeitete schon früh wichtige bzw. grundlegende Erkenntnisse zur Geschichte der Pflege im Nationalsozialismus heraus, die auch weiterhin das Fundament vieler pflegehistorischer Untersuchungen zum Thema darstellen. In den letzten 30 Jahren hat die Forschung darauf aufgebaut und sich weiterentwickelt. So lassen sich gegenwärtig als zentrale Themen zur Geschichte der Pflege in der NS-Zeit die Organisation der Pflege, die pflegerische Versorgung der Zivilbevölkerung, die Rolle von Pflegenden in den Heil- und Pflegeanstalten, die Pflege in (Konzentrations-)Lagern und die Kriegskrankenpflege ausmachen.

Thematische Schwerpunkte der Forschungen zur Pflege in der NS-Zeit

Organisation der Pflege

Die Krankenpflege erfuhr im nationalsozialistischen Staat eine Aufwertung. Sie sollte zur zentralen Instanz zur Aufrechterhaltung und Verbesserung der Gesundheit des „Volkskörpers" werden. Um diese Aufgabe zur Zufriedenheit erfüllen zu können, wollten die nationalsozialistischen Machthaber die bisher durch ein Nebeneinander von konfessionell geprägter Mutterhaus- und freier Pflege bestehende Krankenpflege zentralisieren und näher an den NS-Staat binden.[22] Damit sollte auch der Einfluss der kirchlichen Träger zurückgedrängt werden. Diese wurden schnell nach der Machtübergabe gleichgeschaltet.[23] Die sogenannte NS-Schwesternschaft, deren Angehörige aufgrund ihrer Uniformen auch „Braune Schwestern" genannt wurden, schufen die Nationalsozialisten als krankenpflegerische Elite, die eine eigene Ausbildung erhielt und in besonders wichtigen Arbeitsfeldern wie der Gemeindepflege eingesetzt werden sollte.[24] Dort sollten die Schwestern Pflegetätigkeiten im häuslichen Bereich über-

19 Vgl. Katscher (1990); Katscher (1992).
20 Vgl. Lauterer (1994).
21 Vgl. Kaminsky (2014); Kaminsky (2016); Kaminsky (2017).
22 Neue regionale Impulse setzt hier der Sammelband von Markwardt/Müller/Westfeld (2021).
23 Das traf auch auf andere Verbände und Träger wie das Rote Kreuz zu: Poguntke (2009); Riesenberger (2002), S. 269–290.
24 Breiding (1998), S. 220–246.

nehmen und somit auch als Gesundheitsexpertinnen innerhalb der Familien wirken. Insbesondere arbeiteten sie eng mit der SS zusammen[25] und nahmen zentrale Aufgaben in den Heil- und Pflegeanstalten, den „Kinderfachabteilungen" sowie in den Frauenkonzentrationslagern wahr[26].

Die anderen krankenpflegerischen Verbände wurden nach und nach gleichgeschaltet. Im Jahr 1936 wurde mit dem „Fachausschuss für Schwesternwesen" eine Art Dachorganisation geschaffen, in der neben konfessionell gebundenen und Schwestern des Deutschen Roten Kreuzes (DRK) auch der „Reichsbund freier Schwestern", auch „Blaue Schwestern" genannt, und die NS-Schwesternschaft integriert waren. 1942 erfolgte mit dem Zusammenschluss des „Reichsbundes freier Schwestern" und der NS-Schwesternschaft zum „NS-Reichsbund Deutscher Schwestern" eine weitere Vereinheitlichung.[27]

Hinsichtlich der staatlichen Regelungen für die Krankenpflege war das „Gesetz zur Ordnung der Krankenpflege" von 1938 zentral. Damit existierte erstmals ein reichseinheitliches Berufsgesetz für die Krankenpflege, was diese als Berufsstand an sich bereits aufwertete. Als Zulassungsvoraussetzungen galten nun die Vollendung des 18. Lebensjahres, eine abgeschlossene Volksschulausbildung und der Nachweis einer einjährigen hauswirtschaftlichen Tätigkeit. Die Ausbildung sollte eineinhalb Jahre (ab 1942 zwei Jahre) dauern und überwiegend praktisch erfolgen. Der theoretische Unterricht war an einer staatlich anerkannten Krankenpflegeschule durchzuführen und mit 200 Stunden vergleichsweise gering im Umfang. Mindestens die Hälfte der Unterrichtsstunden sollte von Ärzt:innen gelehrt werden. Außerdem schrieb das Krankenpflegegesetz die ärztliche Leitung der Krankenpflegeschule fest. Grundlegend waren auch die arische Abstammung und die politische Zuverlässigkeit. Die Erb- und Rassenpflege erhielt einen zentralen Stellenwert in der theoretischen Ausbildung.[28] Ebenfalls im Jahr 1938 wurde das Reichshebammengesetz verabschiedet, welches auch für die Pflege Auswirkungen haben sollte. Das Gesetz grenzte die Tätigkeiten von Krankenschwestern und Hebammen erstmals klar voneinander ab. Bis dahin hatte es gerade im stationären Bereich einige Überschneidungen gegeben. Sogenannte Hebammenschwestern, die beide Ausbildungen absolviert hatten, waren oftmals in beiden Bereichen tätig und gehörten mehreren Berufsverbänden an. Durch das Gesetz mussten sie sich für ein Berufsbild entscheiden. Hier zeigt sich auch deutlich die Bedeutung der Berufsgeschichte der Hebammen für die Pflegegeschichte.[29]

---

25 Vgl. Breiding (1998), S. 266–314.
26 Jütte u. a. (2011), S. 95.
27 Grundlegend Steppe: Krankenpflege (2013).
28 Vgl. Gaida (2006). Zur Gestaltung der Ausbildung in Österreich nach dem Anschluss an das Deutsche Reich 1938 vgl. Fürstler/Malina (2004), S. 85–88.
29 Lisner (2006); Fallwell (2013).

Pflegerische Versorgung der Zivilbevölkerung

Veränderungen in der pflegerischen Praxis sind meist nur bei genauerem Hinsehen zu erkennen, es gab sie aber durchaus. So erfuhr die Gemeindepflege im Nationalsozialismus eine Aufwertung, was nicht zuletzt an der stärkeren Betonung gesundheitsvorsorglicher Tätigkeiten im Bereich der Pflege lag.[30] Für diesen Bereich wurde in erster Linie die NS-Schwesternschaft eingesetzt, weil man sich von ihr die stärkste politische Loyalität erwartete und damit auch eine gute Übertragung gesundheitspolitischer Ziele auf die Zivilbevölkerung.[31] Insbesondere das „Gesetz zur Verhütung erbkranken Nachwuchses" war für die Verschiebung von Pflegeaufgaben von besonderer Bedeutung. Das Gesetz schuf die rechtliche Grundlage für die Sterilisation von Männern und Frauen, die an „Schwachsinn", Schizophrenie, Epilepsie, Taub- und Blindheit sowie an angeborenen körperlichen Missbildungen litten. Die Schwestern sollten maßgeblich dazu beitragen, mögliche Betroffene aufzuspüren und anzuzeigen. Bis zu einem gewissen Grad wandelte sich dadurch auch die Praxis in der stationären Pflege. Hier hing das Ausmaß der veränderten Aufgaben v. a. mit dem jeweiligen medizinischen Fachgebiet und dessen Anpassung an das nationalsozialistische System zusammen. In den operativen Fächern Chirurgie, Urologie und Gynäkologie beispielsweise konnten Tätigkeiten im Rahmen der Umsetzung des „Gesetzes zur Verhütung erbkranken Nachwuchses" hinzukommen: Hierzu gehörten insbesondere die Vorbereitung und Assistenz bei Sterilisationsoperationen sowie die Begleitung von Psychiatriepatient:innen von der jeweiligen Anstalt zum Operationsort. Die Forschung hat aber auch herausgearbeitet, dass sich in der NS-Zeit die Arbeitsbedingungen in der Krankenpflege stetig verschlechterten. Insbesondere wurden immer wieder Überlastung und die schlechte Entlohnung angeführt.[32]

Rolle von Pflegenden in Heil- und Pflegeanstalten

Die Rolle von Pflegenden in den Heil- und Pflegeanstalten hat in den letzten Jahren innerhalb der Forschungslandschaft eine Aufwertung erfahren, was wohl auch mit der sehr guten und intensiven Gedenkstättenarbeit in diesem Bereich zusammenhängt. Grundlage für die Patient:innenmorde war ein Führererlass aus dem Jahr 1939, der es bestimmten Ärzten ermöglichte, „dass nach menschlichem Ermessen unheilbar Kranken bei kritischster Beurteilung ihres Krankheitszustandes der Gnadentod gewährt

---

30 Vgl. Bock (2010); Ley (2004).
31 Die Gemeindepflegestationen wurden daher durch die Nationalsozialistische Volkswohlfahrt von anderen, oft christlichen Trägern übernommen. Vgl. Hackmann (2013).
32 Vgl. Katscher (1990), S. 203–216.

werden kann".[33] Für die darauf aufbauende „Aktion T4" requirierte die „Kanzlei des Führers" ab Sommer 1939 Experten aus der Psychiatrie als Gutachter. Zwischen Januar 1940 und August 1941 wurden im Zuge der „Aktion T4" in Heil- und Pflegeanstalten über 70.000 Menschen ermordet. Obwohl die Aktion 1941 gestoppt wurde, weil die Geheimhaltung nur noch begrenzt funktionierte und es immer mehr Gerüchte in der Bevölkerung gab, starben bis zum Ende des Zweiten Weltkrieges weitere 120.000 Personen in den Heil- und Pflegeanstalten durch Nahrungsentzug und Medikamentenüberdosierung. Dies wird in der Forschung als „dezentrale Euthanasie" bezeichnet.

Innerhalb dieser Aktionen nahm die Pflege als Akteur eine zentrale Stellung ein, insbesondere was die Ausführung angeht. Pflegende bereiteten in der Regel den Abtransport der Patient:innen aus der Heil- und Pflegeanstalt vor, indem sie die persönlichen Sachen richteten und auflisteten sowie die Betroffenen eindeutig kennzeichneten. Sie begleiteten die Patient:innen, die von Bussen abgeholt wurden, in die Tötungsanstalten. Wurden sie während des Transportes unruhig, versuchten die Pflegenden, sie zu beruhigen. Hierfür wurden die Patient:innen auch gefesselt bzw. sediert. In den Tötungsanstalten halfen die Pflegenden ihnen beim Entkleiden, sie führten sie bei den Ärzten vor und begleiteten sie bis in die Gaskammer. Nach der Ermordung wurden die persönlichen und die anstaltseigenen Sachen von den Pflegenden wieder entgegengenommen.

Insbesondere die Tätigkeiten in den Heil- und Pflegeanstalten und die damit verbundene Involvierung in die Patient:innenmorde waren lange Zeit die zentralen Themen für die Bewertung der Pflege in der Zeit nach 1945. Bei staatsanwaltschaftlichen Ermittlungen nach 1945 sagten viele Pflegende aus, die Anordnungen und Angaben von Vorgesetzten befolgt zu haben, ohne sich diesen entziehen zu können. Oft wurde auch die Behauptung vorgebracht, dass man davon ausging, dass der Massenmord wohl bald eine gesetzliche Grundlage bekommen würde. Der Krankenpfleger und SS-Mann Heinrich Unverhau beispielsweise, der ab 1940 sowohl in den Tötungsanstalten Grafeneck und Hadamar als auch ab 1942 in den Vernichtungslagern Belzec und Sobibor eingesetzt war, wurde im Jahr 1949 ohne Verurteilung für seine Beteiligung an der „Aktion T4" aus der Untersuchungshaft entlassen und arbeitete ab 1952 wieder als Pfleger im Städtischen Krankenhaus Königslutter.[34]

Pflege in (Konzentrations-)Lagern

Krankenschwestern waren ebenfalls im nationalsozialistischen System der Konzentrationslager tätig. Die Schwestern kamen aus der NS-Schwesternschaft, später aus dem

33 https://www.ns-archiv.de/medizin/euthanasie/befehl.php (letzter Zugriff: 31.5.2023).
34 Rotzoll/Beyer (2024).

„NS-Reichsbund Deutscher Schwestern". Auch DRK-Schwesternhelferinnen kamen zum Einsatz. Es lassen sich zwei pflegerische Aufgabenkomplexe innerhalb der Konzentrationslager unterscheiden: Zum einen waren die Schwestern in den Häftlingskrankenrevieren tätig, wo sie im Übrigen auch mit Häftlingsärztinnen und -krankenschwestern zusammenarbeiteten. Hier verantworteten sie die pflegerische Betreuung der Häftlinge. Zweck dieser Krankenreviere war neben der Seuchenprävention die notdürftige Behandlung kranker Häftlinge, sofern sich mit einfachen Mitteln die Arbeitsfähigkeit wiederherstellen ließ. Dies lag in der zunehmenden Bedeutung von Zwangsarbeitskräften für die Kriegswirtschaft begründet. War eine zügige Wiederherstellung der Arbeitsfähigkeit nicht möglich, wurden die Häftlinge nicht versorgt, starben häufig oder fielen der Selektion zur Ermordung anheim.[35] Auch an medizinischen Menschenversuchen waren Pflegende in Konzentrationslagern beteiligt.[36] Zum anderen waren sie innerhalb der Lager für die pflegerische Betreuung der SS-Lagerlazarette zuständig. Dort kümmerten sie sich um die SS-Angehörigen und deren Familien. Während in dem einen Bereich, wenn überhaupt, ein minimaler Ressourceneinsatz vorgesehen war, prägte den anderen Bereich das Streben nach einer bestmöglichen Versorgung. Pflegerischer Minimal- und Maximaleinsatz lagen hier auch räumlich dicht beieinander.

Kriegskrankenpflege

Die Kriegskrankenpflege war spätestens seit dem Ersten Weltkrieg Aufgabe der Rotkreuzschwestern.[37] Bereits im Vorfeld des Zweiten Weltkriegs begann man damit, vermehrt Schwesternhelferinnen auszubilden, um gut vorbereitet zu sein. Bereits ab 1934 waren die DRK-Schwestern direkt und indirekt in Kriegsvorbereitungen involviert.[38] Krankenpflegerinnen fanden sich dann im Verlauf des Zweiten Weltkrieges beim Heer, der Marine und Luftwaffe sowie ab 1943 auch bei der SS. Hauptaufgabe war die schnelle Versorgung von verletzten und verwundeten Soldaten. Damit sollten die Pflegenden maßgeblich dazu beitragen, dass diese möglichst schnell wieder an die Front geschickt werden konnten. Die Einstellung zum nationalsozialistischen System hatte für die Tätigkeit der Frontschwestern eine nicht unwichtige Bedeutung. Zumindest im Kleinen konnte man sein pflegerisches Verhalten daran ausrichten: Wie viel Zeit gab man einem Soldaten zur Regeneration? Versuchte man eine besonders schnelle körperliche Wiederherstellung zu unterstützen oder arbeitete man doch auf die Kriegsunfähigkeit des Patienten hin? Zwar waren es letzten Endes die Ärzte, die die Entscheidungen

---

35 Rotzoll/Beyer (2024); Ley/Morsch (2007).
36 Klier (1994).
37 Zur Rolle der DRK-Schwestern im System des Sanitätswesens: Tewes (2016); Morgenbrod/Merkenich (2008), S. 245–274.
38 Vgl. Seithe/Hagemann (2001), S. 189–198.

trafen, doch Pflegende konnten mit ihrer Arbeit trotzdem in bestimmte Richtungen wirken. Neben den Rotkreuzschwestern wurden aber auch Schwestern aus anderen Verbänden in der Kriegskrankenpflege eingesetzt.[39] Auch bei den Alliierten war die Kriegskrankenpflege ein wichtiges Aufgabenfeld an der Front, und auch hier mussten sich die Schwestern mit ähnlichen Fragestellungen auseinandersetzen.[40]

Inhalt und Aufbau

Der vorliegende Sammelband geht zurück auf eine Tagung der German Association for the History of Nursing (Deutsche Gesellschaft für Pflegegeschichte), die im Jahr 2021 in der Gedenkstätte Pirna-Sonnenstein stattgefunden hat.

Die Pflegegeschichte ist traditionell ein sehr interdisziplinärer Bereich, was sowohl Vor- als auch Nachteile hat. Nachteilig ist, dass viele Forschungen oft nebeneinander herlaufen, ohne unbedingt etwas voneinander zu wissen. Vornehmliches Ziel war es daher zunächst, neuere Forschungen zum Thema zusammenzubringen und einen Austausch zu ermöglichen und so ggf. neue Erkenntnisse zu generieren und zu bündeln. Viele der Beiträge dieser Tagung bilden den Grundstock des Bandes. Einige noch hinzugekommene Aufsätze zeigen weitere wichtige Untersuchungen zur Pflege im Nationalsozialismus, so dass der vorliegende Sammelband zumindest einen Großteil der aktuellen pflegehistorischen Forschungen zur Geschichte der Pflege in der NS-Zeit widerspiegelt. Angesichts der Fülle an Themen kann der Band nicht konsequent eine Fragestellung verfolgen, was aber auch nicht das Ziel ist. Vielmehr soll er dazu dienen, einen Überblick über gegenwärtige Forschungen zu geben, Anschlussmöglichkeiten aufzuzeigen und im besten Falle sogar neue Untersuchungen anzuregen. Der Band trägt dazu bei, die Entwicklungen seit Hilde Steppe zusammenzutragen und damit ein übersichtlicheres Bild zu neueren Forschungen bezüglich der Pflege in der NS-Zeit zu präsentieren. Vorteile der Interdisziplinarität der Pflegegeschichte sind die sich daraus ergebenden unterschiedlichen Fragestellungen, Herangehensweisen, Blickwinkel und Schlussfolgerungen, die letztendlich ein multiperspektivisches Bild eines Forschungsthemas zeichnen. So ist der vorliegende Sammelband genauso interdisziplinär wie die Zusammensetzung der Beitragenden: Historiker:innen, Medizinhistoriker:innen, Pflegewissenschaftler:innen, Pflegefachpersonen aus der Praxis, Literaturwissenschaftler:innen und auch an der historischen Pflegeforschung Interessierte bilden die Autorenschaft. Eine Vielzahl an Fragestellungen leitet das Erkenntnisinteresse der Autor:innen: Welche Rolle spielte das christlich motivierte Pflegeethos im Nationalso-

---

39 Stölzle (2019) berichtet beispielsweise über den Einsatz der Kaiserswerther Diakonie.
40 Brooks arbeitet heraus, dass die englischen Kriegskrankenschwestern durch die Tätigkeit an der Front zum großen Teil ihr eigenes Selbstvertrauen stärkten und sie ihre Aufgabenfelder sukzessive ausbauten. Brooks (2018). Das ist auch nochmal ein deutliches Indiz für Handlungsspielräume von Pflegenden.

zialismus? Was taten Pfleger:innen bei Zwangssterilisation, der „Euthanasie" und der verbrecherischen Forschung in Konzentrationslagern? Welche Aufgaben übernahmen sie und taten sie dies auf Anordnung „von oben" oder aus freien Stücken? Gab es überhaupt Handlungsspielräume im Nationalsozialismus – und wenn, wie wurden diese von Pflegenden genutzt? Finden sich Beispiele für Widerstand von Pflegenden?[41] Wie gestaltete sich die Zusammenarbeit mit anderen Berufsgruppen? Wie ging man nach dem Zweiten Weltkrieg mit der unmittelbaren Vergangenheit der eigenen Berufsgruppe um? Und welche Implikationen hat die Geschichte der Pflege im Nationalsozialismus für heute?

In der ersten Rubrik „Pflege, Politik und Religion" geht es vornehmlich um organisationale Fragestellungen. Elena M. E. Kiesel blickt anhand drei mitteldeutscher Diakonissenmutterhäuser auf die alltäglichen Veränderungen in deren Gesundheits- und Pflegesystem und wie sie mit der Umgestaltung der Fürsorge- und Wohlfahrtslandschaft umgingen. Unter welchen Voraussetzungen kooperierten sie mit dem neuen Regime und stellten ihre Arbeit in den Dienst der nationalsozialistischen Führung? Zur Deutung zieht Kiesel das Konzept der Freiwilligkeit als analytische Kategorie heran. Annett Büttner bewegt sich mit ihrem Beitrag zur Errichtung der Verbandsschwesternschaft des Kaiserswerther Verbandes ebenfalls im Bereich der Diakonie und ihrer Anpassung an die nationalsozialistischen Vorgaben. Durch eine quellenkritische Analyse kann sie zeigen, dass der Kaiserswerther Verband trotz tradierter anderer Erzählungen ebenso wie andere Organisationen der Inneren Mission ein integrierter Bestandteil der NS-Sozialpolitik war und die nationalsozialistischen Versuche der Gleichschaltung auf ein breites weltanschauliches Entgegenkommen in Kaiserswerth stießen. Auch in ihrem zweiten Beitrag beschäftigt sich Annett Büttner mit der Kaiserswerther Diakonie im Nationalsozialismus, hier allerdings stärker mit den praktischen Konsequenzen der Gleichschaltung. Sie verfolgt den Lebensweg der beiden christlichen Schwestern Johanne und Ernestine Aufricht, die aufgrund ihrer jüdischen Abstammung 1942 nach Theresienstadt deportiert wurden.[42] Ernestine Aufricht starb in Auschwitz, ihre Schwester Johanne konnte 1945 nach Kaiserswerth zurückkehren.

Im zweiten Teil „Pflege und ‚Euthanasie'" steht die Rolle der Pflegenden bei den Patient:innenmorden im Mittelpunkt. Marion Voggenreiter stellt in ihrem Beitrag das Pflegepersonal der Heil- und Pflegeanstalt Erlangen in den Fokus und untersucht dessen Beteiligung an der NS-„Euthanasie". Mittels quantitativer Auswertungen zeichnet Voggenreiter ein detailliertes Bild der pflegerischen Zustände innerhalb der Heil- und Pflegeanstalt. Insbesondere ihre Untersuchung der verschiedenen Kostformen belegt

---

41 Da es in der Forschung bislang weiterhin an einer systematischen Darstellung zu diesem Themenbereich fehlt, bieten viele der hier versammelten Aufsätze zumindest weitere Einzelbeispiele zur Erschließung des Fragenkomplexes.

42 Zu den Arbeitsbedingungen von Krankenpflegenden in Theresienstadt vgl. Brush (2002); Brush (2004).

die Mitwirkung von Pflegenden an der „dezentralen Euthanasie". Katharina Genz widmet sich mit ihrem konsequenten Blick auf die Rolle der Pflegenden innerhalb der „Kindereuthanasie" einem bisher wenig in der Forschung beachteten Thema.[43] Am Beispiel der „Kinderfachabteilungen" in Lüneburg und Hamburg kann sie anhand der vorliegenden Quellen eindeutig nachweisen, dass Pflegende bei der direkten Tötung von Kindern mittels Medikamentenüberdosierung beteiligt waren. Genz konzentriert sich auf konkrete Handlungen und macht hier deutlich, dass das Pflegepersonal oft zum Festhalten und damit Fixieren der Kinder herangezogen wurde. Stefan Kiefer untersucht die Rolle einer einzelnen Pflegerin innerhalb der Heil- und Pflegeanstalt Wiesloch genauer. Er begibt sich auf eine historische Spurensuche und kann so das institutionsgeschichtlich seit der Nachkriegszeit tradierte Bild der Nächstenliebe korrigieren. Anhand der Analyse verschiedener Zeugenaussagen zu unterschiedlichen Zeitpunkten kann Kiefer die Argumentationen und Darstellungen rund um Amalie Widmann als reine Schutzbehauptungen identifizieren.

Im Teil „Pflege in Lagern" stellt zunächst Petra Betzien ihre grundlegenden Forschungen zur Geschichte der Krankenpflege in nationalsozialistischen Konzentrationslagern vor. Sie fragt nach dem Spannungsfeld von Weisungsgebundenheit und Handlungsspielräumen und kommt zu dem Ergebnis, dass in den Häftlingsrevieren durchaus begrenzte Möglichkeiten für Krankenschwestern bestanden, Einfluss zu nehmen. So konnten sie über den Grad der Versorgung bestimmen und im Umgang mit dem Häftlingspersonal entweder helfen oder es streng kontrollieren und denunzieren. Irina Rebrova betrachtet die Rolle des lokalen Pflegepersonals in den NS-Verbrechen gegen Menschen mit Behinderungen in besetzten Gebieten Russlands. Nicht nur thematisch begibt sie sich damit in ein absolutes Forschungsdesiderat. Auch hinsichtlich der Quellen erschließt sie neue Bereiche, die der westeuropäischen Forschung aufgrund von Sprachhindernissen und auch politischen Begebenheiten oftmals verschlossen bleiben. Sie hinterfragt das lange Zeit in Russland tradierte Narrativ, dass ausschließlich die deutschen Besatzungsbehörden für die Patient:innentötungen in den besetzten Gebieten des Landes Verantwortung trugen. Rebrova macht deutlich, dass durchaus auch medizinisches und pflegerisches Personal aus den russischen Anstalten in die Tötungen involviert war und dadurch auch die Schuldfrage anders gestellt werden müsste.

Wie weiter oben bereits angedeutet, ist auch die Berufsgeschichte der Hebammen für die Geschichte der Pflege im Nationalsozialismus nicht irrelevant. Aufgrund dessen wird in zwei Aufsätzen auch der Geschichte der Hebammen nachgegangen. Anhand der Leipziger Hebammen untersucht Sophia König deren Beteiligung an der Schwangerenfürsorge und der Mutter- und Säuglingspflege genauer. Sie stellt damit genau jene Tätigkeitsbereiche in den Fokus ihrer Untersuchungen, die an der Schnitt-

---

43 Medizinhistorisch wurde das Thema bereits öfter bearbeitet: Benzenhöfer (2020); Beddies (2012).

stelle zwischen Hebammen- und Pflegetätigkeiten angesiedelt waren. Auch die Hebammen erfuhren als Berufsstand, ähnlich wie die Krankenpflege, eine Aufwertung. Gleichzeitig war ihre Tätigkeit mehr und mehr politisch. Sie sollten ihre Vertrauensstellung in der Bevölkerung dafür nutzen, Schwangere und ihre Familien im Sinne der NS-Ideologie zu erziehen, weltanschauliche Fragen zu vermitteln, für Kinderreichtum zu werben und eine Akzeptanz der Gesundheitspolitik zu sichern. Ähnlich wie Irina Rebrova geht es auch Wiebke Lisner um Versorgungspraktiken in besetzten Gebieten. Anhand von im Warthegau tätigen deutschen Hebammen fragt sie danach, inwieweit die Geburtshilfe und das damit in Verbindung stehende Reichshebammengesetz als Instrumente des „Volkstumskampfes" zu deuten sind. Nach Lisner wurde gar ein „Geburtenkrieg" zwischen Polen und Deutschen ausgerufen, der sich in der geburtshilflichen Praxis vor Ort jedoch nicht so drastisch niederschlug. Trennlinien und Allianzen zwischen polnischer und deutscher Bevölkerung verliefen nicht eindimensional, sondern eher situationsbezogen und hier dann auch quer zu politischen Vorstellungen.

Der abschließende Teil dieses Bandes ist literarischen Verarbeitungen der Pflege im Nationalsozialismus vorbehalten und damit gleichzeitig auch ein Teil der nachkriegsgeschichtlichen Auseinandersetzung mit dem Thema. Anhand von literarischen Selbstzeugnissen von Überlebenden des Vernichtungslagers Treblinka zeichnet Anne D. Peiter das Bild der dortigen medizinischen und pflegerischen Versorgung nach. Sie argumentiert, dass durch eine absolute Mangelversorgung nicht einmal mehr eine Trennung zwischen medizinischer und pflegerischer Versorgung aufrechterhalten wurde. Im Zentrum von Beate Mitzscherlichs Untersuchung steht der Roman „Eine Handvoll Erbarmen", der 1964 von Herta Grandt publiziert wurde. Der „Euthanasie"-Komplex wird innerhalb des Romans aus der Sicht von Krankenpflegerinnen betrachtet. Mitzscherlich arbeitet anhand verschiedener Protagonisten unterschiedliche Prototypen und deren Blick auf die „Euthanasie" heraus.

Bibliographie

Literatur

Baader, Gerhard; Peter, Jürgen (Hg.): Public Health, Eugenik und Rassenhygiene in der Weimarer Republik und im Nationalsozialismus. Gesundheit und Krankheit als Vision der Volksgemeinschaft. Frankfurt/Main 2018.

Beddies, Thomas: Im Gedenken der Kinder. Die Kinderärzte und die Verbrechen an Kindern in der NS-Zeit. Berlin 2012.

Benedict, Susan; Shields, Linda (Hg.): Nurses and midwives in Nazi Germany: the „euthanasia programs". New York u. a. 2014.

Benzenhöfer, Udo: Kindereuthanasie in der NS-Zeit unter besonderer Berücksichtigung von Reichsausschussverfahren und Kinderfachabteilungen. Ulm 2020.

Bock, Gisela: Zwangssterilisation im Nationalsozialismus. Studien zur Rassenpolitik und Geschlechterpolitik. Münster 2010.

Breiding, Birgit: Die Braunen Schwestern. Stuttgart 1998.

Brooks, Jane: Negotiating nursing. British Army sisters and soldiers in the Second World War. Manchester 2018.

Brush, Barbara L.: Caring for Life. Nursing during the Holocaust. In: Nursing History Review 10 (2002), S. 69–82.

Brush, Barbara L.: Nursing care and context in Theresienstadt. In: The Western Journal of Nursing Research 26 (2004), S. 860–871.

Eckart, Wolfgang Uwe: Medizin in der NS-Diktatur. Ideologie, Praxis, Folgen. Wien; Köln; Weimar 2012.

Fallwell, Lynne: Modern German Midwifery, 1885–1960. London 2013.

Fleßner, Alfred u. a. (Hg.): Forschungen zur Medizin im Nationalsozialismus: Vorgeschichte, Verbrechen, Nachwirkungen. Göttingen 2014.

Foth, Thomas: Caring and Killing. Nursing and Psychiatric Practice in Germany, 1931–1943. Göttingen 2013.

Frei, Norbert (Hg.): Medizin und Gesundheitspolitik in der NS-Zeit. München 1991.

Freimüller, Tobias: Alexander Mitscherlich. Gesellschaftsdiagnosen und Psychoanalyse nach Hitler. Göttingen 2007.

Fürstler, Gerhard; Malina, Peter: „Ich tat nur meinen Dienst." Zur Geschichte der Krankenpflege in Österreich in der NS-Zeit. Wien 2004.

Gaida, Ulrike: Zwischen Pflegen und Töten: Krankenschwestern im Nationalsozialismus. Einführung und Quellen für Unterricht und Selbststudium. Frankfurt/Main 2006.

Hackmann, Mathilde: Die NS-Gemeindepflegestation – Nationalsozialistische Ideologie und Probleme in der Umsetzung am Beispiel des Regierungsbezirks Osnabrück und der Stadt Hamburg. In: Steppe, Hilde (Hg.): Krankenpflege im Nationalsozialismus. 10. Aufl. Frankfurt/Main 2013, S. 235–241.

Jütte, Robert u. a.: Medizin und Nationalsozialismus. Bilanz und Perspektiven der Forschung. Göttingen 2011.

Kaminksy, Uwe: „Hetzt gegen die Ordnung". Leben in Einrichtungen der Duisburger Diakonenanstalt 1926–1951. Essen 2014.

Kaminksy, Uwe: Über Leben in der christlichen Kolonie. Das Diakonissen-Mutterhaus Rotenburg, die Rotenburger Anstalten der Inneren Mission und die Rolle ihrer Vorsteher 1905–1955. Bremen 2016.

Kaminksy, Uwe: „Keilförmig". Das Diakonissenhaus Berlin-Teltow und die Betroffenen der Zwangssterilisation im Nationalsozialismus. Berlin 2017.

Kater, Michael H.: Doctors Under Hitler. Chapel Hill, NC 2000.

Katscher, Liselotte: Krankenpflege und „Drittes Reich". Der Weg der Schwesternschaft des Evangelischen Diakonievereins 1933–1939. Stuttgart 1990.

Katscher, Liselotte: Krankenpflege und Zweiter Weltkrieg. Der Weg der Schwesternschaft des Evangelischen Diakonievereins 1939–1944. Stuttgart 1992.

Klee, Ernst: Deutsche Medizin im Dritten Reich: Karrieren vor und nach 1945. Frankfurt/Main 2001.

Klier, Freya: Die Kaninchen von Ravensbrück. Medizinische Versuche an Frauen in der NS-Zeit. München 1994.

Lauterer, Heide-Marie: Liebestätigkeit für die Volksgemeinschaft. Der Kaiserswerther Verband deutscher Diakonissenmutterhäuser in den ersten Jahren des NS-Regimes. Göttingen 1994.

Ley, Astrid: Zwangssterilisation und Ärzteschaft. Hintergründe und Ziele ärztlichen Handelns 1934–1945. Frankfurt/Main 2004.

Ley, Astrid; Morsch, Günter: Medizin und Verbrechen. Das Krankenrevier des KZ Sachsenhausen 1936–1945. Ausstellungskatalog. Berlin 2007.

Lisner, Wiebke: „Hüterinnen der Nation". Hebammen im Nationalsozialismus. Frankfurt/Main; New York 2006.

Markwardt, Hagen; Müller, Fruzsina; Westfeld, Bettina: Konfession und Wohlfahrt im Nationalsozialismus. Berlin 2021.

McFarland-Icke, Bronwyn Rebekah: Nurses in Nazi Germany. Moral Choice in History. Princeton, NJ 1999.

Mitscherlich, Alexander; Mielke, Fred (Hg.): Medizin ohne Menschlichkeit: Dokumente des Nürnberger Ärzteprozesses. Frankfurt/Main u. a. 1960.

Morgenbrod, Birgitt; Merkenich, Stephanie: Das Deutsche Rote Kreuz unter der NS-Diktatur 1933–1945. Paderborn 2008.

Nolte, Karen: „Shock Therapies" and Nursing in the Psychiatric Clinic of the University of Würzburg in the 1930 s and 1940 s. In: Hähner-Rombach, Sylvelyn; Nolte, Karen (Hg.): Patients and Social Practice of Psychiatric Nursing in the 19th and 20th Century. Stuttgart 2017, S. 135–152.

Poguntke, Peter: Gleichgeschaltet: Rotkreuzgemeinschaften im NS-Staat. Wien; Köln; Weimar 2009.

Rauh, Philipp u. a. (Hg.): Medizintäter. Ärzte und Ärztinnen im Spiegel der NS-Täterforschung. Köln; Wien 2022.

Riesenberger, Dieter: Das Deutsche Rote Kreuz: eine Geschichte, 1864–1990. Paderborn 2002.

Rotzoll, Maike; Beyer, Christof: Pflege im Nationalsozialismus. In: Kreutzer, Susanne u. a. (Hg.): Kompendium Pflegegeschichte. Wiesbaden [voraussichtl. 2024].

Schweikardt, Christoph: Krankenpflege im Nationalsozialismus. In: Hähner-Rombach, Sylvelyn (Hg.): Quellen zur Geschichte der Krankenpflege. Mit Einführung und Kommentaren. 3. Aufl. Frankfurt/Main 2013, S. 554–564.

Seemann, Birgit; Böhnisch, Edgar: Das Gumpertz'sche Siechenhaus – ein „Jewish Place" in Frankfurt am Main: Geschichte und Geschichten einer jüdischen Wohlfahrtseinrichtung. Frankfurt/Main 2019.

Seithe, Horst; Hagemann, Frauke: Das Deutsche Rote Kreuz im Dritten Reich (1933–1939). 2. Aufl. Frankfurt/Main 2001.

Steppe, Hilde: „. . . den Kranken zum Troste und dem Judenthum zur Ehre . . .". Zur Geschichte der jüdischen Krankenpflege in Deutschland. Frankfurt/Main 1997.

Steppe, Hilde: Vorwort zur achten Auflage. In: Steppe, Hilde (Hg.): Krankenpflege im Nationalsozialismus. 10. Aufl. Frankfurt/Main 2013, S. 13 f.

Steppe, Hilde: Krankenpflege ab 1933. In: Steppe, Hilde (Hg.): Krankenpflege im Nationalsozialismus. 10. Aufl. Frankfurt/Main 2013, S. 67–91.

Steppe, Hilde; Ulmer, Eva-Maria (Hg.): „Ich war von jeher mit Leib und Seele gerne Pflegerin." Frankfurt/Main 1999.

Stölzle, Astrid: Kriegskrankenpflege im Zweiten Weltkrieg durch das Deutsche Rote Kreuz und die konfessionelle Krankenpflege am Beispiel der Kaiserswerther Diakonie. In: Medizin, Gesellschaft und Geschichte 37 (2019), S. 19–60.

Süß, Winfried: Der „Volkskörper" im Krieg: Gesundheitspolitik, Gesundheitsverhältnisse und Krankenmord im nationalsozialistischen Deutschland, 1939–1945. München 2003.

Tewes, Ludger: Rotkreuzschwestern. Ihr Einsatz im mobilen Sanitätsdienst der Wehrmacht, 1939–1945. Paderborn 2016.

Ulmer, Eva-Maria: „Krankenpflege ist Dienst an der Volksgemeinschaft". Zur Entwicklung der Pflege im Nationalsozialismus. In: Geschichte der Pflege 2 (2013), S. 79–85.

Internet

https://www.juedische-pflegegeschichte.de/ (letzter Zugriff: 31.5.2023)
https://www.ns-archiv.de/medizin/euthanasie/befehl.php (letzter Zugriff: 31.5.2023)

Pflege, Politik und Religion

„[...] ein gutes Beispiel treuer Pflichterfüllung"
Freiwilligkeit der Diakonie im Nationalsozialismus

ELENA M. E. KIESEL

Einleitung: Über ein lang vernachlässigtes Forschungsthema

Die Betonung der eigenen preußischen Tugendhaftigkeit, des Pflichtbewusstseins und Gottvertrauens prägten das Selbstverständnis diakonischer Einrichtungen in Mitteldeutschland seit den 1880er Jahren. Diese traditionellen Werte bewahrten die Oberen der Mutterhäuser auch unter nationalsozialistischer Herrschaft sowie darüber hinaus. Doch was bedeutete diese Haltung unter den Bedingungen eines autoritären Staates, dessen Ziele und Argumentationen zumindest augenscheinlich christlichen Idealen diametral entgegenstanden? Im Folgenden soll analysiert werden, wie drei Diakonissen-Mutterhäuser die Veränderungen im Gesundheits- und Pflegesystem sowie in der Kirchenpolitik nach 1933 deuteten und mit der Umgestaltung der Fürsorge- und Wohlfahrtslandschaft umgingen. Daraus ergibt sich die Frage, unter welchen Voraussetzungen die Häuser mit dem neuen Regime kooperierten, ihre Arbeit in den Dienst der nationalsozialistischen Führung stellten und damit Teil eines Gesundheitssystems wurden, welches die Starken zu fördern und die Schwachen zu verdrängen suchte.

Bis in die 1990er Jahre fristete die historisch-kritische Aufarbeitung der NS-Vergangenheit diakonischer Einrichtungen ein Nischendasein. Durch provokante Publikationen wie jener des Journalisten Ernst Klee mit dem Titel „Die SA Jesu Christi. Die Kirchen im Banne Hitlers"[1] erregte das Verhältnis zwischen Kirche und Staat im Nationalsozialismus jedoch breites öffentliches Interesse[2]. Seither mehren sich Studien[3] zum Verhältnis von Diakonie und NS-Institutionen, die nicht mehr nur administrative Vorgänge der Dachverbände beleuchten, sondern den Fokus auf die Arbeit und den All-

---

[1] Klee (1993).
[2] Vgl. Strohm (1990), S. 17 f.
[3] Vgl. u. a. Kaiser (1989) sowie auszugsweise Hansen (1991).

tag einzelner Mutterhäuser richten. Deutlich werden diese Forschungstrends anhand der Aufarbeitungsgeschichte der drei Diakonissen-Mutterhäuser der Kirchenprovinz Sachsen, die in der folgenden Analyse im Mittelpunkt stehen: das Diakoniewerk in Halle an der Saale, die Pfeifferschen Stiftungen zu Magdeburg und das Diakonissen-Mutterhaus Cecilienstift zu Halberstadt. Im Jahre 2011 publizierten die ehemalige Oberin Elisabeth Koch und der frühere Rektor Christoph Radbruch mit ihrem Buch über das Diakoniewerk Halle eine „Biographie einer kirchlichen Institution in Halle an der Saale", wobei das Kapitel über die Zeit des Nationalsozialismus kurz und deskriptiv gehalten ist.[4] Auch das Direktorium der Pfeifferschen Stiftungen zu Magdeburg gab anlässlich des 125-jährigen Jubiläums der Einrichtung im Jahre 2014 (Gründungsjahr 1889) eine Broschüre über die eigene Geschichte heraus. Die Auseinandersetzung mit der eigenen nationalsozialistischen Vergangenheit blieb dabei jedoch ebenfalls oberflächlich.[5] Nur ein Aufsatz in dem Sammelband „Psychiatrie des Todes. NS-Zwangssterilisation und ‚Euthanasie' im Freistaat Anhalt und in der Provinz Sachsen" thematisiert den Umgang der als Psychiatrie und „Siechenanstalt" gegründeten Stiftung mit NS-Zwangsmaßnahmen. Aufgrund der lückenhaften Aktenüberlieferung zog die Autorin Roswitha Hinz für ihre Studie in erster Linie Zeitzeug:innenaussagen heran, deren Analyse und Interpretation sie methodisch jedoch nicht offenlegt.[6] Durch eine zunehmende Öffnung der hauseigenen Archive diakonischer Einrichtungen für externe Historiker:innen erfährt die Forschungslandschaft derweil seit den 2010er Jahren eine zunehmende Professionalisierung. Bezugnehmend auf eine vergleichsweise reichhaltige schriftliche Überlieferung fokussiert die einzige Arbeit zum 1873 gegründeten Diakonissen-Mutterhaus Cecilienstift in Halberstadt explizit dessen Beziehung zu den Institutionen des nationalsozialistischen Wohlfahrtssystems.[7] Darüber hinaus ist eine vergleichende Studie über die internen Diskussionen dieser drei größten Mutterhäuser der ehemaligen Kirchenprovinz Sachsen zu Fragen der NS-Wohlfahrtspolitik erst jüngst im Sammelband „Konfession und Wohlfahrt im Nationalsozialismus"[8] erschienen. In Abgrenzung zu der bereits bestehenden diskursanalytischen Studie

---

4 Radbruch/Koch (2011). Darüber hinaus existierende Studien konzentrieren sich vor allem auf die Zeit unmittelbar nach Gründung des Hauses mit Schwerpunkt auf Krankenpflege im Jahre 1857. Die Gründung der Einrichtung steht in direktem Zusammenhang mit der „Erweckungsbewegung" in pietistisch-christlicher Tradition. Vgl. Butterweck (2009), S. 47, sowie Turre (2011). Die Gründung des Diakonissen-Mutterhauses in Kaiserswerth durch den pietistisch geprägten Pastor Georg Heinrich Theodor Fliedner (1800–1864) und seine Frau Friederike Fliedner (1800–1842) im Jahre 1836 kann als Initialzündung für die Stiftung der hier untersuchten Einrichtungen gesehen werden. Ziel des Hauses war einerseits die medizinische und pflegerische Versorgung mittelloser Bevölkerungsschichten „im Namen Gottes" sowie andererseits, unverheirateten Frauen eine soziale Perspektive und die Möglichkeit religiöser Partizipation zu bieten. Vgl. Schmidt (1998), S. 22–24.
5 Riemann/Stieffenhofer/Kamp (2014).
6 Vgl. Hinz (2001).
7 Kiesel (2017); Kiesel (2023).
8 Kiesel (2021).

fragt der vorliegende Beitrag alltagshistorisch nach den subjektiven Sinnzuschreibungen diakonischen Handelns im Umgang mit der nationalsozialistischen Kirchen- und Gesundheitspolitik. Die Implementation des Konzeptes „Freiwilligkeit" als analytische Kategorie zur Untersuchung diakonischen Handelns im Nationalsozialismus erfolgt hierbei zum ersten Mal. Der innovative Ansatz der „Freiwilligkeit" wird seit 2020 durch die gleichnamige interdisziplinäre Forschungsgruppe an den Universitäten Erfurt, Jena und Oldenburg entwickelt, innerhalb derer sieben Teilprojekte „Freiwilligkeit" in verschiedensten Kontexten untersuchen.[9] Dabei ist der vorliegende Beitrag als eine Art Auskopplung des Teilprojektes zu „Freiwilligkeit und Diktatur" zu verstehen, welches auf ein differenziertes Verständnis zivilgesellschaftlicher Partizipation in autoritären Herrschaftskonzeptionen abzielt.[10] Der Aufsatz knüpft insofern an den Trend alltags- und mikrohistorischer Forschungsansätze bei der Untersuchung „freiwilligen" Handelns innerhalb diktatorischer Herrschaftsstrukturen an, der sich seit den 1990er Jahren in der Sozialgeschichte zunehmend durchsetzt.[11]

Im Mittelpunkt stehen dabei erstens Fragen nach den Umständen diakonischen Agierens angesichts des nationalsozialistischen Totalitätsanspruches innerhalb des Wohlfahrts- und Gesundheitssystems: Welche Handlungsspielräume blieben den diakonischen Vertreter:innen zur Wahrung ihres religiösen sowie professionellen Selbstverständnisses? Inwiefern griffen die nationalsozialistischen Institutionen in die alltägliche Arbeitspraxis der Häuser ein? Zweitens thematisiert der Aufsatz die spezifischen subjektiven Sinndeutungen des eigenen Handelns und die zugrundeliegenden Motivationen der historischen Akteur:innen. Im Wesentlichen gilt es die Fragen zu beantworten, ob bzw. inwiefern und warum sich die Diakonie dem NS-Regime – augenscheinlich – freiwillig andiente. Indem der Aufsatz also die Umstände und Motivlagen des Handelns diakonischer Akteur:innen im Nationalsozialismus fokussiert, leistet er so auch einen Beitrag zum Verständnis der verschiedenartigen Verstrickungen zwischen diakonischem und nationalsozialistischem Wohlfahrts- und Pflegeverständnis. Dabei werden die Diakonissen im Spannungsfeld zwischen den Ansprüchen ihres religiösen Dienstes, den staatlichen Anforderungen an einen Pflegeberuf und dem NS-Frauenbild in den Blick genommen.

Grundlage für die Analyse ist vor allem die Überlieferung der Einrichtungen selbst. Im Mittelpunkt stehen dabei die sogenannten Schwesternbriefe bzw. „Brieftauben". Hierbei handelt es sich um interne Rundschreiben der Vorsteher und Oberinnen an die Schwesternschaft. Mittels dieser Briefe teilten sie den Diakonissen nicht nur or-

---

9 Weitere Informationen auf der Internetseite der Forschungsgruppe: https://www.voluntariness.org/de/ (letzter Zugriff: 31.5.2023).

10 Weitere Informationen zum Teilprojekt: https://www.voluntariness.org/de/project/freiwilligkeit-und-diktatur/ (letzter Zugriff: 31.5.2023).

11 Zur Implementierung alltagsgeschichtlicher Fragestellungen und Ansätze in der sozialhistorischen Forschung v. a. Steege u. a. (2008).

ganisatorische Anweisungen und arbeitspraktische Neuigkeiten mit. Vielmehr dienten die Schreiben darüber hinaus auch als eine Art emotionale Verbindung zwischen den „Hauseltern" und den Schwestern. Aufgrund dessen teilten die Schreiber:innen darin ebenso ihre persönlichen Eindrücke über gesellschaftliche und politische Entwicklungen, häufig in Verbindung mit biblischen Analogien, mit. Allerdings waren die Dokumente trotz ihres internen Charakters aufgrund ihres Verbreitungsradius bis hin zu den Außen- und Gemeindestationen der Einrichtungen nicht vollkommen vor den Augen Dritter geschützt, so dass den Schreiber:innen angesichts der strengen Verfolgung von Dissident:innen ein gewisses Maß an innerer Zensur unterstellt werden kann. Dennoch sind diese Dokumente eine wertvolle Quelle zur Untersuchung der dem diakonischen Handeln und Taktieren zugrundeliegenden Wahrnehmungen und Motivationen. Ergänzt wird das Material zum einen mit Korrespondenzen der Häuser mit befreundeten Einrichtungen sowie Rundschreiben der Dachverbände. Auch umfasst das Quellenkorpus Artikel aus der *Zeitschrift der Reichsfachschaft Deutscher Schwestern und Pflegerinnen*, welche als Hauptorgan des nationalsozialistischen Berufsverbandes nicht nur berufsgruppenspezifische Fachbeiträge, sondern ebenso propagandistische Leitartikel enthielt. Als offizielle Zeitschrift der Reichsfachschaft wurde das Medium spätestens seit der Eingliederung konfessioneller Schwesternschaften in die Deutsche Arbeitsfront (DAF) im August 1933 auch für die Mutterhäuser zu einer wichtigen Informationsquelle.

Ziel und Herangehensweise: Freiwilligkeit und Gouvernementalität

Ziel des Aufsatzes ist es, durch die Frage nach den individuellen Motivationen der Akteur:innen einen Beitrag zum Verständnis der prozesshaften nationalsozialistischen „Gleichschaltung" des deutschen Pflegesystems zu leisten. Darüber hinaus nutzt der Beitrag einen Ansatz zur Erklärung systemkonformen Handelns innerhalb autoritärer Herrschaftsverhältnisse, der sich nicht in Fragen nach der ideologischen Überzeugung historischer Subjekte erschöpft, sondern ein breites Spektrum unterschiedlicher Motivationen umspannt, wie persönliche individuelle Argumentationen als auch professionelle Standpunkte. Dabei gilt es, ein vereinfachtes Bild autoritärer Herrschaft aufzulösen und die zugrundeliegende Komplexität zu enthüllen. Zweifellos verengen autoritäre Herrschaftssysteme die Handlungsspielräume der Beherrschten weitaus stärker als liberale und wenden Zwangsmaßnahmen gegen Dissident:innen und Widerständige an, um ihre Stabilität zu erhalten. Zugleich jedoch versuchen auch diktatorische Regime, die Menschen möglichst „freiwillig" für ihre Zwecke zu gewinnen und einzubinden. Mit Hilfe eines Zusammenspiels von Anreizen und Sanktionen kreieren autoritäre Systeme ein Netz aus Bedingungskonstellationen, um politische Ziele zu etablieren und durchzusetzen. Regieren heißt hierbei, dem französischen Philosophen Michel Foucault folgend, eine Führung von Führungen: Sie bedeutet einerseits, andere durch ein gewisses Maß an Zwang zu leiten oder anzuleiten, sowie andererseits, sich selbst gut oder schlecht aufzuführen, also sich selbst in einem durch die Umstände bedingten und definierten Handlungsfeld zu verhalten.[12] Regieren ist demnach eine mehr oder weniger kalkulierte und rationale Tätigkeit, die mit Hilfe unterschiedlicher Techniken und Wissensformen von einer Vielzahl von Behörden und Agenturen mit dem Ziel ausgeübt wird, Verhalten zu formen. Dabei zielen diese Institutionen auf die Beeinflussung subjektiver Wünsche, Bestrebungen, Interessen und Überzeugungen ab und führen diese wechselnden Zwecken mit einer Vielzahl von relativ unvorhersehbaren Folgen, Auswirkungen und Ergebnissen zu.[13] Indem Institutionen auf die konkrete Mobilisierung individueller subjektiver Motivation abzielen, schaffen sie die Rahmenbedingungen dafür, dass sich Menschen selbst führen, d. h. widerstandslos und ungezwungen durch verinnerlichte Werte und Normvorstellungen in das Gefüge der Kräfteverhältnisse und etablierter Normen einfügen und anpassen – und dies reproduzieren.[14] So können bestimmte Handlungen unabhängig von der subjektiven Motivation oder Intention einen systemstabilisierenden oder zumindest -bestätigenden Effekt haben. Mit Hilfe unterschiedlicher Selbst- und Fremdführungsmechanismen lenkte so auch das nationalsozialistische Regime die Durchdringung des Wohlfahrts- und Gesundheitssystems und setzte dabei zunächst – so die These – auf die Mobilisierung diakonischer Freiwilligkeit.

Freiwillige Praktiken erscheinen zwar als Akte der Freiheit, doch sind sie durch situative und zeithistorische Umstände bedingt, die bestimmte Verhaltensweisen ermöglichen oder gar fordern.[15] Insofern greift ein Verständnis des Handlungsmodus Freiwilligkeit lediglich als Gegenteil von Zwang zu kurz: Die Abwesenheit zumindest existentieller Zwänge und die Möglichkeit einer Wahl verschiedener Handlungsoptionen sind notwendige, aber keine hinreichenden Bedingungen für Freiwilligkeit. Vielmehr entspinnt sich zwischen den Polen Freiheit und Zwang ein breites Feld mehr oder weniger restriktiver oder auch anleitender Bedingungskonstellationen, innerhalb derer ein Subjekt eigene Handlungsspielräume erschließt und schließlich freiwillig nutzt. Freiheit und Freiwilligkeit sind insofern nicht notwendigerweise deckungsgleich: Während es sich bei Freiheit um die Vielfalt an Optionen handelt, die zur Verfügung stehen, bezeichnet Freiwilligkeit demgegenüber die Art und Weise, wie diese Handlungsspielräume die subjektive Willensbildung beeinflussen.[16] Zur Unter-

---

12 Vgl. Foucault (2005), S. 256; vgl. auch Foucault (2002).
13 Dean (2006), S. 11 f.; vgl. auch Ruoff (2013), S. 138–144.
14 Vertiefend hierzu sowie zu Strategien der Subjektivierung u. a. Foucault (1993).
15 So weit zum Verständnis von Freiwilligkeit, wie es in der gleichnamigen DFG-Forschungsgruppe etabliert ist; weiter dazu: https://www.voluntariness.org/de/ (letzter Zugriff: 31.5.2023).
16 Vgl. Olsaretti (1998), S. 53: „I hold […] that freedom and voluntariness are not necessarily related. Freedom is about the choices which we face, and voluntariness about the choices which we make. More precisely, freedom is about the options which are available to us, whereas voluntariness regards the way in which the nature of those options affects our will."

suchung von Freiwilligkeit als analytischer Kategorie bietet sich dabei die Auffächerung des Begriffes in drei Dimensionen an: Erstens kann sie als Norm und Leitprinzip, als extern erwartete Motivation für Handlungen verstanden werden. Zweitens kann Freiwilligkeit als Ressource für politische Partizipation und Einfluss, ökonomische Mehrarbeit sowie zivilgesellschaftliche Anerkennung gesehen werden – gleichzeitig und reziprok als Grundlage spezifischer Subjektivierungsstrategien, d. h. Selbstbildungsmaßnahmen im Sinne der Ausbildung eines spezifischen Selbstverständnisses handelnder Akteur:innen. Drittens kann Freiwilligkeit ebenso eine äußere Zuschreibung an Handlungen unabhängig von ihrem situativen Kontext und somit Diskursstrategie sein.[17] Eine derartige Auffächerung des Begriffs bedeutet zugleich, dass dieser Handlungsmodus auch eine ethische Kategorie[18] ist – ob und inwiefern sich eine Handlung zur Generierung gesellschaftlicher als auch politischer Anerkennung eignet, hängt maßgeblich vom historischen Kontext ab. Insofern ist sie zeithorizontal und in Abhängigkeit von dem individuellen wie historischen Wissenshorizont und Wertediskurs zu verstehen, da eine anachronistische Einordnung historischer Bedingungsverhältnisse – „die Geschichte von hinten zu lesen" – notwendigerweise in einen Opfer- oder Schulddiskurs mündet. Freiwilligkeit stellt demnach ein Schlüsselkonzept dar, um das Ineinandergreifen von Mechanismen der Fremdführung und Strategien der Selbstführung historischer Subjekte analysierbar zu machen. Diese Herangehensweise mündet in die Frage nach dem Kipppunkt, an dem formal freiwillige Verbindlichkeiten die Freiheit der Handlungsoptionen derart beschränken, dass die Freiwilligkeit der Praxis zumindest fragwürdig erscheint.

Der zeitliche Schwerpunkt der folgenden Untersuchung beschränkt sich auf die Anfangsjahre nationalsozialistischer Herrschaft 1933 und 1934 bis zur „Konsolidierungs- und Erfolgsphase" des Regimes 1935 und 1936, in der sich Konfliktpotentiale zunehmend entluden.[19] In diesem Zeitraum war die NS-Regierung auf die Instrumentalisierung bestehender Strukturen und die Kooperation mit bereits etablierten Wohlfahrtseinrichtungen angewiesen, um die eigene Machtbasis zu behaupten und zu stabilisieren. Insofern zielte die Politik der ersten Jahre nationalsozialistischer Regentschaft darauf ab, ein Arrangement mit den Mutterhäusern zu erreichen, wobei Zugeständnisse und die Behauptung des eigenen Führungsanspruchs gegeneinander ausbalanciert werden mussten. Der erste Abschnitt des Beitrags konzentriert sich auf die Wahrnehmung der Machtübergabe an die Nationalsozialisten am 30. Januar 1933 und die damit verbundenen Hoffnungen wie Befürchtungen vor allem hinsichtlich der alltäglichen Arbeitspraxis der Diakonissen. Im Mittelpunkt des darauffolgenden Parts stehen die spezifischen Strategien der Mutterhäuser im Umgang mit den staatlichen

---

17 Zur Dreidimensionalität der Freiwilligkeit: https://www.voluntariness.org/de/ (letzter Zugriff: 31.5.2023).
18 Vgl. u. a. Hyman (2013), S. 685.
19 Broszat (1986).

Einrichtungen, Kooperationen und Öffnungen im zweiten Jahr der NS-Herrschaft. Der dritte Teil konzentriert sich schließlich auf eine Skizzierung des sich zunehmend abzeichnenden Konfliktpotentials zwischen konfessioneller und nationalsozialistischer Wohlfahrt mit einem Ausblick auf die weiteren Entwicklungen. Im Fazit werden die wesentlichen Analyseergebnisse schließlich gebündelt.

1933: Für den „gottgeschenkten Führer"

Alle Gründungen werden zerfallen, wenn die Gründungsgrundsätze verloren gehen. Wie steht es hier bei uns? Gottlob, daß man von unserem Mutterhaus grundsätzlich wenigstens nicht sagen darf, uns wäre das Verständnis abhanden gekommen, daß unser Dienst mit seiner sehr verschiedenartigen Tätigkeit Gottesdienst ist und daß wir darum unter einander nicht nur eine Arbeitsgenossenschaft, sondern eine Liebesgemeinschaft bilden. [...] Draußen weht der Sturmwind! Nur wer seiner Eigenart treu bleibt, ist wetterfest![20]

Dies schrieb der Vorsteher des Halleschen Diakoniewerkes, Carl Schroeter, im September 1934 an die Diakonissen. Bereits im August 1933 wurden die diakonischen Schwesternschaften im Zuge der nationalsozialistischen Umstrukturierung des Wohlfahrtssystems in die DAF eingegliedert. Spätestens ein halbes Jahr nach dem regierungspolitischen Wechsel offenbarte sich den Mutterhäusern damit die Tragweite des NS-Totalitätsanspruchs innerhalb der Fürsorgelandschaft. Für die Mutterhausgemeinschaften bedeutete diese organisatorische Integration in die „Reichsfachschaft Deutscher Schwestern und Pflegerinnen" jedoch nicht nur eine Art „Entsakralisierung" ihres spirituellen Gemeinschaftsverständnisses. Infolge der Aufnahme in den nationalsozialistischen Einheitsverband waren sie nun den staatlichen Schwestern arbeitsrechtlich gleichgestellt und gehörten somit (zumindest formal) zur „schaffende[n] Volksgemeinschaft".[21] Darüber hinaus bedeutete diese Zugehörigkeit, dass die alltägliche Arbeitspraxis der Diakonissen nun offiziell der Ägide der DAF und der Nationalsozialistischen Volkswohlfahrt (NSV) unterlag. Insofern bedrohten die Gleichschaltungsbestrebungen der parteiamtlichen Organisationen nicht nur die Integrität der Mutterhausgemeinschaften, sondern ebenso den spirituell-religiösen Charakter konfessioneller Fürsorgearbeit. Als Anlass für seine mahnenden Worte gab Superintendent Schroeter die „Angriffe in der Juli- und Augustnummer" der *Zeitschrift der Reichsfachschaft Deutscher Schwestern und Pflegerinnen* an.[22] So schrieb eine Schwester

---

20 DWH, Sig. 24, Rundschreiben Carl Schroeters an die Diakonissen des Diakoniewerks Halle („Brieftaube" [BT]) vom 30. September 1934.
21 DWH, Sig. 24, Nachschrift zur BT Schroeters von Ostern 1934.
22 Welche Artikel im Besonderen gemeint sind, ist aus dem Kontext des Briefes nicht ersichtlich. Festzuhalten bleibt allerdings, dass die Reichsarbeitsgemeinschaft der Berufe im sozialen und ärztlichen Dienst

im Juliheft der Zeitschrift, auf die sich Schroeter bezog, unter dem Titel „Gemein-schaftsgeist" in der Rubrik „Von der Schwester – für die Schwester", dass „Gemein-schaft pflegen" das Ziel sei, für das jede Schwester erzogen werde und „dem die ganze Liebe und Arbeit des Mutterhauses" gewidmet sei. Es sei der „Gemeinschaftsgeist", auf den sich die Schwestern berufen würden, wenn sie ihren „Nationalsozialismus beweisen" wollten: „„Gemeinnutz geht vor Eigennutz' ist das Schlagwort des Drit-ten Reiches, und dem ist unser Voransetzen der Gemeinschaft eng verwandt." Dabei basiere die enge Bindung innerhalb der Schwesternschaft jedoch nicht auf der Gott gewidmeten Fürsorgearbeit, sondern auf der Verbundenheit „in der einen wirklichen Gemeinschaft, in unserem Volk".[23] Diese Zitate offenbaren, dass der Bezugspunkt der Gemeinschaften im „neuen System" nicht mehr Gottes Werk, sondern vielmehr der Aufbau einer nationalsozialistischen Gesellschaft sein sollte. Dabei löste die NS-Ge-sellschaftsidee nicht die religiösen Grundlagen als wesentlichen Bezugspunkt diakoni-scher Arbeit ab, vielmehr verschmolzen politische und religiöse Aspekte zu einer Art Sakralisierung des Politischen.

Nach den Jahren der als „gottlos" verschrienen Weimarer Republik war der Macht-antritt der Nationalsozialisten seitens der diakonischen Amtsträger:innen mit vielen Hoffnungen verbunden. Infolge der Weltwirtschaftskrise befanden sich viele Häuser des 1916 gegründeten Kaiserswerther Verbandes Deutscher Diakonissenmutterhäuser (als Dachverband der weiblichen Diakonie) in einer existentiellen Krise:[24] Die Anzahl der beschäftigten Schwestern und Hilfskräfte sank; die finanziellen Ressourcen gingen zur Neige. Nach einer anfänglichen Zurückhaltung begrüßten schließlich viele der dia-konischen Verbandsgeistlichen die regierungspolitische Wende in der optimistischen Annahme, dass der wahrgenommenen fortschreitenden „Säkularisierung", dem „gott-losen Sozialismus" und der vermeintlichen jüdischen Vorherrschaft in Kultur und Wirtschaft Einhalt geboten werde.[25] So schrieb Carl Schroeter zu Ostern 1933 ergriffen an die Hallenser Diakonissen, dass „Gewaltiges geschehen in Deutschland und Aller-schlimmstes verhindert worden" sei –

> Beides gewiß nicht ohne Gottes Willen. Ob wir die volle, innige Dankbarkeit dafür auf-bringen – zur Ehre Gottes und zu unserem eigenen Segen? Unsere Verantwortung ist ge-wachsen. Ach, daß wir unseren Osterglauben und die ganze Flutwelle von Osterleben hineintragen lernten in die Herzen der Kranken und Leidenden, aller unserer Pflegebe-

---

e. V., welche die Zeitschrift herausgab, sich angesichts sich abzeichnender Spannungen ab Mitte des Jahres 1934 verstärkt auf Themen der Vereinbarkeit von Christentum und Nationalsozialismus konzentrierte.
23 Groß (1934), S. 126 f.
24 Zur Situation des Verbandes und der darin organisierten Mutterhäuser im Nationalsozialismus v. a. Friedrich (2021).
25 Wolf (1970), S. 174 f.

fohlenen, in unser aufgewachtes Volk! Unser Herr wecke dazu nicht nur das erste Verant-
wortlichkeitsgefühl, sondern auch eine große Freudigkeit zum Dienst![26]

Beseelt vom österlichen Geist rekurriert Schroeter in seinem Brief mutmaßlich auf
die großen Zusicherungen Adolf Hitlers in seiner Regierungserklärung vom 23. März
1933, in der er die christlichen Kirchen als „wichtigste Faktoren zur Erhaltung unseres
Volkstums" bezeichnete und in die Erschaffung der nationalsozialistischen „Volksgemeinschaft" einzubinden versprach.[27] Die Beteuerungen des neuen Reichskanzlers,
die konfessionelle Wohlfahrt als zentrale Säule der Gesellschaft anzuerkennen, beför-
derten die „innere Öffnung" und „Selbstnazifizierung" innerhalb des protestantischen
Milieus, vor allem jedoch des deutschchristlichen (also völkisch und antisemitisch geprägten) Flügels der Diakonie[28], dem Schroeter (bis November 1934)[29] und der Vorsteher der Pfeifferschen Stiftungen zu Magdeburg, Superintendent Hans Klaer, angehörten. Das Versprechen einer Integration konfessioneller Fürsorgearbeit in den „Aufbau
der Volksgemeinschaft" und die damit verbundene Perspektive auf eine Verbesserung
der diakonischen Gesamtsituation können als Anreizfaktoren zur „freiwilligen" Selbst-
mobilisierung der Einrichtungen gewertet werden. So begrüßte Schroeter im Tenor
mit einer Vielzahl seiner Amtskollegen – vornehmlich nationalkonservativ geprägte
Verbandsgeistliche – den Machtantritt der Nationalsozialisten als ‚Erweckung' des
deutschen Volkes.[30] Dabei erfuhr die religiöse Analogie der ‚Erweckung' innerhalb der
in pietistischer Tradition stehenden diakonischen Gemeinschaft eine weitere Zuspit-
zung, da diese Strömung unter ‚Erweckung' nicht nur ein ‚Aufwachen' im Sinne einer
Mobilisierung, sondern vielmehr ein vertieftes Gotteserlebnis verstand. So begriffen
sich die diakonischen Mutterhäuser selbst als eine „Gründung der erweckten Gemeinde ohne Anregung oder Unterstützung der Kirche in ihrer Leitung", wenngleich als
„Lebens- und Wesensäußerung der Kirche".[31] Initialisiert wurde diese religiöse Konno-
tation der Kanzlerernennung jedoch nicht innerhalb der Kirchen oder gar der Diakonie selbst; die Inszenierung Hitlers als „Führer" eines „erwachten" Deutschlands und
„Wegbereiter" einer „nationalen Wiedergeburt" war vielmehr das Ergebnis präzis kal-

---

26 DWH, Sig. 24, Rundschreiben Schroeters an die Diakonissen, Ostern 1933.
27 Thierfelder (2007), S. 225 f.
28 Vgl. Gailus (2003), S. 484–486.
29 Der Superintendent verkündete seiner Schwesternschaft im Rundschreiben vom 10. November 1934
seinen Austritt aus der deutschchristlichen Bewegung. Als Gründe für sein Ausscheiden benannte er vor
allem die „deutschgläubigen" Tendenzen dieses radikalen Flügels, welche seinem theologischen Verständnis des Evangeliums zuwiderliefen. Vgl. DWH, Sig. 24.
30 Aufgrund der Verquickung von religiösen Zuschreibungen mit nationalpatriotischen Inhalten bildete
sich seit der deutschen Kaiserzeit innerhalb der konservativen protestantischen Strömungen eine patrioti-
sche Sakralisierung des ‚Vaterlandes' sowie des eigenen nationalen Selbstverständnisses bis hin zur Vorstellung eines ‚deutschen Gottes' und einer ‚deutschen Sendung' heraus. Vgl. Wolf (1970), S. 173 f.
31 DMC, Sig. 25, „Bedenken und Bitte der Mutterhäuser Kaiserswerther Prägung der Kirchenprovinz
Sachsen zur Vorlage zum Gesetz über den Diakonat der Kirche als vorläufige Stellungnahme", o. D.

kulierter Propaganda, deren Stoßrichtung vornehmlich auf das nationalkonservative und protestantisch geprägte Milieu abzielte.[32] Auch die „Reichsfrauenführerin" Gertrud Scholtz-Klink bediente sich des eher religiös konnotierten Narrativs einer „Auferstehung", als sie „ihre Mädel" 1935 aufrief, „in einer selbstverständlichen Schicksalhaftigkeit" unter Sorgen und Mühen „teil an dem Auferstehungsweg unseres Volkes" zu haben.[33]

Als Erklärungsmodell für die protestantische Emphase genügen jedoch Verweise auf findige Propaganda, bedingungsloses Gottvertrauen oder lutherischen Obrigkeitsgehorsam nicht; vielmehr beruht die anfängliche Kooperationsbereitschaft einer Vielzahl protestantischer Protagonist:innen auf vermeintlichen gemeinsamen Zielen mit dem neuen Regime[34], die allerdings unterschiedlichen Interessenlagen geschuldet waren. So stellte auch Klaer ähnlich wie sein Hallenser Amtskollege „sämtliche Schwestern auf den Gemeindestationen" auf die neue Situation ein, denn sie lebten „augenblicklich in sehr bedeutsamen Wochen". In der nächsten Zeit würden sämtliche Einrichtungen „vor neue größere Aufgaben gestellt werden", und zwar den „Aufbau des Volkes". Wenn dies gelingen solle, so „müssen alle, die am Wohl unseres Volkes mit zu arbeiten haben, in dieser Zeit ganz besonders auf dem Posten sein, sich keine Mühe verdrießen lassen, und unter Umständen neue Aufgaben selber suchen", ermahnte er die Gemeindeschwestern. Im Rekurs auf die preußisch-lutherische Glaubenstradition der Stiftungen betonte er dabei, dass es für die Mutterhausgemeinschaft „ja selbstverständlich" sei, „dass wir unsere ganze Zeit unserem Dienst opfern, und auf diese Weise auch in den Gemeinden ein gutes Beispiel treuer Pflichterfüllung geben".[35]

Diese Aufrufe zur Mitwirkung an der Gestaltung einer „neuen", nationalsozialistischen Gesellschaft bedeuten jedoch nicht zwangsläufig ideologische Konformität beider Vorsteher. Zwar scheint Klaer ebenso wie seinem Amtskollegen bewusst gewesen zu sein, dass sich das Arbeitsprofil konfessioneller Wohlfahrtsträger unter NS-Herrschaft verändern würde. In erster Linie verbanden sie mit dem regierungspolitischen Wechsel die Aussicht auf eine Verbesserung der finanziellen und personellen Situation der Diakonie. Indem die diakonischen Einrichtungen ihre Arbeit auf die Ziele der NS-Propaganda ausrichteten, erschloss sich ihnen die Möglichkeit, ihre „freiwillige" enthusiastische Unterstützung der nationalsozialistischen Idee als Ressource zur Generierung zivilgesellschaftlicher, vor allem jedoch staatlicher Anerkennung nutzbar zu machen: In der Praxis des Mitmachens konnten sie sich als „wahre Volksgenossen" betätigen und wahrgenommen werden. Das explizit als freiwillig deklarierte Handeln

---

32 Bavaj (2016), S. 18–30.
33 Scholtz-Klink, Gertrud: Die Reichsfrauenführerin spricht in der Reichskongreßhalle zu den deutschen Frauen. In: *NS-Frauen-Warte* 4 (1935), H. 8, S. 239–244, Zitat S. 240, zit. n. Berger (2005), S. 38.
34 Vgl. Kaiser (1989), S. 262 f.
35 Archiv der Pfeifferschen Stiftungen, ELD_V26_2002, Rundschreiben Klaers an die Gemeindeschwestern, Ostern 1933.

kann mithin als „Teil einer Bildungs- und Repräsentationsarbeit verstanden werden, mit der sich die Subjekte eine erkennbare soziale Form geben und ihre gesellschaftliche Identität durchzusetzen versuchen".[36] Die „Teilhabe an Praktiken", in denen sich das Subjekt selbst als „Handelnder bestimmter Art konstituier[t], Normen aneigne[t] und ein praktisches Selbstverständnis ausbilde[t]", ist darüber hinaus Teil einer Art Internalisierungsprozess sittlicher, d. h. sozialer, Normen und Gesetze.[37] Der entsprechende Bedeutungshorizont spezifischer Praktiken entsteht dabei nicht im „luftleeren Raum, sondern in Auseinandersetzung mit gesellschaftlichen Vorgaben, Appellen und Machtstrukturen".[38] Diese anleitenden Faktoren „flankieren"[39] die freiwillige Kooperationsbereitschaft der Häuser.

Klaers Berufung auf eine Vorbildfunktion „treuer Pflichterfüllung" als traditionelle Tugend preußischen Selbstverständnisses schließt damit Freiwilligkeit nicht per se aus: Zwar kann „Pflicht" als konkreter Ausdruck für die „Verbindlichkeit der sittlichen Gesetze" verstanden werden, doch handelt es sich dabei nicht „um einen Befehl einer äußerlichen Instanz, sondern um einen in unserem eigenen Willen gegründeten Imperativ".[40] In der Folge wird der Appell an die traditionelle Selbstverpflichtung der Diakonie gegenüber der Bevölkerung zu einem ständig wiederkehrenden Motiv, welches sich in den Briefen aller drei Einrichtungen wiederfindet. So schreibt Klaer weiter:

> Kurz – es kommt jetzt darauf an, den Gemeinden durch die Tat zu beweisen, daß die Gemeindestationen unentbehrlich sind. Bei der gegenwärtigen Finanznot, von der alle Gemeinden, und zwar kirchliche wie politische betroffen sind, wird vielfach in den Beratungen der Gemeindevertretungen die berechtigte Meinung aufkommen, alle Ausgaben zu streichen, die nicht unbedingt lebensnotwendig sind. So lassen Sie uns alle durch unermüdliche Pflichterfüllung daran arbeiten, dass eine neue Zeit, wie sie herbeigeführt werden soll, auch wirklich wird.[41]

Bedingt durch die prekäre, existenzgefährdende Situation dienten sich die Häuser dem Aufbau der nationalsozialistischen Herrschaft in der Hoffnung an, den eigenen gesellschaftlichen Stellenwert zu beweisen und zu festigen. Das Engagement zugunsten des Regimes erscheint dementsprechend als eine Art Überlebensstrategie; das freiwillige Mitmachen nutzten die Vorsteher als Ressource zum Beweis des Einflusses wie des Arbeitspotentials der konfessionellen Wohlfahrtseinrichtungen. Im Kanon mit seinen

---

36 Alkemeyer (2007), S. 8.
37 Khurana (2011), S. 20.
38 Alkemeyer (2007), S. 8.
39 Zur „flankierten Freiwilligkeit" im Nationalsozialismus, hier in Bezug auf das Impfen: Thießen (2021), S. 159–164.
40 Khurana (2011), S. 8.
41 Archiv der Pfeifferschen Stiftungen, ELD_V26_2002, Rundschreiben Klaers an die Gemeindeschwestern, Ostern 1933.

Amtskollegen schrieb auch der Vorsteher des Halberstädter Cecilienstifts, Otto Hanse, im 60. Jahresbericht des Mutterhauses vom Juni 1933[42] über „die Wende der Zeit in unserem Vaterland":

> Der gestrige Staat glaubte die Kirche entbehren zu können, der heutige ruft sie zur Mithilfe. Der gestrige Staat suchte das Wohl des Volkes in einer Säkularisierung der Liebestätigkeit, der heutige gibt die Lösung aus: Die Christen an die Front! Damit erwachsen uns sicher neue und große Pflichten. Die Quantität und Qualität unserer Arbeit muss wachsen. Auch im neuen Deutschland ist Armut und Elend nicht ausgerottet.[43]

Tatsächlich war die NSV als parteiamtliche Organisation zunächst auf die Kooperation mit den konfessionellen Wohlfahrtsträgern angewiesen. Zwar hatte der Leiter der NSV, Erich Hilgenfeldt, bereits 1933 deren Totalitätsanspruch innerhalb der Wohlfahrtspflege verkündet mit der Konsequenz, „alle notwendig erscheinenden Verfügungen zu veranlassen, insbesondere für die Auflösung aller privaten Wohlfahrtseinrichtungen Sorge zu tragen, sowie die Führung des Charitasverbandes [sic!] und der Inneren Mission in die Hand zu nehmen".[44] Aufgrund von Personalmangel und Organisationsschwierigkeiten in der Konsolidierungsphase der NSV konnte Hilgenfeldt jedoch vorerst nicht auf die Ressourcen der konfessionellen Verbände inklusive der freiwillig geleisteten Mehrarbeit verzichten.[45] So war der „Ruf zur Mithilfe", wie Hanse ihn im Jahresbericht 1933 beschrieb, weniger eine Anerkennung des Wertes diakonischer Liebestätigkeit als vielmehr eine Notwendigkeit in Ermangelung von Alternativen. Die explizite Aufforderung zum Mitmachen bedeutet darüber hinaus Freiwilligkeit als Normerwartung, um sich in der Praxis als Teil der nationalsozialistischen „Volksgemeinschaft" zu beweisen. Mit der Indienstnahme der diakonischen Einrichtungen durch die parteiamtliche Wohlfahrtsorganisation gingen dabei nicht nur strukturelle, sondern ebenso personelle Veränderungen einher. So berichtete der Halberstädter Pastor einem Amtskollegen am 1. August 1933 von „schweren Erschütterungen", welche „die wirre Zeit auch in unserem Mutterhaus" mit sich bringe. Welche Auswirkungen die „Fülle von Verordnungen und Neuordnungen" noch haben werde, durch die „man sich zunächst kaum noch [durchfände]", sei jedoch unabsehbar. Bidweilen habe sich der Vorstand den „Bedingungen der Reichsregierung gefügt". Nun sei abzuwarten, wer

---

42 Schwesternbriefe Hanses sind für das Jahr 1933 nicht überliefert. Im Gegensatz zu den internen Rundschreiben wurden die Jahresberichte veröffentlicht und sind daher kein Medium persönlicher Stellungnahmen des Vorstehers, eignen sich allerdings dennoch für die Frage nach „Freiwilligkeit" als Diskursstrategie sowie Ressource.

43 DMC, Sig. 109, 60. Jahresbericht des Diakonissen-Mutterhauses Cecilienstift vom Juni 1933, verfasst von Pastor Otto Hanse.

44 Bundesarchiv Berlin, NS 22, Vorl. 340, zit. n. Vorländer (1986), S. 351.

45 Vgl. Vorländer (1986), S. 367.

in das Gremium abgeordnet werde, da es „durch nationalsozialistische Mitglieder [zu] ergänzen" sei.[46]

Die Äußerungen im Jahresbericht stehen nicht notwendigerweise im Gegensatz zur eher abwartenden Haltung, wie Hanse sie nur wenige Monate später gegenüber dem Stendaler Superintendenten formulierte. Während es sich bei dem Brief an einen Amtskollegen um eine mehr oder weniger private Korrespondenz handelt, unterlag Hanse bei der veröffentlichten Jahresberichterstattung im Juni 1933 in gewissem Maße einem diskursiven Druck, in die Kakophonie der Hoffnungen seiner Amtskollegen einzustimmen, was eine persönliche Überzeugung weder belegt noch ausschließt. Indem er noch im Jahresbericht keinen Zweifel daran ließ, dass sich das Halberstädter Mutterhaus selbstverständlich freiwillig (wenngleich nicht explizit so formuliert) für den Aufbau des „neuen Staates" einbrächte, suggerierte er zumindest Bereitschaft und bisweilen ideologische Konformität. Freiwilligkeit scheint hierbei weniger als Beweis politischer Überzeugung als vielmehr diskursstrategisch eingesetzt zu sein: Hanses Aufruf an die Schwestern fügt sich in die propagierte Normerwartung der solidarischen Unterstützung beim Aufbau des „neuen Deutschland" ein, ohne die spezifischen konkreten Bedingungsverhältnisse der alltäglichen Arbeit des Stifts näher zu beleuchten.

1934–1935: Zwischen Loyalitätsbekundung und Selbstbehauptung

Um anschlussfähig an die staatlichen Vorgaben zu bleiben, ergab sich die Notwendigkeit, die diakonische Arbeit auf das nationalsozialistische Wohlfahrtsprinzip auszurichten: „Gerade unter den veränderten Verhältnissen im neuen Staat bleibt die Fortbildung unserer Schwestern eine der wichtigsten Aufgaben", heißt es dazu in einem Rundschreiben des Sozialen Frauenseminars der Diakonissenanstalt Kaiserswerth vom 6. Dezember 1933, in dem für die Teilnahme der Diakonissen an diversen Fortbildungskursen geworben wird. Der Lehrgang sei darauf ausgerichtet, die Schwestern „für die Gegenwartsaufgaben in besonderer Weise [zu] schulen, da die neue Lage immer größere und ernstere Forderungen an unsere Schwestern" stellen würde. Neben einer „persönlichen Vertiefung" kämen „die Gedanken und Ziele des Nationalsozialismus, soweit sie für die Schwesternarbeit bedeutsam sind, ausführlich zur Behandlung". Lehrinhalt seien „neben Bibelkunde, Einführung in die kirchliche Lage der Gegenwart und methodische Anleitung zur Bibelbesprechung" ebenso „eine gründliche Einführung in die Fragen der Psychologie und Pädagogik, der Jugendführung, der Wohl-

---

46 DMC, Sig. 199, Schreiben Pastor Hanses an Superintendent Albers in Stendal, Halberstadt, den 1. August 1933. Zur personellen Umstrukturierung innerhalb des Kaiserswerther Verbandes nach dem „Führerprinzip" siehe außerdem Friedrich (2021).

fahrtsgesetze und ihrer praktischen Auswirkung, in die Fragen der sozialen Hygiene, besonders der Erbgesundheitslehre, und der Sozialversicherung".[47]

Die Schwestern sollten geschult werden, ihre Arbeit unter den veränderten wohlfahrtspolitischen Maßgaben zu verrichten. Im Kontext der Kooperationsbereitschaft der Häuser in der Tradition treuen, preußischen Pflichtgefühls gegenüber der Obrigkeit scheint dieses Unterrichtsportfolio indes weniger auf die Verdrängung christlicher Arbeitsmaxime von Nächstenliebe und Barmherzigkeit abzuzielen – schließlich organisierte der diakonische Dachverband die Kurse selbst. Vielmehr handelte es sich um ein Angebot der Selbstbefähigung im Kontext der nationalsozialistischen Wohlfahrtspolitik. Da gerade für die ländlichen Gebiete Gemeindestationen genauso wie Kindergärten als wichtige „ideologische Nahstellen" zur Bevölkerung[48] galten, kam den Schwestern neben ihrem Pflegeauftrag auch eine wichtige Vermittlerrolle zu, wie der Chefarzt des Dresdner Rudolf-Heß-Krankenhauses im August 1934 in der Zeitschrift der Reichsfachschaft betonte:

> Ich hoffe, man wird mich nun verstehen können, wenn ich sage, daß der Nationalsozialismus nicht darauf verzichten kann, seine Einflußnahme auf eine so große und so wichtige Personengruppe wie die der Schwesternschaft auszudehnen. Ja, er muß unabweisbar und gründlichst die Schwesternschaft erfassen, denn die Schwestern gehören zu dem Personenkreis, der einmal wichtige Aufgaben auf dem Gebiete der Volksgesundheitspflege mit zu erfüllen hat, und der zweitens mit seinen Volksgenossen so eng und unmittelbar und unter solch besonderen Umständen in Berührung kommt, daß er außerordentlich großen erzieherischen Einfluß auf diese seine Volksgenossen nehmen kann. […] Denn damit diese Aufgaben nach nationalsozialistischer Auffassung erfüllt werden können, bedarf es einer besonderen Schulung jeder Schwester, die ihr umfassend und fest die Grundlage gibt, um diesen hohen Aufgaben gerecht werden zu können.[49]

Zwar bezog sich dieser hohe Anspruch bis hin zur Vorbildwirkung vor allem auf staatliche Schwestern – sogenannte NS-Schwestern –, jedoch gerieten die konfessionellen Schwesternschaften zunehmend in Zugzwang, anschlussfähig zu bleiben. Aufgrund ihres traditionellen Anspruchs auf politische Neutralität[50] riefen die Mutterhäuser ihre Diakonissen zunächst nicht zur propagandistischen Agitation auf, sondern suchten Wege, ihre gesellschaftliche Bedeutung anderweitig unter Beweis zu stellen. So initiierte Schroeter mit seinem Spendenaufruf für das „Winterhilfswerk des Deutschen Volkes" (WHW) eine freiwillige Aktion, um Gleichheit zwischen konfessionellen und nichtkonfessionellen Schwestern zu suggerieren. Da die Diakonissen keine Lohnsteu-

---

47 DMC, Sig. 198, Rundschreiben des Sozialen Frauenseminars der Diakonissenanstalt Kaiserswerth vom 6. Dezember 1933.
48 Hansen (1991), S. 171 f.
49 Jensen (1934), S. 138 f.
50 Vgl. u. a. DWH, Sig. 24, BT Schroeters vom 10. November 1934; siehe unten.

ern zahlten, leisteten sie bisher keinen regulären Beitrag zu der nationalsozialistischen Solidaritätsaktion. Doch habe „die ganze Schwesternschaft, die hier im Mutterhause versammelt ist, die Empfindung, daß wir uns dieser Verpflichtung nicht entziehen" dürften. So verkündet er, man wolle nun „einen Betrag von vierteljährlich 1,50 RM [Reichsmark] pro Schwester für das WHW darbieten". Rege Beteiligung unter der Schwesternschaft auf den Außen- und Gemeindestationen sei dabei sehr willkommen und würde „unsere Volksverbundenheit und unsere Dankbarkeit gegen den Führer und gegen unseren Gott, der ihn uns schenkte, deutlich zum Ausdruck bringen".[51]

Mit dem WHW als „Aushängeschild nationalsozialistischer Sozialpolitik und Fürsorge" führte die NSV eine großangelegte Aktion mit dem Ziel der Förderung des „hochwertigen" Teils der Gesellschaft durch.[52] Damit manifestierte die Organisation zum einen die dem Nationalsozialismus zugrundeliegende Vorstellung der „qualitativen Ungleichheit" der Menschen. Zum anderen schlug die Propaganda des WHW mit der „Forderung des freiwilligen Opfers und der Betonung seines erzieherischen Wertes das in den folgenden Jahren ständig wiederkehrende Leitmotiv"[53] der „Volksgemeinschaft" als Solidaritäts- und Opfergemeinschaft[54] an. Dass Schroeter in seinem Brief an die Diakonissen gar von einer „Verpflichtung" zur Spende als Ausdruck von „Volksverbundenheit" und „Dankbarkeit gegen den Führer" schrieb, fügt sich dabei in den ideologisierten Erwartungshorizont der nationalsozialistischen Propaganda ein. Um nicht nur formal durch die Eingliederung in die Reichsfachschaft, sondern auch praktisch Teil der „Volksgemeinschaft" zu sein, bedurfte es der Teilhabe an derart sozial konstitutiven Aktionen als Beweis der Anerkennung ihrer sittlichen, d. h. (im zeitgenössischen Kontext) ethisch-moralischen Grundlagen.[55] Das WHW galt dabei als wichtigster Träger der nationalsozialistischen „Gesinnungspflege"[56] und wurde dementsprechend vielfach mit Aufrufen wie „Opfert für das Winterhilfswerk!" beworben:

---

51 DWH, Sig. 24, Rundschreiben Schroeter, 3. Oktober 1933.
52 Vgl. Hansen (1991), S. 1.
53 In Betonung des Vorranges der Gemeinschaft gegenüber dem Individuum setzte sich die Propaganda des WHW ebenso wie jene des NSV explizit vom „mildtätigen Almosenwesen" der Weimarer Republik ab. Vgl. Vorländer (1986), S. 366–373.
54 Vgl. Reeken/Thießen (2013), S. 11.
55 Vgl. u. a. zu Ethik im Nationalsozialismus Chapoutot (2016).
56 Vgl. Vorländer (1986), S. 363 f.

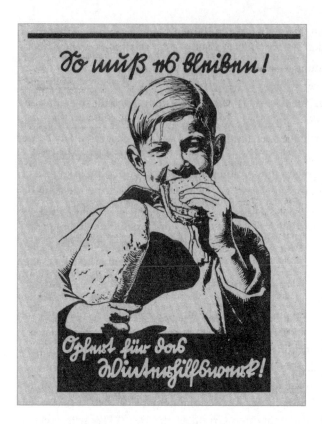

Abb. 1 Werbeplakat für das WHW in der *Zeitschrift der Reichsfachschaft Deutscher Schwestern und Pflegerinnen* 2 (1934), H. 11 vom 15. November, S. 224

Nur wenige Jahre nach der überstandenen Weltwirtschaftskrise von 1929, die weite Teile der Bevölkerung in die (zeitweilige) Armut gestürzt hatte, symbolisiert das zufrieden von der Brotscheibe abbeißende Kind mit dem Laib unter dem Arm soziale Stabilität und Optimismus: Vor allem der heranwachsenden Generation als „Träger[] [der] nationalen Zukunft"[57] durfte es an nichts fehlen, sollte das nationalsozialistische Projekt gelingen. Auf dem Plakat heißt es dazu nicht etwa „So soll es bleiben!", als handele es sich dabei um einen frommen Wunsch. Die Forderung „So muß es bleiben!" impliziert eine wesentlich eindeutigere Erwartungshaltung, dass sich alle Mitglieder der „Volksgemeinschaft" an den Spenden beteiligen. Zwar blieb die Unterstützung des WHW formal freiwillig, galt jedoch als eine Art Qualifikationskriterium für die Zugehörigkeit zur „Volksgemeinschaft" als „Solidargemeinschaft". Aufgrund der Größe der „Winterhilfssammlungen" und der damit verbundenen ideologischen Implikationen unterlag die Spende einem politischen und gesellschaftlichen Druck, so dass die Ablehnung der Gabe als eine Abgrenzung von der Gemeinschaft interpretiert werden

---

57 Hausen, H. E. von; Rößler, D.: Grundriß der Deutschen Wohlfahrtspflege. Leipzig 1939, zit. n. Vorländer (1986), S. 363.

konnte. Die Unterstützung der Sammelaktion kann insofern als „flankierte Freiwilligkeit" verstanden werden:[58] Zwar begrenzten vor allem der hoch ideologisierte Bedeutungshorizont des WHW und der soziale Druck den Handlungsspielraum der Akteur:innen maßgeblich, doch existierte weder eine gesetzliche Verpflichtung noch gab es Sanktionsregelungen für Verweigerungshaltungen. Formal und offiziell galt die Spende als freiwillig.[59] Dass Schroeter die Schwesternschaft zur Teilnahme an der Sammelaktion aufrief, kann daher einerseits als Erfüllung einer politischen wie gesellschaftlichen Erwartungshaltung freiwilligen Mitmachens verstanden werden, andererseits jedoch als Inanspruchnahme einer Chance zum Beweis der eigenen „Modernität". Aufgrund der formalen Freiwilligkeit barg die Praxis der Unterstützung das Potential, innerhalb des neuen Gesellschaftsverständnisses Anerkennung zu generieren und die eigene Zugehörigkeit zu bekunden.

Die Unterstützung für die Idee der „Volksgemeinschaft" resultierte dabei mitnichten aus einer generellen Zustimmung zu den ihr zugrundeliegenden ideologisch-biologistischen Vorstellungen vom arischen Deutschtum. Dennoch bestanden strukturelle Parallelen zwischen verschiedenen Aspekten des diakonischen und des nationalsozialistischen Gemeinschaftsverständnisses: Der idealtypische Gleichheitsgrundsatz der Mitglieder beider Gemeinschaftsmodelle stellt eine Gemeinsamkeit dar, welche konstitutiv für das diakonisch ebenso wie für das nationalsozialistisch geprägte Sozialgefüge war. Normativ forderte die Teilhabe innerhalb dieser Sozialkonfigurationen die Unterordnung der eigenen Individualität zugunsten der Gemeinschaft. In Berufung auf die unbedingte Treue gegen Gott gab Schroeter in seiner „Brieftaube" zu Pfingsten 1934 die Losung aus: „Das Gemeinwohl steht über dem Eigenwohl."[60] Das Individuum war zunächst erst einmal der Gemeinschaft verpflichtet. Gerade dieser Aspekt der Unterordnung galt dabei vor allem für die nationalsozialistische Frau, deren Ideal Scholtz-Klink im Dienst an der Familie und somit der „Volksgemeinschaft" als „Mutter des Volkes" beschrieb und dabei Unterordnung, Gehorsam und Bescheidenheit meinte.[61] Als oberste Gebote innerhalb der Schwesternschaften zählten neben dem Gleichheitsgrundsatz ebenso Bescheidenheit sowie Genügsamkeit. Besonders Letzteres nahm in den Anfangsjahren des Regimes und nach der Weltwirtschaftskrise einen hohen Stellenwert für die konstitutiven Praktiken der „Volksgemeinschaft" ein. So schrieb Superintendent Klaer bereits 1933 in Mahnung ihrer Vorbildwirkung an die Magdeburger Schwestern:

---

58 Thießen (2021), S. 159–164.
59 Vgl. Recker (2012), S. 275.
60 DWH, Sig. 24, BT Schroeters zu Pfingsten 1934.
61 Scholtz-Klink (1934), S. 222; vgl. auch Scholtz-Klink, Gertrud: Meine lieben deutschen Menschen! In: Reden an die deutsche Frau – Reichsparteitag, Nürnberg, 8. September 1934. Berlin 1934, S. 8–16, zit. n. Berger (2005), S. 35.

Es kommt auch darauf an, dass in unserem Volk der Ruf der Führer nach Einfachheit in der Lebenshaltung gehört wird. [...] Unser Volk ist viel zu viel an Feste und feiern [sic!] gewöhnt gewesen. Wir müssen jeden Anschein vermeiden, als ob wir irgendein Interesse hätten an der Aufrechterhaltung früherer Vereins- und Kränzchenmacherei. Es gibt jetzt wahrscheinlich andere Aufgaben genug, die den ganzen Mensch [sic!] in Anspruch nehmen.[62]

Konfliktpotential barg demgegenüber die Ehelosigkeit der Diakonissen: Während diese im Rahmen der diakonischen Fürsorgetätigkeit dafür verantwortlich seien, dass „Erbkranke sich ungehindert vermehren und die Substanz des Volkes schädigen könnten", habe sie das „kirchliche Dogma [...] zum Verzicht auf Nachwuchs geführt". Dies bedeute für die „Volksgemeinschaft" laut Informationsheft der NSV, dass die kirchliche Wohlfahrtspflege im Grunde „verantwortungslose Fürsorge" und „Förderung bolschewistischen Untermenschentums" sei.[63] Als Relikt des „verweichlichten Wohlfahrtsstaates"[64] ließen sich die Arbeitspraktiken und -maxime der konfessionellen Träger zumeist nicht mit der NS-Fürsorgeprogrammatik vereinbaren. Ebenso unvereinbar erschien die diakonische Enthaltsamkeit mit dem Ideal der nationalsozialistischen Frau als Mutter und Hausfrau.[65] Zwar waren auch die NS-Schwestern in aller Regel unverheiratete junge Frauen, doch galt ihr Lebensziel langfristig nicht der Volkspflege, sondern der Gründung einer eigenen Familie. Angesichts dieser vielfältigen Erwartungshaltungen des religiösen Dienstes auf der einen Seite und der Anforderungen nationalsozialistischer Wohlfahrtspolitik auf der anderen Seite gerieten die Schwestern zunehmend in Bedrängnis. Die negativen Zuschreibungen bezüglich des religiösen Dienstes begünstigten dabei das formal freiwillige Engagement für die NS-Ideen. Die Kollision zwischen der pietistisch geprägten diakonischen Religiosität und dem Nationalsozialismus, der als „Glaube" und „unendliche Hingabe [...] nur bedingungslos sein kann"[66], forderte den Frauen einen Balanceakt ab.

Die Zugehörigkeit zu einer im Verständnis der nationalsozialistischen „Volkskörperpflege" als „antiquiert" und „verweichlicht" geltenden Institution, deren Arbeit sie selbst als barmherzigen „Liebesdienst" beschreibt, entwickelte sich anscheinend zu-

---

62 Archiv der Pfeifferschen Stiftungen, ELD_V26_2002, Rundbrief Klaer, März 1933.
63 O. A.: Der Einfluß des kirchlich-dogmatischen Denkens. In: *Informationsdienst für die soziale Arbeit der NS-Volkswohlfahrt. Vertrauliches Organ für den Dienstgebrauch* 1 (1938), S. 61 f., zit. n. Kaiser (1989), S. 427 f.
64 Recker (2012), S. 269.
65 Vgl. u. a. Scholtz-Klink (1934), S. 222; vgl. auch Scholtz-Klink, Gertrud: Meine lieben deutschen Menschen! In: Reden an die deutsche Frau – Reichsparteitag, Nürnberg, 8. September 1934. Berlin 1934, S. 8–16, zit. n. Berger (2005), S. 35.
66 Scholtz-Klink, Gertrud: Rede der Frauenschaftsleiterin Frau Scholtz-Klink, gehalten auf der Delegiertentagung sämtlicher badischer Frauenverbände in Karlsruhe am 21. Juni 1933. Sonderdruck der Reichsfrauenführung. Berlin 1933, abgedruckt in: Scholtz-Klink, Gertrud: Die Frau im Dritten Reich. Tübingen 1998, S. 486–496, zit. n. Berger (2005), S. 35.

nehmend zu einer Belastung für die einzelnen Schwestern.[67] Der religiöse Bedeutungshorizont ihrer Berufspraxis verlieh den Schwestern im Kontext des NS-Wohlfahrts-
konzepts das Image eines Rudiments überwundener Strukturen. Dagegen schien es
attraktiver, entweder in den Dienst der NS-Schwesternschaft zu wechseln (und somit
nicht nur mehr Geld zu verdienen, sondern ebenso eine Familie gründen und dem
NS-Frauenbild gerecht werden zu können) oder zumindest mit der staatlichen Wohlfahrtsorganisation zu kooperieren. So sah sich Vorsteher Schroeter in seinem Rundschreiben zu Ostern 1934 infolge verschiedener Nachfragen veranlasst, die Hallenser
Diakonissen über ihre organisatorische Einbindung in die staatliche Wohlfahrtsstruk-
tur aufzuklären:

> Über den Eintritt in die NSV sind wir mehrfach gefragt worden. Wir haben nichts da-
> gegen einzuwenden, wenn die Mitgliedschaft beitragsfrei ist oder der Höhe der Winter-
> hilfssteuer entspricht. Eine beitragsfreie Mitgliedschaft erscheint uns nicht unstatthaft,
> weil das Schwestern-Taschengeld nicht groß ist und Mitarbeit gewiss gern geleistet wird.
> Aber darauf muss hingewiesen werden, dass die Schwestern durch ihre Zugehörigkeit zur
> Reichsfachschaft eingegliedert sind in die Arbeitsfront und damit in die Schaffenden der
> Volksgemeinschaft und dass sie deshalb einer Eingliederung in eine besondere Organisa-
> tion nicht bedürfen.[68]

Der Wunsch der Diakonissen, sich innerhalb des nationalsozialistischen Wohlfahrtssystems über die alltägliche Arbeit hinaus einzubringen, scheint also wenigstens
so groß gewesen zu sein, dass es einer erneuten Aufklärung über die eigene arbeitsrechtliche Verortung bedurfte. Darüber hinaus geht aus dem Schreiben hervor, dass
Schroeter diese freiwillige Mehrarbeit der Diakonissen grundsätzlich befürwortete.
Möglicherweise bedeutete seine Akzeptanz aber auch einen Kompromiss, um einen
vollständigen Austritt der Schwestern aus dem Mutterhaus zu vermeiden.

Die Frage nach den Motivationen und der Bedeutung dieser Nachfragen über eine
Mitgliedschaft innerhalb der parteiamtlichen Wohlfahrtsorganisation kann mit einem
Bedürfnis nach Zugehörigkeit zu den profanen Schwesternschaften, die nicht im
Dienst für Gott, sondern für den „gottgeschenkten Führer" standen, beantwortet wer-
den. Die Arbeit Seite an Seite mit den NS-Schwestern stellt sich dabei als reziproker
Prozess dar. Einerseits handelt es sich um eine Investition persönlicher Ressourcen,
Arbeitskraft und Zeit zugunsten einer gemeinsamen Idee, des gemeinsamen Ziels:

---

67 „Wir leben in einer Zeit ständiger Verwirrungen und gewaltiger Umwälzungen. Es ist leider noch nicht
so, daß die Revolution nach den Worten des Führers beendet ist, um einer ruhigeren Entwicklung Platz zu
machen. [...] Viel tiefer schmerzt uns die innere Erschütterung, der viele unserer Schwestern durch den
revolutionären Geist im Vaterlande ausgesetzt und der sie nicht gewachsen sind", schrieb Hanse im Februar
1934 an seine Schwestern. DMC, Sig. 107.
68 DWH, Sig. 24, BT Schroeter, Ostern 1934.

des „Aufbaus des Volkes". Andererseits bedeutet dieses Geben gleichzeitig eine Selbst-Technik[69], mit Hilfe derer sich die Diakonissen als Teil eines großen Ganzen begreifen konnten: So schien die formale Anbindung an die NSV nicht zu genügen, um spürbare Anknüpfungspunkte zur „Volksgemeinschaft" zu erschließen. Ähnlich wie bei den Spenden des WHW bedurfte es der Tat, um die eigene Subjektivität auszubilden und zu festigen sowie das eigene Zugehörigkeitsgefühl sichtbar zu machen.

Insofern sahen sich die diakonischen Einrichtungen im zweiten Jahr der nationalsozialistischen Herrschaft nicht nur mit einer sukzessiven Durchdringung ihrer organisatorischen Strukturen durch (vermeintlich) systemkonforme Vertreter:innen, steigendem Personalmangel und finanziellen Engpässen infolge des restriktiven Sammlungsgesetzes konfrontiert.[70] Auch schienen ihre vielfachen Solidaritätsbekundungen ins Leere zu laufen, da sich die Gesamtsituation der konfessionellen Einrichtungen weiterhin verschärfte. Die sich zuspitzende Lage führte in den Mutterhäusern jedoch mitnichten zu einer generellen Ablehnung des nationalsozialistischen Staates per se, sondern zunächst zu kleinen Akten zivilen Ungehorsams, die sich bisweilen in einer beflissentlichen Einhaltung vertraglicher Vereinbarungen äußerten. So informierte Schroeter die Diakonissen, dass im nahe gelegenen Wernigerode durch den Bürgermeister Fragebögen „im Namen der N. S. V." in den Schwesternstationen verteilt worden seien, die Personalien, Ausbildung und Abschlüsse sowie den beruflichen Werdegang der Schwestern erfassen sollten. „Ich teile Ihnen hierdurch allen mit, daß Sie eine derartige Anfrage nicht beantworten können, so wenig wie das Mutterhaus", schloss er an die Beschreibung der Vorgänge an. Als Reaktion auf die Vorlage des Formulars schlug der Hallenser Vorsteher den Schwestern vor:

> Wollen Sie darum alle, in jedem Falle, als Antwort auf die Aufforderung, wenn sie an Sie ergehen sollte, sagen: wir bedauern sehr, die Antwort nicht erteilen zu können, da zwischen dem Centralausschuß für Innere Mission und der Reichsleitung der N. S. V. die Vereinbarung getroffen ist, daß die erforderlichen Auskünfte an die N. S. V. durch die Leitung des Kaiserswerther Verbandes gegeben werden.[71]

Erstens seien die Diakonissen weder befugt, Auskünfte zu geben noch Verträge abzuschließen. Dies band die Schwestern an das Mutterhaus und übertrug der Leitung die Verwaltung ihrer rechtlichen Verbindlichkeiten. Vor diesem Hintergrund mochten je-

---

69 Selbst-Techniken oder „Technologien des Selbst" ermöglichen dem Individuum, „aus eigener Kraft oder mit Hilfe anderer eine Reihe von Operationen an seinem Körper oder seiner Seele, seinem Denken, seinem Verhalten und seiner Existenzweise vorzunehmen, mit dem Ziel, sich so zu verändern, daß e[s] einen gewissen Zustand des Glücks, der Reinheit, der Weisheit, der Vollkommenheit oder der Unsterblichkeit erlangt". Diese Technologien implizieren „bestimmte Formen der Schulung und der Transformation, nicht nur in dem offenkundigen Sinne, daß gewisse Fertigkeiten erworben werden, sondern auch im Sinne der Aneignung von Einstellungen". Foucault (1993), S. 26 f.
70 Vgl. Kiesel (2017), S. 270 f.
71 DWH, Sig. 24, BT von Superintendent Schroeter vom 23. Oktober 1934.

doch die Handlungsmöglichkeiten der NS-Schwestern (nicht zuletzt auf privater Ebene) umso attraktiver gewirkt haben. Im Gegensatz zu den Diakonissen standen diese Frauen für ihre vertraglichen Verpflichtungen individuell ein. Zweitens erfüllte die Order zur Verweigerung der Auskunft den Zweck, den Personalbestand des Mutterhauses vor Übergriffen der NSV zu bewahren – oder zumindest die Personalakquise der parteiamtlichen Organisation zu erschweren, indem Schroeter sich schlicht an die auf Verbandsebene getroffenen Vereinbarungen hielt.[72]

Darüber hinaus bewirkte der sich sukzessive zuspitzende Konflikt eine tiefe Besinnung auf etablierte Arbeitsgrundsätze in Abgrenzung zu den Praktiken der „Volkskörperpflege". Unter dem Motto der „Neutralität der Liebe" gab Schroeter so im November 1934 die Losung aus: „Gleicher Liebesdienst jedem […], der uns will und braucht!"[73] Unter dem Eindruck der zunehmenden kleinen Konfrontationen in den Pflegestationen und sich mehrenden Übernahmen konfessioneller Einrichtungen durch die NSV postulierte sein Amtskollege Hanse im August 1935:

> Die Zeiten, in denen wir stehen, sind ernster geworden. Wir müssen damit rechnen, daß wir auf unseren Arbeitsgebieten und ganz allgemein mit mancherlei Widerstand und Schwierigkeiten zu rechnen haben werden. Manche Station ist uns gekündigt, und manche Schwester muß eine ihr liebgewordene Arbeit aufgeben. Jetzt gilt es Treue zu halten der Kirche und dem Mutterhaus![74]

Demgegenüber bewertete der Vorsteher der Magdeburger Pfeifferschen Stiftungen, Klaer, die Situation im August 1935 vollkommen anders:

> [D]ie Wolken, die nun fast ein Jahr über uns standen, und Bestand und Charakter unserer Anstalten bedrohten, beginnen sich zu lichten. Die über uns heraufbeschworenen Gefahren sind überwunden. Nun gebe uns Gott wieder eine Entwicklung in ruhigeren Bahnen, auf denen wir in enger Treuegemeinschaft zusammengehen wollen. Die neuen Satzungen, die nun auch bald in Ihre Hände gelangen werden, geben in gewissem Sinne einen neuen Kurs an. Das Führerprinzip ist in ihnen klar durchgeführt. […] Ich werde […] dies Amt [des Vorstehers, E. K.] […] als erster und unumschränkter <u>Diener</u> an unserem Werk verwalten: Im Geiste Jesu Christi, als ein Diakonisches Werk in unserer evangelischen Kirche und an unserem Volke, insbesondere seinen irgendwie leidenden, mühseligen und bela-

---

72 In einem Schreiben an einen befreundeten Pfarrer vom September 1941 führt Schroeters Halberstädter Amtskollege Hanse die Anwerbungsversuche der NSV explizit nicht auf eine Unkenntnis der geltenden Vertragsbedingungen zurück, sondern identifiziert diese als „böswillige Methode die bestehenden Rechtsverhältnisse des Mutterhauses nicht anzuerkennen, sondern zu durchbrechen". DMC, Sig. 230, Schreiben von Hanse an Pastor in Flemmingen, September 1941.

73 Die verstärkte Rückbesinnung Schroeters auf traditionelle Grundsätze diakonischer Liebestätigkeit steht in diesem Falle ebenfalls in engem Zusammenhang mit seinem im gleichen Schreiben angezeigten Austritt aus der deutschchristlichen Bewegung. DWH, Sig. 24, BT Schroeters vom 10. November 1934.

74 DMC, Sig. 107, Schwesternbrief Pastor Hanses vom August 1935.

denen Gliedern. […] Die <u>neuere Entwicklung</u> auf dem Gebiete der Wohlfahrtspflege ist noch lange nicht abgeschlossen. Sie ist noch stark im Fluss. Aber die Abgrenzungen der einzelnen Gebiete gegeneinander werden immer deutlicher.[75]

Bereits 1933 verkündete Hilgenfeldt bei einer Sitzung im Hauptamt für Wohlfahrtspflege: „Wir wollen ihnen [den konfessionellen Wohlfahrtsverbänden, E. K.] den Rang nicht streitig machen auf dem Gebiet der Krankenfürsorge, der Fürsorge für die Gebrechlichen, Alten und Schwachen. Wir wollen dem gesunden Volksteil dienen."[76] Insofern traf die Verdrängung kirchlicher Wohlfahrtsträger die Magdeburger Einrichtungen bis zum Beginn des Krieges und der Initiierung der „Aktion T4" im September 1939[77] weniger hart, da diese sich in erster Linie auf die Betreuung von Psychiatriepatient:innen und den Ausbau ihrer orthopädischen Station spezialisiert hatten. Für das Cecilienstift, dessen Hauptarbeitsgebiet die Kinderpflege war, bedeutete die Durchsetzung des Totalitätsanspruchs der NSV jedoch den Verlust der Trägerschaften von Kinderbetreuungseinrichtungen und infolgedessen die Arbeit unter Leitung der NSV. Doch ist diese unterschiedliche Wahrnehmung nicht allein mit Hilfe der Verschiedenheit der Arbeitsschwerpunkte zu erklären: Während Hanse in seinen Briefen immer wieder traditionelle Motive diakonischer Liebestätigkeit beschrieb, orientierte sich Klaer in seinen Schreiben argumentativ an den propagierten Leitnarrativen, welche in keinem Konflikt zu seiner deutschchristlichen Religiosität standen. Die differierenden Konfliktpotentiale im Verhältnis der Häuser mit den staatlichen Institutionen lagen somit einerseits in der unterschiedlichen Arbeitsausrichtung begründet sowie andererseits in der verschiedenartigen Auslegung des christlichen Glaubens beider Vorsteher. So spitzte sich die Situation des Halberstädter Cecilienstifts am Vorabend des Krieges sukzessive zu, weshalb sich Pastor Hanse zunehmend in Opposition zur NSV begab:

> Zwar hat sich der Hauptamtsleiter Hilgenfeldt beeilt mitzuteilen, daß es nicht beabsichtigt sei, die Schwestern von ihren Stationen zu vertreiben, aber die bisherigen Verhandlungen der Spitzenverbände haben bisher kein brauchbares Ergebnis gezeigt. Wenn nicht nach den Grundordnungen des Kaiserswerther Verbandes der Vertrag mit dem Mutterhaus abgeschlossen und der Schwester die christliche Ausübung ihres Berufes gewährleistet wird, können wir natürlich die Schwestern nicht auf ihrem Platz lassen! Nun sollen dieselben restlos den Anordnungen der NSV folgen. Die Anordnungen würden […] in den Kindergärten darin bestehen, daß Gebet, geistliches Lied, biblische Geschichte und christliche Weihnachtsfeier verboten werden. Kann eine Diakonisse darauf eingehen? Bei Krankenschwestern mag der andere Geist nicht so scharf in die Erscheinung treten, wie bei der

---

75 Archiv der Pfeifferschen Stiftungen, ELD_V26_2002, Rundbrief Klaers vom August 1935. Hervorhebungen im Original.
76 Archiv des Diakonischen Werkes der Evangelischen Kirche, Berlin, CA 761 XV, Geschäftsführerkonferenz-Protokoll vom 20. März 1933, zit. n. Kaiser (1989), S. 341.
77 Vgl. hierzu intensiver Hinz (2001).

Erziehung. Schwierigkeiten werden auch hier nicht ausbleiben, zumal grundsätzlich die Arbeit der NS-Schwester den Gesunden gilt und nicht den Kranken.[78]

Zwar stellte Hanse grundsätzlich in Frage, wie eine derart „gegenkirchliche Erziehung"[79] mit den Arbeitsgrundsätzen diakonischer Erzieherinnen zu vereinbaren sei, doch bedeutete diese Einstellung gegenüber der NSV mitnichten eine oppositionelle Haltung gegen die nationalsozialistische Führung, sondern vielmehr Resistenz[80], also eine Verweigerungshaltung auf dem spezifischen Interaktionsfeld der Wohlfahrtspflege[81]. Die noch 1933 selbst anerkannte Verbindlichkeit der sittlichen Gesetze löste sich nach den staatlichen Eingriffen in die diakonische Fürsorgepraxis demnach allmählich[82]; das Verpflichtungsgefühl gegenüber der „neuen" nationalsozialistischen Ordnung wich einer Betonung traditionell-pietistischer Grundsätze diakonischer Barmherzigkeit.

Die in den Jahren 1934 und 1935 verstärkte Propaganda der „Reichsfrauenschaft" zur Vereinbarkeit von Christentum und Nationalsozialismus kann als Reaktion auf die spürbare Beunruhigung in der personell weiblich geprägten konfessionellen Wohlfahrtslandschaft gelten. Allerdings lag den Bekundungen der eigenen Frömmigkeit der „Reichsfrauenführerin" ähnlich wie bei Superintendent Klaer ein völkisch-ideologisches Verständnis des Christentums zugrunde, welches sich theologisch massiv von der pietistisch geprägten traditionellen Frömmigkeit diakonischer Einrichtungen unterschied.[83]

---

78 DMC, Sig. 107, Schwesternbrief Hanses vom Februar 1938.

79 DMC, Sig. 282, Schreiben Hanses an Oberkonsistorialrat Zippel in Magdeburg vom 26. April 1938.

80 Im Rahmen des großangelegten Forschungsprojektes „Bayern in der NS-Zeit" gab ein Team um den Sozialhistoriker Martin Broszat zu bedenken, dass die Vorstellung eines „Totalitarismus, dem gegenüber nur eine alles aufopfernde, alles riskierende Oppositionshaltung möglich gewesen sei", nicht den historischen Tatsachen entspreche. In diesem Zusammenhang betonte Broszat die Notwendigkeit einer „breiteren Entfaltung des Widerstandsthemas" und entwickelte den Begriff der Resistenz, unter dem „jede Form der Verweigerung, des individuellen Protests bzw. der Dissidenz oder Nonkonformität, die sich gegen bestimmte, zwanghafte, weltanschauliche, disziplinäre oder organisatorische Maßnahmen und Zumutungen des NS-Regimes richteten", zu fassen sei. Broszat (1981), S. 693. In späteren Studien griffen Forschende schließlich den Resistenzbegriff als wesentliches Beurteilungskriterium für kirchliche Verweigerungs- und Boykottaktionen auf. Vgl. Meier (2008), S. 225; Blaschke (2014), S. 189–191.

81 Wenig später schrieb Hanse an die Schwesternschaft anlässlich der Maifeier: „Es wird eine Stunde der Freude und des Stolzes sein für den Führer und für uns alle. [...] Nun heben wir zum Gruß die Hand, Gott segne Führer und Vaterland!" DMC, Sig. 107, Schwesternbrief Hanses vom Mai 1938. Weiterführend zum Verhältnis zwischen Cecilienstift und NSV: Kiesel (2017).

82 Hinsichtlich der Verpflichtung gegenüber gesellschaftlichen Normen weiter dazu bei Khurana: „Nur in dem Maße, wie der Wille sich selbst als Urheber der Gesetze betrachten kann, ist er den Gesetzen auch unterworfen. Sie binden ihn nicht heteronom und von außen, sondern autonom und durch ihn selbst." Khurana (2011), S. 8 f.

83 Vgl. u. a. DWH, Sig. 24, BT Schroeters vom 10. November 1934. Nach seinem Austritt aus eben dieser völkisch geprägten deutschchristlichen Bewegung grenzte sich Schroeter in den Briefen der darauffolgenden Jahre immer wieder scharf von diesem „deutsch-gläubigen" Flügel ab.

Während Hanse die Arbeitspraxis staatlicher Schwestern als jener der diakonischen entgegengesetzt betrachtete, betonte Klaer ihren gemeinsamen Auftrag. In den vergangenen Wochen sei „auf organisatorischem Gebiete [...] größere Klarheit geschaffen" worden, vor allem im Verhältnis zur NS-Schwesternschaft. Klaer ergänzte sogar in Klammern, dass die NS-Schwestern die Bezeichnung als „braune Schwestern" ablehnen würden, um auf die Befindlichkeiten der „Schwesternschaft der N. S. V. [...] als Mitglieder einer parteiamtlichen Organisation" Rücksicht zu nehmen und möglichen persönlichen Differenzen vorzugreifen. Die Schwestern der Diakonie stünden „mit den N. S. Schwestern in der gleichen Front der Reichsfachschaft deutscher Schwestern und Pflegerinnen, in der alle Schwesternschaften den gleichen Auftrag haben, bereitzustehen zum Dienst für das deutsche Volk". Die Diakoniegemeinschaft als „<u>unsere</u> engere Organisation <u>innerhalb</u> der Reichsfachschaft deutscher Schwestern" werde dabei „alles tun, um ein freundliches Zusammenarbeiten herbeizuführen", versicherte er. Dazu werde „jedes Mutterhaus zur Mitarbeit aufgefordert".[84]

Im Gegensatz zu seinem Amtskollegen hob Klaer die gleiche Zielsetzung der Arbeit diakonischer wie staatlicher Schwestern hervor und suggerierte so ein gewisses Zusammengehörigkeitsgefühl. Während Schroeter und Hanse in ihren Hoffnungen auf eine Verbesserung der allgemeinen Umstände diakonischer Einrichtungen enttäuscht worden waren – schließlich hatte das Cecilienstift bis 1938 bereits einige Stationen an die NSV abgeben müssen –, scheint Klaer in der verstärkten organisatorischen Einbindung seiner Einrichtungen die Erfüllung seiner Absichten erkannt zu haben. Den Halberstädter Diakonissen blieb in den von der NSV übernommenen Kindergärten schließlich zumeist die Einstufung als Hilfskraft unter Leitung einer NS-Schwester – oder schlicht ein Wechsel des Arbeitsfeldes. Oberin Margarethe von Hülsen schrieb ihnen im September 1941 dazu, sie sollten sich „keinerlei Gewissenszwang"[85] aussetzen: Die Fortsetzung ihrer Arbeit blieb den Diakonissen damit freigestellt. Indem Klaer jedoch konfessionelle sowie staatliche Schwestern „an gleicher Front" für die „Volksgemeinschaft" dienen sah, konstruierte er ein militaristisches Bild mit martialischer Rhetorik, wonach eine Verweigerungshaltung gegenüber einer Kooperation mit der NSV so viel wie Desertion bedeutete.

Zusammenfassung und Fazit

Freiwilligkeit im Dienst an Volk und Vaterland bedeutete eine Normerwartung bis hin zur Grundvoraussetzung für die Zugehörigkeit zur „Volksgemeinschaft". Trotz der

---

84 Archiv der Pfeifferschen Stiftungen, ELD_V26_2002, Rundbrief Klaer, August 1935. Hervorhebungen im Original.
85 DMC, Sig. 107, Schwesternbrief von Oberin Margarethe von Hülsen vom September 1941 sowie Schwesternbrief Pastor Hanses vom Oktober 1941.

vielen Eingriffe staatlicher Stellen in die diakonische Arbeitspraxis betonten die Vertreter:innen der Diakonie deren Modernität durch vielfache Kooperationen und Arrangements mit NS-Organisationen; sie wehrten sich lediglich an jenen Punkten, die das eigene Arbeitsgebiet und die eigene Praxis essentiell beschnitten oder die eigene Religiosität fundamental in Frage stellten.

Die diakonischen Kirchenamtsvertreter:innen verbanden mit der regierungspolitischen Wende vom 30. Januar 1933 zunächst die Hoffnung auf eine Stabilisierung der konfessionellen Fürsorgelandschaft ebenso wie auf einen Bedeutungszuwachs des christlichen Glaubens innerhalb der Bevölkerung. Trotz des Wissens um die der christlichen Barmherzigkeit und Nächstenliebe zuwiderlaufenden Grundsätze des Nationalsozialismus dienten sie sich dem Regime in seinen Anfangsjahren in dem Maße an, wie es theologisch argumentativ (weitestgehend) noch mit diakonischer Tradition vereinbar schien. So kamen die Einrichtungen der propagierten Normerwartung freiwilliger Mithilfe beim „Aufbau der Volksgemeinschaft" mehr oder weniger enthusiastisch nach.

Ein zentrales Moment für die anfängliche Kooperationsbereitschaft war darüber hinaus das Gefühl einer gewissen „Beweislast" der eigenen gesellschaftlichen und (wohlfahrts-)politischen Anschlussfähigkeit. Indem sich die diakonischen Einrichtungen offen für gesundheits- und wohlfahrtspolitische Ideen und Direktiven der staatlichen Institutionen zeigten und diese nach (mehr oder weniger intensiven) Abwägungs- und Aushandlungsprozessen schließlich umsetzten, wollten die Kirchenamtsträger beweisen, dass die diakonische Pflege „modern" und keineswegs ein Überbleibsel der als antiquiert und verweichlicht diffamierten Weimarer Republik war. Darüber hinaus ging es den Einrichtungen darum, ihre gesellschaftliche Bedeutung herauszustellen, die sie vor allem regional durch ihre jahrzehntelange Tradition erworben hatten – die (formal) freiwillige Mitwirkung am nationalsozialistischen „Volksaufbau" funktionierte in diesem Kontext als Ressource zur Generierung zivilgesellschaftlicher, vor allem jedoch politischer Anerkennung. Die daraus resultierende (mehr oder weniger stark ausgeprägte) freiwillige Kooperation diakonischer Einrichtungen kann dementsprechend nicht simplifizierend auf ideologische Konformität oder das Ergebnis gelungener Propaganda reduziert werden: So deuteten die Oberen der Einrichtungen die Integration der Schwesternschaften in die Reichsfachschaft zunächst nicht vornehmlich als Bedrohung ihrer traditionellen Grundsätze. In der Annahme, dass der spirituell-religiöse Charakter diakonischer Gemeinschaften sowie Arbeitspraxis erhalten bliebe, erschien die arbeitsrechtliche Umstrukturierung vielmehr als Gleichstellung zu jenen „profanen" Schwesternschaften, mit denen man Seite an Seite den Aufbau der NS-Gesellschaft zu bestreiten suchte. Nachdem jedoch im zweiten Jahr nationalsozialistischer Herrschaft zunehmend spürbar wurde, dass die NSV konfessionelle Wohlfahrtsträger nur mittelfristig zu integrieren, langfristig jedoch aufzulösen plante, entwickelten sich in den Häusern Resistenzen gegen die staatlichen Eingriffe in die eigene gemeinschaftliche Integrität sowie Arbeitspraxis. Die Situationen und Strategien diakonischer Kooperation mit der parteiamtlichen Wohlfahrtsorganisation und ihren Institutionen sind insofern nicht grundsätzlich als Akt der Staatsloyalität oder ideologischer Linientreue zu interpretieren. Indem die Akteur:innen zwar betonten, aus eigener Initiative und freiwillig am „Aufbau der Volksgemeinschaft" mitzuwirken, entsprachen sie zumindest äußerlich der normativen Erwartung freiwilligen Engagements: Diskursstrategisch „verkleideten" die Vorsteher der Einrichtungen ihre Kooperationsbemühungen in den Anfangsjahren des Regimes als Loyalitätsbekundungen gegenüber der nationalsozialistischen Führung sowie solidarische Gesten gegen die „Volksgemeinschaft". Dabei erhöhte sich zunehmend der Druck auf die diakonischen Vertreter:innen angesichts des steigenden Personalmangels und der drängenderen Konkurrenz zur NSV, ihre Arbeit in den Dienst der „Volksgemeinschaft" zu stellen.

Die Bereitschaft zur Kooperation entsprang darüber hinaus bis zu einem gewissen Maße der traditionellen Verpflichtung der Diakonie als Institution der Nächstenliebe und Barmherzigkeit gegenüber der Gesellschaft, die bereits vor der nationalsozialistischen Idee einer „Loyalitäts- und Solidargemeinschaft" existierte. Die diakonischen Vertreter:innen verstanden sich selbst dabei in erster Linie als „Diener:innen des Herrn" und damit auch seiner Gemeinde, d. h. im weitesten Sinne der deutschen Gesellschaft. Gewissermaßen ebnete diese traditionelle Tugend preußischen Pflichtgefühls den Weg für die nationalsozialistische Durchdringung der diakonischen Fürsorgelandschaft, bot jedoch ebenso Perspektiven für eine Rückbesinnung auf die christliche Arbeitsmaxime (beispielsweise bedingungslose Nächstenliebe).

Das NS-Regime setzte demnach in seinen Anfangsjahren auf die Mobilisierung freiwilliger Kooperation innerhalb der konfessionellen Wohlfahrtspflege auf der Grundlage eben dieser etablierten Tugenden. Mit Hilfe großer Zusicherungen und der Aussicht auf eine Verbesserung der finanziellen Situation der diakonischen Träger appellierten die Propagandist:innen an das traditionelle preußische Pflichtbewusstsein der Einrichtungen, ihre Arbeit in den Dienst der Idee von der „Volksgemeinschaft" zu stellen. Mit der fortschreitenden nationalsozialistischen Durchdringung des öffentlichen Wohlfahrtssystems und den damit verbundenen Eingriffen in die diakonische Fürsorge verengten sich die Bedingungskonstellationen diakonischen Handelns jedoch sukzessive. Bereits zwei Jahre nach der Kanzlerernennung Hitlers reagierten Hanse und Schroeter zunehmend resistent gegen die Eingriffe der NSV, nachdem sie erkannt hatten, dass ihr freiwilliges Engagement nicht das erhoffte Ergebnis erbrachte. Einzig der deutschchristliche Magdeburger Superintendent Klaer hielt bis nach Beginn des Krieges an der betont freiwilligen Kooperation unter der Ägide der NSV fest. Im Verlauf des Untersuchungszeitraums setzten NSV und DAF immer weniger auf die Mobilisierung freiwilligen Mitmachens, sondern realisierten ihren Totalitätsanspruch rigoros. Für die Mutterhäuser bedeutete dieses Vorgehen eine zunehmende Existenzgefährdung, so dass ihr Überleben als barmherzige Einrichtungen der Nächstenliebe spätestens mit Beginn des Krieges ernsthaft in Frage stand. Nach und nach wichen die

Anreizfaktoren des Regimes restriktiven Maßnahmen. Allein durch die Rückbesinnung auf die eigenen christlichen Grundwerte sowie aufgrund ihrer gesellschaftlichen Etablierung gelang es den Häusern, das nationalsozialistische Regime zu überdauern.

Bibliographie

Archivalien

Archiv des Diakoniewerks Halle (DWH)

Sig. 24: „Brieftauben" [BT] 1933 bis 1939

Archiv des Diakonissen-Mutterhauses Cecilienstift zu Halberstadt (DMC)

Sig. 25: Schriftwechsel mit dem Konsistorium
Sig. 107: Schwesternbriefe
Sig. 109: Jahresberichte
Sig. 198: Schriftwechsel mit dem Verband [d. h. dem Kaiserswerther Verband Deutscher Diakonissenmutterhäuser]
Sig. 199: Schriftwechsel und Angliederung an Deutsche Arbeitsfront
Sig. 230: Mutterhaus-Stationen, Unterlagen und Berichte über Kinderpflege, NSDAP Kündigung von Stationen
Sig. 282: Mutterhaus Schriftwechsel

Archiv der Pfeifferschen Stiftungen zu Magdeburg-Cracau

ELD_V26_2002: Schwesternbriefe

Veröffentlichte Quellen

Groß, Hildegart: Gemeinschaftsgeist. In: Zeitschrift der Reichsfachschaft Deutscher Schwestern und Pflegerinnen 2 (1934), H. 7, S. 126 f.
Jensen, Hermann: Sinn, Zweck und Ziel der NS-Schwesternschaft. In: Zeitschrift der Reichsfachschaft Deutscher Schwestern und Pflegerinnen 2 (1934), H. 8, S. 137–140.
Scholtz-Klink, Gertrud: Kundgebung aller schaffenden Frauen am 26. Oktober 1934. In: Zeitschrift der Reichsfachschaft Deutscher Schwestern und Pflegerinnen 2 (1934), H. 11, S. 221–227.

Literatur

Alkemeyer, Thomas: Aufrecht und biegsam. Eine politische Geschichte des Körperkults. In: Aus Politik und Zeitgeschichte (2007), H. 18, S. 6–18.

Bavaj, Riccardo: Der Nationalsozialismus. Entstehung, Aufstieg und Herrschaft. (=Deutsche Geschichte im 20. Jahrhundert 7) Berlin 2016.

Berger, Christiane: Die „Reichsfrauenführerin" Gertrud Scholtz-Klink. Zur Wirkung einer nationalsozialistischen Karriere in Verlauf, Retrospektive und Gegenwart. Diss. Hamburg 2005, online unter https://d-nb.info/981127606/34 (letzter Zugriff: 31.5.2023).

Blaschke, Olaf: Die Kirchen und der Nationalsozialismus. Stuttgart 2014.

Broszat, Martin: Resistenz und Widerstand. Eine Zwischenbilanz des Forschungsprojekts. In: Broszat, Martin; Fröhlich, Elke; Mehringer, Hartmut (Hg.): Bayern in der NS-Zeit. München u. a. 1981, S. 691–709.

Broszat, Martin: Zur Sozialgeschichte des deutschen Widerstands. In: Vierteljahrshefte für Zeitgeschichte 34 (1986), H. 3, S. 293–309.

Butterweck, Christel: Das Diakonissenhaus zu Halle an der Saale. In: Kranich, Sebastian; Renger-Berka, Peggy; Tanner, Klaus (Hg.): Diakonissen, Unternehmer, Pfarrer. Sozialer Protestantismus in Mitteldeutschland im 19. Jahrhundert. (=Herbergen der Christenheit, Sonderband 16) Leipzig 2009, S. 47–58.

Chapoutot, Johann: Eine nationalsozialistische Normativität? Über den Sinn und die Werte des Nationalsozialismus. In: Konitzer, Werner; Palme, David (Hg.): „Arbeit", „Volk", „Gemeinschaft". Ethik und Ethiken im Nationalsozialismus. (=Jahrbuch zur Geschichte und Wirkung des Holocaust) Frankfurt/Main; New York 2016, S. 13–25.

Dean, Mitchell: Governmentality. Power and Rule in Modern Society. London u. a. 2006.

Foucault, Michel: Technologien des Selbst. In: Foucault, Michel u. a.: Technologien des Selbst. Frankfurt/Main 1993, S. 24–62.

Foucault, Michel: Die Gouvernementalität. In: Bröckling, Ulrich; Krasmann, Susanne; Lemke, Thomas (Hg.): Gouvernementalität der Gegenwart. Studien zur Ökonomisierung des Sozialen. Frankfurt/Main 2002, S. 41–67.

Foucault, Michel: Analytik der Macht. Frankfurt/Main 2005.

Friedrich, Norbert: Der Kaiserswerther Verband in der Zeit des Nationalsozialismus. In: Markwardt, Hagen; Müller, Fruzsina; Westfeld, Bettina (Hg.): Konfession und Wohlfahrt im Nationalsozialismus. Beispiele aus Mittel- und Ostdeutschland. (=Zeithistorische Forschungen 57) Berlin 2021, S. 15–39.

Gailus, Manfred: 1933 als protestantisches Erlebnis: emphatische Selbsttransformation und Spaltung. In: Geschichte und Gesellschaft 29 (2003), H. 4, S. 481–511.

Hansen, Eckhard: Wohlfahrtspolitik im NS-Staat. Motivationen, Konflikte und Machtstrukturen im „Sozialismus der Tat" des Dritten Reiches. (=Beiträge zur Sozialpolitik-Forschung 6) Augsburg 1991.

Hinz, Roswitha: Zwangssterilisation und „Euthanasie" in den Jahren 1933–1945 in ihren Auswirkungen auf die Heimbewohnerinnen und Heimbewohner in den Pfeifferschen Stiftungen Magdeburg/Cracau. In: Hoffmann, Ute (Hg.): Psychiatrie des Todes. NS-Zwangssterilisation und „Euthanasie" im Freistaat Anhalt und in der Provinz Sachsen. Teil 1. Magdeburg 2001, S. 41–57.

Hyman, John: Voluntariness and Choice. In: The Philosophical Quarterly 63 (2013), S. 683–708.

Kaiser, Jochen-Christoph: Sozialer Protestantismus im 20. Jahrhundert. Beiträge zur Geschichte der Inneren Mission 1914–1945. München 1989.

Khurana, Thomas: Paradoxien der Autonomie. Zur Einleitung. In: Khurana, Thomas; Menke, Christoph (Hg.): Paradoxien der Autonomie. (=Freiheit und Gesetz 1) Berlin 2011, S. 7–23.

Kiesel, Elena M. E.: Kinderpflege im göttlichen Auftrag. Das Diakonissen-Mutterhaus Cecilienstift in Halberstadt und sein Verhältnis zur Nationalsozialistischen Volkswohlfahrt (NSV). In: Sachsen und Anhalt. Jahrbuch der Historischen Kommission für Sachsen-Anhalt 29 (2017), S. 257–292.

Kiesel, Elena M. E.: Zwischen diakonischer Selbstbehauptung und nationalsozialistischer Wohlfahrtspolitik. Der interne Diskurs dreier Diakonissen-Mutterhäuser der Provinz Sachsen zwischen 1933 und 1945. In: Markwardt, Hagen; Müller, Fruzsina; Westfeld, Bettina (Hg.): Konfession und Wohlfahrt im Nationalsozialismus. Beispiele aus Mittel- und Ostdeutschland. (=Zeithistorische Forschungen 57) Berlin 2021, S. 267–287.

Kiesel, Elena M. E.: Das Cecilienstift im Nationalsozialismus. In: Diakonissen-Mutterhaus Cecilienstift (Hg.): Wo Menschen uns brauchen. Geschichte und Geschichten aus 150 Jahren Diakonissen-Mutterhaus Cecilienstift Halberstadt. Halberstadt 2023, S. 68–75.

Klee, Ernst: „Die SA Jesu Christi". Die Kirchen im Banne Hitlers. Frankfurt/Main 1993.

Meier, Kurt: Kreuz und Hakenkreuz. Die evangelische Kirche im Dritten Reich. München 2008.

Olsaretti, Serena: Freedom, Force and Choice: Against the Rights-Based Definition of Voluntariness. In: The Journal of Political Philosophy 6 (1998), H. 1, S. 53–78.

Radbruch, Christoph; Koch, Elisabeth: Von der Diakonissenanstalt zum Diakoniewerk Halle. Biographie einer kirchlichen Institution in Halle an der Saale. Halle/Saale 2011.

Recker, Marie-Luise: „Stark machen für den Einsatz von Gut und Blut für Volk und Vaterland" – die Nationalsozialistische Volkswohlfahrt (NSV). In: Becker, Stephanie; Studt, Christoph (Hg.): „Und sie werden nicht mehr frei sein ihr ganzes Leben". Funktion und Stellenwert der NSDAP, ihrer Gliederungen und angeschlossenen Verbände im „Dritten Reich". (=Schriftenreihe der Forschungsgemeinschaft 20. Juli 1944 e. V. 16) Berlin 2012, S. 269–279.

Reeken, Dietmar von; Thießen, Malte: ‚Volksgemeinschaft' als soziale Praxis? Perspektiven und Potenziale neuer Forschungen vor Ort. In: Reeken, Dietmar von; Thießen, Malte (Hg.): „Volksgemeinschaft" als soziale Praxis. Neue Forschungen zur NS-Gesellschaft vor Ort. (=Nationalsozialistische „Volksgemeinschaft" 4) Paderborn 2013, S. 11–33.

Riemann, Andreas; Stieffenhofer, Linda; Kamp, Michael: 125 Jahre Pfeiffersche Stiftungen – Gott zur Ehre und den Menschen zuliebe. München 2014.

Ruoff, Michael: Foucault-Lexikon. Wien u. a. 2013.

Schmidt, Jutta: Beruf: Schwester. Mutterhausdiakonie im 19. Jahrhundert. (=Geschichte und Geschlechter 24) Frankfurt/Main 1998.

Steege, Paul u. a.: The History of Everyday Life: A Second Chapter. In: The Journal of Modern History 80 (2008), H. 2, S. 358–378.

Strohm, Theodor: Diakonie im „Dritten Reich" – Versuch einer Bilanz. In: Strohm, Theodor; Thierfelder, Jörg (Hg.): Diakonie im „Dritten Reich". Neuere Ergebnisse zeitgeschichtlicher Forschung. (=Veröffentlichungen des Diakoniewissenschaftlichen Instituts an der Universität Heidelberg 3) Heidelberg 1990, S. 15–36.

Thierfelder, Jörg: Zwischen Anpassung und Selbstbehauptung. In: Röper, Ursula; Jüllig, Carola (Hg.): Die Macht der Nächstenliebe. Einhundertfünfzig Jahre Innere Mission und Diakonie 1848–1998. Stuttgart 2007, S. 224–235.

Thießen, Malte: Immunisierte Gesellschaft. Impfen in Deutschland im 19. und 20. Jahrhundert. (=Schriftenreihe Bundeszentrale für Politische Bildung 10721) Bonn 2021.

Turre, Reinhard: Gründung und Entwicklung des Diakoniewerkes Halle. In: Verein für Kirchengeschichte der Kirchenprovinz Sachsen e. V. (Hg.): Innere Mission und Diakonie in der

Kirchenprovinz Sachsen. Ursprung und Entwicklung bis zum Ende des Kaiserreiches (1848–1918). (=Schriften des Vereins für Kirchengeschichte der Kirchenprovinz Sachsen 4) Magdeburg 2011, S. 42–53.

Vorländer, Herwart: NS-Volkswohlfahrt und Winterhilfswerk. In: Vierteljahrshefte für Zeitgeschichte 34 (1986), H. 3, S. 341–380.

Wolf, Ernst: Volk, Nation, Vaterland im protestantischen Denken von 1930 bis zur Gegenwart. In: Zilleßen, Horst (Hg.): Volk, Nation, Vaterland. Der deutsche Protestantismus und der Nationalismus. (=Veröffentlichungen des Sozialwissenschaftlichen Instituts der evangelischen Kirchen in Deutschland 2) Gütersloh 1970, S. 172–212.

Internet

https://www.voluntariness.org/de/ (letzter Zugriff: 31.5.2023)

Die Errichtung der Verbandsschwesternschaft des Kaiserswerther Verbandes – ein Akt des Widerstands?

ANNETT BÜTTNER

Einleitung

Zum gründungsgeschichtlichen Narrativ der Verbandsschwesternschaft des Kaiserswerther Verbandes[1] gehört die Aussage, dass

> die Eingliederung der ‚Hilfsschwestern‘ in die NS-Schwesternschaften drohte. Der damaligen Verbandsoberin Auguste Mohrmann (1891–1967) ist es zu verdanken, dass in einer spontanen und mutigen Rettungsaktion am 1. März 1939 die Hilfsschwestern zu Verbandsschwestern als zweiter Säule im Kaiserswerther Verband gemacht wurden.[2]

Die Verbandsoberin Schwester Käte Roos (Amtszeit 2003–2007) meinte sogar, dass die Verbandsschwesternschaft „viele Frauen vor den Nationalsozialisten rettete".[3]

Wann innerhalb des Verbandes zum ersten Mal die Behauptung aufkam, es habe die Gefahr einer Eingliederung der „freien Hilfen" in die NS-Schwesternschaft (die sogenannte Braune Schwesternschaft) bestanden, ist nur noch schwer festzustellen. Sie findet sich beispielsweise in der Literatur bei Ruth Felgentreff.[4] Andere Autoren berichten dagegen von Plänen der Reichsfachschaft der Schwestern oder der Reichs-

---

1 Zum 1916 gegründeten Kaiserswerther Verband vgl. Friedrich (2016) und Friedrich (2021).

2 https://kaiserswerther-verband.de/diakonische-gemeinschaften (letzter Zugriff: 17.8.2022). Im gleichen Sinne äußerte sich die Vorstandsvorsitzende Schwester Esther Selle 2014, vgl. https://kaiserswerther-verband.de/pressemitteilungen/pm-75-jahre-verbandsschwesternschaft (letzter Zugriff: 17.8.2022).

3 https://www.diakonie.de/diakonissen (letzter Zugriff: 17.8.2022). In diesem Sinne auch https://www.fa-kd.de/fileadmin/fakd/tagungsdokumentationen/2019/gemeinschaften-unternehmen/Hartmann_Mathias_Strukturen_der_Zusammenarbeit_Artikel_.pdf (letzter Zugriff: 17.8.2022).

4 Felgentreff: Profil (1991), S. 108.

regierung, alle freien Schwestern in den „Reichsbund freier Schwestern"[5] bzw. in die „Schwesternschaft der nationalsozialistischen Volkswohlfahrt"[6] einreihen zu wollen. Weitere sprechen pauschal von der „Rettung des Dienstes der damaligen Hilfsschwestern in unseren Mutterhäusern"[7] oder von der Gefahr, „daß die bis dahin noch nicht organisierten Hilfsschwestern in eine Organisation des NS-Regimes eingegliedert werden könnten"[8].

Der vorliegende Aufsatz möchte anhand der wenigen überlieferten Originalquellen[9] die tatsächlichen Vorgänge rund um die Errichtung der Verbandsschwesternschaft im Jahr 1939 rekonstruieren. Dazu ist es zunächst notwendig, die Praxis der freien Hilfen in den Diakonissenmutterhäusern als Vorläufer der späteren Schwesternschaft vorzustellen. Das Geschehen wird zudem in die Geschichte der Krankenpflege in der NS-Zeit eingebettet, und mit der Verbandsoberin Auguste Mohrmann und dem Leiter der Nationalsozialistischen Volkswohlfahrt (NSV), Erich Hilgenfeldt (1897–1945), werden die wichtigsten Protagonisten der Gründungsgeschichte skizziert.

Die Vorgeschichte

Die Angaben über die erstmalige Einsetzung „freier Hülfen", wie sie im 19. Jahrhundert in den Diakonissenanstalten genannt wurden, gehen auseinander. Die spätere Verbandsoberin Auguste Mohrmann ging davon aus, dass sie bereits zu Lebzeiten des Diakoniegründers Theodor Fliedner (1800–1864) herangezogen wurden.[10] Andere Quellen sprechen von den 1890er oder den 1920er Jahren.[11] In Kaiserswerth setzt die Überlieferung der Personalbücher der freien Hilfen im Jahr 1896 ein.[12] Es handelte sich dabei um Frauen, die gegen eine, wenn auch geringe, Entlohnung ihren Dienst in der Pflege oder im pädagogischen Bereich versahen und aus verschiedenen Gründen keine Diako-

---

5 Schauer (1960), S. 217; Klevinghaus (1964), S. 6; Enzingmüller (1989), S. 10 f.; Wolff (2001), S. 161; Berger (2020).
6 Thiele (1963), S. 112. Diese Schwesternschaft war aber bereits 1934 in der NS-Schwesternschaft aufgegangen.
7 FKS, 5, 261, Referat von Pastor K. F. Weber (Hannover), 27.1.1964.
8 Freytag (1998), S. 54.
9 Das Archiv des Kaiserswerther Verbandes wurde im Zweiten Weltkrieg zerstört. Lediglich die Vorstandsprotokolle konnten aus anderen Überlieferungen rekonstruiert werden. Das Archiv der Kaiserswerther Diakonie, das von der Fliedner-Kulturstiftung Kaiserswerth betreut wird, hat sich dagegen unversehrt erhalten. Daher liegt ein weiterer Schwerpunkt des Aufsatzes auf der Entwicklung in diesem Mutterhaus.
10 Mohrmann (1937), S. 12. Auch auf der Homepage des Kaiserswerther Verbandes wird diese Ansicht vertreten, vgl. „Hilfsschwestern/Verbandsschwestern – Diakonische Schwestern und Brüder" auf https://kaiserswerther-verband.de/diakonische-gemeinschaften (letzter Zugriff: 17.8.2022). In Kaiserswerth zählte man die als „Pensionärinnen" bezeichneten, zeitlich befristeten Freiwilligen und Hospitantinnen zu diesen frühen freien Hilfen, vgl. *Korrespondenzblatt des Kaiserswerther Verbandes* (1928), H. 4, S. 57.
11 Friedrich (2014), S. 17; Thiele (1963), S. 110.
12 FKS, 4–5, 518.

nissen werden wollten oder konnten. Einige von ihnen mussten Angehörige finanziell unterstützen, andere wollten sich nicht lebenslang an eine bestimmte Form binden.[13]

Die Eintritts- und Einsatzbedingungen unterschieden sich in den Mutterhäusern stark voneinander.[14] In Kaiserswerth wurden die freien Schwestern nach einer ca. dreijährigen Probe- und Ausbildungszeit, in der sie ein Taschengeld bezogen, zum staatlichen Krankenpflegeexamen zugelassen und anschließend in den Mutterhäusern angestellt. Ihre Arbeit war durch eigene Ordnungen geregelt.[15] In dieser Diakonissenanstalt waren sie nicht nur in der Krankenpflege, sondern auch in der pädagogischen Arbeit und sogar in Auslandsstationen im Nahen Osten tätig. Bereits in den 1920er Jahren trugen sie eine eigene Tracht.

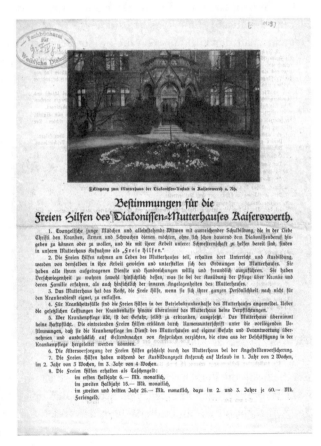

Abb. 1 Bestimmungen für die Hilfsschwestern in der Diakonissenanstalt Kaiserswerth 1929 (FKS, GrFl IV j4)

---

13 Diakonissen verpflichteten sich formell immer auf fünf Jahre, tatsächlich war ihr Dienst jedoch lebenslang konzipiert.
14 *Korrespondenzblatt des Kaiserswerther Verbandes* (1928), H. 4, S. 53–72. Auf Publikationen zur Geschichte der freien Hilfen in anderen Diakonissenanstalten wird hier aus Platzgründen nicht eingegangen.
15 FKS, GrFl IV j4.

Ihre Existenz stellte die Mutterhäuser vor gewisse Legitimationsprobleme, da sie auf der einen Seite dringend gebraucht wurden, um die zahlreichen Anfragen von Gemeinden und Krankenhäusern zu befriedigen, was sie offensichtlich als „lebendige Glieder der Gemeinde Jesu wie die Diakonissen"[16] auch zufriedenstellend taten. Andererseits stellten sie das Modell des quasi unentgeltlichen Dienens der Diakonissen grundsätzlich in Frage.[17]

Bereits 1921 hatte sich der Kaiserswerther Verband zum ersten Mal auf einer Mitgliederversammlung in kontroverser Diskussion mit dem Thema beschäftigt, ohne jedoch zu einer organisatorischen Lösung zu kommen. Gleichzeitig machte sich der Nachwuchsmangel in den Mutterhäusern immer stärker bemerkbar.

Der Neuendettelsauer Rektor Dr. Hans Lauerer (1884–1953) behandelte das Problem pragmatisch: „Einerseits ist es doch nicht ohne Bedenken, daß sich neben der Gemeinschaft der Diakonissen eine zweite Schwesternschaft im Mutterhaus bildet, andererseits ist es angesichts der Fülle von Aufgaben eine unabsehbare Pflicht der Mutterhäuser, an Hilfskräften aufzunehmen, was Gott ihnen zuweist."[18] Die freien Schwestern boten zudem den Vorteil, dass sie in finanziell schwierigen Zeiten mit geringer Auftragslage wieder entlassen werden konnten.[19]

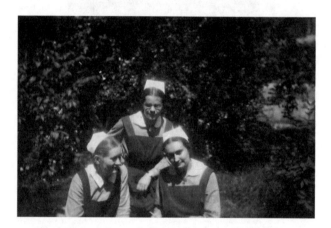

Abb. 2 Hilfsschwestern in der Diakonissenanstalt Neuendettelsau 1932 (Archiv Diakoneo Neuendettelsau)

Für die traditionellen Diakonissen stellten diese Kräfte oft indirekt ihr stark gebundenes Diakonissenleben in Frage, viele wollten sich den frauenpolitischen Strömungen der Zeit nicht öffnen und unterstellten den freien Schwestern mangelnde Ernsthaf-

16 Thiele (1963), S. 111.
17 Eine Diakonisse bekam zwar nur ein Taschengeld, von den für ihre Arbeit an das Mutterhaus gezahlten Stationsgeldern wurden aber ihre Verpflegung, Kleidung, Wohnung, Urlaubsreisen, Versorgung im Krankheitsfall und der Ruhestand und damit ein mindestens kleinbürgerliches Lebensniveau finanziert. Vgl. u. a. Wiebel (1958), S. 294 f.
18 Zit. n. Enzingmüller (1989), S. 10 (ohne Nennung der Primärquelle).
19 FKS, 4–5, 431, Rundschreiben 1931–1934.

tigkeit in Glaube und Dienstbereitschaft. Andere Bedenken äußerte die Oberin von Neuendettelsau, Diakonisse Selma Haffner (1878–1965), im Jahr 1928:

> Die Organisation der Hilfsschwesternschaft verläßt wichtige Prinzipien der Mutterhaus-diakonie. [...] In diesen Prinzipien (Bindung auf Lebenszeit, Tracht, genossenschaftliches Prinzip im Wirtschaftlichen) lagen schon immer Schwierigkeiten. [...] Das gleiche Dach kann nicht zwei so wesentlich verschiedene Formen nebeneinander gleichberechtigt be-herbergen. [...] Der innere Zwiespalt wäre untragbar. Die Mutterhäuser würden nichts gewinnen. Die Hilfsschwesternschaft würde sich neben den Diakonissen als Schwestern-schaft zweiten Grades fühlen [...].[20]

Während die Vorsteher aus wirtschaftlichen und taktischen Überlegungen eher bereit waren, auf die unentbehrlichen Hilfskräfte zurückzugreifen, waren die Diakonissen aus prinzipiellen Erwägungen kritischer eingestellt. Fast prophetisch sah hier Oberin Selma Haffner die konfliktreiche Rolle dieser Hilfsschwestern als „Schwesternschaft zweiten Grades" voraus.[21]

Eine breite verbandsinterne Diskussion der Hilfsschwesternfrage im *Korrespon-denzblatt des Kaiserswerther Verbandes* zeigte 1928 die unterschiedlichen Positionen der Mutterhäuser auf. Die wirtschaftlichen Probleme am Ende der Weimarer Republik ließen diese Fragen aber zunächst wieder in den Hintergrund treten, es kam inner-halb des Kaiserswerther Verbandes zu keiner einheitlichen Lösung beim Problem der freien Hilfen.

Organisation der Krankenpflege in der NS-Zeit

Die ersten Jahre der NS-Herrschaft

Nach der Machtübergabe verfügten die Nationalsozialisten nur über rudimentäre Strukturen der Wohlfahrtspflege und standen ihr insgesamt konzeptionslos und weit-gehend ablehnend gegenüber.[22] Auch die aus wahltaktischen Überlegungen von der NSDAP zunächst nur geduldete NSV konnte ihre Strukturen lediglich durch Über-nahme des Vermögens der aufgelösten Arbeiterwohlfahrt und anderer Selbsthilfever-bände aufbauen. Tatkräftige personelle und organisatorische Unterstützung erhielt sie dabei vom evangelischen „Centralverband der Inneren Mission", der für die Aufnahme

---

20 Zit. n. Enzingmüller (1989), S. 10 (ohne Nennung der Primärquelle).
21 Noch in den 1950er Jahren sahen einige Vertreter der Mutterhäuser die Hilfsschwestern nicht als einen vollwertigen Partner an, vgl. Wiebel (1958), S. 293.
22 Hammerschmidt (1999), S. 135–137; Hitler selbst bezeichnete sie als „Wohlfahrtsduselei" (S. 135).

der NSV in die „Liga der freien Wohlfahrtsverbände" plädierte.[23] Im Juli 1933 erkannten die zuständigen Reichsministerien die Innere Mission, den Caritasverband, das DRK und die NSV als Spitzenverbände der freien Wohlfahrtspflege an. „Es schien mithin, daß es den neuen Machthabern ernst war mit ihrer Versicherung, man beabsichtige nicht die beiden konfessionellen Wohlfahrtsverbände ‚auszuschalten', sondern im Gegenteil sie verstärkt ‚einzuschalten'."[24] Dennoch sahen sich diakonische Verbände bald in Kämpfe um ihre Selbstbehauptung verwickelt.[25] Dass weite Teile der evangelischen Kirchen und der Inneren Mission der Weimarer Republik feindlich gegenüberstanden und die Machtübergabe an die Nationalsozialisten zum Teil frenetisch begrüßten, ist bereits mehrfach herausgearbeitet worden.[26] Spätestens bei der großangelegten 100-Jahr-Feier der Kaiserswerther Diakonissenanstalt im Jahr 1936 war deutlich geworden, „dass der Kaiserswerther Verband ‚gut' im neuen Staat angekommen war".[27] Dies wurde auch in mehreren nachweisbaren Fällen deutlich, in denen der Vorstand vom Engagement einzelner Mutterhausvorsteher für die Bekennende Kirche abriet.[28]

Die Krankenpflege erfuhr im Nationalsozialismus insgesamt eine starke Politisierung bei gleichzeitiger Aufwertung des Pflegeberufs. Jede Schwester war jetzt

> Glied eines politischen Systems. [...] So erscheint es nachvollziehbar, warum für so viele die Neuordnung der Krankenpflege im Nationalsozialismus so positiv war – sie entsprach der „neuen Zeit" und verhieß Weiterentwicklung. Wie diese Weiterentwicklung letztlich aussah, wozu auch die Krankenpflege mißbraucht werden sollte im nationalsozialistischen System, das wurde erst sehr viel später deutlich[29],

stellte Hilde Steppe (1947–1999) in ihrer wegweisenden Publikation zur Pflege in der NS-Zeit fest.

Die Nationalsozialisten machten sich im Übrigen den auf polyzentristische Strukturen verweisenden römischen Grundsatz „Divide et impera" (Teile und herrsche)[30] zu eigen, indem sie, die im Bereich der Wohlfahrtspflege selbst konzeptionslos waren, mehrere Organisationen mit der gleichen Aufgabe betrauten und diese sich anschlie-

---

23 Die „Liga" wurde bald darauf in „Reichsgemeinschaft der freien Wohlfahrtspflege" und im März 1934 in „Reichsarbeitsgemeinschaft" umbenannt. In ihr waren NSV, Innere Mission, Caritas und Deutsches Rotes Kreuz (DRK) vertreten. Vgl. Vorländer (1988), S. 31–33; Hammerschmidt (1999), S. 152–163. Zu den von der Inneren Mission zur NSV übergetretenen Funktionären gehörte u. a. der stellvertretende Vorsitzende der NSV, Hermann Althaus. Vgl. Hammerschmidt (1999), S. 155; Vorländer (1988), S. 77.
24 Hammerschmidt (1999), S. 144.
25 Kaiser (1989), S. 249–252.
26 Vgl. u. a. Vorländer (1988); Lauterer (1994); Hammerschmidt (1999); Meier (2001); Strohm (2011); Friedrich (2020).
27 Friedrich (2016), S. 23.
28 Lauterer (1994), S. 187; Büttner (2014), S. 82.
29 Steppe (2013), S. 89 f.
30 Die Herkunft dieses Sprichwortes ist nicht endgültig geklärt. Es wurde u. a. von Niccolò Machiavelli in seinem Werk „Der Fürst" (1532) formuliert. Vgl. Vogt (1940), S. 21 ff.

ßend in Konkurrenz- und Machtkämpfen gegenseitig aufrieben[31]. Dieser Maxime folgend, kam es auch im Bereich der Krankenpflege mehrfach zu Neu- und Umstrukturierungen, wie die folgende Grafik verdeutlicht.

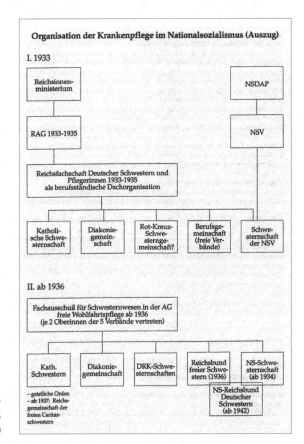

Abb. 3 Organisation der Krankenpflege im Nationalsozialismus (aus Steppe (2013), S. 69)

Die „Reichsarbeitsgemeinschaft der Berufe im sozialen und ärztlichen Dienst" (RAG) im Reichsinnenministerium mit der „Reichsfachschaft deutscher Schwestern und Pflegerinnen" fasste ab 1933 bis zu ihrer Auflösung 1935 alle Schwesternschaften einschließlich der konfessionellen zusammen. Nach internen Streitigkeiten folgte ihr der „Fachausschuss für Schwesternwesen in der Arbeitsgemeinschaft der freien Wohlfahrtspflege". Daneben versuchte insbesondere die NSV stets, ihren Einfluss auf die gesamte Krankenpflege auszudehnen.[32]

---

31 Vorländer (1988), S. 105–111; Hammerschmidt (1999), S. 553 f.
32 Steppe (2013); Vorländer (1988).

Im Zusammenhang mit der Errichtung der Verbandsschwesternschaft ragen besonders zwei Konkurrenten um die Macht hervor, der Leiter der NSV, Erich Hilgenfeldt, und die spätere Oberin des Kaiserswerther Verbandes, Auguste Mohrmann.

Erich Hilgenfeldt war Mitglied der evangelischen Kirche.[33] Er kam als Offizier aus dem Ersten Weltkrieg zurück, brach ein anschließend aufgenommenes Landwirtschaftsstudium wieder ab und arbeitete als kaufmännischer Angestellter bei Unternehmen und Behörden. Bereits 1929 wurde er Mitglied der NSDAP. Zum Zeitpunkt der Machtübergabe war er zum Gauinspektor in Berlin aufgestiegen. Ohne adäquate fachliche Ausbildung wurde ihm im März 1933 die Leitung der neu gegründeten Berliner Nationalsozialistischen Volkswohlfahrt übertragen, deren Reichsleitung er kurz darauf ebenfalls übernahm. Er baute sie mit ca. 15 Millionen Mitgliedern zu einer der stärksten NS-Massenorganisationen aus. Im Juli 1933 erteilte ihm die NSDAP-Führung die Erlaubnis, auch die Leitung der Inneren Mission und der Caritas zu übernehmen, womit nicht deren Auflösung gemeint war.[34] Wie er dies organisatorisch bewältigen sollte, überließ ihm die Partei weitgehend selbst. Mit der Erlaubnis setzte die NSDAP-Führung den Expansionsgelüsten Hilgenfeldts und der von ihm geführten NSV Grenzen, da sie die Liquidierung kirchlicher Wohlfahrtsverbände untersagte, fachte aber gleichzeitig die Machtkämpfe zwischen diesen Organisationen an. Als Leiter des „NSDAP-Hauptamtes für Volkswohlfahrt" hatte er außerdem enormen Einfluss auf die Gesundheitspolitik, den er u. a. 1933 zur Gründung der NSV-Schwesternschaft nutzte. Im Juni 1934 gliederte sich diese auf Druck des stellvertretenden Leiters der NSDAP, Rudolf Heß (1894–1987), in die NS-Schwesternschaft („Braune Schwestern"), ein, in der auch weitere bereits bestehende faschistische Schwesternschaften aufgingen.[35] Sie war eine Parteiorganisation der NSDAP und stellte einen neuen, politisch geschulten Schwesterntyp dar. Als pflegerische „Elite" sollte sie maßgeblich bei der Umsetzung der nationalsozialistischen Ideologie mitwirken. Ihre Hauptmerkmale waren „weiblich, politisch aktiv, nicht-jüdisch, nicht-konfessionell, selektiv handelnd".[36] Sie sollte nicht in Krankenhäusern, sondern vor allem in Gemeindepflegestationen tätig werden und dort die konfessionellen Schwestern verdrängen, was jedoch nur ansatzweise gelang.

Nach der gescheiterten Etablierung einer eigenen Schwesternschaft der NSV konzentrierte sich Hilgenfeldt nun auf die Übernahme der nicht organisierten, „freien" Schwestern. Im Oktober 1936 gelang ihm mit der Gründung des „Reichsbundes freier Schwestern und Pflegerinnen" der „grundsätzliche Neuaufbau der freien Schwestern-

---

33 Zu Hilgenfeldt vgl. Wolff (1997); Breiding (1998), S. 114–133 und S. 166–177; Vorländer (2020).
34 Hammerschmidt (1999), S. 154.
35 Breiding (1998), S. 114 f., 121–135, 166 f. Dieser Übertritt stellte eine vorübergehende Schwächung der Position Hilgenfeldts dar, da die „Braunen Schwestern" dem „Reichsärzteführer" Dr. Gerhard Wagner unterstellt wurden. Dennoch war Hilgenfeldt für den organisatorischen Aufbau der neuen Schwesternschaft verantwortlich. Selbst den Zeitgenossen war die formale Auflösung der NSV-Schwesternschaft nicht immer klar, da sie diesen Begriff oft synonym für die „Braunen Schwestern" benutzten.
36 Gaida (2011), S. 21.

schaft durch die NS Volkswohlfahrt".[37] Seine Mitglieder sollten vor allem in Krankenhäusern tätig werden. Ein großer Teil der freien Schwestern trat in der Folge diesem
Verband bei. Auch die von Agnes Karll 1903 gegründete Berufsorganisation der Krankenpflegerinnen Deutschlands (B. O. K. D.) löste sich zwei Jahre später unter Hilgenfeldts Druck selbst auf und überführte ihre Mitglieder in den Reichsbund.[38] „Sein
Ehrgeiz, ständig neue Arbeitsfelder zu übernehmen, und sein anerkanntes Organisa-
tionstalent ließen ihm im Laufe der Jahre zahlreiche weitere Ämter und Aufgaben zu-
wachsen."[39] So übernahm er 1936 auch die Leitung des „Fachausschusses für Schwesternwesen in der Arbeitsgemeinschaft der freien Wohlfahrtspflege" und koordinierte
so die Arbeit der NS-Schwesternschaft, des Reichsbundes, des DRK und der konfessionellen Schwesternschaften.

Die in Essen geborene Auguste Mohrmann[40] entstammte einfachen Verhältnissen.
Dennoch gelang es ihr, zunächst das Kleinkinderlehrerinnenseminar und anschließend das Volksschullehrerinnenseminar der Kaiserswerther Diakonissenanstalt zu
besuchen. Nach einigen beruflichen Stationen wurde sie 1927 als Referentin für die
neu geschaffene Abteilung Kinderpflege und -fürsorge beim Kaiserswerther Verband
angestellt. Dabei knüpfte Mohrmann bereits enge Kontakte zu den Mutterhäusern,
Regierungsstellen und Verbänden. Ihr durchsetzungsstarkes Auftreten brachte ihr bei
den Diakonissen in Anspielung auf die Frau Wilhelms II. den Spitznamen „Kaiserin
Auguste" ein.[41] Obwohl sie nicht in der Pflege sozialisiert und niemals Mitglied einer
diakonischen Gemeinschaft war, spielte sie in den folgenden Jahren eine sowohl entscheidende als auch ambivalente Rolle bei der Entwicklung organisatorischer Strukturen des Verbandes. Im Mai 1933 trat sie in die NSDAP ein, es folgte die Mitarbeit
in der NS-Frauenschaft, der Deutschen Arbeitsfront und der NSV. Voraussetzung für
ihre umfangreiche publizistische Tätigkeit war ihre Aufnahme in die Reichskultur-
kammer. Als Beispiel für weitere Mitgliedschaften soll hier nur noch die Mitarbeit im
„Reichsausschuss für Gesundheitsfürsorge" beim Reichsinnenministerium ab Juli 1933
genannt werden. Sie war also weiterhin sehr gut vernetzt und über Aktivitäten von
Seiten des Staates und der Partei bestens informiert. Ihr Lebensweg und die schriftlichen Äußerungen Auguste Mohrmanns lassen keinen Zweifel daran, dass sie eine
Nationalsozialistin war, ohne dass man im Kaiserswerther Verband und seinen Mit-
gliedshäusern daran Anstoß nahm.

---

37 Neuordnung der Freien Schwesternschaft. In: *NS Zeitung Trier* vom 3.7.1936, zit. n. Breiding (1998),
S. 167.
38 Breiding (1998), S. 172; Elster (2000), S. 30.
39 Vorländer (2020), S. 250.
40 Zu Mohrmann vgl. Felgentreff: Auguste Mohrmann (1991); Lauterer-Pirner (1990); Lauterer (1994),
S. 64–82; Bookhagen (1998), S. 585, und Bookhagen (2002), S. 1036; Wolff (2001); Berger (2002); Fürstler/
Malina (2003), S. 25 f.; Berger (2015); Berger (2020).
41 Lauterer-Pirner (1990).

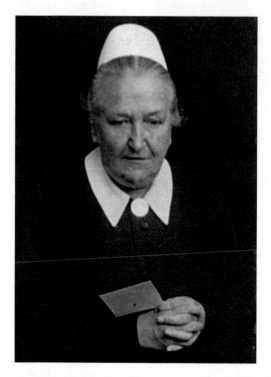

Abb. 4 Auguste Mohrmann (FKS)

Allerdings war sie eine nationalsozialistisch eingestellte Funktionärin eines evangelischen Verbandes, die gern Kooperationsformen nutzte, „die auch perspektivisch in
der Lage waren, den Bestand einer eigenständigen evangelischen Liebestätigkeit auf-
rechtzuerhalten".[42] Als ihr Gegenspieler fungierte der bereits erwähnte Leiter der NSV,
Erich Hilgenfeldt, der für die Durchsetzung seiner organisatorischen Vorstellungen
von einer nationalsozialistischen Wohlfahrtspolitik unter Führung der NSV kämpfte.
„Hilgenfeldts Tätigkeit im sozialen Bereich war ständig auch ein politischer Macht-
kampf, Konkurrenzkampf im Kompetenzwirrwarr der Partei [...]"[43] und Mohrmann
eine der wenigen evangelischen Funktionärinnen, die sich mit ihrem ausgeprägten
Willen zur Machtausübung diesem Kampf gewachsen zeigte.

Der erste geschickte Schachzug gelang ihr im November 1933. Gemeinsam mit dem
Kaiserswerther Verband initiierte sie die Gründung der „Diakoniegemeinschaft" als
Zusammenschluss aller Diakonieverbände (Kaiserswerther Verband, Zehlendorfer
Verband, freikirchliche Mutterhäuser). Als deren „Führerin" repräsentierte sie nun ca.
50.000 Schwestern und vertrat deren Belange gegenüber Staat und Partei, was ihr eine
für Frauen in der evangelischen Kirche ungewöhnliche Machtfülle verschaffte.

---

42 Hammerschmidt (1999), S. 273.
43 Vorländer (2020), S. 250.

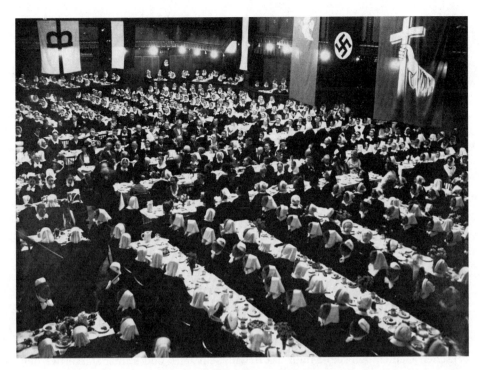

Abb. 5 Gründung der Diakoniegemeinschaft am 15.11.1933 in Berlin (FKS)

Dass diese Organisation nicht im Widerspruch zum NS-Regime stand, wird bereits aus der Beflaggung der Gründungsversammlung deutlich. Lauterer hat stringent herausgearbeitet, dass es sich dabei vor allem um einen Akt der Anpassung gehandelt hat.[44] Die Diakoniegemeinschaft war ein stabilisierendes Element der NS-Herrschaft.[45] Es ging von Seiten des Kaiserswerther Verbandes vor allem um die Demonstration eines protestantischen Verständnisses des Nationalsozialismus.

> Die Bereitschaft, sich einem mächtigen Führer hinzugeben – dem Führer der Deutschen als mystischem Teil des Führers aller Führer, Jesus Christus – stand im Dienste des Vaterlandes. Zu dessen Schutz verschmolzen Christusnachfolge und nationalsozialistische Führergefolgschaft lustvoll miteinander. Aus frommen Diakonissen wurden zu diesem heiligen Zweck nationalsozialistische Kämpferinnen […]. Mohrmanns Begeisterung für den Nationalsozialismus war echt und getragen von der freudigen Bereitschaft, mitzutun.[46]

---

44 Lauterer (1994), S. 60–70.
45 Lauterer (1994), S. 73–77.
46 Lauterer (1994), S. 82.

1939 sollte das Organisationsgeschick Mohrmanns einmal mehr bei der Schaffung der Verbandsschwesternschaft zum Einsatz kommen.[47]

Die Gefahr der „Gleichschaltung" konfessioneller Verbände existierte vor allem aus organisatorischen Gründen und entsprang dem Allmachtsanspruch der Nationalsozialisten. Ein grundsätzlicher weltanschaulicher Dissens war dafür nicht verantwortlich. Es handelte sich aus heutiger Perspektive zudem teilweise um eine aktive, freiwillige ideologische „Gleichschaltung" der Organisationen der Inneren Mission, um ein Entfalten der „Liebestätigkeit für die Volksgemeinschaft".[48] Die gelegentlich vorkommenden Versuche der Vereinnahmung oder Enteignung einzelner Diakonissenmutterhäuser durch die Nationalsozialisten waren regional begrenzt und entsprachen nicht der Leitlinie der NSDAP, die auf die Unterstützung der konfessionellen Verbände in der Sozialarbeit und in der krankenpflegerischen Vorbereitung eines neuen Krieges angewiesen war.[49] Die Frontlinie verlief dabei nicht primär zwischen der NSV und dem Centralausschuss und seinen Mitgliedsverbänden, sondern eher zwischen dem evangelischen Verband und der katholischen Caritas. Zudem drohte Gefahr aus den eigenen Reihen, da viele Pfarrer der Ansicht waren, die Wohlfahrtspflege solle staatlichen Institutionen überlassen werden.[50] Immer wieder betonte daher der Vorsitzende des Kaiserswerther Verbandes und Vorsteher der Kaiserswerther Diakonissenanstalt, Pfarrer Siegfried Graf von Lüttichau (1877–1965), in Veröffentlichungen: „In den evangelischen Gemeinden selbst muß das Bewußtsein stark und immer stärker werden: Die Frage des Nachwuchses der Mutterhäuser ist eine wirkliche Lebensfrage für die evangelischen Gemeinden."[51]

Bereits vor der Gründung der NSV versuchte man zumindest in Kaiserswerth die freien Hilfen enger an das Mutterhaus zu binden. Ab September 1936 gab es aus Anlass des 100-jährigen Bestehens der Institution ein erstes eigenes an die freien Schwestern gerichtetes Rundschreiben, das unter der Bezeichnung „Gruß des Kaiserswerther Mutterhauses an seine freien Hilfsschwestern" zu einer ständigen Einrichtung wurde.[52] Jährlich fanden nun sogenannte Mutterhaustage statt, an denen neben gottesdienstlicher Erbauung auch Fachvorträge angeboten wurden.[53]

---

47 Der weitere Lebensweg ist in diesem Zusammenhang nicht von Interesse. Sie blieb nach 1945 unangefochten im Amt und bemühte sich dann vor allem um die Betreuung der ostdeutschen Mutterhäuser.
48 Lauterer (1994), S. 72. Die sehr komplexen Vorgänge um den Versuch der Vereinnahmung des Centralausschusses für die Innere Mission durch die Nationalsozialisten sollen hier nicht noch einmal dargestellt werden, vgl. dazu auch Kaiser (1989) und Friedrich (2020). Als Beispiel für eine Diakonissenanstalt vgl. Büttner (2021).
49 Hammerschmidt (1999), S. 137–152, 556.
50 Vgl. Hammerschmidt (1999), S. 274.
51 Direktion der Diakonissenanstalt (1938), S. 4.
52 FKS, GrFl IV j3, Gruß Sept. 1936.
53 FKS, 4–5, 428.

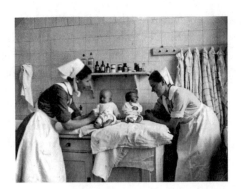

Abb. 6 Kaiserswerther freie Hilfen in der Säuglingspflege 1937, links Vollschwester, rechts Probeschwester (FKS)

Auch der Kaiserswerther Verband unternahm Anstrengungen zur engeren Organisation. Im April 1936 wurden alle freien Hilfen der Mutterhäuser in der „Hilfsschwesternschaft des Kaiserswerther Verbandes" zusammengeschlossen. Er schuf eine einheitliche Brosche und gab Ausweise der Hilfsschwesternschaft heraus.[54] Auguste Mohrmann sprach in ihrer Werbebroschüre „Diakonie heute" schon 1937 ausdrücklich von dieser „Hilfsschwesternschaft des Kaiserswerther Verbandes" mit Sitz in der Verbandszentrale in der Berliner Landhausstraße.[55] Im Anhang listete sie die Hilfsschwesternschaft als Mitglied der Diakoniegemeinschaft auf. Damit gehörten de facto die freien Schwestern aller Mutterhäuser des Kaiserswerther Verbandes schon vor 1939 zu dieser Organisation und es war nicht möglich, sie ohne weiteres in andere Schwesternschaften zwangsweise einzugliedern.[56]

Die Organisation der Pflege ab 1938

Für das Verhältnis der konfessionellen Wohlfahrtsverbände zur NSV hat Hammerschmidt drei Phasen herausgearbeitet. Einer ersten Phase der Kooperation von 1933 bis 1935/36 folgte eine Übergangsphase (1936–1938), die von gehäuften Auseinandersetzungen geprägt war.[57] 1939 setzte schließlich eine Konfliktphase ein, in der die NSV sich zunehmend bemühte, die Führungsrolle gegenüber den kirchlichen Verbänden einzunehmen.

Die NSV hatte mit eigenen Gemeindeschwesternstationen und Kindergärten so viele Aufgaben übernommen, dass der Mangel an Schwestern zu deren Bewältigung

---

54 FKS, 4–5, 431, Rundschreiben April 1936, und GrFl IV j3, Rundschreiben Pfingsten 1937. Die Tracht seiner Hilfsschwestern legte jedes Mutterhaus selbst fest.
55 Mohrmann (1937), S. 12 f. und S. 33.
56 Dies widerspricht den Darstellungen einiger Publikationen, z. B. Freytag (1998), S. 51. Er zählte lediglich die freien Hilfen der Diakonissenanstalt Kaiserswerth zur Diakoniegemeinschaft.
57 Hammerschmidt (1999), S. 557 f.

immer offensichtlicher wurde. Ein erster Schritt zur Behebung dieses Schwesternmangels war im Dezember 1937 die juristische Auflösung des DRK und die Übernahme seiner Schwestern unter die Leitung der NSV. Auch Innere Mission und Caritas folgten der Bitte Hilgenfeldts und beließen 1938 ihre Schwestern in den bisher zum DRK gehörenden Gemeindestationen.[58] Die Zusammenfassung der freien katholischen Schwestern in der „Reichsgemeinschaft freier Caritasschwestern" im Jahr 1937 hatte die NSDAP und ihre Unterorganisation NSV aber auf die Problematik freier konfessioneller Schwestern aufmerksam gemacht und eine neue Dynamik in die Übernahmeversuche gebracht.

In Vorbereitung des geplanten Krieges verfasste Hilgenfeldt im Januar 1938 eine Denkschrift über die Neuordnung des Schwesternwesens für Hermann Göring, den „Beauftragten für den Vierjahresplan".[59] Darin beklagte er die zahlenmäßige Überlegenheit der konfessionellen Schwesternschaften und ihre Weigerung, sich an der Ausbildung des NS-Schwesternnachwuchses zu beteiligen. Auch die Kommunen stünden diesem Anliegen weitgehend ablehnend gegenüber. Dieser Missstand ließe sich nur durch einen mit allgemeiner Weisungsbefugnis ausgestatteten „Reichskommissar für das Schwesternwesen" beheben, der dem „Beauftragten für den Vierjahresplan" unterstehen sollte. Für diese Position schlug er sich selbst vor. Der Reichsbeauftragte sollte über die Ausbildung und Berufsausübung der weiblichen Krankenpflegepersonen ebenso entscheiden dürfen wie über ihren Zusammenschluss in eigenen Organisationen. Gleichzeitig initiierte Hilgenfeldt von Januar bis Ende März 1938 eine große Anwerbeaktion zum Eintritt junger Frauen in die NS-, Reichsbund- und Rotkreuzschwesternschaften, um den von ihm konstatierten Mangel an 25.000 bis 30.000 Schwestern zu beheben.[60] Die Aktion war so erfolgreich, dass, wie zu erwarten, die Ausbildungsstätten der systemkonformen Organisationen nicht ausreichten, um alle Anwärterinnen aufzunehmen.

Birgit Breiding spricht in ihrer Monographie über die „Braunen Schwestern" von einer weiteren Denkschrift, die Hilgenfeldt am 10. Mai 1938 im Auftrag Hermann Görings verfasst hatte und der zwei Gesetzesentwürfe beilagen. Einer enthielt das „Gesetz über die freie Wohlfahrtspflege", die Hilgenfeldt komplett unter seine Führung bringen wollte.[61] Im September wurde in Folge der Denkschriften das erste reichsweite Gesetz zur Ordnung der Krankenpflege erlassen. Darin befanden sich zwar keine expliziten Aussagen über die Organisation der Krankenpflege im Allgemeinen, aber die

---

58 Vgl. die Vereinbarungen zwischen dem NSV und der Inneren Mission sowie dem Caritasverband 1938, Quellen Nr. 148–150 in Vorländer (1988), S. 352–357.
59 BArch, NS 19/1162, Schreiben von Hilgenfeldt an Hermann Göring vom 16.1. und 21.2.1938; Abdruck in Quelle Nr. 151 in Vorländer (1988), S. 357 f.
60 Vgl. die Quelle Nr. 151 in Vorländer (1988), S. 357–359.
61 Breiding (1998), S. 177–179. Die Denkschrift Hilgenfeldts ist in der bei Breiding angegebenen Aktensignatur des Bundesarchivs NS 19/3372 nicht enthalten. Sie befindet sich in der Akte R 36/1002, allerdings ohne die bei Breiding genannten Gesetzesentwürfe.

folgenden Bestimmungen durften durchaus als Drohung an die konfessionellen Häuser verstanden werden:

> § 1 (1) Der Reichsminister des Innern wird ermächtigt, anzuordnen, daß in der Krankenpflege [...] nur Personen berufsmäßig tätig sein dürfen, die eine Erlaubnis zur Ausübung dieses Berufs haben. (2) Er bestimmt die Voraussetzungen, unter denen die Erlaubnis erteilt wird und zurückgenommen werden kann. [...] § 2 [...] (2) Er trifft Maßnahmen zur Gewinnung und Erhaltung eines für die gesundheitliche Betreuung des gesamten Volkes ausreichenden Nachwuchses an Krankenpflegepersonen und kann zu diesem Zweck den Trägern öffentlicher Krankenanstalten Auflagen machen.[62]

Tatsächlich wurden infolge dieses Gesetzes die Krankenpflegeschulen kommunaler und konfessioneller Träger gezwungen, auch NS-Schwesternschülerinnen auszubilden, was dem christlichen Charakter der letzteren Ausbildungsstätten zuwiderlief.[63] Die zweite Denkschrift Hilgenfeldts verdeutlichte seinen Versuch, die Hoheit über die gesamte Wohlfahrtspflege zu erlangen. Zuvor hatte er bereits durch das Verbot von Sammlungen die finanzielle Basis der konfessionellen Einrichtungen beschränkt.[64] Seine Alleinherrschaftsansprüche richteten sich aber nicht nur gegen kirchliche Strukturen, sondern auch gegen die kommunale Wohlfahrtspflege, wobei er mit möglichen Kosteneinsparungen und der Überbürokratisierung der Fürsorgeverbände und Kommunalverwaltungen argumentierte. Mit dem Deutschen Gemeindetag stand ihm nun allerdings ein überlegener Kontrahent gegenüber.[65] Dieser wandte sich im Januar 1939 an den „Stellvertreter des Führers", Rudolf Heß, das Ministerium des Innern und an die Gauleiter und machte dort seinen Einfluss geltend. Im Februar nahmen dann die Diskussionen immer schärfere Formen an. In einer mehrstündigen gemeinsamen Sitzung der NSV-Spitze mit dem Deutschen Gemeindetag prallten Ende des Monats die Meinungen hart aufeinander.[66] Der zweite Gesetzesentwurf Hilgenfeldts war so dilettantisch, dass auch dem engagiertesten Parteigenossen seine Unausführbarkeit klarwerden musste. So sollte die NSV Wohlfahrtsleistungen ohne gesetzliche Grundlage nur nach dem Ermessen der örtlichen Leiter und ohne Anlage von Akten über die Fürsorgefälle erteilen. Die NSV wollte künftig nur Gesunde betreuen und die Kranken und Behinderten der kommunalen und konfessionellen Fürsorge überlassen, was zu einer Zweiteilung der Bedürftigen geführt hätte. Gerade in Vorbereitung eines neuen Krieges mit einer Vielzahl von Aufgaben in der Krankenpflege und sozialen Betreu-

---

62 *Reichsgesetzblatt* Teil I, Nr. 154 vom 30.9.1938, S. 1309.
63 FKS, 2–1, 205.
64 Von einer kompletten „finanziellen Austrocknung" konnte jedoch keine Rede sein, weil konfessionellen Institutionen ein Teil des Erlöses des NSV-Winterhilfswerkes zugestanden wurde. Außerdem konnte der Ausfall zum Teil durch Kirchenkollekten kompensiert werden. Vgl. Vorländer (1988), S. 359; Hammerschmidt (1999), S. 241–269.
65 BArch, R 36/1002.
66 Vorländer (1988), S. 115.

ung der Soldatenfamilien war ein solches Vorgehen undenkbar. Der Vorsitzende des Gemeindetages, der Münchner Oberbürgermeister Karl Fiehler (1895–1969), warnte sogar vor einer Staatskrise.[67] Auch die Gauleiter vertraten zum Teil konträre Auffassungen. Schließlich trat Innenminister Wilhelm Frick (1877–1946) den Bestrebungen Hilgenfeldts, die letztlich eine Konkurrenz von Partei und Staat ausdrückten, im März 1939 entschieden entgegen.[68]

Die Auseinandersetzung wurde sogar öffentlich in der Presse diskutiert.[69] Der Centralausschuss für die Innere Mission im Deutschen Reich protestierte in Person seines Präsidenten Constantin Frick (1877–1949) erst im Juni 1939 gegen das geplante Gesetz.[70] Er argumentierte hauptsächlich damit, „daß der planmäßige Arbeitseinsatz der konfessionellen Schwestern im Bereich der Wehrmacht und im zivilen Bereich nicht garantiert werden könne, wenn die beabsichtigte Unterstellung der Mutterhäuser unter den ‚Reichsbeauftragten‘ erfolgen würde".[71] Der Gesetzesentwurf war zu diesem Zeitpunkt schon fallengelassen worden. Dazu beigetragen hatte vor allem die Intervention Adolf Hitlers (1889–1945), der die Kirchen und Kommunen in Vorbereitung eines neuen Krieges nicht gegen die NSV aufbringen wollte. Damit war der Versuch Hilgenfeldts, Zugriff auf das gesamte Schwesternwesen zu erlangen, „am Pragmatismus der Kriegsvorbereitungspolitik"[72] gescheitert.

Zu bedenken ist darüber hinaus der aus der quantitativen Überlegenheit konfessioneller Sozialarbeit und Krankenpflege resultierende Machtfaktor – die katholischen und evangelischen Schwestern waren schlicht durch nationalsozialistische Organisationen nicht zu ersetzen. Außerdem erbrachten die Kirchen ihre Leistungen deutlich preiswerter als die NSV oder die öffentliche Fürsorge, was den Sparbemühungen der NS-Regierung entgegenkam.[73]

---

67 BArch, R 36/1002, S. 218, Bericht von OBM Fiehler/München an Dr. Jeserich/Dt. Gemeindetag vom 27.2.1939 über die Besprechung in Berlin mit Mitarbeitern des Stellvertreters Hitler. Die in diesem „Fernschreiben" angewandte Kleinschreibung aller Nomen wurde zugunsten der besseren Lesbarkeit geändert.

68 Vgl. Quelle Nr. 164 in Vorländer (1988), S. 367 f.

69 Vgl. BArch, R 36/1002, S. 365, Beitrag aus dem *Hamburger Tageblatt* vom 31.3.1939.

70 Vgl. Quelle Nr. 253 in Vorländer (1988), S. 459; Katscher (1992), S. 14 ff.; Breiding (1998), S. 178.

71 Zit. n. Breiding (1998), S. 178. Die katholische Fuldaer Bischofskonferenz argumentierte ähnlich.

72 Breiding (1998), S. 178. Zeitgleich rivalisierte Hilgenfeldt vergeblich mit Dr. Leonardo Conti um die Nachfolge des verstorbenen „Reichsärzteführers" Dr. Gerhard Wagner.

73 Hammerschmidt berichtet von Verhandlungen zwischen der NSV und dem Centralausschuss für die Innere Mission (CA) im Februar 1938 über die Entlohnung von Diakonissen, die in den NSV-Gemeindeschwesternstationen eingesetzt waren. Die von dem CA-Vorsitzenden Constantin Frick als Vorsteher des Bremer Diakonissenmutterhauses geforderten „Stationsgelder" lagen mit 80 bis 85 RM weit unter dem bisher üblichen Satz von 115 RM pro Monat für die bisher dort tätigen DRK-Schwestern. Da Hilgenfeldt keine „Schwestern zweier Klassen" wünschte, drängte er Frick geradezu, sein Angebot in Höhe von 115 RM anzunehmen. Vgl. Hammerschmidt (1999), S. 458 f. Diese Angaben decken sich nicht ganz mit dem Entwurf eines Rundschreibens des Deutschen Gemeindetages vom 8.6.1938. Daraus geht hervor, dass konfessionelle Gemeindeschwestern 40 bis 60 RM, Rotkreuzschwestern 80 RM und „Braune Schwestern" 115 RM im Monat bekamen; vgl. BArch, R 36/1001, S. 109 f.

Die folgende Tabelle zeigt, dass alle Maßnahmen, die zahlenmäßige Überlegenheit der konfessionellen Schwesternschaften zugunsten systemkonformer Organisationen zu verändern, fehlgeschlagen waren.

Schwesternverband	Mitgliederzahl 1939	in % von der Gesamtzahl der Schwestern
Reichsbund	21 459	14,96
NS-Schwesternschaft	10 880	7,59
Dt. Rotes Kreuz	14 595	10,17
Diakoniegemeinschaft	46 500	32,42
Caritasverband rd.	50 000	34,86
Gesamtzahl	143 434	100,00

Abb. 7 Mitgliederzahl der Schwesternverbände 1939 (aus Breiding (1998), S. 176)

Im Jahr 1937 standen den rund 28.000 Diakonissen im Kaiserswerther Verband etwa 4.000 diakonische Hilfskräfte zur Seite.[74] Bis zum Beginn der 1940er Jahre (für den Zeitraum danach liegt kaum statistisches Material vor) gab es im Bereich der Inneren Mission keine Reduzierung der Anzahl der Schwestern, diejenige der hauptamtlichen Mitarbeiter hatte sich sogar wesentlich erhöht.[75]

Die Entstehung und die Strukturen der Verbandsschwesternschaft

Die Zentrale des Kaiserswerther Verbandes

Zu den Ereignissen, die der Einrichtung der Verbandsschwesternschaft unmittelbar vorausgingen, gibt es nur wenige Quellen, da das Büro der Verbandsleitung im Krieg zerstört wurde. Sie erfolgte vor dem Hintergrund der zuvor geschilderten Konfliktlinien, bei denen es sich nicht um die singuläre Beschneidung kirchlicher Arbeitsfelder, sondern um Machtansprüche der NSV gegenüber allen tradierten Strukturen der Krankenpflege und Sozialarbeit handelte. Dazu musste sich der Kaiserswerther Verband positionieren.

---

74 Mohrmann (1937), S. 9.
75 Hammerschmidt (1999), S. 292 f. Lediglich die Beschäftigtenzahl in der halboffenen (Kindergärten) und der geschlossenen (Erziehungsheime) Fürsorge ging zurück, weil dieses Arbeitsfeld von der NSV beansprucht wurde. Stattdessen konnte die Innere Mission aber andere Tätigkeitsbereiche ausbauen. Nur wenige Diakonissen waren in andere Schwesternschaften übergetreten.

In der Niederschrift der Besprechungen im erweiterten Arbeits-Ausschuss des Kaiserswerther Verbandes in Berlin vom 24. bis 26. Januar 1939 hieß es lediglich:

> V. Die diakonischen und freien Mitarbeiterinnen. Die Unentbehrlichkeit von Hilfsschwestern wird festgestellt. Wege zur organisatorischen Zusammenfassung der Hilfsschwesternschaft, wie sie nach der Gesetzgebung erforderlich ist, werden gesucht. Verhandlungen, die ein gutes Ergebnis versprechen, sind bereits eingeleitet.[76]

Der Passus „wie sie nach der Gesetzgebung erforderlich ist" bezieht sich offenbar auf die in den Denkschriften des NSV-Vorsitzenden Hilgenfeldt enthaltenen Gesetzesentwürfe, von denen einer in Form des Gesetzes zur Ordnung der Krankenpflege im Herbst 1938 bereits umgesetzt worden war. Von der Gefahr der Übernahme der freien Hilfen in eine bestimmte Schwesternschaft ist in den Quellen nie die Rede. Die Eingliederung in die NS-Schwesternschaft ist schon aus dem Grund unwahrscheinlich, dass es sich dabei um eine Eliteorganisation der NSDAP, um einen nationalsozialistischen Orden gehandelt hat, zu dessen hervorstechendsten Eigenschaften die Konfessionslosigkeit zählte. Ab dem 1. Oktober 1938 durften zudem Vollschwestern anderer Verbände nicht mehr aufgenommen werden.[77] Wenn nicht an eine Übernahme in die NSV gedacht war, die ja nicht über eigene Schwesternschaftsstrukturen verfügte, ist bestenfalls die Eingliederung in den „Reichsbund freier Schwestern" denkbar.

Die Vorstände der Mitgliedshäuser des Kaiserswerther Verbandes wurden Anfang März 1939 in einem Rundschreiben informiert:

> In Weiterführung der Bearbeitung der Hilfsschwesternangelegenheit wird als Beschluss des Vorstandes mitgeteilt, dass die Hilfsschwesternschaft ab 1.3.39 die Bezeichnung führt „Verbandsschwesternschaft im Kaiserswerther Verband". [...] Der Sitz der Verbandsleitung ist im Kaiserswerther Verband. Mit der Leitung ist Schw. Auguste Mohrmann beauftragt.[78]

Wichtig ist hier die Bekanntgabe einer Namensänderung und nicht einer Neugründung, da die Hilfsschwesternschaft des Verbandes ja bereits vorher bestanden hatte und lediglich umbenannt wurde. Es folgen Mitteilungen über ein staatlich geschütztes Abzeichen als Armbinde, eine einheitliche Tracht und die Brosche des Kaiserswerther Verbandes. In Berlin wurde ein Beirat von Vertrauensschwestern gebildet, in den jedes Mutterhaus eine Diakonisse und eine Verbandsschwester entsandte. Die Verbandsschwestern waren dennoch nicht zentral dem Vorstand des Verbandes zugeordnet,

---

76 FKS, 5, 340, Niederschrift vom 24.–26.1.1939, S. 7. Hervorhebung im Original. Das Protokoll ist abgedruckt in Freytag (1998), S. 181–188.
77 Vgl. Steppe/Klich (2013), S. 29. Da die freien Hilfen Mitglieder der Diakoniegemeinschaft waren, fallen auch sie unter diese Bestimmung.
78 FKS, 5, 340, Rundschreiben des Kaiserswerther Verbandes Nr. 5/1939 vom 4.3.1939, Abdruck in Freytag (1998), S. 189 f.

sondern verblieben wie die Johanniterschwestern unter der Leitung ihres jeweiligen Mutterhauses. Eine Einzelmitgliedschaft direkt bei der Verbandsleitung war nicht möglich. Damit war die später beklagte Vermischung des föderalistischen und des zentralistischen Prinzips bereits von Anfang an festgelegt, während weitere Regelungen zu Gehalts- und Ausbildungsfragen erst später folgten.[79]

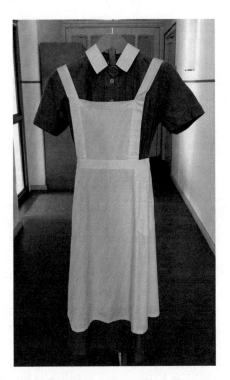

Abb. 8 Tracht der Verbandsschwesternschaft im Pflegemuseum Kaiserswerth (FKS)

Der Vorstand des Kaiserswerther Verbandes ernannte Auguste Mohrmann noch im selben Jahr für ihre Verdienste zur Verbandsoberin.

Die Zeitschrift des Kaiserswerther Verbandes, *Die Diakonisse*, berichtete erst in ihrem Juni-Heft 1939 von Verbandsschwesterntagungen, die „im Zusammenhang mit der Neuregelung der Hilfsschwesternschaft" stattgefunden hatten.[80] Man vermied also jegliches öffentliches Aufsehen. Im April-Heft stand ohnehin der „50. Geburtstag des Führers" im Vordergrund.

---

79 FKS, 5, 340, Rundschreiben des Kaiserswerther Verbandes Nr. 14/1939 vom 15.5.1939, Abdruck in Freytag (1998), S. 191–193. Dort wird nochmals festgehalten, dass die Verbandsschwester Schwester ihres Mutterhauses bleibt und dass dieses die Ausbildung, die Entsendung auf den Arbeitsplatz und die Betreuung übernimmt.

80 Mohrmann (1939), S. 165.

Die Zahl der Verbandsschwestern stieg in den folgenden Jahren stärker als gewohnt an. Im Kaiserswerther Rundschreiben an die Verbandsschwestern zum Reformationsfest 1939 heißt es dazu:

> Im Laufe der letzten Wochen haben verschiedene Schwestern, die bereits in einem festen Arbeitsverhältnis stehen, aber bisher noch keiner Organisation angehörten, sich unserer Verbandsschwesternschaft angeschlossen. Sie wollen gesinnungsmässig mit dem Mutterhaus verbunden sein.[81]

Darüber hinaus wurden nun alle Schülerinnen der zu den Diakonissenmutterhäusern gehörenden Krankenpflegeschulen, mit Ausnahme der NS-Schwesternschülerinnen, als Probeschwestern in die Verbandsschwesternschaft aufgenommen.

Die Entwicklung in Kaiserswerth

Die freien Hilfen waren ab der Mitte der 1930er Jahre durch den großen Diakonissenmangel unentbehrlich geworden. Neueintritte reichten nicht aus, um die durch Tod oder Austritt gerissenen Lücken zu füllen, auch die geburtenschwachen Jahrgänge des Ersten Weltkrieges machten sich jetzt vor allem im Krankenhausbereich bemerkbar. Im Jahresbericht von 1938 heißt es dazu in dem für Diakonissenmutterhäuser nicht unüblichen militärischen Ton: „Die Verantwortung für die äußere und innere Gesund-Erhaltung der Schwesternschaft zwang uns deshalb unausweichbar zur Aufgabe von mehreren Arbeitsfeldern, zu einer Front-Verkürzung [...].“[82]

Die statistischen Angaben zu den freien Hilfen bzw. den Mitgliederzahlen der Verbandsschwesternschaft variieren innerhalb eines Jahres, was auf starke Fluktuationen schließen lässt. Sie machen dennoch die Entwicklungstendenz deutlich. Im Jahr 1931 gab es in Kaiserswerth lediglich 68 freie Hilfen. Ihre Zahl erhöhte sich bis zum Jahresanfang 1937 auf 111. Ihnen standen 1.846 Diakonissen gegenüber, das heißt der Anteil der Hilfsschwestern an der Gesamtzahl der Schwestern betrug 5,67 Prozent.[83] Bis zum Pfingstfest 1937 hatte sich die Zahl der freien Schwestern auf 115 erhöht, von denen 22 in Kaiserswerth selbst tätig waren, 54 in anderen Krankenhäusern, 19 in Kindergärten und Kinderheimen, zwölf als Gemeindeschwestern, vier in Altersheimen, eine in einer Handarbeitsschule und drei im Orient.[84]

Die Gehälter lagen deutlich unter denen weltlicher Schwesternschaften und hatten sich seit 1931 nicht erhöht. Daher überwies die Diakonissenanstalt Kaiserswerth im

---

81 FKS, 4–5, 431, Rundschreiben zum Reformationsfest 1939.
82 Direktion der Diakonissenanstalt (1938), S. 5.
83 Eigene Berechnungen nach den Angaben in den Rundschreiben, vgl. FKS, GrFl IV j3.
84 FKS, GrFl IV j3, Rundschreiben Pfingsten 1937.

Advent 1938 zusätzlich 60 RM als Weihnachtsgabe, um ihre Attraktivität zu erhöhen und gleichzeitig eine offizielle Gehaltserhöhung zu vermeiden.[85] Wer als freie Hilfe in einem Diakonissenmutterhaus arbeitete, hatte also offenbar andere als pekuniäre Motive.

Die potentiellen Mitglieder der neuen Verbandsschwesternschaft wurden am Sonntag, den 19. März 1939 während eines extra einberufenen Treffens im Mutterhaus über die Veränderungen informiert. Daran nahmen rund 70 Schwestern teil, darunter auch bisher nicht zu den freien Hilfen zählende Angestellte der Krankenhäuser, die nun zum Eintritt aufgefordert wurden. Offenbar war aber auch den bisher zum Kaiserswerther Mutterhaus gehörenden freien Hilfen der Eintritt in die Verbandsschwesternschaft freigestellt. In den Akten befinden sich Namenslisten mit der Rubrik „Aufnahme in Verbandsschwesternschaft ja/nein".[86]

Neu war jetzt u. a. der Beitrag für die Verbandsschwesternschaft in Höhe von 0,60 RM monatlich, darin eingeschlossen der Bezug der Zeitschrift *Die Deutsche Schwester*.[87] Als Vertrauensschwestern wurden Erna Emmerich und (als Stellvertreterin) Frieda Buchwald (beide Bethesda-Duisburg) gewählt. Die Leitung der Kaiserswerther Verbandsschwesternschaft oblag allerdings der Diakonisse Luise Ruthenbeck (1889–1972), die bereits 1941 von Diakonisse Else Möller (1904–1988) abgelöst wurde. Die Bestimmungen für die Verbandsschwestern liegen nur maschinenschriftlich vor und wurden offenbar auch nach Kriegsende nie gedruckt.

---

85 FKS, 4–5, 431, Rundschreiben April 1931: monatliches Einkommen: 60 RM (nach Abzug von 14,80 RM Versicherungen), zuzüglich rein rechnerisch 72 RM für freie Station. Die Einkommensteuer in Höhe von 3 RM wurde vom Arbeitnehmer getragen. Insgesamt erhielten Verbandsschwestern also eine Vergütung in Form von Geld und Sachleistungen in Höhe von 132 RM. Sie konnten eine Angestelltenversicherung für die Altersversicherung zum Preis von 4 bzw. 8 RM zahlen. Das führte nach 40-jähriger Dienstzeit zu einer Altersrente von 50 bzw. 70 RM. Die NS-Schwesternschaft zahlte 75 RM monatlich an Bargeld, dazu kamen bei einigen noch Stellenzulagen bis 120 RM und eine Altersversicherung von 12 RM monatlich sowie Kost und Logis. Der Tariflohn der freien Schwestern bewegte sich je nach Berufsjahren zwischen 133 und 185,50 RM, vgl. Steppe (2013), S. 74.
86 FKS, 4–5, 429, Namenslisten 1939.
87 Diese Zeitschrift war stramm nationalsozialistisch ausgerichtet. Auch die Beiträge der Diakoniegemeinschaft und des Verbandes der katholischen Schwestern vertraten diese Ausrichtung. Fürstler/Malina (2003), S. 25.

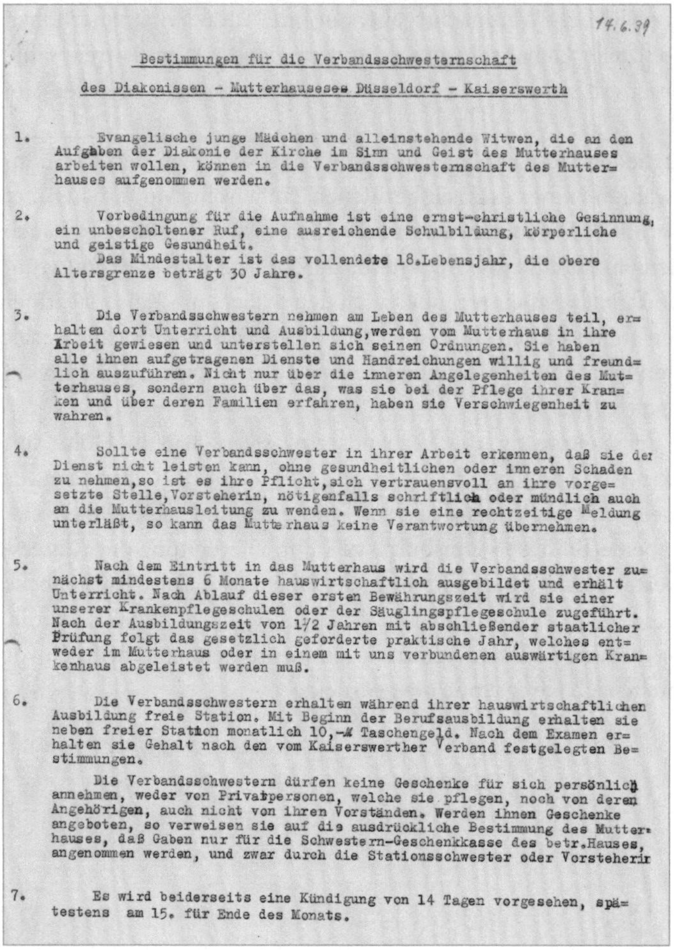

14.6.39

Bestimmungen für die Verbandsschwesternschaft

des Diakonissen - Mutterhauseses Düsseldorf - Kaiserswerth

1. Evangelische junge Mädchen und alleinstehende Witwen, die an den Aufgaben der Diakonie der Kirche im Sinn und Geist des Mutterhauses arbeiten wollen, können in die Verbandsschwesternschaft des Mutterhauses aufgenommen werden.

2. Vorbedingung für die Aufnahme ist eine ernst-christliche Gesinnung, ein unbescholtener Ruf, eine ausreichende Schulbildung, körperliche und geistige Gesundheit.
Das Mindestalter ist das vollendete 18. Lebensjahr, die obere Altersgrenze beträgt 30 Jahre.

3. Die Verbandsschwestern nehmen am Leben des Mutterhauses teil, erhalten dort Unterricht und Ausbildung, werden vom Mutterhaus in ihre Arbeit gewiesen und unterstellen sich seinen Ordnungen. Sie haben alle ihnen aufgetragenen Dienste und Handreichungen willig und freundlich auszuführen. Nicht nur über die inneren Angelegenheiten des Mutterhauses, sondern auch über das, was sie bei der Pflege ihrer Kranken und über deren Familien erfahren, haben sie Verschwiegenheit zu wahren.

4. Sollte eine Verbandsschwester in ihrer Arbeit erkennen, daß sie den Dienst nicht leisten kann, ohne gesundheitlichen oder inneren Schaden zu nehmen, so ist es ihre Pflicht, sich vertrauensvoll an ihre vorgesetzte Stelle, Vorsteherin, nötigenfalls schriftlich oder mündlich auch an die Mutterhausleitung zu wenden. Wenn sie eine rechtzeitige Meldung unterläßt, so kann das Mutterhaus keine Verantwortung übernehmen.

5. Nach dem Eintritt in das Mutterhaus wird die Verbandsschwester zunächst mindestens 6 Monate hauswirtschaftlich ausgebildet und erhält Unterricht. Nach Ablauf dieser ersten Bewährungszeit wird sie einer unserer Krankenpflegeschulen oder der Säuglingspflegeschule zugeführt. Nach der Ausbildungszeit von 1½ Jahren mit abschließender staatlicher Prüfung folgt das gesetzlich geforderte praktische Jahr, welches entweder im Mutterhaus oder in einem mit uns verbundenen auswärtigen Krankenhaus abgeleistet werden muß.

6. Die Verbandsschwestern erhalten während ihrer hauswirtschaftlichen Ausbildung freie Station. Mit Beginn der Berufsausbildung erhalten sie neben freier Station monatlich 10,-M Taschengeld. Nach dem Examen erhalten sie Gehalt nach den vom Kaiserswerther Verband festgelegten Bestimmungen.
Die Verbandsschwestern dürfen keine Geschenke für sich persönlich annehmen, weder von Privatpersonen, welche sie pflegen, noch von deren Angehörigen, auch nicht von ihren Vorständen. Werden ihnen Geschenke angeboten, so verweisen sie auf die ausdrückliche Bestimmung des Mutterhauses, daß Gaben nur für die Schwestern-Geschenkkasse des betr. Hauses, angenommen werden, und zwar durch die Stationsschwester oder Vorsteherin

7. Es wird beiderseits eine Kündigung von 14 Tagen vorgesehen, spätestens am 15. für Ende des Monats.

Abb. 9 Entwurf der Bestimmungen für die Verbandsschwesternschaft vom 14.6.1939 (FKS, 4–5, 427)

Weitere Regelungen folgten zumindest in Entwürfen, deren konkrete Umsetzung jedoch unklar ist. Ein grundsätzliches Misstrauen der leitenden Diakonisse gegenüber den Verbandsschwestern spricht aus einem Begleitschreiben von Else Möller zum Entwurf der Dienstanweisung der Verbandsschwestern: „Mir wurde immer klarer, daß die Anweisung kurz und treffend sein muß, wenn sie gelesen und beachtet werden soll, und daß wir nicht mit der Voraussetzung, Diakonissen vor uns zu haben, an sie herangehen dürfen."[88] Dennoch hoffte man auf Mitarbeiterinnen mit einer christlichen Grundhaltung, denen im Einzelfall auch der spätere Übergang in das Diakonissenamt offenstand. Da nun auch alle Krankenpflegeschülerinnen in die Verbandsschwestern-

88 FKS, 4–5, 431, Entwurf der Dienstanweisung der Verbandsschwestern von Diakonisse Else Möller (12.1.1942).

schaft aufgenommen wurden, erhöhte sich ihre Zahl bis zum Juni 1940 auf 210.[89] Der Entwurf der Dienstanweisung von 1942[90] enthielt folgende Regelungen, die zumindest die hohen Erwartungen des Mutterhauses an die Verbandsschwestern dokumentieren: Der Werdegang einer Verbandsschwester begann als Vorschülerin mit hauswirtschaftlichen und pflegerischen Arbeiten, biblischem und allgemeinem Unterricht im Mutterhaus. Gelehrt wurde auch die Geschichte der Diakonie und des Mutterhauses. Nach etwa einem Jahr folgte der Besuch einer Kranken- oder Säuglingspflegeschule mit Abschluss durch das staatliche Examen nach 1,5-jährigem Unterricht, dem sich ein einjähriges Praktikum in der Pflege anschloss. Danach hatte sie den Status einer Vollschwester. Willkommen waren auch bereits in der Pflege, Pädagogik oder Hauswirtschaft ausgebildete oder ungelernte, aber bewährte Kräfte. Ein Austritt war jederzeit mit sechswöchiger Kündigung möglich, auch das Mutterhaus durfte ungeeignete Kräfte entlassen. Es folgten Ausführungen zum erwarteten Charakter einer Verbandsschwester (Selbstzucht, Frieden und Zusammenarbeit mit den Mitschwestern, Verschwiegenheit nach außen). Wie die Diakonissen unterlagen auch sie dem Entsendungsprinzip in die Arbeitsstellen, d. h. sie hatten den Anweisungen der Leitung zu folgen und konnten sich den Arbeitsplatz nicht selbst aussuchen. Freizeit und Ferien wurden ebenfalls von der jeweils leitenden Schwester bestimmt.

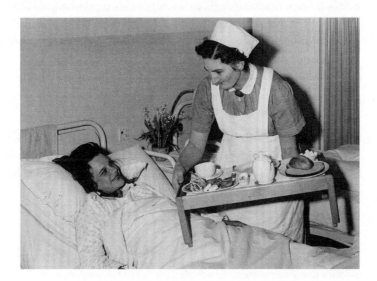

Abb. 10 Tracht einer Verbandsschwester mit Brosche (FKS)[91]

---

89 FKS, GrFl IV j3, Rundschreiben Juni 1940.
90 Eine endgültige Ausfertigung ist nicht überliefert. Da die Vorschriften aber im Wesentlichen der bisherigen Praxis in der Hilfsschwesternschaft entsprachen, sollen sie hier ausführlicher dargelegt werden.
91 Aus der NS-Zeit sind keine Fotos von Verbandsschwestern erhalten, daher wird hier auf eine Aufnahme aus der Nachkriegszeit zurückgegriffen, um die Tracht zu zeigen.

Die Tracht durfte in den Ferien und beim Besuch der Angehörigen abgelegt werden. Als Schülerinnen bekamen sie eine sogenannte Kästchenhaube, Brosche und Ausweiskarte folgten nach erster Bewährung.[92] Nach dem Staatsexamen wurde die Vollschwesternhaube mit fünf Falten getragen. Die Arbeitszeit war nicht exakt festgelegt, sollte aber durch ein bis zwei Freistunden in der Mittagszeit unterbrochen werden. Es gab einen freien Nachmittag in der Woche, der vorzugsweise am Wochenende zu gewähren war. Einmal im Monat bekam die Schwester einen freien Sonntag. Auch der gesellschaftliche Umgang war geregelt. Privater Besuch musste der vorstehenden Schwester vorgestellt werden. Der Briefwechsel sollte auf das Notwendigste beschränkt werden, sie durfte sich nicht

> durch geselligen Verkehr, allzuviele Freundschaften oder anderweitige Beziehungen nach aussen der Arbeit entziehen oder dem Schwesternkreis entfremden lassen, […] ihr Auftreten bei männlichen Patienten [sei] zurückhaltend, sicher – aber nicht herausfordernd. Sie vermeide das Duzen und jegliche burschikose Umgangsart.[93]

Geld- und Sachgeschenke waren verboten, ebenso das Rauchen und Trinken. „Nur ein ruhiges, zurückhaltendes, fraulich-mütterliches Wesen wird der Verbandsschwester Achtung und Geltung bei Pflegebefohlenen und Mitarbeitern verschaffen."[94]

Als äußeres Zeichen für einen stärkeren Zusammenhalt mit ihrem Mutterhaus kann der neue Ort für die Leitung und Zusammenkünfte der Kaiserswerther Verbandsschwesternschaft gelten. Im Sommer 1941 wurde dafür das Fronberghaus auf dem Diakoniegelände an der Alten Landstraße eingerichtet.[95] Nun hatte sie quasi ein eigenes kleines Mutterhaus in unmittelbarer Nähe des Diakonissenmutterhauses.

Im Rundschreiben an die Verbandsschwestern bekundete das Mutterhaus im Juni 1940 seine uneingeschränkte Dienstbereitschaft auch im Krieg:

> Unser Volk steht im Kampf um seine Freiheit und sein Lebensrecht. Unsere Soldaten in der Front verrichten Wunder der Tapferkeit. Wir in der Heimat wollen ihnen nicht nachstehen, sondern auf dem Posten, auf dem wir stehen, mit aller Einsatzbereitschaft und opferwilliger Hingabe unseren Dienst verrichten.[96]

---

92 Nach dem Zweiten Weltkrieg erfolgte nach Ausbildungsende eine „Eingliederung" in die Verbandsschwesternschaft in einem Gottesdienst mit anschließender „Broschenfeier".
93 FKS, 4–5, 431, Entwurf der Dienstanweisung der Verbandsschwestern von Diakonisse Else Möller (12.1.1942).
94 FKS, 4–5, 431, Entwurf der Dienstanweisung der Verbandsschwestern von Diakonisse Else Möller (12.1.1942).
95 Das Fronberghaus war 1883 als Waisenhaus errichtet worden und beherbergte gleichzeitig die sogenannte Mittelschule. Nach der von den Nationalsozialisten erzwungenen Schließung konfessioneller Schulen stand es ohnehin leer.
96 FKS, GrFl IV j3, Gruß Juni 1940, S. 2.

Zu Weihnachten 1942 folgte ein Gedicht, aus dem ebenfalls die stillschweigende Zustimmung zum gegenwärtigen Krieg sprach.

Die weitere Entwicklung nach 1945

Die Verbandsschwesternschaft ist keine temporäre Erscheinung der NS-Zeit, sie bestand nach 1945 fort und konnte im Zuge der zunehmenden Auflösung traditioneller Lebensformen einen stetigen Zuwachs an Mitgliedern verzeichnen, während die Zahl der Diakonissen rückläufig war. Dennoch blieb sie in den Augen konservativer Mutterhausangehöriger eine „Hilfsschwesternschaft"[97], obwohl sie in einigen Häusern die Zahl der Diakonissen ab den 1960er Jahren sogar übertraf und mittlerweile eine der tragenden Säulen der Mutterhausdiakonie geworden war[98]. Der Kaiserswerther Pfarrer Bernhard Wiebel (1904–1987) betonte 1958 ausdrücklich: „Das ‚Diakonissentum' ist nicht eine höhere Stufe des Diakonischen"[99], was die andauernden Spannungen zwischen diesen beiden Gruppen eher zwischen den Zeilen erahnen lässt.

In den meisten Mutterhäusern fusionierten um die Wende zum 21. Jahrhundert die Diakonissen mit den Verbandsschwestern und teilweise auch den Diakonen zu einer geistlichen Gemeinschaft.

Fazit

Die Behauptung zahlreicher Repräsentanten des Kaiserswerther Verbandes, die Verbandsschwesternschaft wäre in einer kurzfristigen Rettung der freien Hilfen vor einer Zwangseingliederung in nationalsozialistische Schwesternschaften entstanden, konnte im vorliegenden Aufsatz widerlegt werden. Es handelt sich dabei um eine massive retrospektive Umdeutung gesellschaftlicher Vorgänge, die nicht den historischen Tatsachen entspricht. In der unmittelbaren Nachkriegszeit mögen diese Versuche der Exkulpierung noch verständlich gewesen sein, um das Ausmaß der eigenen Verstrickung in die NS-Ideologie relativieren zu können. Spätestens nach den gesellschaftlichen Umbrüchen infolge des Jahres 1968 wäre es jedoch an der Zeit gewesen, sich den Tatsachen zu stellen und die, wenn auch schmale, Quellenüberlieferung ergebnisoffen auszuwerten. Aber auch dann finden sich in verbandseigenen Veröffentlichungen noch überwiegend Beschönigung, Verharmlosung und Umdeutung der Gründung der Verbandsschwesternschaft als ein Akt der Verweigerung und des Widerstandes. Dies ist unter anderem der Tatsache geschuldet, dass die Diakoniegeschichte und insbeson-

---

97 Schauer (1960), S. 216.
98 Thiele (1963), S. 114–117.
99 Wiebel (1958), S. 298.

dere die Historiographie der Kaiserswerther Diakonie über Jahrzehnte unangefochten in den Händen von „Insidern" lagen, die naturgemäß keine Neigung zur Kritik an der eigenen Organisation haben konnten.[100]

Die vorliegende Untersuchung hat gezeigt, dass der Kaiserswerther Verband ebenso wie andere Organisationen der Inneren Mission ein integrierter Bestandteil der NS-Sozialpolitik war und die nationalsozialistischen Versuche der „Gleichschaltung" auf ein breites weltanschauliches Entgegenkommen stießen. Es gab keinen antagonistischen Widerspruch zwischen Nationalsozialismus und weiten Teilen der Evangelischen Kirche und Diakonie. Damit wurden frühere Arbeiten, etwa von Kaiser, Lauterer oder Hammerschmidt, bestätigt.[101] Martin Broszat hat dazu die These aufgestellt, dass Führungskräfte von Wohlfahrtsorganisationen das konzeptionelle Vakuum der NS-Ideologie auf diesem Gebiet ausgenutzt haben, um ihre Reformvorstellungen mit nationalsozialistischer Hilfe durchzusetzen.[102] Dies galt sowohl für die NSV als auch für den Centralausschuss für die Innere Mission. Allerdings waren diakonische Einrichtungen genauso wie atheistische Wohlfahrtsunternehmen (Arbeiterwohlfahrt, DRK, B. O. K. D.) und die kommunalen Wohlfahrtseinrichtungen in Kämpfe mit der NSV um Macht- und Einflussbereiche verwickelt. In diesen Kämpfen ging es nicht um den weltanschaulichen Dissens zwischen Christentum und NS-Ideologie, sondern um den organisatorischen Erhalt der eigenen Institutionen im Kontext der im Nationalsozialismus typischen Machtkämpfe verschiedener Organisationen eines Arbeitsfeldes. Bereits seit 1933 sah sich der Kaiserswerther Verband einerseits mit den wachsenden Ansprüchen des „neuen Staates" auf aktive Beteiligung an seiner Sozialpolitik und andererseits mit Versuchen der organisatorischen Vereinnahmung durch NS-Organisationen konfrontiert. Insbesondere die zahlenmäßige Überlegenheit konfessioneller Wohlfahrtseinrichtungen machte diese allerdings während der gesamten Dauer der NS-Herrschaft unentbehrlich für die Erfüllung der wechselnden Ziele der NS-Sozialpolitik und sicherte so ihr Überleben. Diese Tatsache wurde aber nicht von allen Repräsentanten von Staat und Partei akzeptiert, so dass es v. a. von Seiten der NSV unter der Leitung Hilgenfeldts zu verstärkten Übernahmebemühungen kam. Ein Versuch der Eingliederung der freien Hilfen des Kaiserswerther Verbandes in die NS-Schwesternschaft ist aber schon aus dem Grund unwahrscheinlich, dass es sich dabei um eine Eliteorganisation der NSDAP gehandelt hat, zu deren hervorstechendsten Eigenschaften die Konfessionslosigkeit zählte. Die zudem, trotz ihrer Bemühung um Anpassung, als tendenziell politisch nicht vollkommen zuverlässig eingestuften evangelischen

---

100 Schober (1984), S. 9; Felgentreff: Profil (1991), S. 105–109. Auch vermeintlich wissenschaftliche Untersuchungen sprachen noch bis in die 1990er Jahre hinein von der „finanziellen Austrocknung" und sogar der „Vernichtung" konfessioneller Wohlfahrtseinrichtungen. Vgl. die Literaturübersicht bei Hammerschmidt (1999), S. 17.
101 Kaiser (1989); Lauterer (1994); Hammerschmidt (1999).
102 Broszat (1983), S. 426 f.

freien Schwestern kamen daher als Übernahmekandidaten für die „Braunen Schwestern" überhaupt nicht in Frage. Zudem handelte es sich bei dem hier geschilderten Vorgang nicht um eine Neugründung, sondern lediglich um eine Namensänderung von „Hilfsschwesternschaft" in „Verbandsschwesternschaft". Daher ist er kein Akt des Widerstands, sondern lediglich Ausdruck des Willens zur Selbsterhaltung der eigenen Arbeitsfelder, Arbeitsplätze und Einflussbereiche und somit ein diplomatisches Ausweichen vor organisatorischem Druck seitens der NSV.

Es konnte zudem gezeigt werden, dass die Entscheidungen über die Eingliederung der kommunalen und konfessionellen Wohlfahrtseinrichtungen in die NSV auf höheren gesellschaftlichen Ebenen ausgetragen und entschieden wurden. Insbesondere der deutliche Widerstand des Deutschen Gemeindetages und dessen Interventionen auf ministerieller Ebene bis hin zu Hitler selbst führten schließlich zur Aufgabe der Übernahmeversuche. Die Umbenennung der „Hilfsschwesternschaft" in „Verbandsschwesternschaft des Kaiserswerther Verbandes" spielte in diesem Konflikt nur eine marginale Rolle.

Bibliographie

Archivalien

Bundesarchiv, Außenstelle Berlin (BArch)

NS 19/1162: Persönlicher Stab Reichsführer SS: Schwestern-Nachwuchs – Vorstellungen des Hauptamtes für Volkswohlfahrt zur Förderung des Nachwuchses, u. a. durch Bestellung eines „Reichskommissars für das Schwesternwesen" 1938
R 36/1001: Deutscher Gemeindetag: Zusammenarbeit zwischen öffentlicher und freier Wohlfahrtspflege, insbesondere NSV 1938
R 36/1002: Deutscher Gemeindetag: Zusammenarbeit zwischen öffentlicher und freier Wohlfahrtspflege, insbesondere NSV 1938–1939

Fliedner-Kulturstiftung Kaiserswerth (FKS)

Archiv

2–1: Diakonissenanstalt (DA)
205: Krankenpflegeschule Mülheim/Ruhr 1931–1949

4–5: Schwesternschaft-Verwaltung
427: Aufnahmebedingungen und Bestimmungen für freie Hilfen und Verbandsschwestern 1931–1939
428: Mutterhaustage für Freie Hilfen und Verbandsschwestern 1933–1952

429: Ausschuss für Verbandsschwesternfragen 1938–1956
431: Rundschreiben an die freien Hilfen, Johanniter- und Verbandsschwestern 1929–1942
518: Verzeichnisse der freien Hilfen und Verbandsschwestern 1896–1952

5: Kaiserswerther Verband
261: Ausschuss für Verbandsschwesternfragen 1964–1966
340: Verbandsschwesternschaft 1928–1966

Bibliothek

GrFl IV j3: Gruß des Kaiserswerther Mutterhauses an seine Hilfsschwestern/freien Hilfen (ab
   1939: Gruß des Kaiserswerther Mutterhauses an seine Verbandsschwestern) 1936–1979
GrFl IV j4: Bestimmungen für die Freien Hilfen des Diakonissen-Mutterhauses Kaiserswerth
   1929, 1931

Literatur

Berger, Manfred: Mohrmann, Auguste Louise. In: Biographisch-Bibliographisches Kirchenlexi-
   kon. Bd. XX. Nordhausen 2002, Sp. 1037–1044.
Berger, Manfred: Frauen in der Geschichte des Kindergartens: Schwester Auguste Mohrmann
   (2015), URL: https://www.kindergartenpaedagogik.de/fachartikel/geschichte-der-kinder
   betreuung/manfred-berger-frauen-in-der-geschichte-des-kindergartens/175/ (letzter Zugriff:
   17.8.2022).
Berger, Manfred: Mohrmann, Auguste Luise. In: Maier, Hugo (Hg.): Who is who der sozialen
   Arbeit. Freiburg/Brsg. 2020, S. 398 f.
Bookhagen, Rainer: Die evangelische Kinderpflege und die Innere Mission in der Zeit des Na-
   tionalsozialismus. Bd. 1: Mobilmachung der Gemeinden 1933 bis 1937. Göttingen 1998; Bd. 2:
   Rückzug in den Raum der Kirche 1937 bis 1945. Göttingen 2002.
Breiding, Birgit: Die Braunen Schwestern. Ideologie, Struktur, Funktion einer nationalsozialisti-
   schen Elite. (=Beiträge zur Wirtschafts- und Sozialgeschichte 85) Stuttgart 1998.
Broszat, Martin: Der Staat Hitlers. 10. Aufl. München 1983.
Büttner, Annett: Diakonissenanstalt Dresden 1844–2014. Essen 2014.
Büttner, Annett: Die Diakonissenanstalt Dresden im Nationalsozialismus. In: Markwardt, Hagen;
   Müller, Fruzsina; Westfeld, Bettina (Hg.): Konfession und Wohlfahrt im Nationalsozialismus.
   Beispiele aus Mittel- und Ostdeutschland. Berlin 2021, S. 167–193.
Direktion der Diakonissenanstalt (Hg.): 101. Kurzer Jahresbericht über das Diakonissen-Mutter-
   haus Kaiserswerth am Rhein im Jahre 1937. Düsseldorf-Kaiserswerth 1938.
Elster, Ruth: Der Agnes Karll-Verband und sein Einfluß auf die Entwicklung der Krankenpflege in
   Deutschland. Frankfurt/Main 2000.
Enzingmüller, Hanna: Von der Hilfsschwesternsache zur Diakonischen Schwesternschaft. In: Der
   weite Raum 27 (1989), H. 1–2, S. 6–16.
Felgentreff, Ruth: Auguste Mohrmann. In: Der weite Raum 29 (1991), H. 1, S. 15 f.
Felgentreff, Ruth: Profil eines Verbandes. 75 Jahre Kaiserswerther Verband. Bonn 1991.

Freytag, Günther: Unterwegs zur Eigenständigkeit. Von den „Freien Hilfen" zur „Diakonischen Schwesternschaft", Gemeinschaft evangelischer Frauen und Männer im Kaiserswerther Verband Deutscher Diakonissenmutterhäuser e. V. (=Leiten, Lenken, Gestalten 4) Gütersloh 1998.

Friedrich, Norbert: 75 Jahre Verbandsschwesternschaft. In: Kaiserswerther Verband deutscher Diakonissen-Mutterhäuser (Hg.): 75 Jahre Kaiserswerther Verbandsschwesternschaft – Diakonische Schwestern- und Bruderschaft 1939–2014. Berlin 2014, S. 15–26.

Friedrich, Norbert: 100 Jahre Kaiserswerther Verband – eine historische Erinnerung. In: Kaiserswerther Verband (Hg.): Du stellst meine Füße auf weiten Raum. 100 Jahre Kaiserswerther Verband deutscher Diakonissen-Mutterhäuser. Berlin 2016, S. 7–60.

Friedrich, Norbert: Diakonie. In: Hermle, Siegfried; Oelke, Harry (Hg.): Kirchliche Zeitgeschichte – evangelisch. Bd. 2: Protestantismus und Nationalsozialismus (1933–1945). Leipzig 2020, S. 181–199.

Friedrich, Norbert: Der Kaiserswerther Verband in der Zeit des Nationalsozialismus. In: Markwardt, Hagen; Müller, Fruzsina; Westfeld, Bettina (Hg.): Konfession und Wohlfahrt im Nationalsozialismus. Beispiele aus Mittel- und Ostdeutschland. Berlin 2021, S. 15–39.

Fürstler, Gerhard; Malina, Peter: Die evangelische Diakonisse Elisabeth Freiin von Dincklage. In: Österreichische Pflegezeitschrift H. 4 (2003), S. 25–29, online unter https://www.yumpu.com/de/document/read/8964952/die-evangelische-diakonisse-elisabeth-freiin-von-dincklage (letzter Zugriff: 17.8.2022).

Gaida, Ulrike: Zwischen Pflegen und Töten. Krankenschwestern im Nationalsozialismus. Frankfurt/Main 2011.

Hammerschmidt, Peter: Die Wohlfahrtsverbände im NS-Staat. Die NSV und die konfessionellen Verbände Caritas und Innere Mission im Gefüge der Wohlfahrtspflege des Nationalsozialismus. Opladen 1999.

Kaiser, Jochen-Christoph: Sozialer Protestantismus im 20. Jahrhundert. Beiträge zur Geschichte der Inneren Mission 1914–1945. München 1989.

Katscher, Liselotte: Krankenpflege und Zweiter Weltkrieg: der Weg der Schwesternschaft des Evangelischen Diakonievereins Herbst 1939 – Ende 1944. Stuttgart 1992.

Klevinghaus, Paul: Die Entstehung und Geschichte der Verbandsschwesternschaft. O. O. [1964].

Korrespondenzblatt des Kaiserswerther Verbandes (1928–1938).

Lauterer, Heide-Marie: Liebestätigkeit für die Volksgemeinschaft. Der Kaiserswerther Verband deutscher Diakonissenmutterhäuser in den ersten Jahren des NS-Regimes. Göttingen 1994.

Lauterer-Pirner, Heide-Marie: Schwester Auguste und ‚Kaiserin Augusta'. Auguste Mohrmann als Angestellte des Kaiserswerther Verbandes in den Jahren 1927–1935. In: Diakonie. Theorien, Erfahrungen, Impulse 16 (1990), H. 2, S. 110–114.

Meier, Kurt: Kreuz und Hakenkreuz. Die evangelische Kirche im Dritten Reich. Überarb. Neuausg. München 2001.

Mohrmann, Auguste: Diakonie heute! Potsdam [1937].

Mohrmann, Auguste: Verbandsschwesterntagungen. In: Die Diakonisse. Zeitschrift für weibliche Diakonie 14 (1939), H. 6, S. 165.

Reichsgesetzblatt Teil I, Nr. 154 vom 30.9.1938: Gesetz zur Ordnung der Krankenpflege vom 28. September 1938, S. 1309–1320, online unter https://alex.onb.ac.at/cgi-content/alex?apm=0&aid=dra&datum=19380004&seite=00001309&zoom=2 (letzter Zugriff: 17.8.2022).

Schauer, Hermann: Frauen entdecken ihren Auftrag. Weibliche Diakonie im Wandel eines Jahrhunderts. Göttingen 1960.

Schober, Theodor: Oberin Auguste Mohrmann. In: Präsidium der Kaiserswerther Generalkonferenz (Hg.): Übergänge. Mutterhausdiakonie auf dem Weg. Breklum 1984, S. 6–13.

Steppe, Hilde: Krankenpflege ab 1933. In: Steppe, Hilde (Hg.): Krankenpflege im Nationalsozialismus. 10. Aufl. Frankfurt/Main 2013, S. 67–92.

Steppe, Hilde; Klich, Christine: Zeittafel Krankenpflege 1933–1944. In: Steppe, Hilde (Hg.): Krankenpflege im Nationalsozialismus. 10. Aufl. Frankfurt/Main 2013, S. 19–38.

Strohm, Christoph: Die Kirchen im Dritten Reich. München 2011.

Thiele, Friedrich: Diakonissenhäuser im Umbruch der Zeit. Strukturprobleme im Kaiserswerther Verband deutscher Diakonissenmutterhäuser als Beitrag zur institutionellen Diakonie. Stuttgart 1963.

Vogt, Joseph: Das Reich. Festschrift für J. Haller zum 75. Geburtstag. Stuttgart 1940.

Vorländer, Herwart: Die NSV. Darstellung und Dokumentation einer nationalsozialistischen Organisation. (=Schriften des Bundesarchivs 35) Boppard am Rhein 1988.

Vorländer, Herwart: Hilgenfeldt, Erich Georg Paul. In: Maier, Hugo (Hg.): Who is who der sozialen Arbeit. Freiburg/Brsg. 2020, S. 249–251.

Wiebel, Bernhard: Zur Verbandsschwesternfrage. In: Die Innere Mission 48 (1958), H. 10, S. 292–299.

Wolff, Horst-Peter: Hilgenfeldt, Erich. In: Wolff, Horst-Peter (Hg.): Biographisches Lexikon zur Pflegegeschichte. Bd. 1. Berlin 1997, S. 84 f.

Wolff, Horst-Peter: Mohrmann, Auguste. In: Wolff, Horst-Peter (Hg.): Biographisches Lexikon zur Pflegegeschichte. Bd. 2. München 2001, S. 160 f.

Internet

https://www.diakonie.de/diakonissen (letzter Zugriff: 17.8.2022)

https://www.fa-kd.de/fileadmin/fakd/tagungsdokumentationen/2019/gemeinschaften-unternehmen/Hartmann_Mathias_Strukturen_der_Zusammenarbeit_Artikel_.pdf (letzter Zugriff: 17.8.2022)

https://kaiserswerther-verband.de/diakonische-gemeinschaften (letzter Zugriff: 17.8.2022)

https://kaiserswerther-verband.de/pressemitteilungen/pm-75-jahre-verbandsschwesternschaft (letzter Zugriff: 17.8.2022)

Der Umgang mit jüdischen Angehörigen von Diakonissenmutterhäusern in der NS-Zeit
Das Beispiel der Geschwister Aufricht in Kaiserswerth

ANNETT BÜTTNER

Einleitung

Durch den Rassenantisemitismus der Nationalsozialisten gerieten nicht nur Mitglieder jüdischer Gemeinden in den Fokus der NS-Machthaber, sondern auch Christen, die aufgrund ihrer jüdischen Vorfahren verfolgt wurden.[1] Die Zahl der von rassistischer Verfolgung betroffenen Christen kann nur geschätzt werden, sie bewegte sich um die 400.000 Personen, von denen mehr als zwei Drittel evangelisch waren.[2] Die meisten von ihnen hatten keinerlei Bezug zum jüdischen Glauben und wurden völlig unvorbereitet aus ihren bisherigen gesellschaftlichen Kreisen verstoßen, denn die evangelischen Landeskirchen distanzierten sich weitgehend von ihnen.[3] Nur wenige Einzelpersonen, wie die Leiterin des Evangelischen Bezirkswohlfahrtsamtes e. V. Berlin-Zehlendorf, Marga Meusel (1897–1953)[4], oder Pfarrer Heinrich Grüber (1891–1975) nahmen sich dieser Verfolgten an[5]. Die Zahl der durch diese Helfer ermöglichten Auswanderungen wird auf ca. 1.700 bis 2.000 geschätzt. Den katholischen Hilfsorganisationen gelang es dagegen, für über 10.000 Menschen die Auswanderung zu erreichen,

---

1 Ursula Büttner/Greschat (1998); Röhm/Thierfelder (1990–2007).
2 Ursula Büttner (1998), S. 20.
3 Kaiser: Protestantismus (1989); Ursula Büttner (1998), S. 31–69.
4 Zu Meusel vgl. Kaiser: Protestantismus (1989), S. 683 f.; Greschat (1998); Buss (2013).
5 Auf die unterschiedlichen Motive der Hilfe oder der verweigerten Unterstützung der in den „Kirchenkampf" verwickelten Gemeinden und Funktionäre der Inneren Mission kann hier nicht eingegangen werden, vgl. dazu Kaiser: Protestantismus (1989).

weil sie weniger vorurteilsbelastet waren, schneller agierten und bereits über entsprechende organisatorische Strukturen verfügten.[6]

Während das Schicksal von evangelischen Theologen jüdischer Herkunft bereits
Gegenstand historischer Forschungen war[7], gibt es über den Umgang mit Judenchris-
ten[8] im Bereich der Diakonissenmutterhäuser bisher keine umfassende Darstellung[9].
Er war ambivalent und reichte von der prinzipiellen Ablehnung der Ausbildung oder
Anstellung über die Ausbildung rassisch Verfolgter in der Krankenpflege in wenigen
Häusern bis hin zu Rettungsversuchen eigener judenchristlicher Mitglieder. Auf eine
Umfrage von Marga Meusel unter den Mutterhäusern des Kaiserswerther Verbandes
vom April 1935, ob sie bereit wären, Judenchristen eine Ausbildung in der Krankenpflege zu ermöglichen, um ihre Auswanderung vorzubereiten, fielen die Reaktionen
ernüchternd aus. Von 27 Antworten waren 16 negativ, sieben knüpften daran zahlreiche
Bedingungen und vier verweigerten eine Stellungnahme.[10] Zu den Bedingungen gehörte die Prüfung jeder einzelnen Kandidatin, der Eintritt in das Mutterhaus ohne Teilnahme am Krankenpflegeunterricht oder die Aufnahme lediglich als Hilfsschwester.

Der religiöse Antijudaismus des frühen Christentums, der die Juden als „Christus-
mörder" ansah, lebte auch in den evangelischen Kirchen bis ins 20. Jahrhundert fort.
„Zentrale christliche Glaubenssätze wie das Gebot der Nächstenliebe änderten wenig
daran, daß Theologen mit gehässiger Überheblichkeit auf das Judentum herabsahen
und durch ihre antijüdischen Schriften an der Verbreitung judenfeindlicher Einstellungen mitwirkten."[11] Die daraus resultierenden Vorurteile erstreckten sich oft auch auf
getaufte Juden, die als ein Fremdkörper im deutschnationalen „Volkstum" angesehen
wurden. Auch evangelische Theologen und Sozialarbeiter hatten in der Zeit der nationalsozialistischen Herrschaft den Rassenantisemitismus so weit verinnerlicht, dass er
Vorurteile und Ressentiments gegen getaufte Juden hervorbrachte.[12] Anders beurteilte
dies Pfarrer Siegfried von Lüttichau (1877–1965), Vorsteher der Kaiserswerther Dia-

---

6 Der Caritasverband und der St. Raphaelsverein zum Schutze katholischer deutscher Auswanderer gründeten 1934 gemeinsam den „Hilfsausschuß für katholische Nichtarier". Vgl. Kaiser: Protestantismus (1989),
S. 679 f., 710–712; Barwich (2014).

7 Vgl. Ludwig/Röhm (2014); Ursula Büttner (1998), S. 49. Bis 1939 waren alle judenchristlichen Pfarrer aus
ihren Ämtern verdrängt worden.

8 Die Terminologie der Verfolgung ist vom Rassenantisemitismus der Nationalsozialisten geprägt. Um
nicht die damals üblichen Begriffe wie „Nichtarier", „Judenmischlinge", „Voll-", „Halb-" und „Vierteljuden"
zu übernehmen und damit die Fremdzuschreibung weiterzuführen, schlug Ursula Büttner in Anlehnung an
die frühchristlichen Gemeinden den Begriff „Judenchristen" vor, der hier auch benutzt wird. Vgl. Ursula
Büttner (1998), S. 19.

9 Vgl. lediglich den älteren Aufsatz von Kaiser: Protestantismus (1989). Darüber hinaus gibt es wenige
Publikationen zu Einzelschicksalen: Röhm/Thierfelder (1990), S. 255–258, 326–333; Zöckler (2017); Müller
(2022), S. 58–65.

10 Vgl. Kaiser: Protestantismus (1989), S. 684; Ludwig (2014).

11 Berding (1988), S. 12.

12 Vgl. Ludwig/Röhm (2014) und Arnhold (2013). Dies führte auch zur Verdrängung judenchristlicher
evangelischer Pfarrer durch die Kirchenleitungen und Gemeinden.

konissenanstalt von 1925 bis 1949.[13] Anlässlich der Jahrhundertfeier der „Gesellschaft zur Beförderung des Christentums unter den Juden zu Berlin" im Jahr 1922 hatte er zwar über „Israels Verstocktheit" und sein „halsstarriges Volk" gesprochen. Die Predigt gipfelte aber in der Aussage: „Es gibt nur eine Lösung der Judenfrage: das ist das Evangelium!"[14] Er sah die Taufe als Möglichkeit an, den Gegensatz zwischen Juden und Christen zu überwinden, allerdings um den Preis der Selbstaufgabe der jüdischen Identität. Daher solidarisierte er sich später auch nicht mit den verfolgten Juden im Allgemeinen, sondern nur mit getauften Judenchristen.

Erst ab dem Ende der 1980er Jahre stellten sich die evangelischen Kirchen in größerem Maße diesem Teil ihrer Geschichte, bis dahin hatten Judenchristen keinen Platz in ihrem kollektiven Gedächtnis. Seither erschienen zahlreiche wissenschaftliche Publikationen zum Thema.[15] Es dauerte aber wiederum einige Jahre, ehe diese Erkenntnisse Eingang in die Praxis evangelischer Gemeinden gefunden hatten. „Sogar erst um die Jahrtausendwende wurde stärker thematisiert, dass die eigenen Kirchenmitglieder mit jüdischer Herkunft keinen Schutz in ihrer Kirche fanden. Inzwischen bemühen sich viele Kirchenkreise und Gemeinden, daran in Ausstellungen und Veröffentlichungen zu erinnern."[16]

Im vorliegenden Aufsatz soll das Schicksal der judenchristlichen Geschwister Aufricht, zweier leiblicher Schwestern, die als Diakonissen im Mutterhaus Kaiserswerth lebten und arbeiteten, beispielhaft nachgezeichnet werden. Das Thema besitzt Relevanz für die Pflegegeschichte, weil damit aufgezeigt werden kann, dass die Exklusion aus rassistischen Gründen in der Zeit des Nationalsozialismus nicht nur Patienten, sondern auch Angehörige der eigenen Profession betraf, die von ihren Zeitgenossen nur selten auf Solidarität hoffen konnten. Wichtige Vorarbeit leistete die bereits 1973 erstmals erschienene Publikation von Diakonisse Ruth Felgentreff.[17] Darüber hinaus wurden die Quellen im Archiv der Kaiserswerther Diakonie (Fliedner-Kulturstiftung Kaiserswerth) und die Gestapo-Akten im Landesarchiv NRW ausgewertet.

Der Weg in die Kaiserswerther Diakonissenanstalt

Die Schwestern Johanne und Ernestine, genannt Erna, Aufricht entstammten einer deutsch-ungarischen Familie jüdischen Glaubens. Johanne wurde am 10. August 1876 im damals österreichischen Pressburg, dem heutigen Bratislava, geboren. Gemeinsam mit ihrer sechs Jahre jüngeren Schwester Erna (geb. am 13. Januar 1882 in Budapest)

---

13 Zu Lüttichau vgl. Annett Büttner (2018).
14 Lüttichau (1922), S. 11.
15 Vgl. die Literaturübersicht in Ursula Büttner (1998), S. 16 f.
16 Ursula Büttner (2019).
17 Felgentreff (1973/2003).

wuchs sie in Wien und Budapest auf. Nach dem frühen Tod der Mutter im Jahr 1884 kamen beide als Pflegekinder unter die Obhut christlicher Lehrerinnen, die im Seminar der Kaiserswerther Diakonissenanstalt ausgebildet worden waren. Dort erfuhren sie eine bewusst evangelisch-reformierte Erziehung und konvertierten mit Einverständnis ihres Vaters 1887 zum Christentum. Nach Beendigung der Schulzeit bekamen die Mädchen Englisch-, Französisch- und Handarbeitsunterricht, bevor sich Johanne 1892 zur Aufnahme als Diakonissenschülerin in das Kaiserswerther Mutterhaus begab. In ihrem Bewerbungsschreiben nannte sie als Eintrittsgrund: „Ich hatte schon lange den Wunsch eine Diakonissin zu werden, eine wahre Jüngerin Jesu, um in seinen Dienst zu treten."[18] 1894 wurde sie Probeschwester und besuchte zunächst das Seminar für Volksschullehrerinnen. Ihr schlechter Gesundheitszustand zwang sie jedoch ein Jahr darauf zum vorübergehenden Austritt. Nach ihrer Genesung arbeitete sie in Budapest als Kindermädchen. 1898 hatte sie sich wieder so weit stabilisiert, dass sie gemeinsam mit ihrer Schwester Erna erneut in die Kaiserswerther Anstalt eintrat. In ihrem Aufnahmegesuch schrieb Erna: „Da meine Schwester in Kaiserswerth war und ich viel Schönes davon gehört habe, habe ich den Wunsch Schwester zu werden."[19] Erna wurde zur Volksschullehrerin ausgebildet, Johanne zur Krankenschwester. 1903 erfolgte die Einsegnung der beiden als Diakonissen.

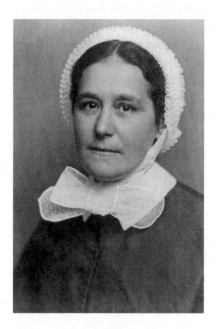

Abb. 1 Erna Aufricht (AFKS)

---

18 AFKS, 4–1, 9, Schreiben o. D. (1892).
19 AFKS, 4–1, 9, Aufnahmegesuch von Erna Aufricht (1898).

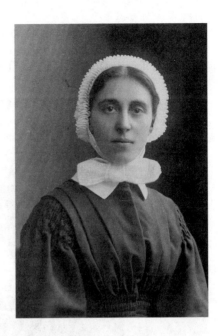

Abb. 2 Johanne Aufricht (AFKS)

Johannes erste Einsatzorte als Probeschwester waren die „Heilanstalt für gemütskranke Frauen" in Kaiserswerth und die Berliner Charité im Jahr 1900, gefolgt vom Diakonissenhospital in Kairo. Dort machte sich ein Gehörleiden bemerkbar, das ihr den Umgang mit Patienten zunehmend erschwerte. Einen Ausweg fand man in der Ausbildung zur Apothekerin. Zu Beginn des Ersten Weltkrieges war sie gerade auf Besuch in Deutschland und konnte nun nicht mehr nach Ägypten zurückkehren. Zunächst arbeitete sie jetzt in der Kaiserswerther Apotheke.

Erna war in der Zwischenzeit als begeisterte Lehrerin in Hilden tätig, wo die Diakonissenanstalt eine Mädchenschule mit Pensionat unterhielt. Nach weiteren Zwischenstationen folgte ihr Einsatz in der Gartenbauschule an der Kreuzbergstraße und im Internat des Mendelssohnstifts in Horchheim bei Koblenz. Eine ihrer dortigen Schülerinnen erinnerte sich später:

> „Ich bin die Mutter der Kinder!" – das waren die ersten Worte, die ich aus Ernas Mund hörte, als mein Vater mich – für meine Jahre kleines, etwas zaghaftes Mädchen nach Horchheim ins Internat brachte [...] Ganz bald wurde sie von ihren 21 Töchtern innig geliebt und hoch geachtet. Sie war eine rechte Erzieherin: streng, energisch, gut und liebevoll.[20]

---

20 AFKS, 4–1, 9, Erinnerungen von Diakonisse Marthchen Schell, o. D. (nach 1945).

Besonders ihre Liebe zur Natur übertrug sie auf ihre Schützlinge. Während des Ersten Weltkrieges wurden Erna und Johanne wie viele ihrer Mitschwestern auch im Lazarett eingesetzt, das die Diakonissenanstalt in Kaiserswerth unterhielt.[21]

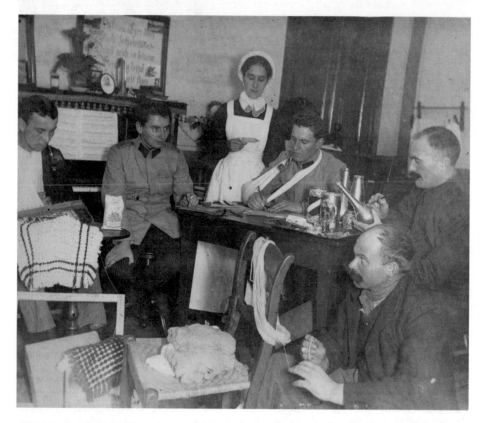

Abb. 3 Erna Aufricht im Lazarettdienst in Kaiserswerth; auf der Rückseite befindet sich folgende Widmung: „Der liebenswürdigen Schwester Erna zum freundlichen Andenken an das Kriegsjahr 1914, gewidmet von Wolfg. Willner" (AFKS)

Ihre eigentliche Wirkungsstätte fand Schwester Johanne ab 1916 als Apothekerin des Evangelischen Krankenhauses in Mülheim, mit dessen Oberin Auguste Schriever (1877–1963) sie befreundet war.[22] Erna arbeitete nach dem Ersten Weltkrieg in der Verwaltung der Diakonissenanstalt in Kaiserswerth.

---

21 Vgl. dazu Annett Büttner (2012).
22 Zu Auguste Schriever vgl. Annett Büttner (2006).

Die ersten Jahre der NS-Herrschaft

Die Kaiserswerther Diakonie stand, ebenso wie die meisten Diakonissenmutterhäuser und die Dachorganisation Kaiserswerther Verband, den neuen Machthabern zunächst überwiegend positiv gegenüber.[23] Pastor Constantin Frick, Vorsteher des Bremer Diakonissenmutterhauses, berichtete in der Kaiserswerther Generalkonferenz am 5. Mai 1933, dass 90 Prozent der Schwestern „gesinnungsmäßig" zur NSDAP gehörten. Im Wahlbezirk der Diakonissenanstalt Kaiserswerth stimmten bereits vor 1933 so viele Anstaltsangehörige für die NSDAP, dass sie sich kircheninterner Kritik ausgesetzt sah.[24]

Die Machtübergabe an die Nationalsozialisten hatte trotzdem zunächst keine Auswirkung auf das Leben der Schwestern Aufricht, weil ihre jüdische Herkunft im Schwesternkreis kaum bekannt gewesen sein dürfte und die Mutterhausleitung ihre schützende Hand über sie hielt. So wurde offenbar das „Gesetz zur Ordnung der Krankenpflege" vom 28. September 1938 nicht buchstabengetreu umgesetzt. Dort war in Absatz I § 1 (1) festgelegt: „Wer berufsmäßig die Krankenpflege ausüben will, bedarf dazu der Erlaubnis. [...] § 2 (1) Die Erlaubnis setzt voraus: 1. Den Nachweis, daß der Antragsteller deutschen oder artverwandten Blutes ist."[25] Allen nach der Rassenideologie der Nationalsozialisten als Juden definierten Personen war demnach nur noch die Pflege jüdischer Patienten gestattet.[26] Auch dafür bedurfte es eigentlich einer besonderen behördlichen Erlaubnis. Diese Anordnung wurde vom Mutterhaus offenbar stillschweigend übergangen oder nicht für wichtig erachtet. Anders als rassisch verfolgte evangelische Pfarrer, die von ihren Gemeinden und den Landeskirchenleitungen aus ihren Ämtern verdrängt wurden, versuchte die Leitung der Diakonissenanstalt, die Geschwister Aufricht zu schützen. Andererseits unterschätzte sie offenbar den Vernichtungswillen der nationalsozialistischen Machthaber. Die Zugehörigkeit zum christlichen Glauben bot keinen Schutz vor Nachstellungen durch die Behörden, da der Staat einen Rassenantisemitismus verfolgte, der sich ausschließlich auf die familiäre Herkunft konzentrierte.[27] Die gesetzliche Grundlage hatten die sogenannten Nürnberger Rassengesetze und hier insbesondere das Reichsbürgergesetz vom 15. September 1935 geliefert.[28] Die Taufe, von Heinrich Heine im 19. Jahrhundert noch als „Entrée-Billet" zur europäischen

---

23 Lauterer (1994).
24 Kaiser: Sozialer Protestantismus (1989), S. 290.
25 Gesetz zur Ordnung der Krankenpflege vom 28.9.1938. In: Reichsgesetzblatt (1938), Teil I, Nr. 154 vom 30.9.1938, S. 1310, online unter https://alex.onb.ac.at/cgi-content/alex?aid=dra&datum=1938&page =1487&size=34 (letzter Zugriff: 3.5.2023). Zur Entstehung des Krankenpflegegesetzes vgl. den Aufsatz über die Geschichte der Verbandsschwesternschaft in diesem Band.
26 2. Verordnung zum Gesetz zur Ordnung der Krankenpflege vom 28.9.1938. In: Reichsgesetzblatt (1938), Teil I, Nr. 154 vom 30.9.1938, S. 1314 f., online unter https://alex.onb.ac.at/cgi-content/alex?aid=dra&da tum=1938&page=1492&size=34 (letzter Zugriff: 3.5.2023).
27 Berding (1988), S. 140–151.
28 Vgl. Essner (2002) sowie online: https://www.1000dokumente.de/index.html?c=dokument_de&do kument=0007_nue&l=de (letzter Zugriff: 26.4.2023).

Kultur angesehen, die verbunden mit einer Assimilation in die Mehrheitsgesellschaft auch soziale Gleichberechtigung für die konvertierten Juden versprach, erwies sich hier einmal mehr als Sackgasse und nicht erfülltes Versprechen.

Auf nicht mehr zweifelsfrei zu rekonstruierendem Weg wurde die jüdische Herkunft der Aufrichts Anfang 1942 der Düsseldorfer Dienststelle der Geheimen Staatspolizei (Gestapo) bekannt. Der erste Vermerk in der Gestapo-Akte stammt vom 13. Februar: „Wie ermittelt werden konnte wohnt in Kaiserswerth, Alte Landstraße 121, die bisher nicht erfasste Jüdin Ernestine (gen. Erna) Aufricht [...].“[29] Zu ihrer eigenen Sicherheit hatte Schwester Erna bereits im November 1941 ihre Tätigkeit in der Verwaltung beendet und Johanne wurde aus der Apotheke des Krankenhauses Mülheim/Ruhr ins Mutterhaus zurückgerufen.

Fortan hielten sich die Geschwister nur noch in dem ihnen eingeräumten Zimmer im Feierabendhaus 2 auf, das eigentlich den Schwestern im Ruhestand diente. Damit sie wenigstens etwas frische Luft bekamen, hatte die Mutterhausleitung ein Balkonzimmer in der obersten Etage ausgesucht.

Alle dort wohnenden Mitschwestern erklärten sich damit einverstanden, mit den Aufrichts unter einem Dach zu wohnen. „Leider konnten wir in unserem großen Kaiserswerther ‚Staat‘ nie wissen, wieviel heimliche oder fanatische Nazianhänger bereit gewesen wären, ‚um der Sache willen‘, unsere Maßnahmen an die große Glocke zu hängen“[30], schrieb die Oberin Karin von Ruckteschell (1891–1961) rückblickend über diese Vorgänge. Wie bereits erwähnt, waren zumindest zu Beginn der NS-Zeit zahlreiche Mutterhausangehörige von den neuen Machthabern und ihrer Ideologie begeistert. Die Ausbildung des Schwesternnachwuchses wurde auch in den Diakonissenmutterhäusern an den Vorgaben des Staates ausgerichtet und umfasste Fächer wie „Rassenkunde“ und „Erbgesundheit“.[31] Diese Maßnahmen verfehlten ihre Wirkung nicht.

Die politische Instabilität der Weimarer Republik und die für Deutschland neue republikanische Staatsform hatte in den evangelischen Mutterhäusern zu großer Skepsis geführt, zumal die Schwestern und Mitarbeiter überwiegend in der Kaiserzeit aufgewachsen und sozialisiert worden waren. Mit der pluralistischen, aus allgemeinen und demokratischen Wahlen hervorgegangenen Weimarer Demokratie unter Beteiligung der Sozialdemokratie konnte und wollte sich kein evangelisches Mutterhaus in Deutschland identifizieren. Auch der Versailler Vertrag, der Deutschland die alleinige Schuld am Ausbruch des Ersten Weltkrieges zuschrieb und zu sehr hohen Reparationszahlungen verpflichtete, wurde in den Publikationen der Diakonie immer wieder behandelt. Dazu gesellte sich im Protestantismus eine traditionelle, schon auf Luther zurückgehende Obrigkeitshörigkeit, die sich allerdings nicht auf die Organe der ungeliebten Republik bezog, die vermeintlich nicht in der Lage waren, die drängenden poli-

---

29 LANRWRH, RW 0058 Nr. 52298, Vermerk vom 13.2.1942 von F. Gestermann.
30 AFKS, 4–1, 9, Gedächtnisprotokoll der Oberin von Ruckteschell, o. D.
31 Ulmer (2013).

tischen und wirtschaftlichen Probleme zu meistern. Die Ideen, die im 19. Jahrhundert hinter der engen Verbindung evangelischer Kreise zum deutschen Staat standen, die vielzitierte Allianz von Thron und Altar, wurden unter dem Begriff des Nationalprotestantismus zusammengefasst. Er bedeutete „systematische Aufeinanderbezogenheit" und eine „echte Symbiose des religiösen und des nationalen Elementes".[32] Ohnehin stand die evangelische Kirche schon allein durch ihre landeskirchlichen Strukturen der jeweiligen Regierung näher als etwa die nach Rom ausgerichtete katholische Weltkirche.

Der aufkommende Nationalsozialismus bot nun auf alle drängenden wirtschaftlichen, politischen und weltanschaulichen Fragen scheinbar einfache Antworten, die ihn auch für protestantische Kreise attraktiv machten. Diese Grundstimmung führte zu einer Befürwortung der Machtübergabe an die Nationalsozialisten durch die meisten Mutterhausangehörigen. Die Straßenkämpfe rivalisierender politischer Lager, die zum Teil auch die Arbeit der Gemeindediakonissen beeinträchtigt hatten, hörten mit einem Schlag auf. Auch die wirtschaftliche Konsolidierung, die nur zum Teil auf Maßnahmen des Staates zurückzuführen war, verfehlte ihre positive Wirkung nicht. Insbesondere der Überhöhung der Volksgemeinschaft begegnet man in den zeitgenössischen diakonischen Quellen immer wieder. Sie war das Ziel aller krankenpflegerischen, sozialen, aber auch missionarischen Bemühungen und entfaltete eine starke Mobilisierungskraft. Dass aus dieser Gemeinschaft Juden, Sozialdemokraten, Kommunisten und andere Gruppen ausgeschlossen waren, wurde ignoriert, gehörten sie ja auch vor der Machtübergabe zu den vermeintlichen oder tatsächlichen Gegnern der Kirchen.

Den zunehmenden Angriffen der Nationalsozialisten auf diakonische Einrichtungen versuchte man durch Entgegenkommen und Ausweichen zu begegnen. Diese schwankende Haltung entsprach taktischen Motiven und fand ihre Entsprechung in der Politik der Kaiserswerther Diakonie und des Kaiserswerther Verbandes unter der Leitung des Pfarrers Siegfried Graf von Lüttichau. Die traditionell deutschnationale Einstellung der Mutterhausdiakonie und die prinzipielle Ablehnung von Aufklärung und Moderne harmonierten mit Teilen des nationalsozialistischen Weltbildes, was eine zumindest partielle Zustimmung zu seinen Inhalten möglich machte. Auch Lüttichau war ein typischer Vertreter dieser Anschauungen. Nach seiner Tätigkeit als Botschaftsprediger in Konstantinopel bis 1918 und einem kurzen Intermezzo als Pastor der Berliner Dreifaltigkeitskirche fand er 1925 seine Lebensaufgabe als Vorsteher der Kaiserswerther Diakonissenanstalt, die er bis 1949 erfüllte. Geprägt durch seine nationalkonservative Herkunft und die negativen Folgen des Versailler Vertrages für Deutschland konnte er, wie viele seiner Standeskollegen, kein positives Verhältnis zur Weimarer Republik aufbauen und begrüßte daher zunächst die Machtübergabe an die

---

32 Krumeich/Lehmann (2000), S. 1.

Nationalsozialisten. Der neue Staat schien aus seiner Sicht an einer Zusammenarbeit mit den Kirchen interessiert und damit ein Verbündeter gegen den zunehmenden Atheismus in der Gesellschaft zu sein. Als Vorsitzender des Kaiserswerther Verbandes ordnete er sich den neuen Machthabern formal unter, indem er den Verband nach dem Führerprinzip neu strukturierte.[33] Dennoch verfolgte er nach Möglichkeit einen neutralen Kurs und hielt diese Organisation aus dem „Kirchenkampf" heraus, obwohl er sich intern mit der Bekennenden Kirche solidarisierte. Folgerichtig wahrte Lüttichau eine gewisse Distanz zu den neuen Machthabern und ihren Totalitätsansprüchen. Aus seiner deutschnationalen Grundüberzeugung heraus und um der ihm anvertrauten Diakonie vermeintlich einen Dienst zu tun, war Lüttichau 1933 dem Drängen des NSDAP-Ortsgruppenleiters nachgekommen und der Partei beigetreten. Als sich zunehmend die Unvereinbarkeit christlicher Einstellungen mit dem Nationalsozialismus zeigte und die Repressionen gegenüber kirchlichen Einrichtungen zunahmen, scheute er sich nicht, 1939 wieder aus der Partei auszutreten. Erstaunlicherweise hatte dieser Austritt weder für Lüttichau persönlich noch für die Diakonie negative Folgen. Offensichtlich benötigte man deren Kapazitäten in der Krankenpflege dringend für den bereits unmittelbar bevorstehenden Krieg. Auch einigen anderen Mitarbeitern der Diakonie war durch vermehrte staatliche Repressalien gegen kirchliche Einrichtungen, Behinderte und Andersdenkende die menschenverachtende Grundeinstellung der Nationalsozialisten klar geworden.[34] Die Diakonissenschwesternschaft bot als Teil der Gesamtgesellschaft nun ein Abbild dieser verschiedenen Auffassungen zwischen Zustimmung und Skepsis.

Die Geschwister Aufricht hielten sich, wie bereits erwähnt, ab November 1941 in einem Feierabendhaus in Kaiserswerth auf. Die jüdische Kultusgemeinde Düsseldorf sah sich im Februar 1942 von der Gestapo gezwungen, den Aufrichts einen „Judenstern" aus Stoff zuzusenden, den sie auch auf dem Diakoniegelände an ihrer Diakonissentracht tragen mussten.[35] Da sie das Feierabendhaus nicht mehr verließen, blieb ihnen dies wohl erspart. Bereits ab August 1938 war in allen amtlichen Papieren zwangsweise der zweite Vorname „Sarah/Sara" einzufügen, der sich nun auch auf den Briefen an die Aufrichts befand.[36]

Unmittelbar nach diesem Schreiben wurden die Schwestern von der Gestapoleitstelle Düsseldorf zu einem Verhör vorgeladen, zu dem sie in Begleitung der Oberin Karin von Ruckteschell erschienen. Schwester Karin erinnerte sich später, zuerst alleine in den Raum gegangen zu sein und den Lebensweg der beiden Schwestern erläutert

33 Vgl. Lauterer (1994).
34 Vgl. zu diesem Themenkomplex u. a. Thierfelder (1998); Annett Büttner (2021).
35 Das Tragen des „Judensterns" wurde für Juden bereits im September 1941 obligatorisch. Vgl. auch LANRWRH, RW 0058 Nr. 52298, Vermerk des Kriminal-Oberassistenten Pütz vom 3.3.1942.
36 Ursula Büttner (1998), S. 28. Für Männer galt der zweite Vorname „Israel".

zu haben. Als diese dann völlig verängstigt eintraten und zitternd vor Aufregung alles richtig machen wollten und mit „Heil Hitler" grüßten, brüllte der Beamte sie an: „Wissen Sie nicht, daß Sie nicht mit dem deutschen Gruß zu grüßen haben?"[37] Tatsächlich war Juden seit den Nürnberger Gesetzen das Benutzen der zur Staatsflagge erklärten Hakenkreuzfahne untersagt und offenbar auch der allgemein übliche Hitlergruß.

Der Rückzug aus den Arbeitsstellen nach Kaiserswerth konnte die Deportation der Schwestern aber ebenso wenig verhindern wie die Intervention bei Düsseldorfer und Berliner Dienststellen. Der Vorsteher der Diakonissenanstalt, Pastor von Lüttichau, war im Februar 1942 sogar bis zu Adolf Eichmann (1906–1962), dem Hauptverantwortlichen für die Vernichtung der jüdischen Bevölkerung, vorgedrungen. Zunächst versicherte die Gestapo Düsseldorf nach einer Besichtigung der Unterkunft der Schwestern, dass sie in Kaiserswerth verbleiben konnten. Dies diente aber wohl nur dem Ziel, die Anstalt in Sicherheit zu wiegen und sie von weiteren Schritten zur Rettung der Schwestern abzuhalten. Für alle völlig überraschend kam während der Abwesenheit des Vorstehers am 13. Juli 1942 der Befehl an die Schwestern Aufricht, sich am 20. Juli zum Sammelpunkt für den Transport einzufinden. Makabrerweise war dies der städtische Schlachthof in Düsseldorf-Derendorf, in dessen Großviehhalle die jüdische Bevölkerung Düsseldorfs jeweils am Wochenende zusammengepfercht wurde, um auf den Zugtransport nach Theresienstadt und in andere Konzentrations- und Vernichtungslager zu warten.[38] Im Protokoll der Vorstandssitzung der Diakonissenanstalt vom 16. September 1942 heißt es dazu: „Schwester Johanna [sic!] und Schwester Erna Aufricht, um die wir uns in langen Monaten bemüht haben, und die wir hofften, in unserm Feierabend zu bewahren, mussten uns trotz aller Verhandlungen am 20. Juli verlassen. Wir sind seither ohne Nachricht von ihnen."[39]

Am selben Tag wie die Geschwister Aufricht wurden auch zwei betagte judenchristliche Bewohnerinnen des Altenheims Stammhaus deportiert. Auskunft darüber gibt lediglich ein Aufsatz von Bernhard Wiebel, ehemals Pfarrer der Kaiserswerther Diakonie.[40] Er hatte sich 1981 auf die Suche nach Spuren jüdischer Bewohner in Kaiserswerth gemacht und war durch mündliche Zeitzeugenberichte auf das Schicksal dieser beiden Frauen gestoßen. Schriftliche Hinweise konnte er schon zur damaligen Zeit nicht mehr finden. Eine von ihnen hat vor ihrer Deportation mehrere Selbstmordversuche unternommen, um ihrem Schicksal zu entgehen, über ihr Lebensende ist bisher nichts bekannt. Die andere erlag in Theresienstadt ihrem Herzleiden.

37　AFKS, 4–1, 9, Gedächtnisprotokoll der Oberin von Ruckteschell, o. D.
38　Heute befindet sich an dieser Stelle die Fachhochschule Düsseldorf, die einen Ort der Erinnerung und Mahnung eingerichtet hat, vgl. Schröder (2019).
39　AFKS, 2–1, 87.
40　Wiebel (1981), S. 26–28.

In Theresienstadt

Mit je einem Koffer, dessen Größe penibel vorgeschrieben war, begaben sich die Geschwister in Begleitung einiger Diakonissen und der ehemaligen Vorsteherin Elisabeth von Buttlar am 20. Juli 1942 zum Sammellager in der Münsterstraße. Der Koffer wurde ihnen schon bei der Abfahrt abgenommen, sie haben ihn nie wiedergesehen. Das Ereignis war so außerordentlich, dass die an Gehorsam gewohnte Oberin Karin von Ruckteschell sich fragte, ob hier nicht eine andere Haltung angebracht wäre. In einem retrospektiven Gedächtnisprotokoll notierte sie: „Immer wieder frage ich mich: ist hier nicht die Grenze dessen, was an Gehorsam gegen die Obrigkeit geleistet werden darf – muß ich nicht Gott gehorchen und meine Schwestern versuchen zu schützen vor diesem Schicksal?"[41] Dazu wäre es nun ohnehin zu spät gewesen, da eine Auswanderung auf eine der Auslandsstationen der Diakonissenanstalt zu diesem Zeitpunkt rechtlich kaum noch möglich gewesen wäre. Wie viele andere auch hatten die Verantwortlichen den Vernichtungswillen der Nationalsozialisten unterschätzt und an der Illusion einer redlich handelnden Obrigkeit festgehalten.

Die Deportation nach Theresienstadt wurde von den NS-Behörden als Vorzugsbehandlung dargestellt. Sie propagierten dieses KZ in Nordböhmen als „Altersghetto" für ausgesuchte Jüdinnen und Juden und führten es internationalen Kommissionen als „Musterlager" vor.[42] Tatsächlich waren die Verhältnisse etwas anders als in den Barackenlagern von Auschwitz oder Buchenwald. Die Garnisonsstadt war erst kurz zuvor von ihren Bewohnern zwangsgeräumt worden und die Häftlinge zogen nun in vormals zivile, allerdings vollkommen leere Häuser ein. Die Versorgung mit Lebensmitteln, Heizung usw. glich jedoch der in den anderen KZs, letztlich diente Theresienstadt vor allem als Durchgangslager für die großen Vernichtungslager im Osten.

Die Schwestern verfügten bei ihrer Ankunft lediglich über eine Decke, ein Kissen und die Kleidung, die sie trugen. Geschlafen wurde auf der Erde, mit der Decke als Unterlage und dem Mantel als Zudecke. Bald tauschten sie ein von Mithäftlingen gezimmertes Bänkchen gegen Lebensmittel und Zahnpasta ein. In dem kleinen Haus, das wohl für maximal zehn Personen gedacht war, drängten sich nun 140 zusammen, allein in ihrem Zimmer zehn bis zwölf Frauen. Eine von ihnen war schwerkrank und wurde von den Aufrichts gepflegt. Fortan widmeten sich die Schwestern der Pflege ihrer Mitgefangenen. Ein Zeugnis einer dort geschlossenen Freundschaft ist eine alte, abgegriffene Bibel mit der Widmung „Den beiden gütigen und liebevollen Schwestern in Dankbarkeit hinterlassen. Paula Wolff Theresienstadt 20/9.42". Auf dem hinteren Umschlag befindet sich ein handschriftliches ungarisches Gebet der Aufrichts, was

---

41 AFKS, 4–1, 9, Gedächtnisprotokoll der Oberin von Ruckteschell, o. D. Zur Bedeutung des Gehorsams als diakonische Grundtugend vgl. Annett Büttner (2014/15).
42 Vgl. Adler (2012); Benz (2013).

sinngemäß übersetzt etwa Folgendes bedeutet: „Aus meinem tiefsten Inneren bete ich Dich an, mein Gott. Mein Gott, hör mich an und hilf mir!"[43]

Trost fanden sie in den evangelischen Gottesdiensten, die aber nicht in der vorhandenen Kirche, sondern nur auf dem Dachboden eines Wohnhauses abgehalten werden durften.

Das Kaiserswerther Mutterhaus und Diakonisse Auguste Schriever aus dem Krankenhaus in Mülheim/Ruhr schickten gelegentlich Päckchen, deren Ankunft den Geschwistern Aufricht neuen Lebensmut schenkte, da sie sich so weiterhin des Gedenkens ihrer Mitschwestern versichert sahen. Unerschrocken versuchte Schwester Auguste immer noch Kontakt zu Johanne Aufricht zu halten. Im Sommer 1942 machte sie anlässlich eines Besuches in Duisburg mit dem Auto einen Umweg zu einem jüdischen Arzt, der ebenfalls nach Theresienstadt deportiert werden sollte und dem sie einen letzten Gruß für ihre Freundinnen mit auf den Transport gab. Von der Gestapo wurde sie daraufhin wegen unerlaubter Benutzung eines PKWs zu diesem Zweck, „der nach dem gesunden Volksempfinden Bestrafung verdient"[44], zu 100 RM oder einer dreiwöchigen Gefängnisstrafe verurteilt. Doch auch dies hielt sie nicht davon ab, weiterhin Briefe und Päckchen an die KZ-Häftlinge zu schicken, nachdem die Geldstrafe beglichen worden war. Einige davon haben auch ihr Ziel erreicht; in dem Herrnhuter Losungsbuch des Jahres 1942, das beide Schwestern bis 1945 als eine Art Tagebuch benutzten, wurde ihre Ankunft jedes Mal freudig verzeichnet.

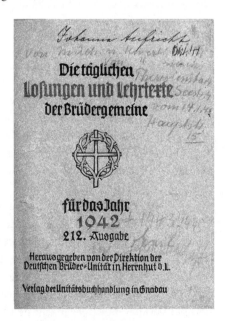

Abb. 4 Losungsbuch der Herrnhuter Brüdergemeine mit Eintragungen von Johanne Aufricht (Titelblatt)

---

43 AFKS, 4–4/02, 6.
44 AFKS, 4–1, 6.

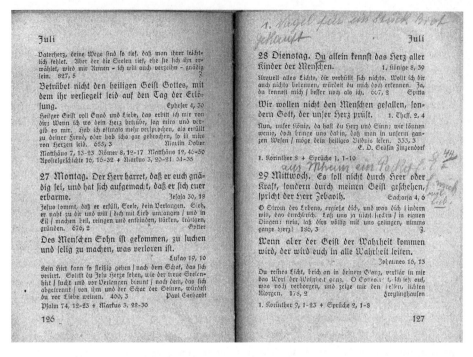

Abb. 5 Losungsbuch der Herrnhuter Brüdergemeine mit Eintragungen von Johanne Aufricht (Innenseiten)

Die ersten Monate überstanden die Schwestern bei relativ guter Gesundheit, aber ab Ende 1942 häuften sich Erkrankungen und Unfälle. So wurde Schwester Johanne beim Wasserholen an der vereisten Pumpe von einem Mann zur Seite gestoßen, fiel auf eine Eisplatte und brach sich die Kniescheibe. Erna erkrankte ernsthaft an Typhus. Erst im April 1943 konnte sie ihre Arbeit in der Krankenpflege wiederaufnehmen. Schon zu Beginn des nächsten Jahres folgte eine Erkrankung an Lymphangitis, einer bakteriellen Entzündung der Lymphknoten, die mehrere Operationen nach sich zog. Schwester Ernas Gewicht betrug zu diesem Zeitpunkt nur noch 43 kg. Ihre Arbeit in der Pflege konnte sie nicht mehr weiterführen. Dadurch geriet sie in akute Gefahr, in ein Vernichtungslager deportiert zu werden – was allgemein als „Arbeitseinsatztransport" verschleiert wurde. Für die Nationalsozialisten bemaß sich der Wert eines Gefangenen nur nach seiner Arbeitsfähigkeit. War sie nicht mehr gegeben, bedeutete dies häufig das Todesurteil. Das nach dem Krieg angefertigte Tagebuch von Johanne Aufricht mit Berichten über die Ankunft immer neuer Häftlinge und die ständigen Abtransporte in Vernichtungslager macht deutlich, dass sich die Schwestern der Gefahr sehr bewusst waren.[45] Bereits im August 1944 war auch Erna für einen solchen Transport vorgesehen, wurde aber auf ihre Bitte hin noch einmal zurückgestellt. Am 17. Oktober kam dann ein erneuter Transportbefehl. Ihre Schwester Johanne stellte den Antrag, mitfahren zu dürfen, da sie, nunmehr ertaubt, alleine ohnehin nicht mehr als Krankenschwester arbeiten könne. Der Antrag wurde jedoch „wegen Überschreitung der Altersgrenze" abgelehnt. Auf die Rückseite dieses Bescheides schrieb Schwester Johanne: „Erna alleine fort 18.X.44. Wie Gott will! 23.X. Sonnenschein + Fränkel mit diesem Transport sehen Erna – ach könnt ich doch mit. Keine Erlaubniß. Ich bin einsam!"[46]

Schwester Erna Aufricht überlebte den Transport nach Auschwitz wohl nur um kurze Zeit. Als ihr Todestag wurde später von den tschechischen Behörden der 19. Oktober 1944 eher geschätzt als tatsächlich ermittelt.

Kurz nach diesem Schicksalsschlag stürzte Schwester Johanne im dunklen Treppenhaus und brach sich mehrfach den Arm. Eine Diakonisse aus dem österreichischen Gallneukirchen, die wie sie interniert war, wurde für acht Tage Johannes Stütze und Hilfe, bevor sie an Hirnhautentzündung starb. Einen vertrauten Menschen nach dem anderen musste die fast gehörlose Diakonisse gehen lassen.

Nachdem sie ihre vom Bruch versteiften Finger durch Charpiezupfen[47] wieder etwas gelenkiger zu machen versucht hatte, nahm sie ihre Tätigkeit in der Krankenpflege wieder auf. Zeitweise wurde sie aber auch beim Bearbeiten von Glimmer[48] eingesetzt. Die Lebensmittelversorgung verschlechterte sich zusehends, mitunter gab es nur alle vier Tage nach langem Anstehen eine kleine Brotration. Noch bis zum 1. Mai 1945 kamen neue Häftlinge an, bevor das Lager am 5. Mai vom Roten Kreuz übernommen wurde. Am 8. Mai erreichten schließlich sowjetische Truppen den Ort.

Ruhestand im Mutterhaus

Während ihre Schwester Erna den KZ-Aufenthalt nicht überlebte, konnte Johanne Aufricht im Sommer 1945 nach Kaiserswerth zurückkehren. Die Fahrt gestaltete sich schwierig, da es kaum funktionierende Eisenbahnverbindungen gab und Benzin knapp war. Ein Kaiserswerther Nachbar bekam Anfang Juni die Erlaubnis der amerikanischen Militärregierung, seine Frau mit dem PKW aus Theresienstadt abzuholen und Schwester Johanne mitzunehmen. Die völlig entkräftete und unterernährte Schwester fuhr am 8. Juni 1945 zunächst bis nach Hof mit. Allein diese kurze Fahrt dauerte bei den Nachkriegsverhältnissen drei Tage. Auf Schloss Döhlau bei Hof fand sie zunächst Aufnahme

---

45 AFKS, 4–4/02, 1.
46 AFKS, 4–1, 9.
47 Charpie ist ein Verbandmaterial aus Baumwolle.
48 Glimmer ist ein spaltbares Mineral, was unter anderem in der Elektroindustrie als Isoliermaterial eingesetzt wird.

bei Kaiserswerther Diakonissen, die mit einem Kinderheim dorthin evakuiert worden waren. Sie brauchte einige Wochen, um ihre Gesundheit für die Rückreise zu stabilisieren. Am 2. August traf sie in Begleitung einiger Schwestern wieder in Kaiserswerth ein.

Hier lebte sie in einem Feierabendhaus der Diakonissenanstalt sehr zurückgezogen und fast völlig ertaubt bis zu ihrem Tod.

Im Prozess gegen den Kriminalsekretär Georg Pütz (1906–1971), der maßgeblich zu ihrer Verhaftung beigetragen hatte, brauchte sie auf Antrag des Vorstehers Lüttichau nicht persönlich auszusagen. Pütz hatte sich nach dem Krieg unter dem Decknamen Georg Franken auf dem Gutshof der Diakonissenanstalt anstellen lassen, wurde jedoch enttarnt. Wegen „Verbrechens gegen die Menschlichkeit" verurteilte ihn das Landgericht Düsseldorf 1949 zu acht Jahren Zuchthaus und Aberkennung der bürgerlichen Ehrenrechte für fünf Jahre.[49]

Im Jahr 1949 wurde Schwester Johanne als „Verfolgte des Naziregimes" anerkannt. Fortan erhielt sie eine entsprechende monatliche Rente, von der sie dem Mutterhaus und insbesondere den Feierabendschwestern immer wieder reichliche Spenden zukommen ließ.[50] Sie verstarb am 18. August 1963. Ihre letzte Ruhestätte fand sie neben ihrer Freundin Auguste Schriever auf dem Diakonissenfriedhof. Diese hatte bereits 1957 für die Anbringung einer Gedenktafel für Erna Aufricht an der Friedhofsmauer gesorgt.

Nachwirkungen

Nach dem Zweiten Weltkrieg bekannte sich der Vorsteher Lüttichau uneingeschränkt zur Mitschuld an den NS-Verbrechen und bemühte sich um einen möglichst angenehmen Ruhestand von Schwester Johanne. Auch wenn sie nicht viel von ihrer Zeit in Theresienstadt erzählt hat, erlaubten doch ihr nachträglich angefertigtes Tagebuch und andere Quellen Ruth Felgentreff, der langjährigen Archivarin der Kaiserswerther Diakonie, im Jahr 1973 das Verfassen einer ersten Publikation über dieses Kapitel der Mutterhausgeschichte. Die Schwesternschaft trug sich seither mit dem Gedanken, ein Gebäude nach Erna Aufricht oder beiden Schwestern zu benennen. Zu groß war jedoch die Beschämung, dass man ihr Schicksal nicht verhindert hatte, so dass lange davon Abstand genommen wurde, um nicht täglich an das eigene Versagen erinnert zu werden. Erst im September 2003 erhielt die durch die Kaiserswerther Diakonie füh-

---

49 Zum „Judenreferenten" Georg Pütz vgl. Schmidt (2005), S. 170–196. Pütz hatte sich von 1928 bis 1939 vom Polizeiwachtmeister bis zum Oberwachtmeister hochgearbeitet. Nach seiner Übernahme in die Kriminalpolizei und seiner fast zeitgleichen Versetzung zur Gestapo wurde er zum Kriminalsekretär befördert und zum Leiter des „Judenreferats" ernannt. Dort fiel er durch sein besonders brutales und willkürliches Verhalten gegenüber der jüdischen Bevölkerung auf, was ihm den Spitznamen „Der Henker" einbrachte.
50 LANRWRH, BR 3008 Nr. 4033, und AFKS, 4–1, 9.

rende Straße den Namen „Geschwister-Aufricht-Straße". Die Anschrift des Mutter-
haushotels, der Feierabendhäuser, der Fliedner-Fachhochschule, des Krankenhauses
und anderer Einrichtungen der Kaiserswerther Diakonie erinnert nun beständig an
das Schicksal der beiden Schwestern. Ruth Felgentreff fasste die Bedeutung dieses Gedenkens so zusammen: „Wir leben in unserem Mutterhaus nicht an der Geschichte
vorbei. Wir sind in sie handelnd und leidend, aber auch schuldig werdend mit hinein-
genommen. Dazu haben wir uns zu bekennen."[51]

Der vorliegende Aufsatz konnte lediglich exemplarisch den Umgang einer diakonischen Einrichtung mit ihren jüdischen Mitgliedern nachzeichnen. Erst weitere
Untersuchungen werden ein Gesamtbild für den Bereich der Diakonie ermöglichen,
wozu allerdings zunächst noch weitere Einzelstudien nötig wären. Dennoch lässt sich
bereits heute ein „deprimierendes Fazit"[52] der Fürsorge evangelischer Kirchenstellen
und diakonischer Einrichtungen für Judenchristen konstatieren. Sie geschah, wenn
überhaupt, zu spät, halbherzig und unsystematisch. Entsprechend gering waren ihre
Erfolge. Die Verantwortlichen in den Leitungsgremien waren zu stark in ihrer deutschnationalen und teilweise antisemitischen Sozialisation befangen, um den Zivilisationsbruch zu erkennen, der sich mit der systematischen Verfolgung und Ermordung jüdischer Mitbürger vollzog. Letztlich waren die traditionelle Obrigkeitshörigkeit und die
Angst um den Fortbestand ihrer Institutionen stärker als ihr Mitgefühl. Dass es auch
andere Handlungsoptionen gegeben hätte, zeigt beispielsweise die weitaus erfolgrei-
chere katholische Auswandererfürsorge.

Bibliographie

Archivalien

Archiv der Fliedner-Kulturstiftung Kaiserswerth (AFKS)

2–1 Diakonissenanstalt
87 Vorstandssitzungen 1938–1953

4–1 Schwesternakten
6 Schwesternakte Auguste Schriever
9 Schwesternakte Erna und Johanne Aufricht

4–4/02 Nachlass Aufricht
1 Tagebuch 1943–1957
6 Ungarische Bibel aus dem Besitz von Johanne Aufricht, o. D.

---

51 Felgentreff (1973/2003), S. 5.
52 Kaiser: Protestantismus (1989), S. 709.

Landesarchiv NRW, Abt. Rheinland (LANRWRH)

BR 3008 Nr. 4033, Wiedergutmachungsakte Johanne Aufricht
RW 0058 Nr. 52298, Gestapo-Akte Johanne und Erna Aufricht

Literatur

Adler, Hans Günther: Theresienstadt 1941–1945. Das Antlitz einer Zwangsgemeinschaft. Reprint der 2. Aufl. 1960. Darmstadt 2012.

Arnhold, Oliver: „Die Entjudung des religiösen Lebens als Aufgabe deutscher Theologie und Kirche." Christlicher Antisemitismus am Beispiel des kirchlichen „Entjudungsinstituts" in der Zeit von 1939–1945. In: Mitteilungen zur Kirchlichen Zeitgeschichte 7 (2013), S. 51–74.

Barwich, Beate (Hg.): Veni creator spiritus. Heinrich Grüber – Gerechter unter den Völkern. Leipzig 2014.

Benz, Wolfgang: Theresienstadt. Eine Geschichte von Täuschung und Vernichtung. München 2013.

Berding, Helmut: Moderner Antisemitismus in Deutschland. Frankfurt/Main 1988.

Buss, Hansjörg: Couragierter Einsatz für die Christen jüdischer Herkunft: Marga Meusel. In: Gailus, Manfred; Vollnhals, Clemens (Hg.): Mit Herz und Verstand: Protestantische Frauen im Widerstand gegen die NS-Rassenpolitik. Göttingen 2013, S. 129–146.

Büttner, Annett: Diakonisse Auguste Schriever (1877–1963). „August der Starke" und das Evangelische Krankenhaus Mühlheim [sic!] a. d. Ruhr. In: Haas, Reimund; Bärsch, Jürgen (Hg.): Christen an der Ruhr. Bd. 3. Münster 2006, S. 155–166.

Büttner, Annett: Kaiserswerth als Lazarettstandort. In: Düsseldorfer Jahrbuch 82 (2012), S. 243–259.

Büttner, Annett: Erziehung zum Gehorsam – Gefahren und Chancen im Blick auf die historische Entwicklung der Diakonissenanstalt Dresden. In: Herbergen der Christenheit. Jahrbuch für deutsche Kirchengeschichte 38/39 (2014/15), S. 207–232.

Büttner, Annett: Siegfried von Lüttichau. In: Schneider, Thomas Martin; Conrad, Joachim; Flesch, Stefan (Hg.): Zwischen Bekenntnis und Ideologie. 100 Lebensbilder des rheinischen Protestantismus im 20. Jahrhundert. Leipzig 2018, S. 66–69.

Büttner, Annett: Die Diakonissenanstalt Dresden im Nationalsozialismus. In: Müller, Fruszina u. a. (Hg.): Konfessionelle Wohlfahrtseinrichtungen im Nationalsozialismus in Mitteldeutschland. Leipzig 2021, S. 167–193.

Büttner, Ursula: Von der Kirche verlassen: Die deutschen Protestanten und die Verfolgung der Juden und Christen jüdischer Herkunft im „Dritten Reich". In: Büttner, Ursula; Greschat, Martin (Hg.): Die verlassenen Kinder der Kirche. Der Umgang mit Christen jüdischer Herkunft im „Dritten Reich". Göttingen 1998, S. 15–69.

Büttner, Ursula: So erging es Christen jüdischer Herkunft in der NS-Zeit. Veröffentlicht auf evangelisch.de (16.10.2019), URL: https://www.evangelisch.de/inhalte/161218/16-10-2019/so-erging-es-christen-juedischer-herkunft-der-ns-zeit (letzter Zugriff: 26.4.2023).

Büttner, Ursula; Greschat, Martin (Hg.): Die verlassenen Kinder der Kirche. Der Umgang mit Christen jüdischer Herkunft im „Dritten Reich". Göttingen 1998.

Essner, Cornelia: Die ‚Nürnberger Gesetze' oder Die Verwaltung des Rassenwahns 1933–1945. Paderborn 2002.

Felgentreff, Ruth: Ist verpflichtet den Judenstern zu tragen. Eine Dokumentation über Johanne und Erna Aufricht. Kaiserswerth – Theresienstadt – Auschwitz. [Erstaufl. Düsseldorf 1973] 2. Aufl. Düsseldorf 2003.

Greschat, Martin: „Gegen den Gott der Deutschen". Marga Meusels Kampf für die Rettung der Juden. In: Büttner, Ursula; Greschat, Martin (Hg.): Die verlassenen Kinder der Kirche. Der Umgang mit Christen jüdischer Herkunft im „Dritten Reich". Göttingen 1998, S. 70–85.

Kaiser, Jochen-Christoph: Protestantismus, Diakonie und „Judenfrage" 1933–1941. In: Vierteljahreshefte für Zeitgeschichte 37 (1989), S. 673–714.

Kaiser, Jochen-Christoph: Sozialer Protestantismus im 20. Jahrhundert. Beiträge zur Geschichte der Inneren Mission 1914–1945. München 1989.

Krumeich, Gerd; Lehmann, Hartmut: Nation, Religion und Gewalt: Zur Einführung. In: Krumeich, Gerd; Lehmann, Hartmut (Hg.): „Gott mit uns": Nation, Religion und Gewalt im 19. und frühen 20. Jahrhundert. Göttingen 2000, S. 1–8.

Lauterer, Heide-Marie: Liebestätigkeit für die Volksgemeinschaft. Der Kaiserswerther Verband deutscher Diakonissenmutterhäuser in den ersten Jahren des NS-Regimes. Göttingen 1994.

Ludwig, Hartmut: Ursula von Koß. In: Ludwig, Hartmut; Röhm, Eberhard (Hg.): Evangelisch getauft – als „Juden" verfolgt. Theologen jüdischer Herkunft in der Zeit des Nationalsozialismus. Stuttgart 2014, S. 180 f.

Ludwig, Hartmut; Röhm, Eberhard (Hg.): Evangelisch getauft – als „Juden" verfolgt. Theologen jüdischer Herkunft in der Zeit des Nationalsozialismus. Stuttgart 2014.

Lüttichau, Siegfried von: Festpredigt zur Jahrhundertfeier der Gesellschaft zur Beförderung des Christentums unter den Juden zu Berlin. Gütersloh 1922.

Müller, Fruszina: Das Leipziger Diakonissenhaus. Die Geschichte einer Schwesternschaft und ihres Krankenhauses. [Unveröffentlichtes Manuskript] Leipzig 2022.

Röhm, Eberhard; Thierfelder, Jörg: Juden, Christen, Deutsche 1933–1945. 4 Bde. Stuttgart 1990–2007.

Röhm, Eberhard; Thierfelder, Jörg: Juden, Christen, Deutsche 1933–1945. Bd. 1: 1933 bis 1935. Stuttgart 1990.

Schmidt, Herbert: Der Elendsweg der Düsseldorfer Juden. Chronologie des Schreckens 1933–1945. Düsseldorf 2005.

Schröder, Joachim: Erinnerungsort Alter Schlachthof. Ausstellungskatalog / Alter Schlachthof Memorial Centre. Exhibition Catalogue. Hg. von der Hochschule Düsseldorf. Düsseldorf 2019.

Thierfelder, Jörg: Zwischen Anpassung und Selbstbehauptung. In: Röper, Ursula; Jüllig, Carola (Hg.): Die Macht der Nächstenliebe. Einhundertfünfzig Jahre Innere Mission und Diakonie 1848–1998. Berlin 1998, S. 224–235.

Ulmer, Eva-Maria: „Krankenpflege ist Dienst an der Volksgemeinschaft". Zur Entwicklung der Pflege im Nationalsozialismus. In: Geschichte der Pflege 2 (2013), S. 79–85.

Wiebel, Bernhard: Der doppelte 20. Juli 1942 oder ein Stück Theologie von Kaiserswerth. In: Kaiserswerther Mitteilungen 4 (1981), S. 23–30.

Zöckler, Christofer: Theodor Zöckler und die Judenmission. In: Blickpunkt Galizien 71 (2017), H. 2, S. 5–10.

Internet

100(0) Schlüsseldokumente zur Deutschen Geschichte im 20. Jahrhundert: https://www.1000 dokumente.de/index.html?c=dokument_de&dokument=0007_nue&l=de (letzter Zugriff: 26.4.2023).

Gesetz zur Ordnung der Krankenpflege vom 28.9.1938. In: Reichsgesetzblatt (1938), Teil I, Nr. 154 vom 30.9.1938, S. 1310, online unter https://alex.onb.ac.at/cgi-content/alex?aid=dra&datum =1938&page=1487&size=34 (letzter Zugriff: 3.5.2023).

2. Verordnung zum Gesetz zur Ordnung der Krankenpflege vom 28.9.1938. In: Reichsgesetzblatt (1938), Teil I, Nr. 154 vom 30.9.1938, S. 1314 f., online unter https://alex.onb.ac.at/cgi-content/ alex?aid=dra&datum=1938&page=1492&size=34 (letzter Zugriff: 3.5.2023).

Pflege und „Euthanasie"

„Ich habe nicht gewusst, wohin die Kranken mit den Transporten verlegt worden sind."*
Das Pflegepersonal der Heil- und Pflegeanstalt Erlangen und die NS-„Euthanasie"

MARION VOGGENREITER

Einleitung

Ärztinnen und Ärzte waren ab 1933 in außerordentlichem Maße in die nationalsozialistische Gesundheitspolitik und „Rassenhygiene" sowie die mit Kriegsbeginn einsetzende Vernichtungspolitik gegen als „rassisch minderwertig" oder „lebensunwert" angesehene Menschen eingebunden.[1] Ihre Beteiligung an den nationalsozialistischen Medizinverbrechen in Konzentrationslagern, „Euthanasie"-Tötungsanstalten, Heil- und Pflegeanstalten, Kliniken und anderen medizinischen bzw. gesundheitspolitischen Einrichtungen ist seit mehreren Jahrzehnten Gegenstand der geschichtswissenschaftlichen Forschung.[2] Ohne die Mitwirkung oder zumindest Duldung durch das Pflegepersonal in den verschiedenen involvierten Einrichtungen wären Massenmorde, Menschenversuche und Zwangssterilisationen aber nicht möglich gewesen.[3] Diese Beteiligung von Pflegekräften „resultierte aus der berufsbedingten Nähe zu den Betroffenen (Pflegehandlungen, Medikamente, Injektionen, Nahrung), einer ‚absolut verinnerlichten Gehorsamspflicht' und dem Vertrauen in die gegebenen Anordnun-

---

* Der vorliegende Aufsatz wurde im Rahmen der teilweisen Erfüllung der Anforderungen zur Erlangung des Grades „Dr. rer. biol. hum." an der Friedrich-Alexander-Universität (FAU) Erlangen-Nürnberg verfasst.
1 Rauh (2018), S. 115; Rauh (2022), S. 17 f.
2 Rauh (2016), S. 221 f.; Rauh (2022), S. 26–31; vgl. zum Thema Mediziner:innen als Täter:innen auch Rauh u. a. (2022).
3 Ude-Koeller (2016), S. 413; Möller/Hesselbarth (1998), S. 156–160; Schweikardt (2008), S. 554; Beyer/Rotzoll (2017), S. 292; Fürstler/Malina (2004), S. 25; Foth (2013), S. 24; Seidler/Leven (2003), S. 254; Betzien (2018), S. 15 f.

gen auch bei der Teilnahme an der Vernichtung von Menschen".[4] Aufgrund des zunehmenden Wissens um die Verstrickung der Pflegenden rückten diese als (mögliche) Mitwisser:innen und Mittäter:innen der NS-„Euthanasie" seit den 1980er Jahren in den Blick der Forschung, insbesondere auch der historischen Pflegeforschung.[5] Für das Pflegepersonal der Erlanger Universitätskliniken im Nationalsozialismus liegt bereits eine Studie vor, während die Untersuchungen zur Rolle der Pflegekräfte der Heil- und Pflegeanstalt Erlangen bei den „Euthanasie"-Morden noch am Anfang stehen.[6] Dieser Aufsatz gibt einen ersten Einblick in die Situation des Pflegepersonals der Heil- und Pflegeanstalt Erlangen zwischen 1933 und 1945 und geht der Frage nach seiner möglichen Beteiligung an der NS-„Euthanasie" in Erlangen nach. Eine Schwierigkeit stellt dabei die nur unzureichende Quellenlage dar, denn insgesamt sind nur wenige Quellen vorhanden, die hinreichend konkret Auskunft über die Pflegenden, ihre biographischen Hintergründe, ihre Ausbildung und Funktion, ihr Handeln und Verhalten sowie eine mögliche Beteiligung an den Krankenmorden geben könnten. Aus diesem Grund wurden für den vorliegenden Beitrag verschiedene Quellenbestände herangezogen, welche meist indirekt Informationen über das Pflegepersonal der Heil- und Pflegeanstalt Erlangen zwischen 1933 und 1945 enthalten. Dazu zählen vorwiegend die Verwaltungsakten der Erlanger Anstalt, die sich heute in der Außenstelle Lichtenau des Staatsarchivs Nürnberg sowie im Archiv des Klinikums am Europakanal befinden, darunter vor allem die Jahresberichte, die im fraglichen Zeitraum für die Jahre 1933 bis 1943 vorhanden sind.[7] Letztere bieten allgemeine Informationen zu den Pflegekräften der Anstalt, z. B. zu deren Anzahl, zum zahlenmäßigen Verhältnis zwischen Pflegepersonal und Patient:innen, zu Ausbildung, Beförderung oder Versetzung sowie zum Ausscheiden von Pfleger:innen aus dem Dienst. Neben den Jahresberichten finden sich im Bestand der Verwaltungsakten auch die Personalakten der ehemals in der Anstalt beschäftigten Pflegekräfte, die für diesen Beitrag erstmals umfassend ausgewertet

---

4 Seidler/Leven (2003), S. 254.
5 Hähner-Rombach: Einführung (2009), S. 7; Pohlmann/Wicker (2002), S. 61; Fürstler/Malina (2004), S. 25; Foth (2013), S. 44–46; Becker (2008), S. 10–12.
6 Ude-Koeller (2016), insbesondere S. 412–414. Das seit Oktober 2019 gemeinsam vom Lehrstuhl für Geschichte der Medizin der FAU Erlangen-Nürnberg und dem Stadtarchiv Erlangen bearbeitete Forschungsprojekt „NS-‚Euthanasie' in Erlangen. ‚T4-Aktion' und ‚B-Kost'" rekonstruiert nicht nur die Schicksale der Opfer der beiden „Euthanasie"-Phasen mit Hilfe einer umfassenden qualitativen und quantitativen Auswertung von Krankenakten, sondern geht auch der Frage nach möglichen Mittäter:innen, Mitwisser:innen und involvierten Institutionen nach. In diesem Zusammenhang wird die Beteiligung von Pflegekräften an der NS-„Euthanasie" in Erlangen untersucht. Die ersten Ergebnisse dieser Forschungen werden im vorliegenden Aufsatz dargestellt. Für weitere Informationen zum Projekt siehe die Homepage unter https://www.ns-euthanasie-erlangen.de (letzter Zugriff: 21.9.2022).
7 StaA Nbg., Heil- und Pflegeanstalt Erlangen – Verwaltungsakten; Archiv des Klinikums am Europakanal Erlangen, Direktion der Heil- und Pflegeanstalt Erlangen: Jahresberichte 1933–1934, 1936–1943. Der Jahresbericht für 1935 fehlt, auch für 1944–1948 sind keine erhalten. Nach Ende des Zweiten Weltkriegs wurde 1949 der erste Jahresbericht angefertigt, vgl. Archiv des Klinikums am Europakanal Erlangen, Direktion der Heil- und Pflegeanstalt Erlangen: Jahresbericht 1949.

wurden.[8] Diese enthalten vorwiegend Verwaltungsschriftgut, zeigen aber zum einen sehr deutlich, wie auch beim Pflegepersonal selbst auf die Verwirklichung der rassenhygienischen Vorstellungen des NS-Regimes geachtet wurde, zum anderen erhellen sie die Position von Pflegekräften nach 1945. Wie deren Rolle im Nationalsozialismus nach 1945 eingeschätzt wurde, machen daneben die Akten des Prozesses gegen den Erlanger Anstaltsdirektor Wilhelm Einsle (1887–1961) und andere Ärzt:innen der Anstalt[9] sowie die Akten der Spruchkammerverfahren[10] gegen das dortige ärztliche Personal deutlich. Im Zuge dieses Prozesses bzw. der Spruchkammerverfahren wurden einzelne Pflegekräfte als Zeug:innen unter anderem zum Komplex der NS-„Euthanasie" in der Heil- und Pflegeanstalt Erlangen befragt. Diese Zeugenaussagen sind bis auf wenige Ausnahmen die einzigen Selbstauskünfte von Pflegenden zu ihrer Beteiligung an den NS-Krankenmorden. Auf diese Schilderungen der Geschehnisse im Rahmen der Patientenmorde zwischen 1939 und 1945 wird im Kapitel zur möglichen Beteiligung der Pflegekräfte an der NS-„Euthanasie" näher eingegangen. Als ergänzende Quellen wurden darüber hinaus die Krankenakten der Patient:innen der Erlanger Anstalt[11] genutzt. Darin sind zwar in der Regel keine „Pflegeberichte" vorhanden, die vom Personal selbst angefertigt wurden, allerdings finden sich in den Krankengeschichten zum Teil indirekte Schilderungen von Pflegekräften zu den jeweiligen Patient:innen und zum pflegerischen Alltag. Wie sich dieser Alltag für das Pflegepersonal gestaltete und wie sich die Situation in der Heil- und Pflegeanstalt Erlangen zwischen 1933 und 1945 für die Pflegekräfte darstellte, wird im Folgenden erläutert, bevor auf die mögliche Beteiligung der Pflegenden an den NS-Krankenmorden eingegangen wird.

Die Situation in der Anstalt Erlangen 1933–1945

Historischer Hintergrund

Die Heil- und Pflegeanstalt Erlangen wurde im Jahr 1848 unter der Bezeichnung „Kreisirrenanstalt Erlangen" als erste bayerische Einrichtung für psychisch kranke und behinderte Menschen eröffnet. In den folgenden Jahrzehnten durch bauliche Erweiterungen vergrößert, lag sie bald nicht mehr am Rand, sondern mitten in der Stadt; ein Umstand, welcher bis zum Umzug des heutigen Bezirkskrankenhauses in das Klini-

---

8 StaA Nbg., Heil- und Pflegeanstalt Erlangen – Personalakten. Diese Personalakten sind ähnlich wie die Patientenakten der Anstalt nicht vollständig erhalten; insgesamt befinden sich heute die Akten von 133 Pflegekräften, die zwischen 1933 und 1945 in der Anstalt tätig waren, in der Außenstelle Lichtenau des Staatsarchivs Nürnberg.
9 StaA Nbg., Staatsanwaltschaft b. d. LG Nürnberg-Fürth II, Prozess gegen Wilhelm Einsle Nr. 2343.
10 StaA Nbg., Spruchkammer Erlangen Stadt.
11 StaA Nbg., Heil- und Pflegeanstalt Erlangen, Patientenakten Frauen und Männer verstorben und entlassen.

kum am Europakanal im Jahr 1978 andauerte.[12] Bis zu diesem Zeitpunkt bestand auch
die enge Verbindung der Erlanger Anstalt mit der Psychiatrischen Universitätsklinik,
denn die Universitätsnervenklinik war 1903 in Räumen der Heil- und Pflegeanstalt
eingerichtet worden und verwaltungsmäßig sowie organisatorisch in diese integriert.[13]
Dies hatte zur Folge, dass zum einen die Patient:innen der Psychiatrischen Klinik
immer auch Patient:innen der Anstalt waren, was später im Rahmen der nationalsozialistischen Krankenmorde eine wichtige Rolle spielen sollte – denn anders als in
anderen Universitätsnervenkliniken fielen in Erlangen auch Patient:innen der Universitäts-Psychiatrie den „Euthanasie"-Maßnahmen zum Opfer.[14] Zum anderen bedeutete
diese Verbindung, dass die Pflegekräfte beider Einrichtungen in verwaltungsmäßiger
Hinsicht zur Anstalt gehörten und deren Direktor unterstellt waren. Im Verwaltungsschriftgut wurde deshalb in der Regel nicht zwischen Personal der Psychiatrischen
Klinik und dem der Anstalt unterschieden, so dass sich die daraus für diesen Beitrag
entnommenen Zahlen – wenn nicht anders angegeben – immer auf das gesamte Pflegepersonal, d. h. von Anstalt und Klinik gemeinsam, beziehen.[15]

Unter Gustav Kolb (1870–1938)[16], Direktor von 1911 bis 1934, wurde die Erlanger
Heil- und Pflegeanstalt zu einem Zentrum der Reformpsychiatrie. Kolb entwickelte
ab 1905 das Konzept der „Offenen Fürsorge" mit dem Ziel, Anstaltspatient:innen möglichst bald wieder in ihr gewohntes familiäres Umfeld zu entlassen, wo sie von eigens
ausgebildeten Fürsorgeärzt:innen und Fürsorgepfleger:innen betreut werden sollten.
1934 wurde er aus gesundheitlichen Gründen auf eigenen Wunsch in den Ruhestand
versetzt, sein Nachfolger war der vorher in der Anstalt Kutzenberg tätig gewesene Psychiater Wilhelm Einsle.[17] Der Wechsel an der Spitze der Heil- und Pflegeanstalt Erlangen fiel damit in eine Phase des politischen Umbruchs in Deutschland, welcher
mit der Machtübernahme der Nationalsozialisten im Januar 1933 begonnen hatte. Die
politischen Veränderungen sollten sich in den kommenden Jahren in zunehmendem
Maße auch auf die Heil- und Pflegeanstalten und damit auf den Tätigkeitsbereich und
das Arbeitsumfeld der dortigen Pflegekräfte auswirken. Die nationalsozialistische
„Rassenhygiene" sah einerseits eine „Aufwertung" der „Volksgemeinschaft" durch

---

12 Sandmeier (2012), S. 164–168; Wittern-Sterzel (2016), S. 132–141; Siemen/Ude-Koeller (2018), S. 272;
Siemen: Heil- und Pflegeanstalt Erlangen (2012), S. 159.
13 Rauh (2018), S. 123 und S. 126; Siemen/Ude-Koeller (2018), S. 272; Wittern-Sterzel (2016), S. 138 f.; Siemen: Heil- und Pflegeanstalt Erlangen (2012), S. 159.
14 Wüstner (2018); Rauh (2018), S. 123 und S. 126. Zum Leiter der Erlanger Universitäts-Psychiatrie, Friedrich Meggendorfer, und dem Verhältnis zwischen Anstalt und Klinik vgl. auch die demnächst erscheinende
Dissertation von Viola Wüstner: „Der Erlanger Psychiater Friedrich Meggendorfer (1880–1953) und die
Universitätspsychiatrie in der NS-Zeit" (Fertigstellung 2024).
15 Auch die angegebenen Patientenzahlen beziehen sich auf den gesamten Komplex von Heil- und Pflegeanstalt und Psychiatrischer Universitätsklinik.
16 Ausführlich zur Person Gustav Kolbs siehe Davidson (2022).
17 Voggenreiter/Ude-Koeller (2022), S. 267; Siemen: Heil- und Pflegeanstalt Erlangen (2012), S. 159 f.; Davidson (2022), S. 168–170; Davidson/Ude-Koeller (2020), S. 24–30.

Förderung des „(erb-)gesunden", arbeitsfähigen und „rassisch erwünschten" Teils der Bevölkerung vor, andererseits eine „Ausmerzung" von „rassisch Minderwertigen", „Asozialen" und vermeintlich „Erbkranken". Von diesen als „Ballastexistenzen" diffamierten Menschen sollte der „Volkskörper" durch zunehmend radikalere Maßnahmen „gereinigt" werden.[18] Da vor allem in den Heil- und Pflegeanstalten viele Patient:innen zu diesen stigmatisierten Personengruppen gehörten, griffen die rassenhygienischen Maßnahmen der Nationalsozialisten schon kurz nach der Machtübernahme massiv in deren Alltag und Reglement ein.[19] Mit dem „Gesetz zur Verhütung erbkranken Nachwuchses" (GzVeN), welches im Juli 1933 verabschiedet wurde und im Januar 1934 in Kraft trat, war die Grundlage für die massenhafte Zwangssterilisierung von vermeintlich „erbkranken" Personen gelegt. Das Gesetz verpflichtete Ärzt:innen – auch in den Heil- und Pflegeanstalten –, Personen, bei denen Erbkrankheiten im Sinne des Gesetzes diagnostiziert worden waren, beim zuständigen Gesundheitsamt zu melden. Eigens eingerichtete Erbgesundheitsgerichte entschieden dann darüber, ob die gemeldete Person zwangsweise unfruchtbar gemacht werden sollte.[20] In Erlangen mussten sich mindestens 513 Frauen in der Universitätsfrauenklinik einer Zwangssterilisation unterziehen, darunter mindestens 175 Patientinnen der Heil- und Pflegeanstalt bzw. Psychiatrischen Universitätsklinik.[21] Für Männer – darunter auch Patienten der Heil- und Pflegeanstalt – fanden die Eingriffe an der Chirurgischen Universitätsklinik statt.[22] In diese Zwangssterilisationen war auch das Pflegepersonal der Kliniken eingebunden, im Fall der Frauenklinik sogar die dort tätigen konfessionellen Schwestern. Deren widerspruchslose Mitwirkung an den Unfruchtbarmachungen wurde vom Oberarzt der Frauenklinik, Rudolf Dyroff (1893–1966), in einem Schreiben an den Rektor der Universität betont:[23] „[…] an der Universitäts-Frauenklinik [werden] vonseiten der konfessionellen Schwestern keine Schwierigkeiten bei der Mitwirkung an Unfruchtbarmachungsoperationen gemacht […]."[24] Da die meisten Patientinnen der Heil- und Pflegeanstalt nur für den Eingriff in die Kliniken verlegt und diejenigen unter ihnen, die besonders unruhig waren, oft unmittelbar nach den Operationen wieder zurück-

---

18 Rauh (2018), S. 115 f.
19 Rauh (2018), S. 116.
20 Rauh (2018), S. 117 f.; Gaida: Eugenik (2008), S. 541; Krüger (2003), S. 112 und S. 116 f.; Seidler/Leven (2003), S. 242–244. Ausführlich zum Thema „Zwangssterilisationen im Nationalsozialismus": Bock (2010).
21 Siemen: Heil- und Pflegeanstalt Erlangen (2012), S. 160; Rauh (2018), S. 120; Krüger (2003), S. 113–115. Zu den Zwangssterilisationen in Erlangen ausführlich Krüger (2003) und Krüger (2007).
22 Rauh (2018), S. 119 f. Gegenwärtig ist noch nicht bekannt, wie viele Männer in der Chirurgischen Universitätsklinik Erlangen zwischen 1934 und 1945 zwangsweise unfruchtbar gemacht wurden. Durch Einträge in Krankenakten von Patienten der Heil- und Pflegeanstalt lassen sich aber Verlegungen in die Chirurgische Klinik zum Zwecke der Zwangssterilisation nachweisen.
23 Ude-Koeller (2016), S. 424–426.
24 Archiv der FAU Erlangen-Nürnberg, A1/3a 940: Allgemeine Akten Verhütung erbkranken Nachwuchses, Dyroff an Sr. Magnifizenz, 12.9.1934.

verlegt wurden, hatte auch das Pflegepersonal der Anstalt Kenntnis von den Eingriffen.[25] Ärzte der Heil- und Pflegeanstalt waren über die Meldung von Patient:innen hinaus direkt in den Komplex der Zwangssterilisationen involviert. So war der Direktor Wilhelm Einsle seit 1934 als Beisitzer am Erbgesundheitsobergericht Bamberg, wechselnde Ärzte der Anstalt – darunter der spätere stellvertretende Direktor Hermann Müller (1895–1945) sowie der 1950 gemeinsam mit Einsle angeklagte Stephan Murar (1906–?) – in gleicher Funktion am Erbgesundheitsgericht Erlangen tätig.

Mit Beginn des Zweiten Weltkriegs kam es zu einer weiteren Radikalisierung der rassenhygienischen Maßnahmen. Sollte bisher die Fortpflanzung von psychisch kranken oder behinderten Menschen verhindert werden, wurde nun ihre systematische Tötung beschlossen. Der ersten reichsweiten Krankenmordaktion, der „Kindereuthanasie", fielen zwischen 1939 und 1945 mindestens 3.000 bis 5.000 Kinder zum Opfer.[26] Im Rahmen der „Aktion T4", der ersten Phase der „Erwachseneneuthanasie", wurden ca. 70.000 Anstaltspatient:innen aus dem Gebiet des „Dritten Reiches" in Tötungsanstalten deportiert und dort mit Gas ermordet. Auf den Stopp der „Aktion T4" im August 1941 folgte bis Kriegsende die Phase der „dezentralen" bzw. „regionalen Euthanasie", in welcher vor allem als arbeitsunfähig oder pflegeaufwendig geltende Patient:innen innerhalb der Heil- und Pflegeanstalten durch Mangelernährung, gezielte Vernachlässigung und/oder überdosierte Medikamente getötet wurden.[27] Auch die Heil- und Pflegeanstalt Erlangen war in diese beiden Phasen der NS-„Euthanasie" eingebunden. Der „Aktion T4" fielen über 900 Patient:innen zum Opfer, die in sieben Transporten in die Tötungsanstalten Pirna-Sonnenstein und Hartheim bei Linz deportiert wurden. Zudem starben infolge von Mangelernährung durch die „B-Kost", welche im „Bayerischen Hungerkosterlass" vom 30. November 1942 offiziell durch das Bayerische Staatsministerium des Inneren angeordnet worden war, sowie struktureller Vernachlässigung bis 1945 ungefähr 1.000 bis 1.500 weitere Patient:innen.[28] Welche Rolle das Pflegepersonal der Erlanger Anstalt dabei spielte bzw. in welchem Umfang die Pflegenden Kenntnis von den Vorgängen im Rahmen der NS-„Euthanasie" hatten,

---

25 Ude-Koeller (2016), S. 425; Krüger (2003), S. 118.
26 Benzenhöfer (2020), S. 246; Seidler/Leven (2003), S. 246.
27 Rauh (2018), S. 123 und S. 126; Rauh (2015), S. 33–55; Seidler/Leven (2003), S. 246 f. Grundlegend zu den verschiedenen „Euthanasie"-Aktionen der Nationalsozialisten vgl. Klee (2018); zur NS-„Euthanasie" in den bayerischen Heil- und Pflegeanstalten siehe den ausführlichen Sammelband von Cranach/Siemen (2012). Eine umfassende Darstellung zur „Aktion T4" und ihren Opfern findet sich darüber hinaus in Rotzoll u. a. (2010). Zur „dezentralen Euthanasie" siehe etwa Faulstich (1998).
28 Rauh (2018), S. 123 und S. 126; Siemen: Heil- und Pflegeanstalt Erlangen (2012), S. 162–172. Eine genaue Zahl der „Hungerkost"-Opfer konnte aufgrund der schwierigen Quellenlage bislang nicht benannt werden. Ein Schwerpunkt des Forschungsprojektes „NS-‚Euthanasie' in Erlangen" ist deshalb die Auswertung der Krankenakten aller in der Anstalt zwischen 1939 und 1945 verstorbenen Patient:innen, um anhand verschiedener Indizien mögliche „Hungerkost"-Opfer identifizieren zu können. Ausführlich zum „Hungerkosterlass" des bayerischen Innenministeriums Babaryka (2001).

wird im Abschnitt zu deren Beteiligung näher beleuchtet. Zunächst soll aber ein Blick auf den Alltag der Pflegekräfte im Nationalsozialismus geworfen werden.

Anzahl der Pflegekräfte

Der allgemeine Mangel an Pflegekräften, der seit Mitte der 1930er Jahre bestand[29], spiegelt sich vor allem vom Beginn des Krieges an auch in den Personalzahlen der Heil- und Pflegeanstalt Erlangen wider[30]. Stieg die Zahl der Pflegenden zwischen 1933 und 1938 noch leicht von 181 auf 187 an, so ist ab 1939 eine deutliche Abnahme zu verzeichnen. In diesem Jahr waren noch 163 Pfleger:innen in der Anstalt beschäftigt, 1943 waren es nur noch 131. Für die folgenden Kriegsjahre sind aufgrund der fehlenden Quellen keine Zahlen bekannt, es ist aber von einer ähnlichen Situation auszugehen. Erst 1949 erreichte die Zahl der Pflegekräfte mit 204 annähernd wieder das Niveau des Jahres 1938 (vgl. Abb. 1).[31]

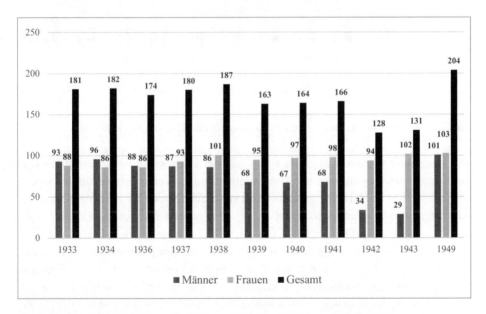

Abb. 1 Anzahl der Pflegekräfte in der Heil- und Pflegeanstalt Erlangen 1933–1949[32]

---

29 Steppe: Krankenpflege ab 1933 (2020), S. 74–76.
30 Aufgrund der fehlenden Jahresberichte für 1944 und 1945 können die folgenden Ausführungen nur die Jahre bis 1943 näher beleuchten.
31 Archiv des Klinikums am Europakanal Erlangen, Direktion der Heil- und Pflegeanstalt Erlangen: Jahresberichte 1933–1934, 1936–1943, 1949.
32 Bei dieser und der nächsten Abbildung muss berücksichtigt werden, das bei den angegebenen Zahlen von in der Anstalt tätigen Pflegekräften die zum Kriegsdienst eingezogenen Pfleger nicht inkludiert sind,

Trotz verschiedener Versuche, den Mangel an Pflegepersonal auszugleichen, ist feststellbar, dass sich das zahlenmäßige Verhältnis zwischen Pflegekräften und Patient:in-
nen im Verlauf des Kriegs deutlich verschlechterte.

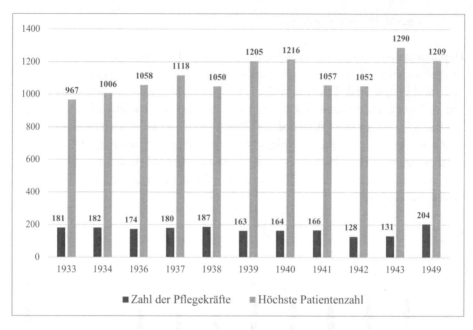

Abb. 2 Anzahl der Pflegekräfte im Vergleich zur Gesamtpatientenzahl 1933–1949

Das Diagramm in Abb. 2 zeigt, dass die Zahl der Pflegekräfte wie erwähnt bis 1938
annähernd gleich blieb, während die Patientenzahl größeren Schwankungen unterworfen war. Die Zahl der Pflegekräfte wurde also offenbar auch schon vor Beginn des
Krieges nicht zwangsläufig an die Patientenzahl angepasst.[33] Ab 1939 nahm die Anzahl
der Pfleger:innen deutlich ab. Die vergleichsweise niedrige Kranken-Belegung in den
Jahren 1941 und 1942 ergab sich aus den Deportationen im Rahmen der „Aktion T4".
Zwischen November 1940 und Juni 1941 wurden über 900 Patient:innen aus Erlangen
in die „T4"-Tötungsanstalten verlegt und dort mit Gas ermordet.[34] Im Jahr 1943 ist ein
starker Anstieg der Belegungszahlen feststellbar. Die Ursache dafür waren die Zuver-
legungen von zahlreichen Patient:innen aus anderen Anstalten inner- und außerhalb

---

die diese für die Pflege und Versorgung der Patient:innen nicht zur Verfügung standen. Im Einzelnen waren
dies im Jahr 1939 25, 1940 29, 1941 31, 1942 29 und 1943 30 Pfleger. Vgl. dazu Archiv des Klinikums am Europakanal Erlangen, Direktion der Heil- und Pflegeanstalt Erlangen: Jahresberichte 1939–1943.
33 Dabei muss berücksichtigt werden, dass die im Diagramm dargestellte Patientenzahl immer die Höchst-
belegung des jeweiligen Jahres abbildet. Auch sie war aber natürlich im Verlauf eines Jahres Schwankungen
unterworfen.
34 Rauh (2018), S. 123; Siemen: Heil- und Pflegeanstalt Erlangen (2012), S. 162.

Bayerns mit Sammeltransporten, welche auch nach Ende der „Aktion T4" fortgesetzt wurden.[35] Mit diesen Transporten kamen über 680 Personen nach Erlangen, gleichzeitig sank die Zahl der Pflegekräfte ab 1942 jedoch nochmals weiter.[36] Zu Beginn des Krieges 1939 kam eine Pflegekraft auf 7,4 Patient:innen, womit die gesetzlich vorgeschriebene und im Juli 1936 bereits von 1:6 auf 1:7 herabgesetzte „Pflegerquote", d. h. das Verhältnis von Pflegenden zu Patient:innen, nicht mehr eingehalten werden konnte.[37] Ab 1942 verschlechterte sich die „Pflegerquote" durch den Anstieg der Belegung bei gleichzeitiger Abnahme der Zahl der Pflegekräfte drastisch. Im Jahr 1943 war eine Pflegekraft bereits für knapp zehn Patient:innen zuständig (vgl. Abb. 3).[38]

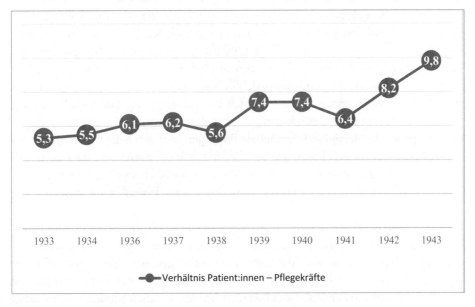

Abb. 3 „Pflegerquote" bzw. Betreuungsschlüssel in der Anstalt Erlangen 1933–1943

---

35 Diese Sammeltransporte erfolgten v. a. aus „luftgefährdeten" Gebieten, in denen in geräumten Heil- und Pflegeanstalten u. a. Ausweichkrankenhäuser eingerichtet werden sollten, vgl. Siemen: Die bayerischen Heil- und Pflegeanstalten (2012), S. 452. Zu dieser als „Aktion Brandt" bezeichneten Verlegungsaktion und der Kontroverse um die Hintergründe und die Benennung vgl. Faulstich (1998), S. 308–314 und S. 587–633, Süß (2003), S. 315–317, und Klee (2018), S. 434–440.
36 Archiv des Klinikums am Europakanal Erlangen, Direktion der Heil- und Pflegeanstalt Erlangen: Jahresberichte 1939–1943.
37 Archiv des Klinikums am Europakanal Erlangen, Direktion der Heil- und Pflegeanstalt Erlangen: Jahresberichte 1936 und 1939.
38 Archiv des Klinikums am Europakanal Erlangen, Direktion der Heil- und Pflegeanstalt Erlangen: Jahresberichte 1941–1943. Aufgrund der fehlenden Jahresberichte kann für 1944 und 1945 keine „Pflegerquote" errechnet werden, allerdings ist die Tendenz in Abb. 3 klar erkennbar.

Zeitgleich mit der Einführung der „Hungerkost" im November 1942 (vgl. das Kapitel zum historischen Hintergrund im vorliegenden Beitrag) verschlechterte sich damit der Betreuungsschlüssel zunehmend. Es ist anzunehmen, dass sich dieser Mangel an Pflegepersonal auch auf die Situation in der Anstalt ausgewirkt hat, welche während des Krieges ohnehin von Mangelwirtschaft und sich zuspitzenden äußeren Umständen geprägt war. Die höhere Arbeitsbelastung der Pflegenden durch die größere Anzahl an Patient:innen, die versorgt werden mussten, wird zwangsläufig eine Verschlechterung der pflegerischen Versorgung zur Folge gehabt haben.

Hervorzuheben ist in diesem Zusammenhang auch die Änderung des Geschlechterverhältnisses. Während bis Mitte der 1930er Jahre noch etwas mehr Männer als Frauen in der Anstalt beschäftigt waren, kehrte sich das Verhältnis in den folgenden Jahren zunehmend um, so dass 1942 mehr als 2,5-mal so viele Frauen wie Männer dort tätig waren.[39] Dies lag vor allem an der Einberufung der Pfleger zum Kriegsdienst, was sich, wie in den Quellen immer wieder betont wird und anhand der Zahlen der in der Anstalt beschäftigten Pfleger:innen ersichtlich ist, auch auf den allgemeinen Mangel an Pflegekräften auswirkte.[40] Insgesamt befanden sich ab 1939 pro Jahr zwischen 25 und 31 Pfleger im Heeresdienst, mindestens fünf von ihnen kamen im Kriegseinsatz zu Tode.[41] Der generelle Mangel an männlichem Pflegepersonal durch die Einberufung zum Kriegsdienst musste sich besonders auf die „Irrenpflege" auswirken, die traditionell deutlich stärker männlich geprägt war als die restliche Krankenpflege, da männliche „Irrenpfleger" besonders für den Umgang mit aggressiven Patient:innen als notwendig erachtet wurden.[42]

In der Anstalt Erlangen ergriff man verschiedene Maßnahmen, um den entstandenen Mangel an Pflegekräften auszugleichen. Zum einen wurden „Kriegsaushilfen" eingestellt, deren Anzahl aber deutlich unter derjenigen der eingezogenen Pfleger lag. Zum anderen wurden Pflegekräfte, die die Altersgrenze eigentlich schon erreicht hatten oder bereits in den Ruhestand versetzt worden waren, weiterhin in der Anstalt beschäftigt.[43] Dass sich das fehlende Pflegepersonal auch auf die „Qualität" bzw. Professionalität der Pflege auswirkte, wird im Jahresbericht für 1938 deutlich, in dem explizit angesprochen wurde, dass aufgrund des Mangels an geeigneten Kandidat:innen „das Niveau des weiblichen Pflegepersonals dadurch [sank], daß bei der Einstellung

---

39 Archiv des Klinikums am Europakanal Erlangen, Direktion der Heil- und Pflegeanstalt Erlangen: Jahresberichte 1933–1934, 1936–1943.

40 Archiv des Klinikums am Europakanal Erlangen, Direktion der Heil- und Pflegeanstalt Erlangen: Jahresberichte 1938–1940.

41 Archiv des Klinikums am Europakanal Erlangen, Direktion der Heil- und Pflegeanstalt Erlangen: Jahresberichte 1939–1943.

42 Hähner-Rombach (2008), S. 487–489; Schwamm (2021), S. 64; Seidler/Leven (2003), S. 253.

43 Archiv des Klinikums am Europakanal Erlangen, Direktion der Heil- und Pflegeanstalt Erlangen: Jahresberichte 1939–1943. Ob es sich bei den „Kriegsaushilfen" um weibliche oder männliche Personen handelte und an welchen Stellen diese genau eingesetzt wurden, geht aus den vorhandenen Quellen nicht hervor.

neuer Pflegerinnen die Mindestanforderung an schulische Leistung, Körpergröße u. s. w. wesentlich herabgesetzt werden mußte".[44] Es kann angenommen werden, dass sich diese Tendenz der Deprofessionalisierung durch den nochmals verschärften Personalmangel im Krieg und durch die fehlende Eignung der neu Eingestellten, z. B. in Form der „Kriegsaushilfen", weiter verstärkte. Auch die staatliche Propaganda gegen „ressourcenverbrauchende" psychisch kranke und behinderte Menschen (siehe dazu auch die Ausführungen im Folgenden) und die sich ständig verschlechternden Arbeitsbedingungen werden die Einstellung bzw. das Verhältnis der Pflegekräfte zu den Patient:innen mit hoher Wahrscheinlichkeit negativ verändert haben, so dass man für das Pflegepersonal ähnlich wie für die Ärzt:innen zumindest in gewisser Hinsicht von einem „Dehumanisierungsprozess" ausgehen kann.[45]

Ausbildung der Pflegekräfte

Auf generelle Schwierigkeiten bei der Anwerbung geeigneten Personals, wie im vorhergehenden Kapitel geschildert, war in den Jahrzehnten zuvor allerdings auch schon der frühere Erlanger Anstaltsdirektor Gustav Kolb gestoßen. Der Reformpsychiater benötigte für die von ihm angestrebte „progressive psychiatrische Praxis [...] kompetente[], in moderner psychiatrischer Fürsorge geschulte[] Pflegekräfte[]".[46] Er thematisierte dies bereits in seiner Zeit als Assistenzarzt an der Heil- und Pflegeanstalt Bayreuth zu Beginn des 20. Jahrhunderts und sprach sich immer wieder für eine Verbesserung der Ausbildung aus, z. B. durch den Wechsel der auszubildenden Pfleger:innen zwischen verschiedenen Bereichen der Psychiatrie-Pflege.[47] Eine Umsetzung seiner Bemühungen gelang allerdings nur bedingt, da er auch in Erlangen auf langjähriges Personal stieß, welches seinen Reformideen zum Teil kritisch gegenüberstand, und der Mangel an Pflegekräften – auch bedingt durch die schlechten Arbeitsbedingungen – die von ihm geforderte sorgfältige Auswahl potentieller Bewerber:innen erschwerte.[48] Auch Valentin Faltlhauser (1876–1961)[49], unter Gustav Kolb Leiter der „Offenen Fürsorge" in Erlangen, setzte sich intensiv mit der Ausbildung des psychiatrischen Pflege-

---

44 Archiv des Klinikums am Europakanal Erlangen, Direktion der Heil- und Pflegeanstalt Erlangen: Jahresbericht 1938.
45 Siemen: Die bayerischen Heil- und Pflegeanstalten (2012), S. 456.
46 Davidson (2022), S. 271.
47 Davidson (2022), S. 274–277.
48 Davidson (2022), S. 271–279.
49 Der Reformpsychiater Valentin Faltlhauser war seit 1904 in der Heil- und Pflegeanstalt Erlangen tätig. Im Jahr 1929 wurde er zum Direktor der Heil- und Pflegeanstalt Kaufbeuren-Irsee ernannt. Als Gutachter der „Aktion T4" und „Entwickler" der „E-Kost", einer stark kalorienreduzierten „Hungerkost", die ab 1942 in allen bayerischen Heil- und Pflegeanstalten eingeführt werden sollte, wurde er später zu einem der Hauptprotagonisten der NS-„Euthanasie". Vgl. Kolling: Faltlhauser (2015); Breuer (2020); Davidson (2022), S. 41–46.

personals auseinander. Während seiner Zeit in Erlangen war er für die entsprechenden Ausbildungskurse zuständig, und da ihm dabei ein Fachbuch, „das gerade die für den Geisteskrankenpfleger wichtigsten Anweisungen in der Irrenpflege in erforderlicher Ausführlichkeit darstellt"[50], fehlte, veröffentlichte er im Jahr 1923 selbst ein Lehrbuch zur „Geisteskrankenpflege"[51], welches in den Folgejahren mehrfach neu aufgelegt wurde. Außerdem publizierte er mehrere Aufsätze in der Zeitschrift *Die Irrenpflege* und war später Mitherausgeber der mittlerweile in *Geisteskrankenpflege* umbenannten Monatsschrift.[52]

Trotz verschiedener Bemühungen, wie dargestellt auch von Seiten Erlanger Anstaltsärzte, wurde die Ausbildung in der „Irrenpflege" nicht einheitlich geregelt. Während mit dem „Gesetz zur Ordnung der Krankenpflege" im Jahr 1938 die seit dem Ende des 19. Jahrhunderts bestehenden Bestrebungen zur Vereinheitlichung der Krankenpflegeausbildung im Rahmen der nationalsozialistischen Gleichschaltungspolitik einen Abschluss fanden, traf dies für die „Irrenpflege" nicht zu, da sich das Gesetz ausdrücklich nicht auf das Personal in Heil- und Pflegeanstalten bezog.[53] Die Ausbildung der „Irrenpfleger:innen" wurde von den Anstalten selbst organisiert und durchgeführt, so auch in Erlangen. Aus Korrespondenzen zwischen der Anstalt und Bewerber:innen sowie den Jahresberichten geht hervor, dass hier die Ausbildung aus einem 1,5-jährigen Krankenpflegekurs bestand, welchen allerdings nur Personen absolvieren durften, die zuvor bereits mindestens ein Jahr in der Anstalt tätig gewesen waren. Der Kurs war für die Auszubildenden, die von Beginn an ein Gehalt erhielten, kostenlos. Abgeschlossen wurde die Ausbildung mit der „Pflegerprüfung". Eine solche Prüfung fand zuletzt im Jahr 1938 statt. Zu Beginn des folgenden Jahres wurde zwar erneut ein Ausbildungskurs begonnen, dieser musste aber aufgrund des Kriegsbeginns unterbrochen werden und wurde laut den Aufzeichnungen der Jahresberichte nicht fortgesetzt. Auch in den folgenden Kriegsjahren hielt man keine Krankenpflegekurse in der Anstalt ab.[54] Es ist anzunehmen, dass auch diese fehlende Ausbildung die Tendenz zur Deprofessionalisierung des Pflegepersonals weiter verstärkte.

---

50 Faltlhauser (1923), S. 5.
51 Faltlhauser (1923).
52 Davidson (2022), S. 279 f.; Kolling: Faltlhauser (2015), S. 75–79.
53 Bundesarchiv Berlin, Bestand NS 37, Nr. 1042: Gesetz zur Ordnung der Krankenpflege vom 28. September 1938, § 21,1, abgedruckt in Hähner-Rombach/Schweikardt (2008), Quelle V,7; Beyer/Rotzoll (2017), S. 292; Brühne (2008), S. 605–607; Falkenstein (2000), S. 129 f.; Weisbrod-Frey (2020), S. 94; Becker (2008), S. 54 f. Ausführlich zum „Gesetz zur Ordnung der Krankenpflege": Weisbrod-Frey (2020), S. 94–96, Becker (2008), S. 54–60, und Brühne (2008).
54 Archiv des Klinikums am Europakanal Erlangen, Direktion der Heil- und Pflegeanstalt Erlangen: Jahresberichte 1933–1934, 1936–1943; StaA Nbg., Heil- und Pflegeanstalt Erlangen – Verwaltungsakten Nr. 20: Bewerbungen als Pfleger oder Pflegerin (1921–1940).

Nationalsozialismus und „Rassenhygiene" in der Heil- und Pflegeanstalt Erlangen

Ebenso wie andere medizinische Berufsgruppen ließ sich auch die („Irren"-)Pflege nach der Machtübernahme der Nationalsozialisten ohne nennenswerte Widerstände einer zunehmenden ideologischen Beeinflussung unterziehen. Die bestehende Landschaft aus verschiedenen Berufsverbänden, u. a. den konfessionellen – katholischen wie evangelischen – Schwesternschaften, der DRK-Schwesternschaft, der Berufsgemeinschaft der freien Pflegerinnen sowie der seit 1934 existierenden NS-Schwesternschaft, wurde „gleichgeschaltet" und die Verbände bereits 1933 in die der „Reicharbeitsgemeinschaft der Berufe im ärztlichen und sozialen Dienst e. V." untergeordnete „Reichsfachschaft deutscher Schwestern und Pflegerinnen" eingegliedert. 1935 übernahm die Nationalsozialistische Volkswohlfahrt (NSV) als Spitzenverband die Führung über die Krankenpflegeverbände. Als „Fachausschuss für Schwesternwesen in der Arbeitsgemeinschaft der freien Wohlfahrtspflege" wurde die „Reichsfachschaft deutscher Schwestern und Pflegerinnen" in die NSV integriert. Ziel dieser „Gleichschaltung" war die Organisation der Krankenpflege im gesamten Deutschen Reich im Sinne des Nationalsozialismus, was u. a. eine zunehmende Verdrängung der konfessionellen Pflege bedeutete.[55] Der Dienst der Krankenpflege – bisher primär auf das kranke Individuum bezogen – wurde jetzt als „Dienst am und für das deutsche Volk" umgedeutet. In Fachzeitschriften und Lehrbüchern für Krankenpflegeberufe wies man in zahlreichen Artikeln sowohl auf die damit verbundene Verantwortung des Pflegepersonals für die „deutsche Rasse" als auch auf die drohende „Entartung" bzw. den „Untergang des deutschen Volkes" hin.[56] Für die Pflegekräfte in psychiatrischen Anstalten erschien diese weltanschauliche „Schulung" im Sinne der NS-„Rassenhygiene" umso wichtiger, als sie unmittelbar mit den Patient:innen konfrontiert waren, welche den Nationalsozialisten als „lebensunwerte Ballastexistenzen" galten.[57] Der in der Anstalt Wiesloch tätige Arzt Georg Schiffmann (1901-?) sprach in diesem Zusammenhang bereits 1933 – kurz nach der Verabschiedung des GzVeN – in einem Artikel mit dem Titel „Die rassenhygienischen Aufgaben der Heil- und Pflegeanstalten im neuen Staat. Unter besonderer Berücksichtigung der Mithilfe des Pflegepersonals"[58] davon, dass man in den Heil- und Pflegeanstalten „im Sammelbecken des kranken Erbstroms" säße und deshalb „Ärzte und Pfleger […] mitarbeiten [müssten] an der Erbgesundheitspflege des Volkes, an der Behütung des gesundes Erbgutes vor Vermischung

---

55 Betzien (2018), S. 87–89; Becker (2008), S. 61–65; Seidler/Leven (2003), S. 251–253.
56 Steppe: Krankenpflege ab 1933 (2020), S. 83–86; Schweikardt (2008), S. 564; Möller/Hesselbarth (1998), S. 148–156; Fiebrandt/Markwardt (2008), S. 113; Gaida: Zwischen Pflegen (2008), S. 29–36; Becker (2008), S. 61; Betzien (2018), S. 92–94.
57 Wolff/Wolff (2008), S. 243.
58 Schiffmann (1933).

mit dem kranken Erbstrom"[59]. Durch diese zunehmende ideologische Beeinflussung wurde eine „Gleichschaltung" der „pflegerische[n] Berufsethik"[60] erreicht, welche die kommenden aggressiven gesundheitspolitischen Maßnahmen gegen als „lebensunwert" angesehene Menschen mit psychischen Erkrankungen und Behinderungen ideologisch vorbereitete, deren Akzeptanz erhöhen sollte und die Grundlage dafür bot, dass sich auch die Krankenpflege in den Dienst des nationalsozialistischen Staates und seiner Ideologie stellte[61].

Auch für die Heil- und Pflegeanstalt Erlangen lässt sich eine zunehmende ideologische Indienstnahme des Pflegepersonals feststellen. Bereits im November 1936 fand ein „Erster Betriebsappell des Pflegepersonals der Anstalt und der Kliniken" statt, auf welchem der „Reichsfachschaftsverwalter für das Pflegepersonal" Massing über „die Stellung und Aufgaben des Pflegepersonals im neuen Deutschland" sprach.[62] Der Jahresbericht von 1936 hält außerdem fest, dass der „Bedeutung des 30. Januar" mit einer Kundgebung in der Anstalt „gedacht" wurde, ebenso wie auch zum 1. Mai eine Feier mit „geschlossener Teilnahme der Angestellten und Arbeiter der Anstalt" stattfand. Darüber hinaus organisierte der „Reichsbund der Deutschen Beamten" mehrere „Kameradschaftsabende".[63] Solche (Pflicht-)Veranstaltungen zu Jahrestagen der NS-Bewegung sowie „Kameradschaftsabende" werden auch in den folgenden Jahresberichten erwähnt und scheinen den Alltag des Pflegepersonals abseits pflegerischer Aufgaben geprägt zu haben.[64] 1937 fand darüber hinaus ein „fachlicher Schulungskurs" für die Pflegekräfte der Erlanger Universitätskliniken und der Heil- und Pflegeanstalt statt, welcher von der „Deutschen Arbeitsfront, Abteilung für Volksgesundheit, Fachgruppe Gesundheit – Berufserziehung" organisiert wurde. In diesem Rahmen sprach der Direktor der Anstalt, Wilhelm Einsle, über die „Nürnberger Gesetze", sein späterer Stellvertreter Hermann Müller über das „Ehegesundheitsgesetz" sowie der Anstaltsarzt und spätere Direktor der Heil- und Pflegeanstalt Ansbach, Hubert Schuch (1888–1977), über das GzVeN.[65] Die Themen der Vorträge zeigen den hohen Stellen-

---

59 Schiffmann (1933), S. 179 f.
60 Steppe: Krankenpflege ab 1933 (2020), S. 89.
61 Steppe: Krankenpflege ab 1933 (2020), S. 86 und S. 89; Schweikardt (2008), S. 560 f.; Fiebrandt/Markwardt (2008), S. 114.
62 Archiv des Klinikums am Europakanal Erlangen, Direktion der Heil- und Pflegeanstalt Erlangen: Jahresbericht 1936.
63 Archiv des Klinikums am Europakanal Erlangen, Direktion der Heil- und Pflegeanstalt Erlangen: Jahresbericht 1936.
64 Archiv des Klinikums am Europakanal Erlangen, Direktion der Heil- und Pflegeanstalt Erlangen: Jahresberichte 1937–1939.
65 Archiv des Klinikums am Europakanal Erlangen, Direktion der Heil- und Pflegeanstalt Erlangen: Jahresbericht 1937.

wert, der der Vermittlung der nationalsozialistischen Ideologie und „Rassenhygiene" beigemessen wurde.[66]

Dass auch beim Pflegepersonal selbst auf die Einhaltung der rassenhygienischen Vorgaben geachtet wurde, machen die Unterlagen in den Personal- sowie den Verwaltungsakten der Anstalt deutlich. Dort finden sich z. B. amtsärztliche Gutachten, in denen häufig der Vermerk „Erbbiologisch nichts Nachteiliges bekannt" eingetragen wurde, oder der „Nachweis der arischen Abstammung".[67] Außerdem mussten beamtete Pflegekräfte vor einer Heirat nachweisen, dass ihr Ehepartner „deutschblütig" ist, da nach dem Deutschen Beamtengesetz vom Januar 1937 Beamt:innen im nationalsozialistischen Staat nur Personen „deutschen oder artverwandten Blutes" heiraten durften.[68] Formblätter, mit welchen unter anderem die Zugehörigkeit der entsprechenden Pflegekraft zur NSDAP bzw. den Parteigliederungen abgefragt wurde oder der Beitritt von deren Kindern zu den NS-Jugendorganisationen – eine Nichtzugehörigkeit der Kinder musste begründet werden, z. B. damit, dass diese für die einzelnen Organisationen noch zu jung seien[69] –, zeigen darüber hinaus, dass das Pflegepersonal nicht nur den erbbiologischen bzw. rassenhygienischen Vorstellungen der Nationalsozialisten entsprechen sollte, sondern auch die politische Zuverlässigkeit überprüft wurde[70].

Insgesamt kann festgehalten werden, dass die NS-Propaganda sowohl in der gesamten deutschen Bevölkerung als auch besonders im Bereich der „Geisteskrankenpflege" die Vorstellung von Menschen mit Behinderungen und psychischen Erkrankungen als „Ballastexistenzen" förderte. Diese zunehmende ideologische Beeinflussung der Pflegekräfte erhöhte zusammen mit der Tatsache, dass das kriegsbedingte Aussetzen der Ausbildungskurse das Problem der mangelnden Professionalität in der Pflege noch verschärfte, und in Verbindung mit dem zahlenmäßigen Mangel an Pflegekräften sowie den meist ohnehin schlechten Verhältnissen und (Arbeits-)Bedingungen innerhalb der Anstalten vermutlich die Bereitschaft, zunehmend aggressive Maßnahmen gegen psychisch Kranke und Behinderte bis hin zu deren Tötung bzw. gezieltem

---

66 Dass solche „Fortbildungs"- bzw. Schulungsveranstaltungen im Sinne der nationalsozialistischen „Rassenhygiene" und „Erbgesundheit" auch in anderen Heil- und Pflegeanstalten stattfanden, zeigt u. a. das Beispiel der Heil- und Pflegeanstalt Berlin-Buch, vgl. Wolff/Wolff (2008), S. 244.

67 StaA Nbg., Heil- und Pflegeanstalt Erlangen – Verwaltungsakten; StaA Nbg., Heil- und Pflegeanstalt Erlangen – Personalakten; Deutsches Beamtengesetz vom 26. Januar 1937, online unter http://www.ver fassungen.de/de33-45/beamte37.htm (letzter Zugriff: 21.9.2022).

68 Deutsches Beamtengesetz vom 26. Januar 1937, online unter http://www.verfassungen.de/de33-45/ beamte37.htm (letzter Zugriff: 21.9.2022).

69 StaA Nbg., Heil- und Pflegeanstalt Erlangen – Personalakten.

70 Pohlmann/Wicker (2002), S. 72. Vgl. dazu auch die Erläuterungen zum „Gesetz zur Ordnung der Krankenpflege" aus dem Jahr 1938 bei Weisbrod-Frey (2020), S. 94–96, Becker (2008), S. 54–60, und Brühne (2008). Auch wenn dieses Gesetz sich ausdrücklich nicht auf das Pflegepersonal in Heil- und Pflegeanstalten bezog, scheinen die – auch im Beamtengesetz geregelten – Vorgaben z. B. bezüglich der „arischen Abstammung" sowie der politischen Zuverlässigkeit ebenso auf die dortigen Pflegekräfte übertragen worden zu sein.

Sterbenlassen „zu begrüßen, mit ihren eigenen moralischen Ansichten zu vereinbaren oder ihnen zumindest nicht zu widerstehen".[71]

Beteiligung der Pflegekräfte der Heil- und Pflegeanstalt Erlangen an der NS-„Euthanasie"

Ihren negativen Höhepunkt erreichten die rassenhygienischen Maßnahmen des nationalsozialistischen Regimes in den Jahren 1939 bis 1945 mit der Tötung von psychisch kranken und behinderten Menschen im Rahmen der verschiedenen „Euthanasie"-Aktionen. Inwieweit Pfleger:innen der Erlanger Heil- und Pflegeanstalt an den Krankenmorden beteiligt waren, soll im Folgenden, vor allem anhand der Zeugenaussagen von Pflegekräften im „Euthanasie"-Prozess gegen den Erlanger Anstaltsdirektor Wilhelm Einsle und andere Ärzt:innen der Einrichtung, dargestellt werden. Zunächst wird aber ein Blick auf die Phase unmittelbar nach Kriegsende geworfen.

Vorbemerkung: Kriegsende und Nachkriegszeit

Mit der kampflosen Übergabe der Stadt an die US-Armee durch den zuständigen Kommandanten Werner Lorleberg am 16. April 1945 endete in der Stadt Erlangen der Zweite Weltkrieg.[72] Den schon bald nach Kriegsende einsetzenden Entnazifizierungsmaßnahmen der amerikanischen Besatzungsmacht musste sich jede:r Einwohner:in der US-Zone über 18 Jahren und damit auch die Pflegekräfte der Anstalt unterziehen. Anhand eines Fragebogens, der 131 Punkte umfasste und u. a. die Mitgliedschaft in den verschiedenen NS-Organisationen abfragte, sollte die nationalsozialistische Belastung der jeweiligen Person beurteilt werden.[73] Neben Entlassungen derjenigen, die „mehr als nur nomineller Parteigenosse"[74] gewesen waren, aus öffentlichen Ämtern und Stellungen wurden auch Beamt:innen entlassen, wenn sie bereits vor 1933 der NSDAP beigetreten waren, bzw. nach einer Ausweitung der Maßnahmen im Juli 1945 alle Personen, die bis zum 1. Mai 1937 NSDAP-Mitglied geworden waren[75]. Da zu dieser Zeit der Großteil des Pflegepersonals der Erlanger Anstalt verbeamtet war[76], wurden auch

---

71 McFarland-Icke (1997), S. 133; Fiebrandt/Markwardt (2008), S. 114 und S. 119.
72 Jakob (2018), S. 19.
73 Schuh (2013), S. 7 f.; Thum (2018), S. 168. Zur Entnazifizierung in Bayern vgl. ausführlich Niethammer (1972) und Niethammer (1982).
74 Schuh (2013), S. 7.
75 Schuh (2013), S. 7 f.; Niethammer (1982), S. 150; Hoser (2013).
76 Der letzte erhaltene Jahresbericht aus der ersten Hälfte der 1940er Jahre gibt für 1943 die Zahl der beamteten Pflegekräfte mit 100 Personen an, 61 waren als angestellte Pflegekräfte in der Anstalt tätig. (Die Abweichung zur in Abb. 1 und 2 genannten Gesamtzahl von 131 Pflegekräften ergibt sich daraus, dass in

dort in den Monaten nach Kriegsende Pflegekräfte aufgrund ihres Engagements in der NSDAP oder anderen NS-Organisationen auf Anordnung der amerikanischen Militärregierung entlassen[77].

Mit dem „Gesetz zur Befreiung von Nationalsozialismus und Militarismus", welches der Länderrat des amerikanischen Besatzungsgebietes am 5. März 1946 verabschiedet hatte, traten die Entnazifizierungsmaßnahmen in eine zweite Phase unter Verantwortung der deutschen Behörden ein. Spruchkammern sollten nun die individuelle Belastung eines jeden Deutschen über 18 Jahren anhand eines Meldebogens beurteilen. Dabei sollte nicht wie bisher „nur die formale Belastung, sondern die eigene Verantwortung und Gesamthaltung"[78] entscheidend sein für die Einteilung in eine der fünf Gruppen: Hauptschuldige, Belastete, Minderbelastete, Mitläufer und Entlastete. An dieser Einstufung orientierten sich auch die „Sühnemaßnahmen", die die Betroffenen leisten mussten. Sie konnten von Geldstrafen bis zur Internierung in einem Arbeitslager reichen. Aufgrund der großen Menge an durchzuführenden Verfahren – auch wenn diese in der Regel nur schriftlich stattfanden – erwies sich das geplante Vorgehen nur bedingt als durchführbar. Der enorme bürokratische Aufwand, die zum Teil alternierende Rechtsprechung, der häufig eine zu starke Konzentration auf die „kleinen Parteigenossen" vorgeworfen wurde, sowie die zahlreich ausgestellten, entlastenden „Persilscheine" erschwerten die Arbeit der Spruchkammern und schmälerten die Akzeptanz der Maßnahmen in der Bevölkerung.[79] Lutz Niethammer spricht in diesem Zusammenhang von der „Bilanz eines Misserfolgs".[80] Insgesamt lautete in Bayern mit 72,5 Prozent die Mehrheit der Spruchkammerurteile auf „nicht betroffen". In weiteren 23,25 Prozent der Fälle wurde eine Amnestie ausgesprochen oder das Verfahren eingestellt. Nur in vier Prozent der Fälle nahm man eine Einstufung in eine der fünf genannten Kategorien vor; den überwiegenden Teil ordnete man in die Gruppe der „Mitläufer" ein. Nur 783 Angeklagte wurden als „Hauptschuldige" verurteilt. Ähnlich stellte sich auch die Situation in Erlangen dar. Rund 75 Prozent der erfassten Erlanger:innen galten als „nicht betroffen", 2.189 Bürger:innen (ca. vier Prozent) wurden einer der fünf Gruppen zugeordnet und nur zwei Personen als „Hauptschuldige" verurteilt.[81]

---

diesem Jahr 30 Pfleger im Kriegsdienst tätig waren, die in Abb. 1 und 2 nicht berücksichtigt wurden. Aus den Jahresberichten ist allerdings nicht ersichtlich, ob diese Pfleger Beamte oder Angestellte waren, so dass hier von der Gesamtzahl der Pflegenden ausgegangen wird.) Noch 1933 waren alle Pflegekräfte der Anstalt verbeamtet, 1936 werden neben den 138 beamteten erstmals 36 angestellte Pfleger:innen im Jahresbericht erwähnt. Vgl. Archiv des Klinikums am Europakanal Erlangen, Direktion der Heil- und Pflegeanstalt Erlangen: Jahresberichte 1933, 1936 und 1943.

77 StaA Nbg., Heil- und Pflegeanstalt Erlangen – Personalakten, J. Sch.: Removal of Personnel in Heil- und Pflegeanstalt, 22.6.1945.

78 Schuh (2013), S. 11.

79 Schuh (2013), S. 10–18; Hoser (2013).

80 Niethammer (1982), S. 540.

81 Schuh (2013), S. 18 und S. 100; Niethammer (1982), S. 540.

Auch für die in der Heil- und Pflegeanstalt Erlangen tätigen Personen mussten Meldebögen an die Spruchkammer Erlangen-Stadt abgegeben werden.[82] Den Großteil der Pflegekräfte stufte man in den Spruchkammerverfahren in die Kategorie „nicht betroffen" ein, nur einige wenige wurden als „Mitläufer" verurteilt und in der Folge entlassen.[83] Die meisten Entlassungen, sowohl im Rahmen der Suspendierungen von Parteimitgliedern im Sommer 1945 als auch infolge der Spruchkammerurteile, waren allerdings nicht von Dauer. Aufgrund der Begründung der Anstaltsleitung, die betroffene Pflegekraft werde als „ausgesprochene Fachkraft [...] ganz dringend benötigt"[84], und der Willensbekundung der Betroffenen, „am Ausbau des demokratischen Staats persönlich und positiv"[85] mitzuwirken, wurde in Verhandlungen mit der Regierung von Ober- und Mittelfranken in den meisten Fällen eine Wiedereinstellung und oftmals auch eine erneute Übernahme in ein Beamtenverhältnis erreicht[86].

Außerdem wurden viele Urteile, auch von Pflegekräften, im Rahmen der „Weihnachtsamnestie" 1946 in „nicht betroffen" umgewandelt und so eine Wiedereinstellung möglich gemacht.[87] Ähnlich wie im Fall zahlreicher Lehrstuhlinhaber und Klinikleiter der Medizinischen Fakultät der Universität Erlangen war folglich auch der Personalbestand der Heil- und Pflegeanstalt Erlangen von großer Kontinuität zwischen der Zeit vor 1945 und der Nachkriegszeit geprägt.[88] Diese Kontinuität spiegelt sich z. T. in den Personalakten eindrucksvoll wider: Neben einem von der jeweiligen Pflegekraft unterschriebenen Formblatt aus den 1930er Jahren, mit dem der „Eid auf den Führer" bestätigt wurde, findet sich in zahlreichen Akten von Personen, welche nach 1945 weiterhin

---

82 StaA Nbg., Heil- und Pflegeanstalt Erlangen – Verwaltungsakten Nr. 11: Abgabe von Meldebögen (1946–1947).

83 StaA Nbg., Heil- und Pflegeanstalt Erlangen – Verwaltungsakten Nr. 24: Korrespondenz der Heil- und Pflegeanstalt mit der Regierung von Oberfranken und Mittelfranken (1947), Namensliste männliches Pflegepersonal der Heil- und Pflegeanstalt Erlangen, 16.6.1947, und Namensliste weibliches Pflegepersonal der Heil- und Pflegeanstalt Erlangen, 16.6.1947; StaA Nbg., Heil- und Pflegeanstalt Erlangen – Personalakten, J. Sch.: Removal of Personnel in Heil- und Pflegeanstalt, 22.6.1945.

84 StaA Nbg., Heil- und Pflegeanstalt Erlangen – Verwaltungsakten Nr. 24: Korrespondenz der Heil- und Pflegeanstalt mit der Regierung von Oberfranken und Mittelfranken (1947), Schreiben der Heil- und Pflegeanstalt Erlangen an die Regierung von Ober- und Mittelfranken, Betreff: Pflegepersonal der Heil- und Pflegeanstalt Erlangen, hier: Wiedereinstellung der Aufsichtspflegerin K. K., 10.6.1947.

85 StaA Nbg., Heil- und Pflegeanstalt Erlangen – Verwaltungsakten Nr. 24: Korrespondenz der Heil- und Pflegeanstalt mit der Regierung von Oberfranken und Mittelfranken (1947), Stellungnahme des Betriebsrates der Heil- und Pflegeanstalt Erlangen, 10.6.1947.

86 StaA Nbg., Heil- und Pflegeanstalt Erlangen – Verwaltungsakten Nr. 24: Korrespondenz der Heil- und Pflegeanstalt mit der Regierung von Oberfranken und Mittelfranken (1947), Korrespondenzen bzgl. der Wiedereinstellung verschiedener Pflegekräfte.

87 Schuh (2013), S. 14; StaA Nbg., Heil- und Pflegeanstalt Erlangen – Verwaltungsakten Nr. 24: Korrespondenz der Heil- und Pflegeanstalt mit der Regierung von Oberfranken und Mittelfranken (1947), Namentliches Verzeichnis aller aus politischen Gründen entlassenen Personen, die auf Grund einer Amnestie als vom Gesetz nicht betroffen zu betrachten sind, 23.5.1947.

88 Zu den Kontinuitäten im Bereich der Lehrstuhlinhaber und Klinikleiter der Erlanger Medizinischen Fakultät nach 1945 vgl. Thum (2018).

in der Anstalt beschäftigt waren, meist nur im Abstand von wenigen Seiten ein ähnliches Formblatt zum „Eid auf die Verfassung" aus der zweiten Hälfte der 1940er Jahre.[89]

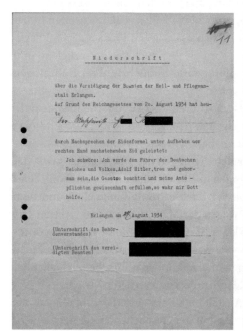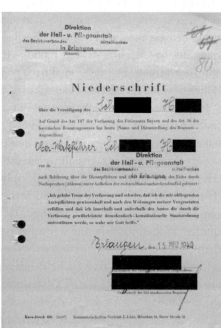

Abb. 4 und 5 Niederschrift über die Ableistung des „Eides auf den Führer" (1934, links) sowie des „Eides auf die Verfassung" (1949, rechts) aus der Personalakte einer Pflegekraft (StaA Nbg., Heil- und Pflegeanstalt Erlangen – Personalakten, H. Sch.: Niederschrift, 27.8.1934, und Niederschrift, 15.3.1949)

Dass Pflegekräfte ihren Beruf ungeachtet möglicher Verstrickungen in die NS-„Euthanasie" nach 1945 weiterhin ausüben konnten, ist allerdings kein spezifisches Erlanger Phänomen. Heute ist bekannt, dass zahlreiche Pfleger:innen, welche zwischen 1939 und 1945 sowohl in Heil- und Pflegeanstalten als auch z. B. in den „T4"-Tötungsanstalten tätig waren, nach dem Ende des „Dritten Reiches" unbehelligt weiterhin in psychiatrischen Kliniken oder Anstalten arbeiten konnten.[90] Obwohl mittlerweile gesichert ist, dass neben ärztlichem Personal auch Pflegekräfte an den „Euthanasie"-Maßnahmen mitwirkten[91], standen sie häufig nicht im Zentrum der strafrechtlichen

89 StaA Nbg., Heil- und Pflegeanstalt Erlangen – Personalakten.
90 Steppe: Mit Tränen (2020), S. 176 f.; Klee (1986), S. 154 f.; Fürstler/Malina (2004), S. 143.
91 Fiebrandt/Markwardt (2008), S. 114–121, und Meusch (2008), S. 172, nennen z. B. konkrete Namen von Pflegekräften, die in der Tötungsanstalt Pirna-Sonnenstein, der Anstalt Großschweidnitz und der „Kinderfachabteilung" Waldniel in „Euthanasie"-Morde involviert waren. Die Beteiligung von Schwestern und Pflegern an den Krankenmorden in der Anstalt Kaufbeuren-Irsee, v. a. in der dortigen „Kinderfachabteilung", schildert Robert Domes in seinem Buch über die Lebensgeschichte des jugendlichen Patienten Ernst

Verfolgung[92]. In einzelnen Prozessen waren sie zwar angeklagt und wurden zu Frei-heitsstrafen oder zum Tode verurteilt, so z. B. in den Hadamar-Prozessen 1945 und 1948, im ersten Obrawalde-Prozess 1946, im Dresdner „Euthanasie"-Prozess 1947 oder im Düsseldorfer „Euthanasie"-Prozess 1948.[93] In einigen Fällen, z. B. im zweiten Obra-walde-Prozess 1965, im Dresdner „Euthanasie"-Prozess oder im Prozess gegen Pflege-kräfte der bayerischen Anstalt Eglfing-Haar, kam es aber auch zu Freisprüchen, und oftmals konnten die Pflegenden nach Verbüßung ihrer Strafe bzw. ihrer frühzeitigen Haftentlassung ihrem Beruf weiterhin nachgehen.[94]

In Nürnberg fand im Jahr 1950 ein Prozess zur strafrechtlichen Aufarbeitung der NS-„Euthanasie"-Morde in der Heil- und Pflegeanstalt Erlangen zwischen 1939 und 1945 statt. Bereits seit 1947 wurde gegen den ehemaligen Direktor, Wilhelm Einsle, sowie weitere Ärzt:innen der Anstalt wegen ihrer Beteiligung an der „Aktion T4" sowie der „Hungerkost" ermittelt.[95] Die Nachforschungen in Bezug auf die Verabreichung einer „Hungerkost" stellte man aufgrund mangelnder Beweise im Juli 1949 ein[96], und auch vom Vorwurf der „Beihilfe zum Totschlag" wegen der Mitwirkung an der „Aktion T4" wurden Wilhelm Einsle und der mitangeklagte Arzt Stephan Murar 1950 freigespro-chen[97]. Obwohl dem ermittelnden Oberstaatsanwalt am Landgericht Nürnberg-Fürth offenbar bewusst war, dass auch das Pflegepersonal mit hoher Wahrscheinlichkeit über das Ziel und den Zweck der „T4"-Transporte informiert und an deren Vorbereitung so-wie der Durchführung der „B-Kost" in der Anstalt beteiligt war und darüber hinaus die „Aussagen des Pflegepersonals im allgemeinen mit den geschehenen Tatsachen nicht in Einklang stehen"[98], wurden in Erlangen keine Ermittlungen gegen Pflegende ein-

Lossa, vgl. Domes (2016). Auch in den beiden Bänden von Mildt (2009) zu den Strafurteilen gegen an der NS-„Euthanasie" beteiligte Personen werden konkrete Beispiele für mitwirkende Pflegekräfte aufgeführt.

92 Möller/Hesselbarth (1998), S. 159 f.; Steppe: Krankenpflege ab 1933 (2020), S. 83; Steppe: Mit Tränen (2020), S. 176 f.; Ude-Koeller (2016), S. 413; Beyer/Rotzoll (2017), S. 292.

93 Steppe: Mit Tränen (2020), S. 172–176; Böhm/Scharnetzky (2008), S. 63–73; Meusch (2008), S. 172–176; Fiebrandt/Markwardt (2008), S. 112–121; Gaida: Zwischen Pflegen (2008), S. 52.

94 Steppe: Mit Tränen (2020), S. 172–176; Böhm/Scharnetzky (2008), S. 63–73; Pohlmann/Wicker (2002), S. 76; Gaida: Zwischen Pflegen (2008), S. 52 f. Zu den in Ost- und Westdeutschland stattgefun-denen „Euthanasie"-Prozessen siehe auch die umfassende Zusammenstellung von Dick de Mildt: Mildt (2009). Zu „Euthanasie"-Prozessen in Österreich, in denen auch Pflegekräfte wegen ihrer Beteiligung an den Patientenmorden angeklagt waren, vgl. Fürstler/Malina (2004), insbesondere S. 149–354.

95 StaA Nbg., Staatsanwaltschaft b. d. LG Nürnberg-Fürth II, Prozess gegen Wilhelm Einsle Nr. 2343; aus-führlich zu den Ermittlungen und dem Prozess: Voggenreiter/Ude-Koeller (2022), S. 287–292.

96 StaA Nbg., Staatsanwaltschaft b. d. LG Nürnberg-Fürth II, Prozess gegen Wilhelm Einsle Nr. 2343/II: Beschluss des Oberstaatsanwalts beim Landgericht Nürnberg-Fürth, 1.7.1949; Voggenreiter/Ude-Koeller (2022), S. 287 und S. 292 f.

97 StaA Nbg., Staatsanwaltschaft b. d. LG Nürnberg-Fürth II, Prozess gegen Wilhelm Einsle Nr. 2343/II: Niederschrift über die öffentliche Sitzung des Schwurgerichts beim Landgericht Nürnberg-Fürth, 27.2.1950; Voggenreiter/Ude-Koeller (2022), S. 287 und S. 293.

98 StaA Nbg., Staatsanwaltschaft b. d. LG Nürnberg-Fürth II, Prozess gegen Wilhelm Einsle Nr. 2343/I: Schreiben Oberstaatsanwalt am Landgericht Nürnberg-Fürth an den Vorsitzenden der grossen Strafkam-mer, 16.11.1948.

geleitet. Man wies lediglich darauf hin, dass eine „persönliche Fühlungnahme"[99] zwischen den als Zeug:innen geladenen Pflegekräften und den angeklagten Ärzt:innen zu vermeiden sei, um eine Beeinflussung zu verhindern[100].

Aufgrund der schwierigen Aktenlage in Bezug auf die mögliche Beteiligung von Pflegekräften an der NS-„Euthanasie" stellen die Zeugenaussagen der vernommenen Pfleger:innen eine der wenigen Quellen dar, in welchen diese sich selbst zu den Geschehnissen in der Anstalt sowie ihrer eigenen (Nicht-)Beteiligung äußern und ihr Blick auf die nationalsozialistischen „Euthanasie"-Maßnahmen deutlich wird. Deshalb wird anhand dieser Aussagen im Folgenden der Frage nachgegangen, in welchem Ausmaß und in welcher Weise die Pflegekräfte der Heil- und Pflegeanstalt Erlangen an der NS-„Euthanasie" beteiligt waren. Dabei muss berücksichtigt werden, dass Aussagen, mit denen sie sich selbst oder ihre Kolleg:innen belastet hätten, dazu hätten führen können, dass Erlanger Pfleger:innen – die bisher nicht im Fokus der Ermittlungsbehörden standen – in deren Blick gerückt und selbst strafrechtlicher Verfolgung ausgesetzt gewesen wären. Denn dass auch gegen Pflegekräfte mitunter aufgrund ihrer Beteiligung an NS-„Euthanasie"-Verbrechen ermittelt und sie in entsprechenden Prozessen angeklagt und verurteilt wurden, zeigen die oben genannten Beispiele. Aufgrund dessen und der generellen Tendenz der Zeit, sich gegenseitig, z.B. mit „Persilscheinen", zu entlasten[101], muss in weiten Teilen ein exkulpatorischer Charakter der Äußerungen angenommen werden.

Pflegekräfte als Zeug:innen im Prozess gegen den Erlanger Direktor und andere Ärzt:innen der Anstalt

Vorbemerkung: Beteiligung von Pflegekräften in den Heil- und Pflegeanstalten an der NS-„Euthanasie"

Bevor die Rolle des Erlanger Pflegepersonals näher beleuchtet wird, soll zunächst kurz der gegenwärtige Forschungsstand zu Mitwissen und Mitwirkung von Pflegenden im Rahmen der NS-„Euthanasie"-Morde skizziert werden. Angesichts dessen, was man inzwischen über den Ablauf der NS-„Euthanasie" weiß, ist kaum vorstellbar, dass Pflegekräfte keine Mitwisser:innen oder in gewissen Bereichen sogar Mittäter:innen waren, da ohne ihre Mitwirkung oder zumindest Duldung die massenhafte Tötung der

---

99 StaA Nbg., Staatsanwaltschaft b. d. LG Nürnberg-Fürth II, Prozess gegen Wilhelm Einsle Nr. 2343/I: Schreiben Oberstaatsanwalt am Landgericht Nürnberg-Fürth an den Vorsitzenden der grossen Strafkammer, 16.11.1948.
100 StaA Nbg., Staatsanwaltschaft b. d. LG Nürnberg-Fürth II, Prozess gegen Wilhelm Einsle Nr. 2343/I: Schreiben Oberstaatsanwalt am Landgericht Nürnberg-Fürth an den Vorsitzenden der grossen Strafkammer, 16.11.1948.
101 Schuh (2013), S. 13 und S. 188 f.; Niethammer (1982), S. 613–617.

Patient:innen nicht möglich gewesen wäre.[102] Durch Aussagen aus der Zeit nach 1945 ist bekannt, dass das Pflegepersonal der Abgabeanstalten in unterschiedlichem Maße Kenntnis von den „Euthanasie"-Maßnahmen hatte und an ihrer Durchführung beteiligt war.[103] Für die „T4"-Transporte ist durch diese Aussagen z. B. belegt, dass Pflegekräfte in den Heil- und Pflegeanstalten Ziel und Zweck der Transporte zum Teil kannten oder zumindest ahnten, was den abtransportierten Patient:innen bevorstand.[104] Denn auch wenn während der ersten Phase der NS-„Euthanasie" die Patiententötungen nicht in den Anstalten selbst stattfanden, war das Pflegepersonal dennoch in die Vorbereitungen involviert. Eventuell hat es die Ärzt:innen beim Ausfüllen der Meldebögen unterstützt, auf jeden Fall aber war es bei den unmittelbaren Transportvorbereitungen beteiligt: Die Patient:innen, die in die Tötungsanstalten der „Aktion T4" deportiert werden sollten, mussten angekleidet und ggf. beruhigt oder medikamentös ruhiggestellt werden, ihre Krankenakten und persönlichen Gegenstände mussten für den Transport bereitgelegt und sie selbst zu den Bussen bzw. zum Bahnhof und zum Teil auch auf dem Transport selbst begleitet werden.[105]

In der ersten „Euthanasie"-Phase hat das Personal der Heil- und Pflegeanstalten damit anders als dasjenige der Tötungsanstalten nicht direkt an den Krankenmorden mitgewirkt; dies änderte sich in der zweiten Phase der „dezentralen" bzw. „regionalen Euthanasie". Im August 1941 war die „Aktion T4" auf Befehl Hitlers gestoppt worden, vermutlich im Wesentlichen aufgrund der zunehmenden Unruhe in der Bevölkerung und kirchlicher Proteste, z. B. vom Münsteraner Bischof Clemens August Graf von Galen. Allerdings endeten damit die Krankenmorde nicht, in der darauf folgenden zweiten Phase der NS-„Euthanasie" wurden sie nun dezentral in den einzelnen Anstalten weitergeführt und Patient:innen durch überdosierte Medikamente, Nahrungsentzug oder strukturelle Vernachlässigung getötet.[106] Diese Durchführung der „Euthanasie"-Morde in den Heil- und Pflegeanstalten vor Ort dürfte eine größere Mitwisserschaft und aktivere Beteiligung der Pflegekräfte bedeutet haben. Die Auswahl der zu tötenden Patient:innen erfolgte während der „dezentralen Euthanasie" durch die Anstalten selbst. In der Regel wählten die dortigen Ärzt:innen die Patient:innen aus, eine Beeinflussung der Selektion durch die Pflegekräfte ist aber wahrscheinlich und z. B. für Hadamar durch Zeugenaussagen belegt. Denn auch wenn die Krankenakten in der Regel von den Stationsärzt:innen geführt wurden, beruhten deren Einträge zum Verhalten,

---

102 Ude-Koeller (2016), S. 413; Steppe: Krankenpflege ab 1933 (2020), S. 83; Steppe: Mit Tränen (2020), S. 177; Schweikardt (2008), S. 554; Möller/Hesselbarth (1998), S. 159 f.

103 Steppe: Mit Tränen (2020), S. 152–155; Fiebrandt/Markwardt (2008), S. 118.

104 Steppe: Mit Tränen (2020), S. 154 und S. 158–160; Fiebrandt/Markwardt (2008), S. 118; Klee (2007), S. 114 f.

105 Steppe: Mit Tränen (2020), S. 158–161; Möller/Hesselbarth (1998), S. 159; Fiebrandt/Markwardt (2008), S. 112 und S. 118; Beyer/Rotzoll (2017), S. 292; Pohlmann/Wicker (2002), S. 76; Gaida: Zwischen Pflegen (2008), S. 37 f.; McFarland-Icke (1997), S. 131; Fürstler/Malina (2004), S. 25–27.

106 Siemen: Psychiatrie (2012), S. 31 f.; Klee (2018), S. 255–259 und S. 368–441.

der Arbeitsfähigkeit und der „Pflegeaufwendigkeit" der einzelnen Patient:innen meist auf der Berichterstattung der Pflegekräfte und spiegelten somit auch deren Sichtweise wider. Gerade bei „selektionsrelevanten" Einträgen, z. B. zu Patient:innen, die vom Pflegepersonal als besonders unruhig, pflegeintensiv bzw. störend oder arbeitsunfähig beschrieben wurden, hatten diese Schilderungen sicherlich (indirekten) Einfluss auf die Auswahl für die Krankentötungen. Unter anderem in Großschweidnitz[107], Meseritz-Obrawalde[108] und Hadamar[109] waren Pfleger:innen auch direkt an den Medikamententötungen beteiligt, indem sie den Patient:innen die tödliche Überdosis verabreichten. In den Anstalten, in denen eine „Hungerkost" verabreicht wurde, mussten die dafür ausgewählten und in manchen Einrichtungen auf eigene „Hungerstationen" bzw. in „Hungerhäuser" verlegten Patient:innen durch die Pflegekräfte zumindest minimal versorgt sowie die mangelhafte Verpflegung an sie ausgegeben werden. Darüber hinaus wurde das „Hungersterben" zum Teil dokumentiert; so hielt man beispielsweise auf Wiegekarten von Patient:innen den schnell fortschreitenden Gewichtsverlust fest. Nach ihrem Tod wurden die Verstorbenen teilweise auch vom Pflegepersonal in die Pathologie, Anatomie oder zur Bestattung abtransportiert.[110] Eine Beteiligung an all diesen Aufgaben im Zusammenhang mit der „Aktion T4" und der „dezentralen Euthanasie" ist auch für die Pflegekräfte der Erlanger Heil- und Pflegeanstalt anzunehmen.[111] Wie die Pfleger:innen selbst dies wahrgenommen und geschildert haben, wird im Folgenden anhand der Zeugenaussagen erläutert.

Wissen um und Beteiligung an der „Aktion T4"

Aus den Reihen des Erlanger Pflegepersonals wurden im Prozess gegen den Anstaltsdirektor und andere Ärzt:innen der Einrichtung insgesamt lediglich 14 der zwischen 1939 und 1945 durchschnittlich 179 beschäftigten Pfleger:innen als Zeug:innen vernommen. Dass diese von den Abtransporten im Rahmen der „Aktion T4" wussten, wird von Seiten der Pflegekräfte nicht bestritten, sie hätten aber nur erfahren, dass „auf

---

107 Zur Mitwirkung von Pflegerinnen an der „Medikamenteneuthanasie" in Großschweidnitz vgl. Fiebrandt/Markwardt (2008), insbesondere S. 118–121.
108 Zur Beteiligung von Pfleger:innen an der NS-„Euthanasie" in Meseritz-Obrawalde vgl. ausführlich Steppe/Ulmer (2001).
109 Ausführlich zur NS-„Euthanasie" in Hadamar: Roer/Henkel (1986).
110 Steppe: Mit Tränen (2020), S. 161–166; Möller/Hesselbarth (1998), S. 159 f.; Fiebrandt/Markwardt (2008), S. 118 f.; Beyer/Rotzoll (2017), S. 292; Wettlaufer (1986), S. 299 f.; Pohlmann/Wicker (2002), S. 76; Gaida: Zwischen Pflegen (2008), S. 38; McFarland-Icke (1997), S. 131; Fürstler/Malina (2004), S. 25 f.
111 Ob das Pflegepersonal der Erlanger Anstalt die Patient:innen auch während der Transporte begleitete, ist nicht bekannt, da die Frage der Transportmodalitäten aus Erlangen in die Tötungsanstalten bisher noch nicht ausreichend geklärt werden konnte.

höheren Befehl Kranke unserer Anstalt in andere Anstalten verlegt werden"[112] sollten. Aufgrund der im Vorhergehenden geschilderten notwendigen Mitwirkung bei der Vorbereitung der Deportationen ist es auch nicht vorstellbar, dass die Abtransporte ohne Wissen des Pflegepersonals vonstattengingen. Von den Befragten äußerten sich zwei zu den „T4"-Transporten; diese geben dabei übereinstimmend an, dass sie nicht gewusst hätten, „zu welchem Zweck die Kranken verlegt werden sollten"[113] und „wohin die Kranken mit den Transporten verlegt worden sind"[114]. Auch ein Wissen des ärztlichen Personals über Ziel und Zweck der Transporte wird von den Pflegekräften bestritten.[115] Allerdings sagte der Anstaltsdirektor Einsle in seiner Vernehmung aus, dass ungefähr nach dem dritten Transport sowohl ein Teil der Ärzteschaft als auch die Oberpfleger:innen von Dr. Curt Schmalenbach (1910–1944), dem Leiter der „Gemeinnützigen Krankentransportgesellschaft" (GeKrat) – einer Tarnorganisation der „T4"-Zentrale –, über die Hintergründe der Transporte informiert worden seien. Er nannte dabei als Teilnehmer:innen der Besprechung mit Schmalenbach explizit die beiden Pflegekräfte, welche zuvor in ihrer Aussage jedes Wissen um die „Aktion T4" geleugnet hatten.[116]

Zum Teil versuchten Pfleger:innen laut Zeugenaussagen, Patient:innen vor den Transporten in die Tötungsanstalten zu schützen.[117] Auch für die Anstalt Erlangen soll es einen Interventionsversuch mit dem Ziel des Endes der „T4"-Transporte gegeben haben, hier allerdings von Seiten des Direktors Wilhelm Einsle. Nach eigener Aussage trat er nach dem Gespräch mit Dr. Schmalenbach, bei dem er erfahren hätte, dass „lebensunwerte[s] Leben ausgesondert und getötet" würde, über seine in Berlin studierende Tochter mit seinem Vetter Dr. Patin in Verbindung, der wiederum mit Himmler verwandt war, und versuchte über diesen eine „Einstellung der Tötungen"[118] zu erreichen. Dieser Interventionsversuch wurde auch von einer der oben erwähnten Pflegekräfte geschildert, allerdings in einem anderen Zusammenhang. Laut ihrer Aussage erfuhren die Angestellten der Anstalt und auch Einsle erst durch wiederholt eintreffende Nachrichten von Angehörigen vom Tod der verlegten Patient:innen. Einsle hätte über

---

112 StaA Nbg., Staatsanwaltschaft b. d. LG Nürnberg-Fürth II, Prozess gegen Wilhelm Einsle Nr. 2343/III: Zeugen-Vernehmung B. D., 15.11.1948.
113 StaA Nbg., Staatsanwaltschaft b. d. LG Nürnberg-Fürth II, Prozess gegen Wilhelm Einsle Nr. 2343/III: Zeugen-Vernehmung B. D., 15.11.1948.
114 StaA Nbg., Staatsanwaltschaft b. d. LG Nürnberg-Fürth II, Prozess gegen Wilhelm Einsle Nr. 2343/III: Zeugen-Vernehmung J. F., 15.11.1948.
115 StaA Nbg., Staatsanwaltschaft b. d. LG Nürnberg-Fürth II, Prozess gegen Wilhelm Einsle Nr. 2343/III: Zeugen-Vernehmung B. D., 15.11.1948, und Zeugen-Vernehmung J. F., 15.11.1948.
116 StaA Nbg., Staatsanwaltschaft b. d. LG Nürnberg-Fürth II, Prozess gegen Wilhelm Einsle Nr. 2343/III: Beschuldigten-Vernehmung Dr. Einsle, Wilhelm, 17.12.1948; Siemen: Heil- und Pflegeanstalt Erlangen (2012), S. 165.
117 Steppe: Mit Tränen (2020), S. 161.
118 StaA Nbg., Staatsanwaltschaft b. d. LG Nürnberg-Fürth II, Prozess gegen Wilhelm Einsle Nr. 2343/III: Beschuldigten-Vernehmung Dr. Einsle, Wilhelm, 17.12.1948.

seinen Kontakt diese Todesfälle aufklären wollen, ihren Schilderungen nach wusste er also nicht, dass sie Folge der „T4"-Morde waren – diese Diskrepanz in den Aussagen ist u. a. ein Indiz für den exkulpatorischen Charakter der Zeugendarstellungen. Übereinstimmend gaben beide an, dass Einsle wenige Zeit später mitgeteilt worden sei, dass „die Aktion [...] inzwischen abgestoppt worden [sei], weil sich auch andere Stellen, insbesondere die Kirchen über die Durchführung beschwert hätten".[119] Inwieweit der Interventionsversuch Einsles tatsächlich stattfand, kann aus heutiger Sicht nicht abschließend geklärt werden.[120]

Dass die beabsichtigte Geheimhaltung der „Aktion T4" auch unabhängig von einer Information durch die Verantwortlichen nicht gelang, zeigt eindrucksvoll das folgende Beispiel. Dabei handelte es sich zwar um einen Transport aus einer karitativen Anstalt nach Erlangen, dennoch wird deutlich, dass schon zu Beginn des Jahres 1941 die Hintergründe der verschiedenen Transporte und wohl auch die spezifische Funktion der Zwischenanstalt Erlangen offenbar so weit bekannt waren, dass die Verlegung größerer Gruppen von Patient:innen dorthin zu einer Beunruhigung des Umfelds führte. Am 21. Februar 1941 wurden mit zwei Bus-Transporten insgesamt 55 Patientinnen aus dem Ottilienheim in Absberg nach Erlangen verlegt. Bei der zweiten Abholung am Nachmittag sollen sich Berichten zufolge nicht nur Pflegerinnen der Anstalt, sondern auch Ortseinwohner:innen vor ihren Häusern bzw. dem Heim versammelt haben. Inwieweit es zu tumultartigen Szenen im Sinne einer gewaltsamen Verbringung der Patient:innen in die Busse oder zu kritischen Äußerungen der Bevölkerung gegen das NS-Regime kam, wird von verschiedenen Stellen unterschiedlich geschildert.[121] Insgesamt sei es aber zu einer „Beunruhigung der Bevölkerung" gekommen, weshalb zukünftig bei der „Wegschaffung dieser Leute [...] etwas mehr Fingerspitzengefühl" gefordert wurde, da es „nicht notwendig [sei], unnoetige [sic!] Schwierigkeiten auszuloesen und unseren Gegnern Wasser auf die Muehle zu liefern".[122]

Dieser Vorfall weist auf die bereits kurz erwähnte Besonderheit Erlangens als Zwischenanstalt hin. Insgesamt sind derzeit mindestens 30 Transporte aus 26 Anstalten inner- und außerhalb Bayerns bekannt, mit denen zahlreiche Patient:innen aus karitativen oder aufgelösten staatlichen Einrichtungen nach Erlangen verlegt wurden. Diese Transporte dienten u. a. der Verschleierung der oftmals kurz darauf erfolgenden Deportationen in die Tötungsanstalten der „Aktion T4". So wurden z. B. aus der Anfang

---

119 StaA Nbg., Staatsanwaltschaft b. d. LG Nürnberg-Fürth II, Prozess gegen Wilhelm Einsle Nr. 2343/III: Zeugen-Vernehmung B. D., 15.11.1948.
120 Siehe dazu auch Voggenreiter/Ude-Koeller (2022), S. 289.
121 StaA Nbg., Rep. 501, KV-Prozesse, Ärzte-Prozess (Fall 1), B24: Schreiben Gendarmerieposten Absberg an den Landrat Gunzenhausen, 24.2.1941, Bericht der Kreisleitung Weissenburg i. B. an die Kreisleitung der NDSAP, 26.2.1941, und Schreiben Gaustabsamt Nürnberg an Sicherheitsdienst SS-Sturmbannführer Friedrich, 1.3.1941.
122 StaA Nbg., Rep. 501, KV-Prozesse, Ärzte-Prozess (Fall 1), B24: Schreiben Gaustabsamt Nürnberg an Sicherheitsdienst SS-Sturmbannführer Friedrich, 1.3.1941.

Oktober 1940 aufgelösten Heil- und Pflegeanstalt Bayreuth 151 Patient:innen nach Erlangen verlegt. Von diesen wurden 93 im Rahmen der sieben „T4"-Transporte in die
Tötungsanstalten Pirna-Sonnenstein und Hartheim bei Linz deportiert und dort mit
Gas ermordet.[123] Im Jahresbericht 1940 hielt man dazu fest, dass zusammen mit den
Bayreuther Patient:innen vier Pfleger und 15 Pflegerinnen nach Erlangen versetzt worden waren.[124] Dass diesen Pflegekräften die zeitlich nur wenige Wochen bis Monate
nach dem Transport erfolgte erneute Verlegung ihrer Patient:innen, diesmal mit an-
geblich unbekanntem Ziel, nicht aufgefallen ist, ist kaum vorstellbar. Auch nach der
Einstellung der „Aktion T4" diente Erlangen weiterhin als Zwischenanstalt; viele der
dorthin transportierten Patient:innen starben während der „dezentralen Euthanasie"
an den Folgen gezielter Mangelernährung und struktureller Vernachlässigung.[125]

Beteiligung an der dezentralen NS-„Euthanasie": „Hungerkost"
und Vernachlässigung

Wie oben skizziert, ist bekannt, dass auch in der zweiten, „dezentralen" Phase Pflegekräfte an den „Euthanasie"-Morden beteiligt waren.[126] In der Heil- und Pflegeanstalt
Erlangen wurden in dieser Phase nicht (mehr) arbeitsfähige, unruhige oder als störend
geltende Patient:innen durch die Ausgabe einer „B-Kost" bzw. durch gezielte Vernachlässigung getötet. Da die Versorgung und Pflege der Patient:innen den Pflegekräften
oblag, ist nicht vorstellbar, dass diese die Ausgabe unterschiedlicher Kostformen sowie das langsame Verhungern nicht bemerkten. Dies gilt umso mehr, als in Erlangen
wahrscheinlich mindestens zwei „Hungerstationen" eingerichtet worden waren, auf
die Patient:innen verlegt wurden, welche die „B-Kost" erhalten sollten, und somit
auch eine sichtbare Selektion stattfand.[127] Außerdem wurden die Patient:innen regelmäßig gewogen und das Ergebnis auf Wiegekarten festgehalten, welche für zahlreiche
Personen einen deutlichen, sich über mehrere Monate erstreckenden Gewichtsverlust
nachzeichnen.[128] Auch das war Aufgabe der Pflegekräfte. So verstarb z. B. eine 57-jähri-

---

123 Siemen: Heil- und Pflegeanstalt Erlangen (2012), S. 164–170. Die genauere Untersuchung der Trans-
portbewegungen nach Erlangen erfolgt gegenwärtig im Rahmen des Projekts „NS-‚Euthanasie' in Erlangen". Für nähere Informationen dazu sei auf die demnächst erscheinende Ergebnispublikation des Projektes verwiesen.
124 Archiv des Klinikums am Europakanal Erlangen, Direktion der Heil- und Pflegeanstalt Erlangen: Jahresbericht 1940.
125 Siemen: Heil- und Pflegeanstalt Erlangen (2012), S. 167–170. Vgl. dazu ebenfalls die demnächst erscheinende Ergebnispublikation des Projektes „NS-‚Euthanasie' in Erlangen".
126 Steppe: Mit Tränen (2020), S. 161–169; Schweikardt (2008), S. 562; Möller/Hesselbarth (1998),
S. 159 f.; Beyer/Rotzoll (2017), S. 292.
127 Rauh (2018), S. 126; Siemen: Heil- und Pflegeanstalt Erlangen (2012), S. 171 f.
128 StaA Nbg., Heil- und Pflegeanstalt Erlangen, Patientenakten Frauen und Männer verstorben. In diesem Zusammenhang muss berücksichtigt werden, dass für Erlangen nur vereinzelte Wiegekarten in den

ge Patientin, welche unter der Diagnose „Schizophrenie" im Oktober 1940 mit einem Sammeltransport aus der aufgelösten Anstalt Bayreuth nach Erlangen verlegt worden war, im November 1943 mit einem Gewicht von 33 kg. Bei ihrer Aufnahme in Erlangen hatte sie noch 52 kg gewogen. Als Todesursache wurde auf dem Leichenschauschein „Kachexie bei Verblödungszustand" notiert.[129] Nur noch 34 kg wog eine 39-jährige Patientin, die im August 1945 an „Kreislaufversagen bei Kachexie" in der Anstalt verstarb. Bereits in den Monaten vor ihrem Tod wurde in der Krankengeschichte eine zunehmende Verschlechterung des körperlichen Zustandes festgehalten, die Patientin hatte laut der in der Akte vorhandenen Wiegekarte innerhalb eines Jahres 15 kg an Gewicht verloren. Eine medizinische Intervention oder andere Maßnahmen gegen den rapiden Gewichtsverlust sind in der Akte nicht dokumentiert.[130] Keine Einträge in der Krankengeschichte finden sich im Fall eines 22-jährigen Patienten, der im September 1941 zusammen mit zahlreichen weiteren Kindern und jungen Erwachsenen aus dem Gertrudenheim im Kloster Blankenburg bei Oldenburg nach Erlangen verlegt worden war. Bei seiner Aufnahme wog er 38 kg, das Erlanger medizinische Personal beschrieb ihn als „weitgehend verblödet" sowie „nicht erziehungs- und bildungsfähig". Als er drei Jahre später im November 1944 an „Kachexie" verstarb, betrug sein Körpergewicht noch 28 kg.[131]

Dass in der Heil- und Pflegeanstalt Erlangen eine „B-Kost" ausgegeben wurde, bestritten die Pflegekräfte, welche als Zeug:innen im Prozess gegen die Ärzt:innen der Einrichtung aussagten, nicht. Allerdings nutzten sie – ähnlich wie die angeklagten Ärzt:innen[132] – vier ineinander übergehende Verteidigungsargumente, welche in verschiedener Form von allen Zeug:innen immer wieder angeführt wurden. Zum einen sei die „Hungerkost" „nicht streng den Vorschriften entsprechend durchgeführt worden"[133] bzw. „nicht so verabfolgt [worden], wie es befohlen war"[134]. Statt der angeordneten fett- und fleischlosen Kost sei eine fett- und fleischarme Verpflegung an die Patient:innen ausgegeben worden.[135] Dieser „Abmilderung" der Anordnung war eine auf

Krankenakten erhalten sind. Ob in den Fällen, in denen sie nicht vorhanden sind, sie gar nicht erst angelegt worden waren oder ob die Wiegekarten nach dem Ende des Kriegs bewusst vernichtet wurden, um das Verhungern zahlreicher Patient:innen zu verschleiern, konnte bislang nicht geklärt werden.

129 StaA Nbg., Heil- und Pflegeanstalt Erlangen, Patientenakten Frauen verstorben, T. H.
130 StaA Nbg., Heil- und Pflegeanstalt Erlangen, Patientenakten Frauen verstorben, C. W.
131 StaA Nbg., Heil- und Pflegeanstalt Erlangen, Patientenakten Männer verstorben, R. G.
132 Zur Verteidigungsstrategie des Anstaltsdirektors Wilhelm Einsle siehe ausführlich Voggenreiter/Ude-Koeller (2022), S. 287–292.
133 StaA Nbg., Staatsanwaltschaft b. d. LG Nürnberg-Fürth II, Prozess gegen Wilhelm Einsle Nr. 2343/III: Zeugen-Vernehmung E. F., 17.11.1948.
134 StaA Nbg., Staatsanwaltschaft b. d. LG Nürnberg-Fürth II, Prozess gegen Wilhelm Einsle Nr. 2343/III: Zeugen-Vernehmung E. Fr., 15.11.1948.
135 StaA Nbg., Staatsanwaltschaft b. d. LG Nürnberg-Fürth II, Prozess gegen Wilhelm Einsle Nr. 2343/III: Zeugen-Vernehmung E. F., 17.11.1948, Zeugen-Vernehmung E. Fr., 15.11.1948, und Zeugen-Vernehmung B. D., 15.11.1948.

Initiative des Erlanger Direktors Wilhelm Einsle vermeintlich getroffene Absprache zwischen den Direktoren der mittelfränkischen Anstalten Ansbach, Erlangen und Kutzenberg (wahrscheinlich im Dezember 1942) vorausgegangen. Demnach sollte, wie von den Pflegekräften geschildert, keine fett- und fleischlose Kost verabreicht werden, sondern zugunsten arbeitender Patient:innen eine fett- und fleischärmere Verpflegung für die nicht (mehr) Arbeitsfähigen.[136]

Zum anderen sei die „B-Kost" „in jeder nur denkbaren Weise"[137] und „überhaupt nach Kräften"[138] von den Pfleger:innen und einigen Ärzt:innen sabotiert worden. Diese hätten mit Wissen des Direktors und einem Teil des in Erlangen beschäftigten ärztlichen Personals Reste der Verpflegung sowohl aus dem an die Anstalt angegliederten Reservelazarett der Wehrmacht als auch aus der im selben Gebäude befindlichen Universitäts-Nervenklinik geholt und unter den „B-Kost"-Patient:innen verteilt. Außerdem hätten an Sonntagen alle Patient:innen auf Anweisung Einsles die gleiche Kost erhalten.[139] Mit diesen beiden Aspekten in engem Zusammenhang steht das dritte Verteidigungsargument der Pflegekräfte, nämlich dass die „B-Kost" keine „Hungerkost" gewesen sei. Es hätte – auch bedingt durch die Ergänzung der Rationen – „kaum einen Unterschied"[140] zwischen der „A-" und der „B-Kost" gegeben, so dass „jeder satt werden konnte"[141] und kein:e Patient:in hätte hungern müssen[142]. Auch eine Verschlechterung des Allgemein- und Ernährungszustandes der Patient:innen oder zunehmende Todesfälle infolge mangelhafter Verpflegung wurden verneint.[143] Damit, dass auf die „B-Stationen" ohnehin „oft gerade solche Kranke [...] verlegt [wurden], mit deren Ableben man in kurzer Zeit mit Sicherheit rechnen musste"[144], erklärten die Pflege-

---

136 StaA Nbg., Staatsanwaltschaft b. d. LG Nürnberg-Fürth II, Prozess gegen Wilhelm Einsle Nr. 2343/III: Beschuldigten-Vernehmung Dr. Wilhelm Einsle, 17. 12. 1948. Siehe dazu auch Voggenreiter/Ude-Koeller (2022), insbesondere S. 261 und S. 290.

137 StaA Nbg., Staatsanwaltschaft b. d. LG Nürnberg-Fürth II, Prozess gegen Wilhelm Einsle Nr. 2343/III: Zeugen-Vernehmung B. D., 15.11.1948.

138 StaA Nbg., Staatsanwaltschaft b. d. LG Nürnberg-Fürth II, Prozess gegen Wilhelm Einsle Nr. 2343/III: Zeugen-Vernehmung V. G., 18.11.1948.

139 StaA Nbg., Staatsanwaltschaft b. d. LG Nürnberg-Fürth II, Prozess gegen Wilhelm Einsle Nr. 2343/III: Zeugen-Vernehmung B. D., 15.11.1948, Zeugen-Vernehmung E. Fr., 15.11.1948, Zeugen-Vernehmung V. G., 18.11.1948, Zeugen-Vernehmung M. B., 18.11.1948, und Zeugen-Vernehmung P. S., 24.11.1948.

140 StaA Nbg., Staatsanwaltschaft b. d. LG Nürnberg-Fürth II, Prozess gegen Wilhelm Einsle Nr. 2343/III: Zeugen-Vernehmung L. S., 20.11.1948, und Zeugen-Vernehmung J. R., 22.11.1948.

141 StaA Nbg., Staatsanwaltschaft b. d. LG Nürnberg-Fürth II, Prozess gegen Wilhelm Einsle Nr. 2343/III: Zeugen-Vernehmung L. S., 20.11.1948.

142 StaA Nbg., Staatsanwaltschaft b. d. LG Nürnberg-Fürth II, Prozess gegen Wilhelm Einsle Nr. 2343/III: Zeugen-Vernehmung J. K., 16.11.1948, Zeugen-Vernehmung L. R., 19.11.1948, Zeugen-Vernehmung L. S., 20.11.1948, Zeugen-Vernehmung J. R., 22.11.1948, und Zeugen-Vernehmung P. S., 24.11.1948.

143 StaA Nbg., Staatsanwaltschaft b. d. LG Nürnberg-Fürth II, Prozess gegen Wilhelm Einsle Nr. 2343/III: Zeugen-Vernehmung J. F., 15.11.1948, Zeugen-Vernehmung L. S., 20.11.1948, Zeugen-Vernehmung J. R., 22.11.1948, und Zeugen-Vernehmung K. M., 24.11.1948.

144 StaA Nbg., Staatsanwaltschaft b. d. LG Nürnberg-Fürth II, Prozess gegen Wilhelm Einsle Nr. 2343/III: Zeugen-Vernehmung B. D., 15.11.1948.

kräfte die hohen Sterbezahlen auf diesen Stationen[145]. Dass die „B-Kost" eine ausreichende Verpflegung dargestellt hätte, bekräftigten die befragten Pfleger:innen daneben auch mit dem Argument, dass „die Kranken der B-Station mindestens eine ebenso
gute Verpflegung erhielten wie die gesamte Bevölkerung in der Zeit der grössten [sic!]
Ernährungsschwierigkeiten nach dem Kriege".[146] Dieser Vergleich der Verpflegungs-
situation der Bevölkerung mit derjenigen der „B-Kost"-Patient:innen wurde zusätzlich noch untermauert, indem die Vernommenen betonten, dass die Kranken in der
Regel „körperlich keine Arbeit zu leisten brauchten"[147], während die Ernährungslage
der „arbeitende[n] Bevölkerung längere Zeit nach Kriegsende"[148] zum Teil sogar noch
schlechter gewesen sei[149].

Nicht nur im Ermittlungsverfahren gegen Einsle und andere Ärzt:innen der Anstalt
äußerten sich Pflegekräfte zu den „Euthanasie"-Maßnahmen in der Erlanger Einrichtung. Auch in den Spruchkammerverfahren gegen die beiden Direktoren Wilhelm
Einsle und Hermann Müller[150] gaben einige von ihnen eidesstattliche Versicherungen – meist zugunsten der beiden Ärzte – ab. In diesen Erklärungen finden sich die
dargestellten Argumente ebenfalls in verschiedener Form wieder. So wird betont, dass
die Rationen der „B-Kost" mit Zulieferungen aus dem Lazarett ergänzt worden seien
und diese Kostform ohnehin nur „fettärmer", aber nicht wie eigentlich vorgeschrieben
„fettlos" gewesen sei.[151] Außerdem sei auch die Versorgung der „B-Kost"-Patient:innen
immer ausreichend gewesen und man hätte keinen Unterschied zur „üblichen Kost"
feststellen können.[152]

Insgesamt wurde die Tatsache, dass in der Anstalt eine „B-Kost" ausgegeben wurde,
von den Pflegekräften nicht verneint. Allerdings bestritten diese eine dadurch erhöhte
Sterblichkeit bzw. ein sogar bewusst herbeigeführtes Versterben von Patient:innen infolge einer Mangelernährung, indem sie das Ausreichen auch der „B-Kost" für eine

---

145 StaA Nbg., Staatsanwaltschaft b. d. LG Nürnberg-Fürth II, Prozess gegen Wilhelm Einsle Nr. 2343/
III: Zeugen-Vernehmung B. D., 15.11.1948, Zeugen-Vernehmung J. F., 15.11.1948, Zeugen-Vernehmung L. R.,
19.11.1948, und Zeugen-Vernehmung J. R., 22.11.1948.
146 StaA Nbg., Staatsanwaltschaft b. d. LG Nürnberg-Fürth II, Prozess gegen Wilhelm Einsle Nr. 2343/III:
Zeugen-Vernehmung E. F., 17.11.1948.
147 StaA Nbg., Staatsanwaltschaft b. d. LG Nürnberg-Fürth II, Prozess gegen Wilhelm Einsle Nr. 2343/III:
Zeugen-Vernehmung E. F., 17.11.1948.
148 StaA Nbg., Staatsanwaltschaft b. d. LG Nürnberg-Fürth II, Prozess gegen Wilhelm Einsle Nr. 2343/III:
Zeugen-Vernehmung J. R., 22.11.1948.
149 StaA Nbg., Staatsanwaltschaft b. d. LG Nürnberg-Fürth II, Prozess gegen Wilhelm Einsle Nr. 2343/
III: Zeugen-Vernehmung E. Fr., 15.11.1948, Zeugen-Vernehmung E. F., 17.11.1948, und Zeugen-Vernehmung
J. R., 22.11.1948.
150 Ausführlich zu den Spruchkammerverfahren gegen Wilhelm Einsle und Hermann Müller: Voggen-
reiter/Ude-Koeller (2022).
151 StaA Nbg., Spruchkammer Erlangen Stadt Nr. E35, Einsle, Wilhelm, früher Anstaltsdirektor Erlangen:
Eidesstattliche Erklärung B. D., 20.1.1947.
152 StaA Nbg., Spruchkammer Erlangen Stadt Nr. M179, Müller – Hermann: Eidesstattliche Erklärung
K. Ma., 2.10.1948.

genügende Versorgung betonten. Folgt man den dargestellten Verteidigungsargumenten der Pflegekräfte, stellt sich allerdings die Frage, warum bei zahlreichen Patient:innen, wie z. B. den oben geschilderten Fällen, massive Gewichtsverluste auftraten bzw. warum diese durch die angeblichen Zulieferungen bzw. Zusatzrationen nicht verhindert wurden. Auch das Argument, dass es zu keiner Zunahme von Sterbefällen infolge einer mangelhaften Verpflegung gekommen sei, erscheint angesichts des Anstiegs bestimmter Todesursachen wie „Kachexie" oder „Marasmus", welche auf eine Mangelernährung hinweisen, von 14 Prozent im Jahr 1939 auf 37 Prozent im Jahr 1944 und der deutlich steigenden Zahl von Todesfällen nur wenig glaubhaft. Während 1939 137 Personen (bei einer durchschnittlichen Belegung von 1.144 Patient:innen) verstarben, stieg die Zahl der Sterbefälle 1942 bereits auf 234 (durchschnittliche Belegung: 1.002 Patient:innen). In den Folgejahren erhöhte sich die Zahl der Todesfälle immer weiter, im Jahr 1943 starben 335 (durchschnittliche Belegung: 1.117 Patient:innen), 1944 409 (durchschnittliche Belegung: 1.199 Patient:innen) und im Jahr 1945 523 Personen (durchschnittliche Belegung: 1.045 Patient:innen).[153] Prozentual stieg damit die Zahl der Sterbefälle von zwölf Prozent im Jahr 1939 auf 50 Prozent im Jahr 1945. Auch Indizien in zahlreichen Krankenakten weisen darauf hin, dass in der Heil- und Pflegeanstalt Erlangen Patient:innen verhungerten und dass dieses Sterben offenbar in Kauf genommen oder zumindest nicht zu verhindern versucht wurde.[154] Nur in der Aussage einer Pflegerin wird der Anstieg der Sterbezahlen erwähnt. Diese gibt an, dass man zwar zusätzliche Lebensmittel beschafft hätte, durch die „qualitativ schlechter[e]" Verpflegung nach etwa einem halben Jahr aber die „ersten Schädigungen" in Form von „Oedemen und körperlichen Verfallserscheinungen" bei den Patient:innen aufgetreten seien und die „Sterblichkeit [...] dann auch später erheblich" angewachsen sei.[155]

Trotz ihrer Mitwisserschaft und partiellen Mittäterschaft sahen sich die Pflegekräfte nach dem Ende des Kriegs in der Regel als Nichtbeteiligte bzw. machtlose Zuschauer:innen, die lediglich den Anweisungen der ihnen übergeordneten Ärzt:innen folgten.[156] Eine ehemalige Fürsorgerin der Psychiatrischen und Nervenklinik der Charité gab z. B. Anfang der 2000er Jahre in einem Zeitzeugen-Interview in Bezug auf die „T4"-Transporte an: „Damit hatte ich aber nichts zu tun, diese Sachen gingen ohne uns. Die

---

153 StaA Nbg., Staatsanwaltschaft b. d. LG Nürnberg-Fürth II, Prozess gegen Wilhelm Einsle Nr. 2343/III: Schreiben Werner Leibbrands an die Spruchkammer Erlangen-Stadtkreis, 20.9.1948.

154 Als Indizien für einen möglichen Tod durch „Hungerkost" werden im Rahmen des Projektes „NS-‚Euthanasie' in Erlangen" z. B. ein durch Wiegekarten dokumentierter Gewichtsverlust bzw. ein sehr niedriges Körpergewicht beim Tod, abwertende Sprache bzw. eine negative Beschreibung der Patient:innen in der Krankengeschichte, fehlende Einträge in den Monaten vor dem Tod in der Krankenakte, ein dort dokumentierter rascher körperlicher Verfall oder bestimmte Todesursachen wie z. B. Bronchopneumonie, Marasmus und Kachexie gewertet.

155 StaA Nbg., Staatsanwaltschaft b. d. LG Nürnberg-Fürth II, Prozess gegen Wilhelm Einsle Nr. 2343/III: Zeugen-Vernehmung K. Ma., 16.11.1948.

156 Seidler/Leven (2003), S. 254; Steppe: Mit Tränen (2020), S. 177 f.; Fiebrandt/Markwardt (2008), S. 122; Fürstler/Malina (2004), S. 30 f.

Patienten waren dann eben weg."[157] Diese Argumentation ähnelt sehr derjenigen der Erlanger Pflegekräfte, die ebenfalls jedes Wissen um Zweck und Ziel der „T4"-Transporte abstritten. Im Zuge der Vernehmungen im „Obrawalde-Prozess" betonten die wegen ihrer Beteiligung an den Tötungen während der zweiten „Euthanasie"-Phase in der Anstalt Meseritz-Obrawalde angeklagten Pflegerinnen, dass „in Schwesternkreisen eine sehr strenge Disziplin herrscht und jede untergebene Pflegerin verpflichtet ist, die Befehle der Vorgesetzten unbedingt auszuführen"[158] und dass „[d]ie ständige Übung, den Anordnungen eines Arztes zu folgen, [...] so in Fleisch und Blut über[geht], daß das eigene Denken ausgeschaltet wird"[159]. Das Erlanger Pflegepersonal stellte sich in den erwähnten Zeugenaussagen sowie in vereinzelten Hinweisen aus den Personalakten entweder als die Maßnahmen sabotierend oder unbeteiligt und ohne Handlungsspielraum dar. So findet sich in einzelnen Akten eine von der jeweiligen Pflegekraft unterzeichnete Erklärung, in welcher versichert wird, dass man „an den Maßnahmen zur Tötung Geisteskranker weder beteiligt [gewesen wäre] noch solche gebilligt" hätte.[160]

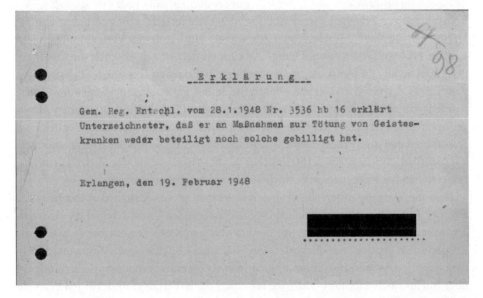

Abb. 6 Erklärung von Pflegekräften der Anstalt Erlangen zur Beteiligung an „Maßnahmen zur Tötung von Geisteskranken" 1948 (StaA Nbg., Heil- und Pflegeanstalt Erlangen – Personalakten, A. R.: Erklärung, 19.2.1948)

---

157 Atzl/Hess/Schnalke (2005), S. 26.
158 Aussage M. P., Obrawalde-Prozess, S. 682 f., zit. n. Steppe: Mit Tränen (2020), S. 170.
159 Aussage Luise E., Obrawalde-Prozess, S. 78 ff., zit. n. Steppe: Mit Tränen (2020), S. 169.
160 StaA Nbg., Heil- und Pflegeanstalt Erlangen – Personalakten, J. H.: Erklärung, 18.2.1948, H. L.: Erklärung, 18.2.1948, A. R.: Erklärung, 19.2.1948, und H. Sch.: Erklärung, 18.2.1948. In welchem Zusammenhang diese Erklärung unterzeichnet werden musste bzw. welchen Inhalt die in der Erklärung erwähnte Regierungsentschließung hatte, konnte trotz intensiver Recherchen nicht geklärt werden.

Eine Pflegerin schrieb außerdem in ihrer Bitte um Ruhestandsversetzung im Jahr 1946:

> Weil ich nun sozusagen mit ganzer Seele mit den Kranken verwachsen bin, so hatte auch
> die Aktion, die von unseren Kranken [sic!] unter der Herrschaft des Nationalsozialismus
> ausgeführt wurde, größte seelische Not und Besorgnis in mir ausgelöst. Ganz besonders
> deswegen, weil man dieser Aktion machtlos gegenüberstand.[161]

Fazit

Obwohl sich letztlich quellenbedingt kaum ein sicherer Nachweis für das individuelle
Detailwissen und konkrete Handeln der Pflegekräfte der Heil- und Pflegeanstalt Erlangen in Bezug auf die nationalsozialistischen „Euthanasie"-Maßnahmen erbringen
lässt, ist es aufgrund der steigenden Unruhe sowie des zunehmenden Wissens in der
Bevölkerung unwahrscheinlich, dass die Pflegenden vor allem bei den späteren „T4"-
Transporten aus Erlangen Zweck und Ziel der Verlegungen nicht zumindest ahnten.
Der Anstaltsdirektor Wilhelm Einsle gab, wie erwähnt, in seiner Vernehmung im Jahr
1948 zu Protokoll, dass sowohl einige Ärzt:innen der Anstalt als auch die Oberpfle-
ger:innen bereits im Dezember 1940 unter Verpflichtung zu absolutem Stillschweigen
vom Leiter der GeKrat über die Hintergründe der Patientenverlegungen informiert
worden wären.[162] Außerdem war in den Reihen der Pflegekräfte laut eigenen Aussagen auch der angebliche Interventionsversuch Einsles bei Heinrich Himmler bekannt.
Dass man dabei die Hintergründe dieser Eingabe nicht gekannt haben will, wirkt wenig plausibel und lässt ein vermeintliches Nichtwissen gerade des in der Hierarchie
höherstehenden Pflegepersonals noch weniger glaubhaft erscheinen.

Dass die Ausgabe unterschiedlicher Kostformen in der Anstalt den Pflegekräften
bekannt war, zeigen die zahlreichen Zeugenaussagen im Prozess gegen die Anstalts-
ärzt:innen. Im Zusammenhang mit diesem „Euthanasie"-Komplex beriefen sich die
Pfleger:innen jedoch, wie dargestellt, in sich überschneidenden Argumentationsli-
nien darauf, dass man die „B-Kost" nicht wie vorgeschrieben durchgeführt und darüber hinaus noch sabotiert hätte, so dass auch diese Verpflegungsform jederzeit für
die Patient:innen ausreichend gewesen sei. Laut Zeugenaussagen in verschiedenen
„Euthanasie"-Prozessen und anderen Nachkriegsäußerungen gab es Fälle, in denen
Pfleger:innen sich weigerten, an den Patiententötungen im Rahmen der dezentralen

---

161 StaA Nbg., Heil- und Pflegeanstalt Erlangen – Personalakten, K. E.: Schreiben an die Direktion der
Heil- und Pflegeanstalt Erlangen, 15.2.1946.
162 StaA Nbg., Staatsanwaltschaft b. d. LG Nürnberg-Fürth II, Prozess gegen Wilhelm Einsle Nr. 2343/
III: Beschuldigten-Vernehmung Dr. Einsle, Wilhelm, 17.12.1948; Siemen: Heil- und Pflegeanstalt Erlangen
(2012), S. 165.

„Euthanasie" mitzuwirken.[163] Die Aussagen der Erlanger Pflegekräfte, welche von einer Sabotage der „Hungerkost" durch Herbeischaffen zusätzlicher Verpflegung sprachen, legen einen gewissen Handlungsspielraum nahe. In welchem Umfang dieser allerdings genutzt wurde und wie bzw. an wen diese ergänzenden Lebensmittel tatsächlich verteilt wurden, kann nicht mehr geklärt werden.

Im Gegensatz zu einigen anderen Heil- und Pflegeanstalten sind für Erlangen keine Versetzungsgesuche oder erfolgte Versetzungen zur Vermeidung einer Beteiligung an den Krankenmorden von Seiten der Pflegekräfte bekannt.[164] Die Konsequenzen für Protest oder Verweigerung konnten zwar von Drohung mit einer Versetzung über tatsächlich vorgenommene Versetzungen und in Einzelfällen bis hin zu Verhaftungen reichen, bisherige Erkenntnisse über die verweigerte Mitwirkung verschiedener Personenkreise an der NS-„Euthanasie" legen aber nahe, dass auch für Pflegekräfte kein „unmittelbarer Zwang zur Mitwirkung, etwa in Form der Bedrohung des eigenen Lebens", bestand.[165] Es ist im Gegenteil denkbar, dass durch die ideologische „Gleichschaltung" des Pflegepersonals im Sinne der nationalsozialistischen „Rassenhygiene" und „Erbgesundheitspolitik" und die sich durch Kriegsbedingungen und Personalmangel zunehmend verschärfende Situation in den Anstalten „die Bereitschaft, die Situation mit radikalen Mitteln zu bewältigen"[166], stieg[167]. Inwieweit in Erlangen das „Hungersterben" seitens der Pflegenden in Kauf genommen und durch zusätzliche Vernachlässigung noch unterstützt wurde, ist kaum gesichert nachzuweisen. Die Zeugenaussagen, welche von einer Sabotage der „Hungerkost" und einer ausreichenden Verpflegung sprechen, würden nahelegen, dass die Pflegekräfte versuchten, die Auswirkungen der „B-Kost" auf die Patient:innen zu mildern, und dass diese Kostform nicht zum Tod durch Mangelernährung geführt hat. Allerdings gibt es in den Krankenakten zahlreicher Patient:innen Hinweise darauf, dass diese infolge von Mangelernährung und/oder Vernachlässigung in der Heil- und Pflegeanstalt Erlangen verstarben und dieses Sterben vom Pflegepersonal offenbar in Kauf genommen oder zumindest nicht zu verhindern versucht wurde. Besonders deutlich wird dies auch an den geschilderten Schicksalen von Patient:innen, welche massive Gewichtsverluste erlitten bzw. mit sehr niedrigem Körpergewicht verstarben, ohne dass eine medizinische oder pflegerische Intervention aus der Akte ersichtlich wäre.[168] Angesichts dessen scheint es gerechtfertigt, im Hinblick auf die „dezentrale Euthanasie" in Form der „Hungerkost"

---

163 Steppe: Mit Tränen (2020), S. 172.
164 Zu Versetzungsgesuchen für andere Anstalten vgl. Fiebrandt/Markwardt (2008), S. 119 f.; Wettlaufer (1986), S. 312.
165 Fiebrandt/Markwardt (2008), S. 119.
166 Fiebrandt/Markwardt (2008), S. 119.
167 Steppe: Mit Tränen (2020), S. 172; Fiebrandt/Markwardt (2008), S. 119; McFarland-Icke (1997), S. 133. Ausführlicher zu Widerstand aus den Reihen des Pflegepersonals: Kiel-Römer/Süß/Steppe (2020).
168 StaA Nbg., Heil- und Pflegeanstalt Erlangen, Patientenakten Frauen und Männer verstorben und entlassen.

nicht nur von einer Mitwisserschaft, sondern auch von einer Mittäterschaft – zumindest im Sinne eines Unterlassens – der Pflegekräfte zu sprechen, auch wenn pflegerisches Handeln bzw. Nichthandeln in den vorhandenen Quellen noch schwieriger nachzuweisen ist als das Handeln und Verhalten der Ärzt:innen. Auch bei der „Aktion T4" ist für einige Teile des Pflegepersonals, der Aussage Wilhelm Einsles folgend, ein gewisser Kenntnisstand und damit zumindest eine Mitwisserschaft anzunehmen. Die Pflegekräfte selbst stellten dies nach Ende des Kriegs in der Regel anders dar, sie sahen sich als nicht an den „Euthanasie"-Morden beteiligt bzw. diesen „machtlos gegenüber[stehend]".[169] Das für Erlangen zuständige Landgericht Nürnberg-Fürth folgte dieser Auffassung.

Bibliographie

Archivalien

Archiv der Friedrich-Alexander-Universität (FAU) Erlangen-Nürnberg

A1/3a 940: Allgemeine Akten Verhütung erbkranken Nachwuchses

Archiv des Klinikums am Europakanal Erlangen

Direktion der Heil- und Pflegeanstalt Erlangen: Jahresberichte 1933–1934, 1936–1943, 1949

Staatsarchiv Nürnberg (StaA Nbg.)

Heil- und Pflegeanstalt Erlangen, Patientenakten Frauen und Männer verstorben und entlassen
Heil- und Pflegeanstalt Erlangen – Personalakten
Heil- und Pflegeanstalt Erlangen – Verwaltungsakten
Rep. 501, KV-Prozesse, Ärzte-Prozess (Fall 1), B24
Spruchkammer Erlangen Stadt
Staatsanwaltschaft b. d. LG Nürnberg-Fürth II, Prozess gegen Wilhelm Einsle Nr. 2343

---

169 StaA Nbg., Heil- und Pflegeanstalt Erlangen – Personalakten, K. E.: Schreiben an die Direktion der Heil- und Pflegeanstalt Erlangen, 15.2.1946.

Literatur

Atzl, Isabel; Hess, Volker; Schnalke, Thomas (Hg.): Zeitzeugen Charité. Arbeitswelten der Psychiatrischen und Nervenklinik 1940–1999. (=Das medizinische Berlin. Historische Beihefte der Charité-Annalen 1) Münster 2005.

Babaryka, Gregor: Der „Hungererlaß" des Bayerischen Staatsministeriums des Inneren vom 30.11.1942 im historischen Kontext unter besonderer Berücksichtigung der Heil- und Pflegeanstalt Karthaus-Prüll in Regensburg. Diss. München 2001.

Becker, Alexa A.: Die Kongregation der Barmherzigen Schwestern vom Heiligen Vinzenz von Paul an den klinischen Einrichtungen der Universität München und ihre Begegnung mit dem Nationalsozialismus. Diss. München 2008.

Benzenhöfer, Udo: Kindereuthanasie in der NS-Zeit unter besonderer Berücksichtigung von Reichsausschussverfahren und Kinderfachabteilungen. Ulm 2020.

Betzien, Petra: Krankenschwestern im System der nationalsozialistischen Konzentrationslager. Selbstverständnis, Berufsethos und Dienst an den Patienten im Häftlingsrevier und SS-Lazarett. (=Pflegegeschichte 1) Frankfurt/Main 2018.

Beyer, Christof; Rotzoll, Maike: Von der Anstaltsfamilie zur therapeutischen Gemeinschaft. Zur Rolle der Pflegenden im Entwicklungsprozess psychiatrischer Institutionen. In: PPH. Die Zeitschrift für Psychiatrische Pflege heute 23 (2017), H. 6, S. 291–295.

Bock, Gisela: Zwangssterilisation im Nationalsozialismus. Studien zur Rassenpolitik und Geschlechterpolitik. Münster 2010.

Böhm, Boris; Scharnetzky, Julius: Vorgeschichte und Verlauf des Dresdner „Euthanasie"-Prozesses. In: Böhm, Boris; Hacke, Gerald (Hg.): Fundamentale Gebote der Sittlichkeit. Der „Euthanasie"-Prozess vor dem Landgericht Dresden 1947. (=Schriftenreihe der Stiftung Sächsische Gedenkstätten zur Erinnerung an die Opfer politischer Gewaltherrschaft 14) Dresden 2008, S. 63–76.

Breuer, Gereon Frederick: Faltlhauser, Valentin (2020). In: Biographisches Archiv der Psychiatrie, URL: https://biapsy.de/index.php/de/9-biographien-a-z/279-faltlhauser-valentin (letzter Zugriff: 21.9.2022).

Brühne, Klaus: Kommentar Quelle V,7: Gesetz zur Ordnung der Krankenpflege vom 28. September 1938 mit drei Durchführungsverordnungen. In: Hähner-Rombach, Sylvelyn; Schweikardt, Christoph (Hg.): Quellen zur Geschichte der Krankenpflege. Mit Einführungen und Kommentaren. Frankfurt/Main 2008, S. 602–607.

Cranach, Michael von; Siemen, Hans-Ludwig (Hg.): Psychiatrie im Nationalsozialismus. Die Bayerischen Heil- und Pflegeanstalten zwischen 1933 und 1945. 2. Aufl. München 2012.

Davidson, Robert: Gustav Kolb und die Reformpsychiatrie in Erlangen 1911–1934. (=Medizingeschichte im Kontext 24) Berlin u. a. 2022.

Davidson, Robert; Ude-Koeller, Susanne: „Wird auch der Irrenarzt ... zum Freund und Helfer". Gustav Kolb, Valentin Faltlhauser, Gustav Specht und die Entwicklung der Reformpsychiatrie in Mittelfranken von 1900–1934. In: Müller, Saskia (Hg.): Patient Bezirksklinik. Erhaltung, Nutzung, Weiterentwicklung. (=Geschichte und Kultur in Mittelfranken 9) Baden-Baden 2020, S. 19–50.

Domes, Robert: Nebel im August. Die Lebensgeschichte des Ernst Lossa. München 2016.

Falkenstein, Dorothe: „Ein guter Wärter ist das vorzüglichste Heilmittel ...". Zur Entwicklung der Irrenpflege vom Durchgangs- zum Ausbildungsberuf. Frankfurt/Main 2000.

Faltlhauser, Valentin: Geisteskrankenpflege. Ein Lehr- und Handbuch zum Unterricht und Selbstunterricht für Irrenpfleger und zur Vorbereitung auf die Pflegerprüfung. Halle/Saale 1923.

Faulstich, Heinz: Hungersterben in der Psychiatrie 1914–1949. Mit einer Topographie der NS-Psychiatrie. Freiburg/Brsg. 1998.

Fiebrandt, Maria; Markwardt, Hagen: Die Angeklagten im Dresdner „Euthanasie"-Prozess. In: Böhm, Boris; Hacke, Gerald (Hg.): Fundamentale Gebote der Sittlichkeit. Der „Euthanasie"-Prozess vor dem Landgericht Dresden 1947. (=Schriftenreihe der Stiftung Sächsische Gedenkstätten zur Erinnerung an die Opfer politischer Gewaltherrschaft 14) Dresden 2008, S. 95–129.

Foth, Thomas: Caring and Killing. Nursing and Psychiatric Practice in Germany, 1931–1943. (=Pflegewissenschaft und Pflegebildung 7) Göttingen 2013.

Fürstler, Gerhard; Malina, Peter: „Ich tat nur meinen Dienst". Zur Geschichte der Krankenpflege in Österreich in der NS-Zeit. Wien 2004.

Gaida, Ulrike: Zwischen Pflegen und Töten. Krankenschwestern im Nationalsozialismus. 2. Aufl. Frankfurt/Main 2008.

Gaida, Ulrike: Eugenik im Deutschen Reich und im Nationalsozialismus. In: Hähner-Rombach, Sylvelyn; Schweikardt, Christoph (Hg.): Quellen zur Geschichte der Krankenpflege. Mit Einführungen und Kommentaren. Frankfurt/Main 2008, S. 531–543.

Hähner-Rombach, Sylvelyn: Geschlechterverhältnisse in der Krankenpflege. In: Hähner-Rombach, Sylvelyn; Schweikardt, Christoph (Hg.): Quellen zur Geschichte der Krankenpflege. Mit Einführungen und Kommentaren. Frankfurt/Main 2008, S. 479–529.

Hähner-Rombach, Sylvelyn: Einführung. In: Hähner-Rombach, Sylvelyn (Hg.): Alltag in der Krankenpflege: Geschichte und Gegenwart. Everyday Nursing Life: Past and Present. (=Medizin, Gesellschaft und Geschichte, Beiheft 32) Stuttgart 2009, S. 7–14.

Hähner-Rombach, Sylvelyn; Schweikardt, Christoph (Hg.): Quellen zur Geschichte der Krankenpflege. Mit Einführungen und Kommentaren. Frankfurt/Main 2008.

Hoser, Paul: Entnazifizierung (2013). In: Historisches Lexikon Bayerns, URL: https://www.historisches-lexikon-bayerns.de/Lexikon/Entnazifizierung (letzter Zugriff: 21.9.2022).

Jakob, Andreas: Der Tod des Kampfkommandanten. Das Kriegsende in Erlangen 1945 im Spiegel von Augenzeugenberichten. Erlangen 2018.

Kiel-Römer, Ursula; Süß, Martina; Steppe, Hilde: Widerstand des Pflegepersonals. Ein Fragment. In: Steppe, Hilde (Hg.): Krankenpflege im Nationalsozialismus. 11. Aufl. Frankfurt/Main 2020, S. 195–211.

Klee, Ernst: Was sie taten – was sie wurden. Ärzte, Juristen und andere Beteiligte am Kranken- oder Judenmord. Frankfurt/Main 1986.

Klee, Ernst (Hg.): Dokumente zur „Euthanasie". 6. Aufl. Frankfurt/Main 2007.

Klee, Ernst: „Euthanasie" im Dritten Reich. Die „Vernichtung lebensunwerten Lebens". 3. Aufl. Frankfurt/Main 2018.

Kolling, Hubert: Faltlhauser, Valentin (1876–1961). In: Kolling, Hubert (Hg.): Biographisches Lexikon zur Pflegegeschichte – Who was who in Nursing History. Bd. 7. Nidda 2015, S. 75–80.

Krüger, Dorothea: Zwangssterilisation. Zur Rolle der Frauenklinik Erlangen im „Dritten Reich". In: Ley, Astrid; Ruisinger, Marion Maria (Hg.): Von Gebärhaus und Retortenbaby. 175 Jahre Frauenklinik Erlangen. Nürnberg 2003, S. 110–126.

Krüger, Dorothea: Zwangssterilisation im Nationalsozialismus: Das „Gesetz zur Verhütung erbkranken Nachwuchses" vom 14. Juli 1933 und seine Durchführung an der Universitäts-Frauenklinik Erlangen. Diss. Erlangen 2007.

McFarland-Icke, Bronwyn: Zur beruflichen Erziehung des psychiatrischen Pflegepersonals im Nationalsozialismus: Ethische und administrative Perspektiven. In: Hamann, Matthias; Asbek, Hans (Hg.): Halbierte Vernunft und totale Medizin. Zu Grundlagen, Realgeschichte und

Fortwirkungen der Psychiatrie im Nationalsozialismus. (=Beiträge zur nationalsozialistischen Gesundheits- und Sozialpolitik 13) Berlin; Göttingen 1997, S. 131–148.

Meusch, Matthias: Der Düsseldorfer „Euthanasie“-Prozess und die juristische Exkulpation von NS-Tätern. In: Böhm, Boris; Hacke, Gerald (Hg.): Fundamentale Gebote der Sittlichkeit. Der „Euthanasie“-Prozess vor dem Landgericht Dresden 1947. (=Schriftenreihe der Stiftung Sächsische Gedenkstätten zur Erinnerung an die Opfer politischer Gewaltherrschaft 14) Dresden 2008, S. 172–189.

Mildt, Dirk Welmoed de (Hg.): Tatkomplex: NS-Euthanasie. Die ost- und westdeutschen Strafurteile seit 1945. 2 Bde. Amsterdam 2009.

Möller, Ute; Hesselbarth, Ulrike: Die geschichtliche Entwicklung der Krankenpflege. Hintergründe, Analysen, Perspektiven. 2., durchges. Aufl. Hagen 1998.

Niethammer, Lutz: Entnazifizierung in Bayern. Säuberung und Rehabilitierung unter amerikanischer Besatzung. Frankfurt/Main 1972.

Niethammer, Lutz: Die Mitläuferfabrik. Die Entnazifizierung am Beispiel Bayerns. Berlin; Bonn 1982.

Pohlmann, Karl-Heinz; Wicker, Daniel: Die Krankenpflege nach der Machtübernahme der Nationalsozialisten. In: Hübener, Kristina; Heinze, Martin (Hg.): Brandenburgische Heil- und Pflegeanstalten in der NS-Zeit. Berlin; Brandenburg 2002, S. 61–76.

Rauh, Philipp: Der Krieg gegen die „nutzlosen Esser“. Psychiatriepatienten als Opfer der NS-„Euthanasie“. In: Dieckmann, Christoph; Quinkert, Babette (Hg.): Kriegführung und Hunger 1939–1945. Zum Verhältnis von militärischen, wirtschaftlichen und politischen Interessen. (=Beiträge zur Geschichte des Nationalsozialismus 30) Göttingen 2015, S. 33–58.

Rauh, Philipp: Die Erlanger Medizin im Nationalsozialismus. In: Leven, Karl-Heinz; Plöger, Andreas (Hg.): 200 Jahre Universitätsklinikum Erlangen, 1815–2015. Köln; Weimar; Wien 2016, S. 221–226.

Rauh, Philipp: Medizinverbrechen an der Universität Erlangen. In: Leven, Karl-Heinz u. a. (Hg.): Die Medizinische Fakultät der Friedrich-Alexander-Universität Erlangen-Nürnberg. Kontexte – Köpfe – Kontroversen (1743–2018). Wien; Köln; Weimar 2018, S. 115–126.

Rauh, Philipp: „Medizintäter“ im Nationalsozialismus – Grundzüge und Perspektiven. In: Rauh, Philipp u. a. (Hg.): Medizintäter. Ärzte und Ärztinnen im Spiegel der NS-Täterforschung. (=Perspektiven der Medizingeschichte 1) Göttingen 2022, S. 15–35.

Rauh, Philipp u. a. (Hg.): Medizintäter. Ärzte und Ärztinnen im Spiegel der NS-Täterforschung. (=Perspektiven der Medizingeschichte 1) Göttingen 2022.

Roer, Dorothee; Henkel, Dieter (Hg.): Psychiatrie im Faschismus. Die Anstalt Hadamar 1933–1945. Bonn 1986.

Rotzoll, Maike u. a. (Hg.): Die nationalsozialistische „Euthanasie“-Aktion „T4“ und ihre Opfer. Geschichte und ethische Konsequenzen für die Gegenwart. Paderborn u. a. 2010.

Sandmeier, Judith: Die ehemalige Heil- und Pflegeanstalt Erlangen. In: Erlanger Bausteine zur fränkischen Heimatforschung 54 (2012), S. 163–172.

Schiffmann, Georg: Die rassenhygienischen Aufgaben der Heil- und Pflegeanstalten im neuen Staat. Unter besonderer Berücksichtigung der Mithilfe des Pflegepersonals. In: Geisteskrankenpflege. Monatsschrift für Geisteskranken- und Krankenpflege 37 (1933), S. 177–182.

Schuh, Ulrich: Die Entnazifizierung in Mittelfranken. Vorhaben, Umsetzung und Bilanz des Spruchkammerverfahrens in einer vielfältigen Region. (=Nürnberger Werkstücke zur Stadt- und Landesgeschichte 72) Nürnberg 2013.

Schwamm, Christoph: Wärter, Brüder, neue Männer: Männliche Pflegekräfte in Deutschland, ca. 1900–1980. (=Medizin, Gesellschaft und Geschichte, Beiheft 79) Stuttgart 2021.

Schweikardt, Christoph: Krankenpflege im Nationalsozialismus. In: Hähner-Rombach, Sylvelyn; Schweikardt, Christoph (Hg.): Quellen zur Geschichte der Krankenpflege. Mit Einführungen und Kommentaren. Frankfurt/Main 2008, S. 554–564.

Seidler, Eduard; Leven, Karl-Heinz: Geschichte der Medizin und der Krankenpflege. 7., überarb. und erw. Aufl. Stuttgart 2003.

Siemen, Hans Ludwig: Psychiatrie im Nationalsozialismus. In: Cranach, Michael von; Siemen, Hans-Ludwig (Hg.): Psychiatrie im Nationalsozialismus. Die Bayerischen Heil- und Pflegeanstalten zwischen 1933 und 1945. 2. Aufl. München 2012, S. 15–34.

Siemen, Hans-Ludwig: Heil- und Pflegeanstalt Erlangen. In: Cranach, Michael von; Siemen, Hans-Ludwig (Hg.): Psychiatrie im Nationalsozialismus. Die Bayerischen Heil- und Pflegeanstalten zwischen 1933 und 1945. 2. Aufl. München 2012, S. 159–173.

Siemen, Hans-Ludwig: Die bayerischen Heil- und Pflegeanstalten während des Nationalsozialismus. In: Cranach, Michael von; Siemen, Hans-Ludwig (Hg.): Psychiatrie im Nationalsozialismus. Die Bayerischen Heil- und Pflegeanstalten zwischen 1933 und 1945. 2. Aufl. München 2012, S. 417–474.

Siemen, Hans-Ludwig; Ude-Koeller, Susanne: Die „Hupfla" – Mitten in der Stadt und doch außen vor. In: Leven, Karl-Heinz u. a. (Hg.): Die Medizinische Fakultät der Friedrich-Alexander-Universität Erlangen-Nürnberg. Kontexte – Köpfe – Kontroversen (1743–2018). Wien; Köln; Weimar 2018, S. 272 f.

Steppe, Hilde: Krankenpflege ab 1933. In: Steppe, Hilde (Hg.): Krankenpflege im Nationalsozialismus. 11. Aufl. Frankfurt/Main 2020, S. 67–91.

Steppe, Hilde: „Mit Tränen in den Augen haben wir dann diese Spritzen aufgezogen." Die Beteiligung von Krankenschwestern und Krankenpflegern an den Verbrechen gegen die Menschlichkeit. In: Steppe, Hilde (Hg.): Krankenpflege im Nationalsozialismus. 11. Aufl. Frankfurt/Main 2020, S. 143–180.

Steppe, Hilde; Ulmer, Eva-Maria (Hg.): „Ich war von jeher mit Leib und Seele gerne Pflegerin". Über die Beteiligung von Krankenschwestern an den „Euthanasie"-Aktionen in Meseritz-Obrawalde. 2. Aufl. Frankfurt/Main 2001.

Süß, Winfried: Der „Volkskörper" im Krieg. Gesundheitspolitik, Gesundheitsverhältnisse und Krankenmord im nationalsozialistischen Deutschland 1939–1945. (=Studien zur Zeitgeschichte 65) München 2003.

Thum, Andreas: Die Auseinandersetzung mit dem Nationalsozialismus. In: Leven, Karl-Heinz u. a. (Hg.): Die Medizinische Fakultät der Friedrich-Alexander-Universität Erlangen-Nürnberg. Kontexte – Köpfe – Kontroversen (1743–2018). Wien; Köln; Weimar 2018, S. 166–198.

Ude-Koeller, Susanne: Ein Krankenhaus braucht Pflege – zur Geschichte der Krankenpflege in Erlangen. In: Leven, Karl-Heinz; Plöger, Andreas (Hg.): 200 Jahre Universitätsklinikum Erlangen, 1815–2015. Köln; Weimar; Wien 2016, S. 409–437.

Voggenreiter, Marion; Ude-Koeller, Susanne: „… wir waren nicht darin beteiligt." Die Direktoren Wilhelm Einsle und Hermann Müller und die NS-„Euthanasie" in der Heil- und Pflegeanstalt Erlangen. In: Rauh, Philipp u. a. (Hg.): Medizintäter. Ärzte und Ärztinnen im Spiegel der NS-Täterforschung. (=Perspektiven der Medizingeschichte 1) Göttingen 2022, S. 253–298.

Weisbrod-Frey, Herbert: Krankenpflegeausbildung im Dritten Reich. In: Steppe, Hilde (Hg.): Krankenpflege im Nationalsozialismus. 11. Aufl. Frankfurt/Main 2020, S. 93–116.

Wettlaufer, Antje: Die Beteiligung von Schwestern und Pflegern an den Morden in Hadamar. In: Roer, Dorothee; Henkel, Dieter (Hg.): Psychiatrie im Faschismus. Die Anstalt Hadamar 1933–1945. Bonn 1986, S. 283–330.

Wittern-Sterzel, Renate: Die Psychiatrie – der lange Weg zur Selbstständigkeit. In: Leven, Karl-Heinz; Plöger, Andreas (Hg.): 200 Jahre Universitätsklinikum Erlangen, 1815–2015. Köln; Weimar; Wien 2016, S. 131–141.

Wolff, Horst-Peter; Wolff, Jutta: Krankenpflege: Einführung in das Studium ihrer Geschichte. Frankfurt/Main 2008.

Wüstner, Viola: Friedrich Meggendorfer – Ein Erbpsychiater auf dem Lehrstuhl für Psychiatrie und Neurologie. In: Leven, Karl-Heinz u. a. (Hg.): Die Medizinische Fakultät der Friedrich-Alexander-Universität Erlangen-Nürnberg. Kontexte – Köpfe – Kontroversen (1743–2018). Wien; Köln; Weimar 2018, S. 118.

Internet

Deutsches Beamtengesetz vom 26. Januar 1937, online unter http://www.verfassungen.de/de33-45/beamte37.htm (letzter Zugriff: 21.9.2022).

Krankenpflege und „Kindereuthanasie" im Nationalsozialismus am Beispiel der „Kinderfachabteilungen" Lüneburg und Hamburg

KATHARINA GENZ

Einleitung

Als Auslöser für den Beginn der „Kindereuthanasie" gilt das „Kind K." oder „Kind Knauer".[1] Im Jahr 1938/39 wandten sich die Eltern des schwerbehinderten Kleinkindes auf Anraten von Werner Catel, Professor und Chefarzt an der Leipziger Universitätsklinik, an die „Kanzlei des Führers" und baten um den, nach geltendem Recht strafbaren, Gnadentod ihres Kindes.[2] Hitler schickte seinen Begleitarzt Karl Brandt nach Leipzig, um sich der Sache anzunehmen. Er sollte bei Richtigkeit der Angaben den Arzt anweisen, das Kind „einzuschläfern". Dies geschah nach einer gemeinsamen Begutachtung von Brandt und Catel. Anschließend wurden der „Reichsleiter" Philipp Bouhler und Brandt von Hitler mündlich angewiesen, in ähnlichen Fällen ebenso zu verfahren. Der daraufhin vom „Reichsärzteführer" Leonardo Conti gegründete „Reichsausschuss zur wissenschaftlichen Erfassung erb- und anlagebedingter Leiden" begann danach mit der Vorbereitung der „Kindereuthanasie".[3] Der überwiegend aus Psychiatern bestehende Reichsausschuss erwirkte 1938/39 eine Führervollmacht zur Durchführung der „Euthanasie"-Maßnahmen.[4] Durch einen Geheimerlass vom 18. August 1939 wurden alle Ärzt:innen und Hebammen verpflichtet, per Meldebogen Neugeborene und

---

1 Hans Hefelmann (1906–1986) gab diesen Namen in einer seiner Vernehmungen im Rahmen des Prozesses gegen Werner Heyde (1902–1964) an. Hefelmann war als Leiter des Amtes IIb in der „Kanzlei des Führers" hauptverantwortlich für die Organisation der Kindermorde. Die eindeutige Identität des Kindes konnte bisher nicht ermittelt werden. Kinast (2021).
2 Jütte u. a. (2011).
3 Sueße/Meyer (1988).
4 Steppe (2013).

Kinder bis zum dritten Lebensjahr an den Reichsausschuss zu melden, wenn diese nach bestimmten Kriterien als krank anzusehen waren und unter sogenannter Idiotie sowie Mongolismus, Mikrocephalie, Hydrocephalus, Missbildungen jeglicher Art und Lähmungen einschließlich der Littleschen Erkrankung litten.[5] Kinder, die für eine „Euthanasie" in Frage kamen, wurden an ein Gutachtergremium weitergeleitet. Dieses Gremium bestand aus Werner Catel, dem Psychiater Hans Heinze und dem Kinderarzt Ernst Wentzler. Bei einem einstimmigen Votum des Gutachtergremiums für die Notwendigkeit einer „Euthanasie" wurde eine „Ermächtigungsurkunde" ausgestellt und damit das Kind zur „Behandlung" in einer der mindestens 31 eigens für diesen Zweck neu geschaffenen „Kinderfachabteilungen" freigegeben.[6] Die Entscheidung für dieses Verfahren erfolgte nicht anonymisiert und unabhängig voneinander, sondern auf einem Umlaufformular, so dass die Einschätzung des Vorgängers bzw. der Vorgänger bekannt war. Eine persönliche Begutachtung oder Nachuntersuchung des gemeldeten Kindes wurde nicht vorgenommen.[7] Die Altersgrenze der Kinder wurde nach dem Stopp der „Aktion T4" im Jahr 1941 schrittweise auf 16 Jahre erhöht.[8]

Die Eltern wurden mit der Hoffnung auf Heilung getäuscht.[9] Weigerten sie sich, der Einweisung des Kindes zuzustimmen, konnten ab 1941 Zwangsmaßnahmen gegen sie eingeleitet werden. Dazu gehörten die Zwangsentziehung des Sorgerechts sowie die Dienstverpflichtung der Mütter in der Haus- und Landwirtschaft. Jedoch gab es auch Eltern, die den Tod ihres Kindes bewusst in Kauf nahmen.[10]

Im Deutschen Reich gab es mindestens 31 „Kinderfachabteilungen", in denen laut derzeitigem Forschungsstand nicht weniger als 5.000 Kinder mit Behinderungen ermordet und teilweise für Forschungszwecke missbraucht wurden. Die Kinder wurden dort durch Nahrungsentzug oder mit einer Medikamentenüberdosierung getötet.[11]

Neben dem rassischen Größenwahn waren es vor allem ökonomische Gründe, auf denen die Tötungen basierten. Das eingesparte Geld und Personal sollte gerade zu Kriegszeiten für andere (vermeintlich wichtigere) Zwecke Verwendung finden.[12] Neben der Ermordung wurden in einigen „Kinderfachabteilungen" Kinder für medizinische Experimente missbraucht. Auch Forschungsabteilungen von psychiatrischen Universitätskliniken „bedienten" sich der „Euthanasie"-Opfer vor den Tötungen, indem man beispielsweise Tuberkulose-Impfexperimente an ihnen vornahm. Nach

---

5 Im heutigen Terminus würde man bei dem veralteten Fachbegriff „Idiotie" von schwerster Intelligenzminderung sprechen. Mongolismus entspricht Trisomie 21, bei der Littleschen Erkrankung handelt es sich um zerebrale Kinderlähmung.
6 Sueße/Meyer (1988).
7 Klee (2014).
8 Sueße/Meyer (1993).
9 Sueße/Meyer (1993).
10 Aly (1987).
11 Sueße/Meyer (1993).
12 Babel (2021).

ihrer anschließenden Ermordung in Vergasungsanstalten wurden ihnen die Gehirne entnommen und diese an pathologischen Instituten im Deutschen Reich weiter untersucht. Außerdem sollte in diesem Kontext nicht unerwähnt bleiben, dass auch außerhalb der „Kindereuthanasie" über 4.000 Kinder und Jugendliche im Rahmen der „Aktion T4" vergast worden sind.[13]

Stand der Forschung zur „Kindereuthanasie" mit dem Fokus auf die Rolle der Pflegenden

Zu Beginn der 1980er Jahre begannen die ersten wissenschaftlichen Forschungen zum Thema „Kindereuthanasie". Bis heute gibt es keine umfassende Übersicht. Jede neue Forschungsarbeit oder Publikation reiht sich als kleines Mosaik in ein großes Gesamtbild der NS-Forschung ein. Besonders aus pflegewissenschaftlicher Perspektive ist die „Euthanasie", insbesondere die „Kindereuthanasie", bisher nur unzureichend untersucht.

In den meisten Forschungsarbeiten stehen das ärztliche Personal, die politischen Ebenen oder die Opfer im Fokus. Die Berufsgruppe „Pflege" wird darin lediglich randständig abgebildet.[14] Dabei wäre das Vernichtungsprogramm der Nationalsozialisten ohne Pflegekräfte, als bis heute größte Berufsgruppe im Gesundheitswesen, nicht möglich gewesen. Diese hatten durch ihr heterogenes Aufgabenprofil die Möglichkeit, den Psychiatrieaufenthalt der Patient:innen durch ihre Beobachtungen und Aufzeichnungen sowohl positiv als auch negativ zu beeinflussen.[15]

Es finden sich aus pflegegeschichtlicher Perspektive für die „Kinderfachabteilungen" Hamburg-Rothenburgsort und Hamburg-Langenhorn lediglich zwei Publikationen von Genz. Eine Dissertation von Burlon legt den Fokus auf die medizinische Sicht und die Opferperspektive der beiden Hamburger „Kinderfachabteilungen". Babel widmet erstmalig den Pflegenden ein eigenes, wenn auch nur kurzes Kapitel. Die Namen der Krankenschwestern werden aufgeführt und jeweils mit einer Kurzbiographie deren Leben dargestellt. Jedoch ist der Umfang marginal im Vergleich zu den Ärzt:innen, die in dieser Publikation im Fokus stehen. Babel bezieht sich bei Aussagen über die Pflegenden in Teilen auf die Veröffentlichung von Thevs, Bollmann und Bake, die sich schwerpunktmäßig mit den Opferbiographien von Ermordeten aus dem Stadtteil Hamburg-Rothenburgsort, den Kindern aus der dortigen „Kinderfachabteilung" und den Kindern aus der Schule Bullenhuser Damm auseinandersetzt. Die Strukturen und politischen Hintergründe der „Kindereuthanasie" sowie die Beteili-

---

13 Jütte u. a. (2011).
14 Vgl. u. a. Burlon (2010); Babel (2021); Thevs/Bollmann/Bake (2011); Reiter (1997); Reiter (2001); Rudnick (2016); Rudnick (2014).
15 Foth (2013).

gung der Ärzt:innen, Täuschungen bzw. das Einverständnis der Eltern sind für Hamburg bereits größtenteils erforscht und dargestellt worden.[16]

In der Publikation von Koch wird in dem Kapitel „Die Täter" ein Unterkapitel den „Pflegerinnen" gewidmet, das sich auf die Aussage von Dora Vollbrecht aus Reiter (1997) bezieht und weiterführend keine neuen Erkenntnisse enthält. Darüber hinaus sind auch hier die politischen Strukturen, die Opferperspektive und die ärztlichen Täter bereits umfassend erforscht.[17]

Publikationen, die sich direkt mit der „Kindereuthanasie" bzw. der „Euthanasie" aus der Perspektive von Pflegekräften auseinandersetzen, finden sich nur selten. Hier waren es Steppe und Ulmer, die mit ihrem Buch „„Ich war von jeher mit Leib und Seele gerne Pflegerin'" in der ersten Auflage 1999 einen Meilenstein in der historischen Pflegeforschung schufen. Im Rahmen einer studentischen Projektarbeit beschäftigten sie sich mit der psychiatrischen Anstalt Meseritz-Obrawalde und untersuchten die Hintergründe und die Beteiligung von Pflegenden an den Morden ihrer Patient:innen. Des Weiteren ist hier der Beitrag von Wettlaufer zur Beteiligung der Pflege in der Tötungsanstalt Hadamar anzuführen sowie die Untersuchung von Mattenklotz zur Heilanstalt Eickelborn. Ferner ermöglicht Lücke einen guten Überblick und einen leichten Einstieg in die Veränderungen für den Pflegeberuf, welche sich durch die „Gleichschaltung" ergaben, aber auch insgesamt über die Aktivitäten der Pflege im Nationalsozialismus. Groß und Sauter begeben sich auf die Spuren Hilde Steppes und analysieren Auszüge aus Steppe (2013), um die Mittäterschaft Pflegender zu benennen und die Verantwortlichkeit vor dem damaligen und heutigen Hintergrund zu beleuchten. Foth zeigt in seiner Arbeit eindrücklich auf, dass Pflegekräfte die Möglichkeit und Macht hatten, mit ihren Eintragungen in den Patientenakten die Situation für die Betroffenen in der Psychiatrie zu beeinflussen. Diese dokumentierten Konstruktionen von Patientenidentitäten führten zum Tod vieler Menschen. Benedict und Shields beschreiben in ihrer Publikation die Rolle Pflegender im „Euthanasie"-Programm der Nationalsozialisten und die Hintergründe, die die Krankenschwestern dazu veranlasst haben, sich an der Tötung Hunderttausender Männer, Frauen und Kinder zu beteiligen.[18]

In meiner Bachelorthesis habe ich die Beteiligung der Pflegekräfte an der „Kindereuthanasie" in der „Kinderfachabteilung" Lüneburg untersucht. Hier konnten die Lebensläufe von drei – in die „Euthanasie" mutmaßlich involvierten – Krankenschwestern rekonstruiert sowie deren Beteiligung und Durchführung der „Euthanasie" an den Kindern skizziert werden. In der später folgenden Masterthesis wurden die „Kin-

---

16 Babel (2021); Genz (2018); Genz (2017); Diercks (2016); Burlon/Zeidman (2016); Thevs/Bollmann/ Bake (2011); Burlon (2010); Böhme/Lohalm (1993); Wunder (1992); Ebbinghaus/Kaupen-Haas (1984); Wunder (1983).

17 Koch (2020); Rudnick (2016); Rudnick (2014); Reiter (2001); Alefeld (2001); Reiter (1997); Sueße/ Meyer (1993); Sueße/Meyer (1988).

18 Groß/Sauter (2018); Lücke (2015); Benedict/Shields (2014); Steppe/Ulmer (2014); Foth (2013); Mattenklotz (2010); Wettlaufer (1986).

derfachabteilungen" Hamburg-Rothenburgsort und Hamburg-Langenhorn untersucht und eine vergleichende Analyse mit der „Kinderfachabteilung" in Lüneburg
durchgeführt. Diese Ergebnisse werden im Folgenden dargestellt, indem ich zunächst
die „Kindereuthanasie" in den „Kinderfachabteilungen" Lüneburg, Hamburg-Rothenburgsort und Hamburg-Langenhorn erläutere und im Anschluss allgemeine Thesen
zur „Kindereuthanasie" darlege.

„Kindereuthanasie" in den „Kinderfachabteilungen" Lüneburg, Hamburg-Rothenburgsort und Hamburg-Langenhorn

Die „Kinderfachabteilungen" Lüneburg, Hamburg-Rothenburgsort
und Hamburg-Langenhorn

Die „Kinderfachabteilung" (KFA) in der Heil- und Pflegeanstalt Hamburg-Langenhorn (HPL)[19] wurde zum 1. Februar 1941 unter der ärztlichen Leitung von Friedrich
Knigge in eigenen Räumlichkeiten auf dem Anstaltsgelände – in Haus F7, in dem auch
die „Sittenmädchen"[20] lagen – eingerichtet. Knigge nahm für die Einrichtung der KFA
lediglich den Krankensaal mit einigen Nebenräumen im Erdgeschoss in Anspruch.
Der Krankensaal bot Platz für 24 Betten, wurde jedoch fast nie mit mehr als zehn Kindern belegt. Im Herbst 1941 wurde die KFA in das Haus M10 verlegt und befand sich
dort zunächst ebenfalls im Erdgeschoss, später im Obergeschoss. Grund der Verlegung war, dass der Krankensaal im Haus F7 mit der Belegung von maximal zehn Kindern nicht ausgenutzt und dringend für die „Sittenmädchenstation" benötigt wurde.[21]
Die Oberschwestern arbeiteten immer in 24-Stunden-Diensten von Mittag bis Mittag
und schliefen auf der Station. Die anderen Schwestern waren entweder von 6:30 Uhr
bis 14:30 Uhr oder von 11:30 Uhr bis 20:00 Uhr tätig. Nachts war nur noch eine Nacht-
wache auf der Frauenstation, die nach den Kindern sah.[22] Die Langenhorner „Reichs-
ausschusskinder" wurden durch die Amtsärzte in die „Kinderfachabteilung" eingewiesen bzw. überwiesen.[23] Die Verweildauer der Kinder dort lag zwischen 17 Tagen und
14 Monaten. Etwa 50 Prozent von ihnen verblieben ca. acht Wochen in der „Kinderfachabteilung".[24] Das erste Kind wurde am 27. März 1941 getötet, das letzte im Juni

---

19 Die heutige Asklepios Klinik Nord, Hamburg.
20 Veralteter Begriff für Prostituierte.
21 StAHH, 213–12, Nr. 0013 Band 102.
22 StAHH, 213–12, Nr. 0017 Band 1.
23 Thevs/Bollmann/Bake (2011).
24 Burlon/Zeidman (2016).

154

1943.[25] Zum 1. Juli 1943 schloss man die KFA.[26] Die verbliebenen Kinder wurden im August 1943 in die Tötungsanstalt nach Meseritz-Obrawalde verlegt und dort ermordet.[27]

Die HPL verfügte über keine medizinischen Apparate, notwendige Untersuchungen der Kinder fanden im Kinderkrankenhaus Rothenburgsort (KKR) statt.[28] Mindestens sechs der getöteten Kinder sezierte Dr. Knigge selbst. Die entnommenen Gehirne schickte er an den Prosektor des Neuropathologischen Instituts des Universitätskrankenhauses Eppendorf in Hamburg. Dies sollte der Erforschung von Krankheitsentstehungen und -verläufen dienen. Weit nach 1945 wurden noch wissenschaftliche Schriften auf Grundlage der Hirnpräparate der getöteten Kinder veröffentlicht.[29] Nach derzeitigem Stand der Forschung wurden in Langenhorn mindestens 22 Kinder in der Anstalt selbst und sechs nach ihrer Verlegung in das Kinderkrankenhaus Rothenburgsort Opfer der „Kindereuthanasie".[30]

Im Gegensatz zur KFA Hamburg-Langenhorn ist für die „Kinderfachabteilungen" im KKR[31] kein offizieller Beginn für die „Euthanasie", unter der ärztlichen Leitung von Wilhelm Bayer, bekannt. Der Beginn wird auf Anfang oder Mitte 1940 datiert.[32] Während in der HPL eigene Räumlichkeiten zur Verfügung standen, wurden die Kinder im KKR auf unterschiedlichen Stationen untergebracht und damit über das gesamte Kinderkrankenhaus, welches bis zum Jahr 1941 über 600 Betten verfügte, verteilt.[33] Das erste Kind wurde spätestens am 24. Juni 1940 getötet.[34] Indizien deuten darauf hin, dass man bereits am 11. Mai 1940 gezielt ein Kind im KKR ermordete. Damals wurden zum ersten Mal im amtlichen Sterberegister als Todesursache „Krämpfe, Pneumonie" in Bezug auf das KKR angegeben. Diese Diagnosen wurden später häufig als Todesursache bei der „Kindereuthanasie" angeführt und können als Indiz für deren Durchführung angesehen werden.[35] Während seines Bestehens musste das KKR zweimal aufgrund alliierter Bombardierungen mit starken Beschädigungen geräumt werden. Nach dem Wiederaufbau gingen die Tötungen unvermindert bis Kriegsende weiter.[36] Die letzte Ermordung eines Kindes fand am 5. April 1945 statt. Das Einzugsgebiet dieser „Kinderfachabteilung" für die Aufnahme von „Reichsausschusskindern" erstreckte sich von Hamburg bis Ostfriesland. Die derzeitige Forschung geht von einer

---

25 Wunder (1992).
26 StAHH, 213–12, Nr. 0013 Band 102.
27 StAHH, 213–12, Nr. 0017 Band 1.
28 Thevs/Bollmann/Bake (2011).
29 Burlon/Zeidman (2016).
30 Diercks (2016).
31 Heute befindet sich an dem Standort des ehemaligen KKR das Institut für Hygiene und Umwelt Hamburg.
32 Thevs/Bollmann/Bake (2011).
33 Babel (2021).
34 Burlon/Zeidman (2016).
35 Thevs/Bollmann/Bake (2011).
36 Burlon (2010).

gesicherten Anzahl von 56 getöteten Kindern aus. Die tatsächliche Zahl wird jedoch vermutlich deutlich höher gewesen sein. Das jüngste Kind war bei seiner Aufnahme in die „Kinderfachabteilung" gerade sieben Tage und das älteste sechs Jahre alt.[37] Der größte Teil der Opfer befand sich im Säuglingsalter.[38] Neben Wilhelm Bayer und seiner Stellvertretung Helene Sonnemann arbeiteten kriegsbedingt nur noch weibliche Assistenzärztinnen in dem Kinderkrankenhaus.[39]

Für die „Kinderfachabteilung" Lüneburg wurden wie bei der HPL eigene Räumlichkeiten eingerichtet. Dafür wurde das Haus 25 und später das Haus 23[40] auf dem Anstaltsgelände der Landes-Heil- und Pflegeanstalt Lüneburg (LHP)[41] geräumt[42] und zum 1. Oktober 1941 die „Kinderfachabteilung" gegründet. Im Erdgeschoss des Hauses 23 waren etwa 20 bis 23 Jungen im Alter zwischen sechs und 13 Jahren untergebracht. Mit nur einer zuständigen Abteilungspflegerin wurden hierfür die Jungen ausgesucht, die sich teilweise noch selbständig versorgen konnten und weniger Hilfe benötigten. Dennoch wurden sie von der Abteilungspflegerin als „noch recht tiefstehend" und „wenig bildungsfähig" bezeichnet.[43]

Im Erdgeschoss von Haus 25 waren zudem etwa 54 bis 57 Jungen im Alter von unter einem Jahr bis 14 Jahren untergebracht.[44] Das Obergeschoss des Hauses war den etwa 40 bis 50 Mädchen[45] – eine Pflegerin sprach sogar von 65 Mädchen – vorbehalten.

1944 wurde die Station aus Haus 23 mit in Haus 25 untergebracht, da Haus 23 für erwachsene Kranke benötigt wurde.[46] Die Versorgung der Kinder erfolgte tagsüber im Zwei-Schicht-System. Während die Station im Haus 23 tagsüber von einer Pflegerin (in der Regel der Abteilungspflegerin) betreut wurde, waren die Stationen in Haus 25 mit jeweils einer Abteilungspflegerin und zwei Pflegerinnen besetzt.[47]

Die ärztliche Leitung der „Kinderfachabteilung" übernahm Willi Baumert. Seine Forschungsergebnisse an den Kindern sollten später als Grundlage für die Überarbeitung des „Gesetzes zur Verhütung erbkranken Nachwuchses" und ein „Euthanasiegesetz" dienen. Die Anstaltsleitung unterlag Dr. Max Bräuner, der nach der Einberu-

---

37 Burlon/Zeidman (2016).
38 Thevs/Bollmann/Bake (2011).
39 Burlon/Zeidman (2016).
40 Reiter (2001).
41 In der heutigen Psychiatrischen Klinik Lüneburg.
42 Um Platz für die neue „Kinderfachabteilung" zu schaffen, wurden etwa ein halbes Jahr zuvor 481 erwachsene „arbeitsunfähige" Patient:innen mit insgesamt vier Transporten im Rahmen der „Aktion T4" in Tötungsanstalten verlegt: Rudnick (2014).
43 HStAH, Nds. 721 Lüneburg Acc. 8/98 Nr. 3, Bl. 31.
44 HStAH, Nds. 721 Lüneburg Acc. 8/98 Nr. 3/1.
45 Archiv der Bildungs- und Gedenkstätte „Opfer der NS-Psychiatrie", Findbuch 2/3, STAW Lbg 2a Js 279/62.
46 HStAH, Nds. 721 Lüneburg Acc. 8/98 Nr. 3.
47 Archiv der Bildungs- und Gedenkstätte „Opfer der NS-Psychiatrie", Findbuch 2/3, STAW Lbg 2a Js 279/62.

fung Baumerts zusätzlich die Leitung der „Kinderfachabteilung" übernahm.[48] Sowohl Bräuner als auch Baumert standen der „Euthanasie" nicht ablehnend gegenüber.[49] Reiter beschreibt den „typischen" Fall eines Kindes folgendermaßen: Es wurde zwischen Oktober 1941 und Mai 1945 in die „Kinderfachabteilung" aufgenommen und starb nach einer durchschnittlichen Verweildauer von etwa sechs Monaten. Die letzten Eintragungen in seiner Akte wurden durch Baumert oder Bräuner persönlich vorgenommen.[50] Mit etwa sieben Prozent aller Morde gehört die LHP zu den größeren Tötungsanstalten in Bezug auf „Kindereuthanasie" im „Dritten Reich". Mindestens 300 bis 350 Kinder und Jugendliche im Alter zwischen drei Monaten und 14 Jahren wurden hier systematisch getötet, weitere rund 100 Kinder und Jugendliche starben an Fehl- und Mangelversorgung. In der Bilanz zeigt sich eine Sterberate von ca. 60 Prozent.[51]

Zusammenfassend ist festzustellen, dass alle drei „Kinderfachabteilungen" in der ersten Hälfte des Zweiten Weltkrieges eingerichtet wurden. Während das Kinderkrankenhaus Rothenburgsort sich in privater Trägerschaft befand und als Erstes im Laufe des Jahres 1940 „Kindereuthanasie" durchführte, richteten die beiden staatlichen Heil- und Pflegeanstalten in Lüneburg und Langenhorn ihre KFAs erst 1941 ein. Dort wurden im Vorfeld keine Kinder versorgt und sie eröffneten dafür eigene „Stationen". Im KKR wurden die Kinder über die bereits vorhandenen Stationen verteilt. Die Einrichtung der beiden Hamburger „Kinderfachabteilungen" plante man parallel. Die Ärzte Wilhelm Bayer und Friedrich Knigge wurden direkt in Berlin vom Reichsausschuss instruiert. Im Falle von Max Bräuner setzte die Provinzialverwaltung in Hannover ihn über die „Kindereuthanasie" in Kenntnis. Für die Lüneburger „Kinderfachabteilungen" wurden zwei Krankenschwestern aus Hildesheim zur Versorgung der Kinder „abgeordnet". Die HPL suchte sich Pflegende aus dem eigenen Bestand und wählte dafür Personal aus, das „mit Kindern umgehen" konnte.[52] Die Personalfrage erübrigte sich für das KKR, da es sich von vornherein um ein reines Kinderkrankenhaus handelte. Deutliche Unterschiede gibt es in der Anzahl der Opfer, die in der HPL bei mindestens 22, im KKR bei mindestens 56 und in Lüneburg bei mindestens 300 bis 350 liegt.

Die Durchführung der „Euthanasie" in den „Kinderfachabteilungen"

In diesem Abschnitt möchte ich anhand von Protokollen der staatsanwaltschaftlichen Ermittlungsakten der Nachkriegszeit herausfinden und rekonstruieren, welche Betei-

---

48 Rudnick (2014).
49 Sueße/Meyer (1993).
50 Reiter (2001).
51 Rudnick (2014).
52 StAHH, 213–12, Nr. 0017 Band 1, Bl. 290.

ligungsformen an der „Euthanasie" durch Pflegende möglich waren. Ich analysiere dafür zunächst die drei „Kinderfachabteilungen" in Hamburg und Lüneburg.

Die Hamburger Ärzte entschieden sich eigenständig dafür, die Tötungen der Kinder mit Luminal[53] vorzunehmen. Hierbei wurde den Kindern das Barbiturat in den Oberschenkel oder in das Gesäß injiziert. Das Medikament war zur Behandlung von Epilepsie üblich und wurde zur Narkosevorbereitung eingesetzt. In der Folge bekamen die Kinder durch die verminderte Atmung eine Lungenentzündung und starben verzögert, erst nach drei bis vier Tagen, anderen Aussagen zufolge sogar erst nach vier bis fünf Tagen.[54] Durch diesen bewusst hergestellten zeitlichen Verzug zwischen Injektion und Tod konnten die Tötungen verschleiert werden.[55] In Langenhorn nahm Friedrich Knigge die Tötungen selbständig vor. Dafür mussten die Pflegerinnen ihm das entsprechende Kind in sein Behandlungszimmer bringen und später wieder in Empfang nehmen. Nur in Ausnahmefällen ließ er sich bei der Injektion durch Pflegerinnen assistieren, wie am Beispiel von Oberschwester Bahde (s. u.) deutlich wird.[56]

Bei ihrer Vernehmung beschrieb Elsa Küchelmann (Haus F7) am 21. Januar 1948 einen der ersten Fälle von „Euthanasie" auf der „Kinderfachabteilung":

> Ganz genau erinnere ich mich aber an die kleine Gerda Behrmann. Das Kind war sehr lebhaft und sehr niedlich und die Oberschwester Scheidies und ich haben das Kind des öfteren zu uns genommen und mit dem Kinde gespielt. An einem Vormittag forderte Dr. Knigge mich auf, ihm das Kind in das Untersuchungszimmer zu bringen. Ich mußte ihm das Kind auf das Untersuchungsbett setzen. Er forderte mich sodann auf das Zimmer zu verlassen. Dieser [sic!] Aufforderung war mir auffällig, denn es war ja etwas Außergewöhnliches, daß eine Schwester den [sic!] Arzt bei der Untersuchung nicht assistiert. Als ich draußen war, hörte ich nach einer Weile das Kind schreien und weinen. Nach wenigen Minuten klingelte Dr. Knigge und als ich hereinkam, sagte er mir, ich könne das Kind wieder mitnehmen. Ich sagte sofort zu der Oberschwester Johanna Scheidies: „Was mag er bloß mit dem Kind gemacht haben, daß es so schrie?" Wir haben uns gemeinsam das Kind ganz genau angesehen und glaubten einen Einstich an der Hüfte feststellen zu können.[57]

Gerda Behrmann verschied im Anschluss nicht und sie musste sich der schmerzhaften Prozedur zwei weitere Male unterziehen, bevor sie starb. Pflegerin Sophie Pertzel erinnerte sich später, dass das Kind mehrfach wach und wieder bewusstlos wurde.[58]

---

53 Eine Überdosierung hat eine kreislaufhemmende und atemdepressive Wirkung. Die Dosis lag dabei zwischen 5 und 15 ccm. Zum Vergleich: Eine normale Dosis zur Ruhigstellung des Kindes vor einer schmerzhaften Untersuchung lag bei 1 ccm: Burlon/Zeidman (2016).
54 Burlon (2010); StAHH, 213–12, Nr. 0017 Band 1.
55 Burlon/Zeidman (2016).
56 StAHH, 213–12, Nr. 0017 Band 1 und Band 4.
57 StAHH, 213–12, Nr. 0017 Band 1, Bl. 242 f.
58 StAHH, 213–12, Nr. 0017 Band 1.

Oberschwester Anna Bahde gab unumwunden zu, dass sie bei der „Behandlung" der Kinder zugegen war und einige von ihnen in das Untersuchungszimmer hinein- und danach wieder herausgetragen hatte. Sie gab zu Protokoll, dass sie in zwei Fällen die Kinder abends nach 20 Uhr zur „Verabfolgung der Sterbehilfespritze" zu Dr. Knigge ins Untersuchungszimmer gebracht hatte. Die Kinder hätten eine Spritze oberhalb des Gesäßes bekommen und dabei nicht geschrien. Sie brachte sie anschließend ins Bett, wo sie bereits nach wenigen Minuten zu schlafen anfingen. Die benutzte Spritze und die leeren Ampullen habe Knigge selbst sterilisiert und entsorgt.[59] Dass es sich bei der Spritze um eine Sterbehilfespritze handelte, wurde ihr als erfahrener Pflegerin anhand der Größe und der applizierten Menge an Luminal klar.[60] Die Oberin steht dabei exemplarisch für weitere Pflegekräfte, denen aufgrund ihrer Erfahrung und ihres Wissens bewusst war, dass den Kindern eine tödliche Dosis an Luminal verabreicht wurde. In vielen Fällen wurden diese morgens plötzlich und unerwartet bewusstlos in ihren Betten vorgefunden.[61]

Mehrfach mussten die Kinder in das KKR verlegt werden, weil die „Euthanasie" in Langenhorn misslang. Die Verlegung und der Tod von Rolf Förster, den die Schwestern aufgrund seiner Kopfform nur „Dutt" nannten, nahm Schwester Gertrud Krohn sehr mit. Sie weinte und besuchte das Kind nach dem Tod im KKR auf dem Friedhof. Das Mädchen Agnes Petersen wurde nach zweimaligem Tötungsversuch in Langenhorn mit einem Spritzenabszess ins KKR verlegt. Die Inspektorin, der die Schwestern dienstlich unterstellt waren, machte Sophie Pertzel Vorwürfe wegen schlechter bzw. mangelnder Pflege. Pertzel ging davon aus, dass das Kind Agnes nur nach Rothenburgsort verlegt wurde, weil Dr. Knigge befürchtete, dass die Schwestern schon zu viel „von der Sache" wussten. Den Abszess hätte man auch in Langenhorn behandeln können. Das Kind wurde durch seine Mutter aus dem KKR zurück nach Hause geholt[62], verstarb jedoch trotzdem im KKR am 10. November 1944[63].

Die Versetzung auf eine andere Station, um der Situation zu entgehen und nicht Teil der „Euthanasie" zu sein, war für Pflegende möglich. Gertrud Krohn wurde von Knigge angesprochen, da dieser das Gefühl hatte, dass sie „die Pflege der Kinder sehr mitnehme", und bot ihr an, die Station zu wechseln. Sie lehnte dies ab und blieb, weil sie die Kinder „gern mochte" und weil Knigge mit ihrer Leistung zufrieden war und sie gern behalten wollte.[64] Martha Fischer wurde von den gleichen Motiven geleitet wie Gertrud Krohn. Zum einen hatte sie Kinder gerngehabt und sie arbeitete auch gut mit Knigge zusammen.[65] Zwei Fälle sind bekannt, bei denen die Schwestern bei der

---

59 StAHH, 213–12, Nr. 0017 Band 1, Bl. 258.
60 StAHH, 213–12, Nr. 0017 Band 4.
61 StAHH, 213–12, Nr. 0017 Band 1.
62 StAHH, 213–12, Nr. 0017 Band 1, Bl. 292.
63 Burlon (2010).
64 StAHH, 213–12, Nr. 0017 Band 1, Bl. 245.
65 StAHH, 213–12, Nr. 0017 Band 1.

Verlegung eines Kindes ins KKR sich weigerten, das Kind dort zu lassen. Daraus kann man schließen, dass das Pflegepersonal aus Langenhorn wusste, was eine Verlegung ins KKR schlussendlich für das jeweilige Kind bedeutete, und dass sie in der Zeit der Betreuung eine Beziehung zu den Kindern aufbauten.[66]

Im KKR wurden die Kinder durch die Oberärztin Frau Dr. Sonnemann oder eine ihrer Assistenzärztinnen getötet. Dem Pflegepersonal fiel dabei die Aufgabe des „Haltens" zu. Zu Beginn sollten die Tötungen nur durch die Ärztinnen durchgeführt werden, dies stellte sich jedoch als „technisch" nicht durchführbar heraus. Das jeweilige Kind zu halten und ihm gleichzeitig eine Spritze zu geben, war nicht möglich. Damit war eine Geheimhaltung der „Euthanasie" vor dem Pflegepersonal nicht umsetzbar.[67] Felicitas Holzhausen beschrieb die „Euthanasie" an den Kindern bei ihrer Vernehmung am 22. März 1948 ganz nüchtern:

> Eines Tages wurde ich von Frl. Dr. Bauer beauftragt, aus der Hausapotheke 10 ccm Luminal zu holen. Frl. Dr. Bauer sagte mir, dass sie bei dem Kinde Willhöft die Einspritzung machen wollte. Frl. Dr. Bauer und ich gingen in das Zimmer hinein, in dem das Kind lag. Ich drehte das Kind auf den Bauch und hielt das Kind fest und Frl. Dr. Bauer verabfolgte dem Kinde die Spritze in den oberen Quadranten des Gesässes. Etwa nach einer Stunde schlief das Kind ein und kann etwa zwei Tage schlafend gelegen haben bis es verstarb.[68]

Dass diese Art der Tötung keineswegs schmerzfrei und sanft war, belegt die Aussage der Krankenschwester Gerda Funkenberg vom 8. Mai 1948: „An den Kindern war in der Nacht vorher nichts Auffälliges zu bemerken. In der folgenden Nacht lagen die Kinder bläulich angelaufen da, hatten Schaum vor dem Mund und nasenflügelten."[69]

Die Spritzen wurden in der Regel in der Mittagszeit, wenn die Stationsschwester alleine auf der Station war, während die anderen Schwestern beim Mittagessen waren[70], oder spätabends verabreicht[71]. Bemerkten die Schwestern später, dass etwas mit dem jeweiligen Kind nicht stimmte, erklärte Holzhausen ihnen, „der Zustand des Kindes habe sich verschlechtert, das Kind habe eine Pneumonie bekommen".[72] Das Führen der Fieberkurve gehörte zu den Aufgaben der Stationsschwestern. Die Verabreichung der Sterbehilfespritze wurde auf Anordnung der Assistenzärztinnen nicht in die Fieberkurve eingetragen[73], da die anderen Schwestern die Kurven ebenfalls sahen und damit die Geheimhaltung nicht gewährleistet worden wäre[74]. Als Gründe für die Ge-

---

66 Burlon/Zeidman (2016).
67 StAHH, 213–12, Nr. 0017 Band 2.
68 StAHH, 213–12, Nr. 0017 Band 1, Bl. 401.
69 StAHH, 213–12, Nr. 0017 Band 2, Bl. 144 f.
70 StAHH, 213–12, Nr. 0017 Band 1.
71 StAHH, 213–12, Nr. 0017 Band 2.
72 StAHH, 213–12, Nr. 0017 Band 1, Bl. 401.
73 StAHH, 213–12, Nr. 0017 Band 2.
74 StAHH, 213–12, Nr. 0017 Band 1.

heimhaltung wurden in der „Kinderfachabteilung" der HPL sowie im KKR „außenpolitische Erwägungen", die nicht näher ausgeführt wurden, angegeben.[75] Auch wenn einige Schwestern während des Verabreichens der Spritze nicht wussten, um welches Medikament es sich handelte, so erkannten sie, wie die Pflegerinnen in der HPL, anhand der Menge, die injiziert wurde, dass es sich nicht um eine normale therapeutische Breite, sondern um eine tödliche Dosis handeln musste.[76]

Wenn in Lüneburg die sogenannte Behandlungsermächtigung („Tötungserlaubnis") für ein Kind vorlag, „bezeichnete" Dr. Baumert das Kind während der Visite der zuständigen Schwester, in der Regel Oberin Wilhelmine Wolf, und es wurde durch eine Pflegekraft getötet.[77] Die Ausführung der ärztlichen Anordnung sowie die Begleitung der Ärzte bei der Visite gehörten in den Aufgabenbereich der Oberin oder ihrer Vertretung. Die intravenösen Injektionen lagen im ärztlichen Tätigkeitsbereich, während subkutane und intramuskuläre Injektionen zum Aufgabengebiet der Abteilungspflegerinnen zählten.[78] In der LHP wurden die „Euthanasie"-Maßnahmen ausschließlich durch das Pflegepersonal durchgeführt, da es in deren Aufgabenbereich fiel und es aufgefallen wäre, wenn Ärzte diese Tätigkeiten plötzlich übernommen hätten. Getötet wurden die Kinder durch orale Medikamentenüberdosierung (fünf bis sieben Tabletten Luminal). Gelegentlich spritzte man zusätzlich Morphin intramuskulär (i. m.). Dabei war der Abteilungspflegerin Dora Vollbrecht immer bewusst, sicherlich auch durch ihre Erfahrung, dass die Verabreichung einer solchen Dosis den Tod des Kindes nach sich ziehen würde.[79]

Den weiteren Verlauf nach Erhalt des Luminals beschrieb Dora Vollbrecht in ihrer Aussage vom 4. Juni 1962 wie folgt:

> Wenn die Kinder die Medikamente bekommen hatten, sind sie meist gleich endgültig eingeschlafen. Hin und wieder sind sie aber wieder bis zu einem Dämmerzustand wachgeworden. In diesem Falle hat Dr. Baumert für das betreffende Kind eine neue Verordnung gegeben, vielleicht – d. h. ich weiß es heute nicht mehr genau – wurden noch einmal fünf Luminaltabletten aufgelöst gegeben.[80]

Dabei starben die Kinder nicht unmittelbar nach der Einnahme der Tabletten. In der gleichen Vernehmung gab Dora Vollbrecht die Dauer von der Einnahme des Luminals bis zu dem endgültigen Sterben des Kindes mit ca. eineinhalb Tagen, in einer späte-

---

75 StAHH, 213–12, Nr. 0017 Band 2, Bl. 137.
76 StAHH, 213–12, Nr. 0017 Band 1.
77 Archiv der Bildungs- und Gedenkstätte „Opfer der NS-Psychiatrie", Findbuch 2/3, STAW Lbg 2a Js 279/62.
78 HStAH, Nds. 721 Lüneburg Acc. 8/98 Nr. 3.
79 Archiv der Bildungs- und Gedenkstätte „Opfer der NS-Psychiatrie", Findbuch 2/3, STAW Lbg 2a Js 279/62.
80 Archiv der Bildungs- und Gedenkstätte „Opfer der NS-Psychiatrie", Findbuch 2/3, STAW Lbg 2a Js 279/62, Bl. 21.

ren Vernehmung sogar mit eineinhalb bis zwei Tagen an.[81] Das Luminal bezogen die Pflegekräfte aus der Anstaltsapotheke oder erhielten es direkt von Dr. Bräuner. Die Opiate wurden auf der Station in einem verschlossenen Apothekenschrank verwahrt, den Schlüssel dazu hatte am Tag die Abteilungspflegerin und in der Nacht die dienst-habende Schwester. Er wurde nach beendetem Dienst an die Nachfolgerin übergeben, ohne dass dabei eine Zählung der Medikamente erfolgte.[82] Zuständig für die Anstalts-apotheke war Oberin Margaret Alm, welche aber keinen Dienst auf der Kinderab-teilung versah.[83] Alm musste nach dem Krieg eine Aufstellung über den Luminalver-brauch anfertigen. Sie konnte keinen Unterschied zwischen dem Verbrauch während des Krieges und nach dem Krieg feststellen.[84] Geht man von den bereits aufgeführten Zahlen von 300 bis 350 ermordeten Kindern und einer einmaligen Gabe von fünf bis sieben Luminaltabletten aus, so wurden in der Zeit von 1941 bis 1945 zwischen 1.500 und 2.450 Tabletten Luminal nur für die „Euthanasie" verbraucht. Die zu der damali-gen Zeit übliche Dosis von Beruhigungsmitteln bei starken Erregungszuständen gab Dora Vollbrecht in einer Vernehmung vom 22. Mai 1962 mit „höchstens 1–2 Tabletten" an.[85] Pflegerin Irmgard Fischer nannte sogar nur eine halbe bis eine Tablette Luminal als Höchstdosis.[86]

Obwohl sie nichts von der „Euthanasie" gewusst haben will, beschreibt die Pflege-rin Luise Köhler den plötzlichen Tod von Kindern folgendermaßen:

> Wenn Kinder plötzlich verstorben sind, dann spielte sich das meistens so ab, daß sie zu-
> nächst mal bewußtlos in ihren Betten lagen und röchelten. Dann wurden sie in Einzelzim-
> mer gebracht. Nach einiger Zeit, etwa am nächsten Tag konnten wir dann feststellen, daß
> sie eingeschlafen waren. Ob diese Kinder irgendwelche Medikamente verabfolgt bekom-
> men haben, vermag ich nicht zu sagen. Das war Aufgabe der Stationspflegerin.[87]

Die Sterbemeldung erfolgte durch Oberin Wolf und in den meisten Fällen wurde „Lungenentzündung" als Todesursache angegeben.[88]

Dieses Kapitel hat aufgezeigt, dass in allen drei „Kinderfachabteilungen" mit dem Medikament Luminal getötet wurde. In den Hamburger KFAs wurde Luminal als In-jektion verabreicht. In Lüneburg löste man Luminaltabletten in Wasser auf und ver-

---

81 Archiv der Bildungs- und Gedenkstätte „Opfer der NS-Psychiatrie", Findbuch 2/3, STAW Lbg 2a Js 279/62.

82 HStAH, Nds. 721 Lüneburg Acc. 8/98 Nr. 3/2.

83 Archiv der Bildungs- und Gedenkstätte „Opfer der NS-Psychiatrie", Findbuch 2/3, STAW Lbg 2a Js 279/62.

84 HStAH, Nds. 721 Lüneburg Acc. 8/98 Nr. 3/2.

85 Archiv der Bildungs- und Gedenkstätte „Opfer der NS-Psychiatrie", Findbuch 2/3, STAW Lbg 2a Js 279/62, Bl. 40.

86 HStAH, Nds. 721 Lüneburg Acc. 8/98 Nr. 3/1.

87 HStAH, Nds. 721 Lüneburg Acc. 8/98 Nr. 3/2, Bl. 179.

88 Archiv der Bildungs- und Gedenkstätte „Opfer der NS-Psychiatrie", Findbuch 2/3, STAW Lbg 2a Js 279/62, Bl. 191; HStAH, Nds. 721 Lüneburg Acc. 8/98 Nr. 3, Bl. 22.

abreichte teilweise zusätzlich Morphium intramuskulär. Es wurden drei direkte Beteiligungsformen an der „Euthanasie" durch Pflegende identifiziert. Sie beteiligten sich durch Halten des Kindes bei der intramuskulären Gabe des Luminals durch die Ärztinnen, sie brachten die Kinder in den Behandlungsraum und nahmen sie später wieder in Empfang, und sie verabreichten selbständig nach ärztlicher Verordnung eine Überdosis Luminaltabletten. Als Todesursache wurde in allen drei Einrichtungen hauptsächlich „Lungenentzündung" oder „Bronchopneumonie" angegeben.

Beteiligung des Pflegepersonals an der „Euthanasie" und Sonderzuwendungen

Die „Kinderfachabteilung" Langenhorn rekrutierte das Pflegepersonal aus dem bereits bestehenden Personalpool. Da bisher keine Kinder in der HPL versorgt wurden, wählte man Pflegekräfte aus, die bereits Erfahrungen in der Kinderpflege vorweisen oder gut mit Kindern umgehen konnten.[89] Die pflegerische Leitung übernahmen Oberschwester Anna Bahde und Oberschwester Paula Harberg, die 1942 von Oberschwester Martha Kalweit abgelöst wurde, als sie in den Ruhestand ging. Die Stationsleitung oblag Sophie Pertzel. Anfang 1942 wurde Pertzel von Schwester Gertrud Krohn unterstützt. Pertzel schied im Herbst 1942 aus und wurde aufgrund von Differenzen zwischen ihr und den Oberschwestern Kalweit und Harberg in die Verwaltung versetzt. Danach war zusätzlich Schwester Martha Fischer auf der Kinderstation tätig. Hilfsschwester Marie Brüggert arbeitete sowohl auf der Kinderstation als auch auf der Frauenstation, die sich im gleichen Haus befand.[90]

Sophie Pertzel war in mindestens zwei Fällen an der „Euthanasie" beteiligt. Anna Bahde gab zu, bei mehreren Kindern während der „Euthanasie" anwesend gewesen zu sein, und hat in mindestens zwei Fällen die Kinder gehalten. Bei Martha Kalweit sind es ebenfalls mindestens zwei Kinder gewesen, die sie zu Dr. Knigge in das Untersuchungszimmer gebracht, und zwei Kinder, die sie während der „Euthanasie" gehalten hatte. Unklar ist, ob es sich dabei um dieselben Kinder handelte. Während der „Behandlung" war ihr aus den ganzen Umständen bekannt, dass es sich dabei um die Verabreichung einer tödlichen Dosis handelte. Oberschwester Elsa Küchelmann hat zweimal dasselbe Kind zu Knigge in das Untersuchungszimmer gebracht.[91]

Ab dem 1. Januar 1940 arbeiteten insgesamt 270 Krankenschwestern im KKR. Im Gegensatz zur HPL wurde kein Krankenpflegepersonal von anderen Abteilungen in die „Kinderfachabteilung" versetzt oder wie in Lüneburg aus anderen Krankenhäusern abgeordnet. Bei den Ermittlungen in der Nachkriegszeit wurden neben dem Kranken-

---

89 Thevs/Bollmann/Bake (2011).
90 StAHH, 213–12, Nr. 0017 Band 1 sowie Nr. 0013 Band 59.
91 Genz (2018).

hausleiter und zehn seiner Assistenzärztinnen auch acht Krankenschwestern beschuldigt, an der „Euthanasie" mitgewirkt zu haben. Jedoch konnten insgesamt zwölf Krankenschwestern identifiziert werden, die mutmaßlich direkt an der „Euthanasie" durch das Halten der Kinder beteiligt waren.

Sechs Krankenschwestern gaben ihre Beteiligung zu, drei stritten dies ab, obwohl Aussagen durch Ärztinnen vorlagen, die sie schwer belasteten. Zwei Pflegekräfte konnten sich nicht erinnern, es aber auch nicht ausschließen, an den Tötungsmaßnahmen beteiligt gewesen zu sein. Eine von ihnen vermutete jedoch, dass sie ein oder mehrere Kinder gehalten haben musste. Eine weitere Krankenschwester wird durch Aussagen belastet, konnte jedoch nicht mehr dazu Stellung beziehen, da sie bereits 1943 verstorben war. Eine der Schwestern, die ihre Beteiligung zugab, Edith Diebenow, wusste laut eigener Aussage in dem Moment nichts davon, dass es sich bei der Injektion um eine tödliche Spritze handelte.[92]

Für die Lüneburger „Kinderfachabteilung" wurden die Pflegerinnen Dora Vollbrecht und Ingeborg Weber zum 1. Oktober 1941 „für eine besondere Verwendung" von der Landes-Heil- und Pflegeanstalt Hildesheim nach Lüneburg abgeordnet. Beide verfügten bereits über vorhandene Kenntnisse in der Kinderkrankenpflege. Das restliche Personal wurde aus dem Bestand der Lüneburger Anstalt besetzt. Hierfür wurden die Pflegerinnen ausgewählt, die man am geeignetsten für die Kinderpflege hielt.[93]

Die Tötungen wurden nach bisherigen Erkenntnissen lediglich von Oberin Wilhelmine Wolf, Pflegerin Vollbrecht und Pflegerin Weber durchgeführt. Dora Vollbrecht schied zwischenzeitlich krankheitsbedingt aus dem Dienst im Krankenhaus aus. Ende Juni 1943 verließ sie endgültig den Pflegedienst. Sie wurde ab Januar 1944 im Büro der LHP beschäftigt. Pflegerin Ingeborg Weber beging am 31. August 1942 Selbstmord und wurde am 1. September um 3 Uhr morgens für tot erklärt. Es kursierten in der Pflegeanstalt verschiedene Gerüchte über ihren Suizid. Am hartnäckigsten hielt sich dasjenige, dass Ingeborg Weber eigenmächtig „Euthanasie" an Kindern während ihres Nachtdienstes vorgenommen haben soll. Die tatsächlichen Gründe für den Selbstmord sind nicht bekannt. Ob auch andere Pflegekräfte direkt in die „Euthanasie"-Maßnahmen verstrickt waren, kann bisher nicht nachvollzogen werden und wird vermutlich nach der vergangenen Zeit auch nicht mehr aufklärbar sein. Betrachtet man jedoch Abb. 1, wird deutlich, dass Oberin Wolf entweder die „Euthanasie" ab dem 30. Juni 1943 allein durchgeführt hatte oder dass eine bzw. mehrere weitere Pflegekräfte darin involviert gewesen sein müssen.[94]

---

92 Genz (2018).
93 Genz (2018).
94 Genz (2018).

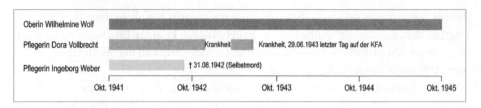

Abb. 1 Die Anwesenheit der beteiligten Pflegekräfte auf der KFA Lüneburg[95]

Zusätzlich hatte Oberin Wolf für einen gewissen Zeitraum nur halbtags gearbeitet. Umso wahrscheinlicher ist es, dass weitere Pflegekräfte Kinder nach Anweisung getötet haben müssen. Betrachtet man die in der Anklageschrift gegen Werner Heyde in Frankfurt aufgeführten Zahlen zur Kindersterblichkeit in der Zeit von Oktober 1941 bis April 1945, würde dies bedeuten, dass Oberin Wolf allein für über 200 Tötungen verantwortlich gewesen sein müsste, nachdem die Pflegerinnen Vollbrecht und Weber ausgeschieden waren.[96]

Sonderzuwendungen in Höhe von 20 bis 30 Reichsmark (RM), wie sie in anderen „Kinderfachabteilungen" teilweise üblich waren, wurden den Langenhorner Schwestern nicht gezahlt. Das deckt sich sowohl mit den Aussagen des Pflegepersonals als auch mit den Forschungen von Udo Benzenhöfer. Dieser zeigte auf, dass in Bestand N 11/94 des Bundesarchivs die „Kinderfachabteilung" in Hamburg-Langenhorn zwar gelistet wurde, ihr aber mit großer Wahrscheinlichkeit die „Sonderzuwendung" nur angeboten, jedoch nicht gezahlt wurde.[97] Oberschwester Anna Bahde hätte eine „derartige Bezahlung" auch abgelehnt und konnte sich auch nicht vorstellen, dass Dr. Knigge „derartiges Geld für uns Schwestern angenommen hätte".[98]

Für die Beteiligung an den Tötungen erhielten fünf Krankenschwestern des KKR für ca. ein Jahr monatliche „Sonderzuwendungen". Laut Dr. Bayer waren die Krankenschwestern im KKR gegenüber Schwestern in anderen Anstalten, u. a. auch der HPL, finanziell deutlich schlechter gestellt. Die Langenhorner Schwestern verdienten monatlich etwa 200 RM, während diejenigen im KKR monatlich etwa 90 RM ausbezahlt bekamen. Das sich in privater Trägerschaft von einem Verein befindende Krankenhaus konnte sich ein höheres Gehalt offensichtlich nicht leisten. Anfang 1942, so Bayer, sei der Reichsausschuss an ihn herangetreten und habe ihm die finanzielle Sonderzuwendung für seine Schwestern angeboten, da „die Pflege derartig erkrankter Kinder erfahrungsgemäß eine ganz erhebliche Mehrarbeit verursachte und die Pflege dieser Kinder auch für die Schwestern eine schwere seelische Belastung bedeutete".[99]

---

95 Genz (2018).
96 Genz (2018).
97 Benzenhöfer (2000).
98 StAHH, 213–12, Nr. 0017 Band 1, Bl. 260.
99 StAHH, 213–12, Nr. 0017 Band 1, Bl. 392.

Ob die Pflegekräfte für ihre Arbeit in der Lüneburger „Kinderfachabteilung" Sonderzuwendungen für die „erschwerte Pflege" bekamen, wurde in den Vernehmungen der Ärzte, der Krankenschwestern und der Büroangestellten Kleim nicht thematisiert. Jedoch wird in Bestand N 11/94 des Bundesarchivs in Berlin Lüneburg als „Kinderfachabteilung" aufgeführt, die in den Jahren 1942–1944 Sonderzuwendungen erhalten hatte. Deren Höhe ist jedoch unklar.[100]

Zusammenfassend können für die Lüneburger „Kinderfachabteilung" drei Krankenschwestern sicher als Täterinnen identifiziert werden. Es ist jedoch wahrscheinlich, dass weitere Pflegekräfte Kinder getötet haben. In Langenhorn waren mindestens vier und in Rothenburgsort wahrscheinlich zwölf Krankenschwestern an der „Euthanasie" direkt beteiligt. Sonderzuwendungen für die „besonders schwere Pflege" erhielten lediglich die Krankenschwestern in Rothenburgsort und in Lüneburg. In Rothenburgsort ist die monatliche Gesamtsumme mit 150 RM angegeben und wurde für „etwa ein Jahr" von 1942 bis 1943 gewährt. Wie hoch die Gesamtsumme in Lüneburg war und wer von der „Sonderzuwendung" profitiert hat, geht aus den Quellen nicht hervor. Jedoch wurde hier die „Sonderzuwendung" in den Jahren 1942 bis 1944 gezahlt. Der „Kinderfachabteilung" Langenhorn wurde dies vom Reichsausschuss angeboten, jedoch nicht angenommen.

Rolle der Schweigepflicht und Gerüchte über „Euthanasie"

Im Folgenden werden die Rolle der Schweigepflicht und die Gerüchte über die „Euthanasie" innerhalb der drei Institutionen und innerhalb der Berufsgruppe Pflege näher betrachtet. Dabei sind es insbesondere drei Schlüsselszenen, die aus Quellen des Hamburger Staatsarchivs sowie des Archivs der Bildungs- und Gedenkstätte Lüneburg stammen, die herangezogen und analysiert werden. Zum einen ist dies die Instruktion des Langenhorner Personals durch Obersenatsrat Dr. Struve, sodann der Appell von Dr. Wilhelm Bayer an das Personal des KKR sowie die „Vereidigung" der drei Lüneburger Pflegekräfte. Flankiert werden diese Schlüsselszenen durch individuelle Aussagen und Beobachtungen der Pflegenden.

Im Sommer 1942, also über ein Jahr nach der Einrichtung der „Kinderfachabteilung", wurden Oberschwester Martha Kalweit, Oberschwester Anna Bahde und Sophie Pertzel zusammen mit der Büroangestellten Gertrud Koch und dem anwesenden Dr. Knigge durch Obersenatsrat Struve offiziell über die „Euthanasie" in der „Kinderfachabteilung" in Kenntnis gesetzt. Die Anwesenden erhielten durch Struve einen rassenhygienischen Vortrag. Er führte hierbei aus, dass lebensunwertes Leben, genau wie in der Tierwelt, abgestoßen werden müsse und dass die kranken Kinder nie nütz-

---

100 Benzenhöfer (2000).

liche Mitglieder der Gesellschaft werden könnten. Wie im Tierreich müsse man die kranken Kinder ausmerzen, indem man Sterbehilfe leiste. Ferner führte er aus, dass es reichsweit mehrere Einrichtungen gäbe, die Sterbehilfe leisteten.[101] Struve sprach davon, dass es ein Gesetz gäbe, dass jedoch erst nach dem Krieg veröffentlicht würde.[102] Sophie Pertzel meinte sich zu erinnern, dass Struve im Anschluss an seinen Vortrag gesagt habe:

> Was wir machen ist Mord. Kein Gesetz schützt uns. Jetzt würde das deutsche Volk uns noch nicht verstehen. In 10 Jahren werde das deutsche Volk durch Film, Presse, Propaganda so weit gebracht sein, dass die „Euthanasie" zum Gesetz erhoben werden könne. Das deutsche Volk werde dann den Nutzen der „Euthanasie" erkennen.[103]

Jedoch hat keine der anderen Schwestern dies bestätigen können. Nach dem Vortrag wurden die Anwesenden zur Verschwiegenheit verpflichtet und mussten hierüber eine Erklärung unterschreiben. Struve wies die Schwestern auf ihre Geheimhaltungspflicht hin und darauf, dass sie nur über die Vorgänge in der „Kinderfachabteilung" sprechen dürften, wenn sie unter sich wären. Oberschwester Kalweit wurde bereits kurz vor dem Vortrag bei Struve persönlich durch Dr. Knigge über die „Euthanasie" an den Kindern aufgeklärt. Er erzählte ihr, dass er die Aufgabe hätte, mit Einverständnis der Eltern vollidiotische Kinder, die keinen Lebenswert mehr hätten, zu vernichten. Er selbst sei dabei durch ein Gesetz geschützt und ihm könne nichts geschehen. Sie (Martha Kalweit) hätte damit nichts zu tun, außer dass sie über alles, was auf der Kinderstation geschehe, zu schweigen hätte. Dabei erwähnte er auch, dass alle Schwestern auf der Station Bescheid wüssten. Oberschwester Bahde war bei ihrer Versetzung auf die Station tatsächlich der Auffassung, dass die Kinder eine ernsthafte Therapie bekämen. Erst später habe sie Bedenken gehabt, nachdem die Kinder nach einer „Behandlung" bei Knigge bewusstlos aufgefunden wurden und kurz darauf verstarben. Gerüchte habe sie im Vorfeld keine gehört. Dass Sterbehilfe geleistet wurde, habe sie erst durch die Besprechung bei Senatsrat Dr. Struve erfahren. Die anderen Schwestern wurden nicht offiziell über die „Kinderfachabteilung" aufgeklärt oder besonders auf die Schweigepflicht hingewiesen und mussten auch keine Erklärung unterschreiben. Martha Fischer will es durch die Eltern der Kinder erfahren haben, die ihr erzählten, dass Knigge sich das Einverständnis bei ihnen geholt habe. Elsa Küchelmann lernte in einem Gespräch mit Knigge von diesem, dass er bei den Kindern Untersuchungen vornahm, „bei denen es auf Leben und Tod gehe". Auf die Frage, um welche Untersuchungen es sich dabei handelte, versteckte er sich hinter dem „Arztgeheimnis".[104] Das Gespräch muss vermutlich weit vor dem offiziellen Vortrag geführt worden sein,

---

101 StAHH, 213–12, Nr. 0017 Band 1.
102 StAHH, 213–12, Nr. 0013 Band 59.
103 StAHH, 213–12, Nr. 0017 Band 1, Bl. 293.
104 StAHH, 213–12, Nr. 0017 Band 1, Bl. 242.

während die „Kinderfachabteilung" sich noch in Haus F7 befunden hatte. Elsa Küchelmann wurde ebenfalls weder zur Verschwiegenheit verpflichtet noch offiziell aufgeklärt. Das Gleiche gilt für Oberschwester Paula Harberg. Allerdings wurde diese bei ihrem Wechsel von Haus M10 nach F16 explizit von Knigge dazu aufgefordert, über ihre Beobachtungen auf der Kinderstation zu schweigen, was sie ihm auch versprach.[105]

Im KKR informierte Dr. Bayer bereits 1940 einige Schwestern, dass dort Sterbehilfe geleistet wird, nachdem dieser erfahren hatte, dass das Pflegepersonal auffällige Wahrnehmungen in Bezug auf die Kinder gemacht hatte. Anwesend bei dieser Besprechung waren Gertrud Menke, Margarete Rieckmann, Waltraut Grobe, Felicitas Holzhausen und Wanda Kreth.[106] Solange die „Euthanasie" an den Kindern vor den Schwestern geheim gehalten wurde, hatten die Ärztinnen allein gehandelt und sich gegenseitig bei der Injektion unterstützt. Nachdem dies bekannt wurde, waren die Schwestern immer anwesend und haben das betreffende Kind gehalten.[107]

Felicitas Holzhausen gab für ihre Station an, dass keine andere Schwester bei der Sterbehilfespritze anwesend war und sie weder die Seitenschwester[108] noch die anderen Schwestern über die „Euthanasie" in Kenntnis gesetzt hatte. Gertrud Menke verfuhr auf die gleiche Weise und informierte ihre Schwestern nicht über die „Euthanasie". Daran, dass eine besondere Verpflichtung zum Schweigen bestand, konnte sie sich auch nicht erinnern. Margarete Rieckmann hatte ebenfalls keiner einzigen Schwester auf ihrer Station von der Sterbehilfe erzählt. Lediglich ihre Seitenschwester Henny Grootens wusste ebenfalls Bescheid, da diese sie im Urlaubs- oder Krankheitsfall vertrat. Eine besondere Verpflichtung zum Schweigen war auch ihr nicht bekannt. Da im Allgemeinen nicht darüber gesprochen wurde, gab es auch für sie keinen Grund, dies zu tun.[109]

Traf eine Genehmigung aus Berlin ein, wurde die eingeweihte Schwester von den Assistenzärztinnen darüber in Kenntnis gesetzt. Sie wurden ausdrücklich darauf hingewiesen, dass die Spritze im Geheimen verabreicht werden sollte und die Schwester dafür Sorge zu tragen hatte, dass die anderen Schwestern dies nicht merken. Nahm jemand später etwas Auffälliges an dem Kind wahr, sollte sie abwarten und zu den Mahlzeiten versuchen, dem Kind etwas zu essen anzureichen. Da nach kurzer Zeit die Pneumonie einsetzte, hatte die Schwester eine plausible Erklärung für die Bewusstlosigkeit des Kindes. Selbst die Oberin Martha Horstmann wurde von Dr. Bayer nicht über die Gewährung der Sterbehilfe in Kenntnis gesetzt. Lediglich bevor die „Euthanasie" im KKR begann, erzählte Bayer ihr, dass an ihn herangetreten worden sei, diese durchzuführen. Sie hatte ihm davon abgeraten. Umso mehr verwunderte es sie, dass

---

105 StAHH, 213–12, Nr. 0017 Band 1.
106 StAHH, 213–12, Nr. 0017 Band 1.
107 StAHH, 213–12, Nr. 0017 Band 4.
108 Veraltete Bezeichnung für stellvertretende Stationsschwester.
109 StAHH, 213–12, Nr. 0017 Band 1.

Bayer sie nicht informierte, denn sie wurde von ihm sonst immer zu wichtigen Besprechungen im Zusammenhang mit Angelegenheiten der Schwestern hinzugezogen.[110] Da die Aussage von Martha Horstmann innerhalb einer staatsanwaltschaftlichen Ermittlung erfolgte, muss berücksichtigt werden, dass es sich um eine nachträgliche Verteidigungsstrategie handeln kann. Täter:innen mussten mit Konsequenzen rechnen. Daher ist zu vermuten, dass sie sich nicht selbst oder andere belasten wollten und längst nicht alle Informationen preisgegeben bzw. diese zu ihren Gunsten verändert haben.

Im Sommer/Herbst 1942 änderte sich das Verfahren der Geheimhaltung. Dazu hielt Bayer einen „Appell im Schwesternkasino" ab, bei dem alle Stationsschwestern und Seitenschwestern anwesend waren. Er führte aus, dass es keinen Zweck mehr habe, die Sterbehilfe heimlich durchzuführen, da die Schwestern das doch gemerkt hätten. Es sei eine Bestimmung herausgekommen, wonach der Reichsausschuss in Berlin die Genehmigung zur Gewährung von Sterbehilfe erteilte. Die Schwestern sollten darüber nicht mit den jungen Schwestern und Schülerinnen sprechen, da diese dadurch zu stark belastet werden könnten. Außerdem sollte über die Gewährung von „Euthanasie" nicht außerhalb des Krankenhauses gesprochen werden.[111]

Nicht immer gelang die Geheimhaltung. Schwester Ilse Boedecker berichtete von einem Erlebnis mit Bayer und Ruth Hecht: Bayer bat sie um einen Äthertupfer. Als sie ihm diesen brachte, hatte sie das Gefühl, dass er die Spritze vor ihr verbarg. Er hatte diese bereits ohne den Äthertupfer verabreicht. Besonders merkwürdig empfand sie die Anwesenheit von Ruth Hecht, da es Mittagszeit war und die Stationsschwester in diesem Zeitraum ihre Freistunde hatte, die sie auf ihrem Zimmer verbrachte. Ilse Boedecker sprach Ruth Hecht darauf an und wurde von ihr mit den Worten angefahren: „Unterstehen Sie sich nicht, das zu sagen, was sie gesehen haben."[112]

Offensichtlich wussten weit mehr Schwestern Bescheid als auf dem Appell anwesend waren. Bereits im Dezember 1941/Januar 1942 erzählten sich die Schwestern, dass auf der Station S3 ein Kind liege, „das unter sehr auffälligen Umständen im Sterben liege". Der größte Teil der nach dem Krieg befragten Schwestern und Schülerinnen, die nicht von Bayer aufgeklärt wurden, gab an, gerüchteweise von der „Euthanasie" im KKR gehört zu haben.[113]

Doch nicht nur viele Schwestern waren sich des Geschehens bewusst, sondern auch die Schülerinnen. So gab die damalige Schülerin Dorothea Bodenstein an:

> Eines Abends, als wir mit den Zimmern schon fertig waren, sah ich, daß die Stationsschwester Grete Rieckmann in Begleitung einer Ärztin in ein Zimmer ging, in dem ein

---

110 StAHH, 213–12, Nr. 0017 Band 1.
111 StAHH, 213–12, Nr. 0017 Band 1, Bl. 401.
112 StAHH, 213–12, Nr. 0017 Band 1, Bl. 482.
113 StAHH, 213–12, Nr. 0017 Band 1, Bl. 406.

idiotisches Kind lag. Dieses Kind starb auch nach einigen Tagen, so daß ich annahm, daß die Ärztin dem Kinde an jenem Abend die Spritze verabfolgt hatte.[114]

Sie war nicht die einzige Schülerin, die davon wusste. So war bekannt, „daß die Stationsärztin mit der Stationsschwester in der Mittagszeit zu den Reichsausschusskindern ging, um ihnen die Sterbehilfe zu verabfolgen". Allein die Tatsache, dass an sich körperlich gesunde Kinder mit geistigen Behinderungen in das KKR eingewiesen und nicht in eine Heil- und Pflegeanstalt kamen, verwunderte die Schülerinnen.[115]

Waltraut Grobe erzählte der damaligen Schülerin Giesela Riecke, dass in Berlin bestimmt werde, welches Kind Sterbehilfe erhalte. Auf die Frage, wie diese gewährt werde, antwortete Waltraut Grobe ihr: „Sie sind ja Schülerin, wenn Sie Stationsschwester sind, bekommen Sie es auch zu wissen."[116]

Damit war der eingeweihte Kreis der Schwestern deutlich größer als in der HPL und man könnte fast von einem offenen Geheimnis sprechen. Selbst viele Schülerinnen wussten Bescheid, was es „mit der Spritze" auf sich hatte. Trotz dieser Tatsache gab es auch Schwestern, die erst nach der Kapitulation von der „Euthanasie" im KKR erfahren und vorher diese noch nicht einmal gerüchteweise wahrgenommen haben wollen.[117]

Nachdem die Lüneburger „Kinderfachabteilung" eingerichtet war, wurden Oberin Wolf, Dora Vollbrecht und Ingeborg Weber zu einer Besprechung zu Dr. Bräuner gerufen. Unklar ist dabei, ob die Büroangestellte Frau Kleim ebenfalls anwesend war. In dieser Besprechung berichtete Bräuner, „dass eine Verordnung von oben (oder von Hitler) vorliege, wonach schwerkranke Kinder eingeschläfert werden sollten". Er eröffnete den Pflegerinnen, dass sie für diese Aufgabe ausgewählt wurden. Dabei verpflichtete er sie zum Stillschweigen und Dora Vollbrecht berichtete, sie mussten die rechte Hand mit den Schwurfingern erheben.[118] Bei dieser Unterrichtung erwähnte Bräuner gegenüber den Pflegerinnen, dass sie keine Angst zu haben bräuchten, da, falls „wir bei diesen Dingen überrascht würden [...] [wir] von jedem Gericht gedeckt [werden]".[119] Bräuner konnte sich später nicht daran erinnern, dass er jemanden schwören ließ. Er gab jedoch zu, dass es sein könnte, dass er Gelegenheitsfloskeln wie „Sie stehen unter Eid" gebraucht oder auf den Amtseid hingewiesen hatte. Ferner gab er an, nur Oberin

---

114 StAHH, 213–12, Nr. 0017 Band 1, Bl. 476.

115 StAHH, 213–12, Nr. 0017 Band 2, Bl. 144.

116 StAHH, 213–12, Nr. 0017 Band 1, Bl. 511.

117 StAHH, 213–12, Nr. 0017 Band 1.

118 Archiv der Bildungs- und Gedenkstätte „Opfer der NS-Psychiatrie", Findbuch 2/3, STAW Lbg 2a Js 279/62, Bl. 18.

119 Archiv der Bildungs- und Gedenkstätte „Opfer der NS-Psychiatrie", Findbuch 2/3, STAW Lbg 2a Js 279/62, Bl. 21.

Wolf informiert zu haben, welche dann die Informationen an die übrigen beiden Pflegerinnen weitergab.[120]

Offensichtlich wurde das Pflegepersonal verbal unter Druck gesetzt. Während die „Euthanasie" an den Kindern schon im vollen Gange war, sagte der Stationsarzt Baumert im Zuge einer Besichtigung der Kinderstation zur Pflegerin Vollbrecht, dass bei einer Verweigerung der Anordnungen mit einer Verhaftung durch die Gestapo zu rechnen sei. In einer anderen Situation legte Bräuner beim Verlassen des Labors seinen Finger an den Mund. Dora Vollbrecht interpretierte dies als eine erneute Aufforderung, über das Erlebte in Lüneburg zu schweigen.[121] Hierbei ist besonders zu berücksichtigen, dass durch die Machtstellung des Arztes und die juristische Ebene mit dem Eid, an den sich das Pflegepersonal gebunden fühlte, es ohnehin schwierig war, zu widersprechen oder sich zu widersetzen. Durch die zusätzliche Bedrohung wurde das Macht- und Abhängigkeitsgefälle noch einmal deutlicher.

Die meisten Pflegekräfte, die nach dem Krieg in den einzelnen Prozessen aussagten, gaben an, nichts von einer „Euthanasie" in Lüneburg mitbekommen oder irgendwelche Gerüchte darüber gehört zu haben.[122] Nur einmal war Dora Vollbrecht von einer anderen Pflegerin auf ein Kind angesprochen worden, welches am Tag vorher noch lebhaft und dann auf einmal apathisch war. Um welche Pflegerin es sich dabei handelte, vermochte sie nicht mehr zu sagen.[123]

Die meisten hatten erst nach dem Ende des Krieges gerüchteweise mitbekommen, dass in Lüneburg Kinder ermordet worden waren – auch wenn sie bereits von Gerüchten über Tötungen von psychiatrischen Patientinnen und Patienten in anderen Anstalten gehört hatten. Pflegerin Marie-Luise Heusmann, die im Erdgeschoss des Hauses 25 tätig gewesen war, fiel bereits während des Krieges die hohe Zahl der verstorbenen Kinder auf und sie kannte die Gerüchte von den planwirtschaftlich verlegten Kranken, von denen sehr viele „wie am laufenden Band" verstorben waren.[124] Erzählungen darüber machten schon kurz nach den planwirtschaftlichen Verlegungen der erwachsenen Patienten aus Lüneburg innerhalb des Pflegepersonals die Runde. Oberin Margaret Alm und Pflegerin Marie-Luise Heusmann halfen dabei, die Kleidungsstücke der Verlegten zu verpacken. Kurze Zeit später bekamen sie auf informellem Wege Nachricht durch andere Pflegerinnen, dass diese Patienten verstorben waren. Woher genau sie diese Nachrichten erhielten, ist unbekannt.[125]

---

120 Archiv der Bildungs- und Gedenkstätte „Opfer der NS-Psychiatrie", Findbuch 2/3, STAW Lbg 2a Js 279/62.

121 Archiv der Bildungs- und Gedenkstätte „Opfer der NS-Psychiatrie", Findbuch 2/3, STAW Lbg 2a Js 279/62.

122 HStAH, Nds. 721 Lüneburg Acc. 8/98 Nr. 3, Nr. 3/1 sowie Nr. 3/2.

123 Archiv der Bildungs- und Gedenkstätte „Opfer der NS-Psychiatrie", Findbuch 2/3, STAW Lbg 2a Js 279/62.

124 HStAH, Nds. 721 Lüneburg Acc. 8/98 Nr. 3, Bl. 25.

125 HStAH, Nds. 721 Lüneburg Acc. 8/98 Nr. 3/1.

Ebenfalls gab Pflegerin Marie-Luise Heusmann, die erst im Oktober 1943 in die „Kinderfachabteilung" wechselte, in ihrer Vernehmung vom 3. November 1947 an, durch „Hörensagen" erfahren zu haben, dass „im Sommer 1943 in verhältnismässig kurzer Zeit sehr viel[e] Kinder gestorben sind".[126] In ihrer Aussage vom 31. August 1962 konnte sie sich allerdings nicht mehr daran erinnern und sich auch nicht erklären, wie es zu der von ihr unterschriebenen Aussage gekommen war.[127]

Eine weitere Pflegerin hatte Beobachtungen gemacht, die sie aber anscheinend erst nach dem Krieg für sich einzuordnen wusste. Luise Köhler, die ihren Dienst auf der Mädchenstation im Obergeschoss des Hauses 25 versah, sagte bei ihrer Zeugenvernehmung am 6. Februar 1964 aus, dass ihr aufgefallen sei, dass gerade in der Zeit, in der Dr. Baumert durchgängig in Lüneburg als Arzt eingeteilt war, bemerkenswert viele Kinder verstorben seien. Allerdings wäre ihr nie in den Sinn gekommen, dass es sich dabei um herbeigeführte Tötungen gehandelt haben könnte. Diesen Gedanken hätte sie erst nach dem Krieg gefasst, als ihr die Ermordungen von Geisteskranken in Deutschland bekannt wurden.[128]

Auch wenn Pflegerin Luise Köhler nicht angeben konnte, wie viele Kinder in Lüneburg insgesamt verstorben sind, berichtete sie, dass ihr „Fälle erinnerlich sind, in denen Kinder eigentlich unerwartet verstorben sind", und auf die Frage, wie häufig sich so etwas ereignete, sagte sie aus, „daß in der Woche 2 oder 3 derartige Fälle auf der Mädchenstation vorgekommen sein können".[129]

Dem Sektionspfleger August Gebhardt ist eine Häufung der Sterbefälle von Kindern aufgefallen. Auch er kannte bereits während des Krieges die Gerüchte über Tötungen von psychiatrischen Patient:innen, gab jedoch an, er „habe aber damals nicht den Eindruck gehabt, daß es bei diesen Todesfällen nicht mit rechten Dingen zugehe".[130] Aber so abwegig scheinen die Gerüchte nicht gewesen zu sein. So gab Pflegerin Lydia Masch, die im Erdgeschoss des Hauses 25 bei den Jungen tätig war, bei ihrer Vernehmung vom 21. November 1963 an:

> Es ist schon während des Krieges bei uns Pflegerinnen der Verdacht aufgekommen, daß Kinder eingeschläfert worden sind. Etwas sicheres haben wir aber nicht gewußt und wir haben uns auch kaum getraut darüber zu sprechen. Ich könnte auch heute noch nicht sagen, daß Kinder eingeschläfert worden seien. Besondere Fälle sind mir nie aufgefallen.[131]

Die Aushilfspflegerin Anna Schneider erinnerte sich ebenfalls an zwei sehr markante Ereignisse:

---

126 HStAH, Nds. 721 Lüneburg Acc. 8/98 Nr. 3, Bl. 27.
127 HStAH, Nds. 721 Lüneburg Acc. 8/98 Nr. 3.
128 HStAH, Nds. 721 Lüneburg Acc. 8/98 Nr. 3/2.
129 HStAH, Nds. 721 Lüneburg Acc. 8/98 Nr. 3/2, Bl. 180.
130 HStAH, Nds. 721 Lüneburg Acc. 8/98 Nr. 3, Bl. 22.
131 HStAH, Nds. 721 Lüneburg Acc. 8/98 Nr. 3/2, Bl. 78 f.

Einmal sagte mir die Abteilungspflegerin Wolf bei Beginn meiner Schicht, sie habe einem von ihr namentlich benannten Jungen eine Spritze gegeben, weil dieser einen Anfall gehabt habe. Wenn mit diesem Jugen [sic!] etwas los sein sollte, solle ich sie benachrichtigen. Ich bin kurz darauf zu dem Jungen gegangen und habe festgestellt, daß er bereits tot in seinem Bette lag. Ich sagte dies Frl. Wolf, welche noch auf der Station war. Sie ging mit mir zu dem Jungen und stellte dort den bereits eingetretenen Tod fest. Dann erinnere ich noch eines weiteren Falles. Frl. Wolf brachte mir, als ich des Morgens die Betten für die Kinder machte, einen kleinen Jungen, und legte ihn in ein freies Bett. Dieser Junge befand sich ansonsten im Wachsaal. Als ihn Frl. Wolf brachte, war er nicht bei Bewußtsein. Bereits nach kurzer Zeit stellte ich fest, daß der Junge starb. Ich habe sofort Frl. Wolf geholt, welche auch bei diesem Kind den eingetretenen Tod festgestellt hat.[132]

Die Pflegekräfte, die mutmaßlich nicht an den „Euthanasie"-Maßnahmen beteiligt waren, machten verschiedene widrige Umstände, gerade in Kriegszeiten, für die hohe Kindersterblichkeit verantwortlich. So gab Oberin Alm an, dass ihr diese zwar aufgefallen sei, sie sie aber auf eine fehlerhafte bzw. falsche Pflege zurückgeführt hatte, da viele der Pflegerinnen noch sehr jung und mit der Pflege von Kindern wenig vertraut waren.[133] Dazu kam der Mangel an Personal: „Im Haus 25 oben standen für 65 z. T. besonders hilfsbedürftige Kinder, darunter auch Säuglinge, nur 3 Pflegerinnen zur Verfügung. [...] im Übrigen gaben sich viele Pflegerinnen aber auch nicht recht Mühe mit den Kindern." Als nachteilig für die Gesundheit der Kinder wurden das mangelnde Pflegematerial, die unzureichende Ernährung und hohe Temperaturen in den Schlafräumen, die nachts wegen der angeordneten Verdunkelung nicht gelüftet werden konnten, gewertet.[134]

Während vielen Pflegerinnen nichts Ungewöhnliches an der Kinderstation aufgefallen ist, hatte Oberin Jürgen jedoch das Gefühl, dass die Kinderabteilung sich von den anderen Stationen bewusst abtrennte. Sie fand es sehr ungewöhnlich, dass Oberin Wolf sich in ihrer Abwesenheit nicht von einer anderen Oberin aus einem anderen Haus (außerhalb der „Kinderfachabteilung") vertreten ließ, wie es sonst üblich war. Außerdem erstaunte sie, dass Willi Baumert bei Abwesenheit von Dr. Bräuner persönlich vertreten wurde, auch wenn genügend andere Ärzte da waren.[135] Ähnlich äußerte sich Pflegerin Luise Köhler, die ebenfalls eine auffällige Abtrennung der Kinderabteilung bemerkt haben will. So fiel ihr auf, dass die Ärzte zum Sonntagsdienst höchstens einmal auf den Stationen der KFA vorbeischauten, während das auf den anderen Abteilungen deutlich häufiger geschah.[136]

---

132 HStAH, Nds. 721 Lüneburg Acc. 8/98 Nr. 3/2, Bl. 148 f.
133 HStAH, Nds. 721 Lüneburg Acc. 8/98 Nr. 3.
134 HStAH, Nds. 721 Lüneburg Acc. 8/98 Nr. 3, Bl. 26 f.
135 HStAH, Nds. 721 Lüneburg Acc. 8/98 Nr. 3/1.
136 HStAH, Nds. 721 Lüneburg Acc. 8/98 Nr. 3/2.

Zusammenfassend kann hier gesagt werden, dass der Grad der Schweigepflicht in den drei Einrichtungen stark variierte. In Langenhorn und Lüneburg wurde nur ein kleiner Kreis von drei Krankenschwestern in die „Euthanasie" eingeweiht, in Rothenburgsort zunächst ebenfalls lediglich fünf Krankenschwestern kurz nach der Eröffnung. Jedoch hielt Dr. Bayer im Sommer/Herbst 1942 einen großen Appell vor allen Stationsschwestern und Seitenschwestern ab, so dass der Kreis der Eingeweihten in Rothenburgsort deutlich am größten war. Dort wurden keine besonderen Maßnahmen zur Geheimhaltung ergriffen. Bayer bat die Krankenschwestern lediglich, nicht vor den Schülerinnen und außerhalb des Krankenhauses über die „Kindereuthanasie" zu sprechen. In Lüneburg und Langenhorn wurden die drei Krankenschwestern explizit zur Verschwiegenheit verpflichtet und in Langenhorn mussten zusätzlich entsprechende Erklärungen unterschrieben werden. In der HPL soll es keine Gerüchte über die „Kindereuthanasie" gegeben haben, was allerdings zu bezweifeln ist. Gerüchte unter Krankenschwestern und Schülerinnen gab es insbesondere im KKR, da die Stufe der Geheimhaltung kleiner und der Kreis der ohnehin eingeweihten Krankenschwestern deutlich größer war. Dadurch, dass die Kinder im KKR nicht abgegrenzt auf einer Station lagen, war auch die Anzahl der „auffälligen Beobachtungen" deutlich größer. In Lüneburg gab es ebenfalls viele Gerüchte über die „Kindereuthanasie", wenn auch nicht in dem Ausmaß wie im KKR.

Rechtmäßigkeit der „Euthanasie"

In diesem Abschnitt wird der Frage nachgegangen, ob die Pflegenden an die Rechtmäßigkeit ihrer Handlungen glaubten. Ebenso wird die individuelle Rechtfertigung näher betrachtet.

Die durch den Vortrag Dr. Struves aufgeklärten Schwestern aus Langenhorn glaubten tatsächlich daran, dass das, was sie taten, rechtmäßig sei und dass ein Gesetz bestünde, das die Sterbehilfe legalisierte. Für Anna Bahde war die Tatsache, dass die Genehmigung vom Reichsausschuss in Berlin, also einer öffentlichen Behörde kam, Grund genug, an die Rechtmäßigkeit zu glauben. Dazu kam die offizielle Aufklärung durch Struve in seiner Funktion als stellvertretender Gesundheitssenator der Gesundheitsbehörde als weiterer Grund, die Rechtmäßigkeit nicht zu hinterfragen. Bahde vertraute Dr. Knigge, der ihr als gewissenhafter Arzt bekannt war.[137] Martha Kalweit hatte ebenfalls nie das Gefühl, sich strafbar gemacht zu haben.[138] Martha Fischer ging von einer Anordnung der Regierung aus und hielt das Vorgehen deswegen ebenfalls für gesetzeskonform. Allerdings war es ihr und den anderen Schwestern „nicht so

---

137 StAHH, 213–12, Nr. 0017 Band 1.
138 StAHH, 213–12, Nr. 0017 Band 4.

Recht[,] was da vorging", und deshalb wurde sich über das Thema nicht unterhalten. Gertrud Krohn verweigerte auf die Frage, warum die Kinder starben und ob sie dies für rechtmäßig gehalten habe, die Aussage.[139] Marie Brüggert bekam die gleiche Frage gestellt und antwortete ohne jegliches Unrechtsgefühl: „Das, was dort geschah, habe ich für menschlich gehalten, denn die Kinder waren alle verblödet und bestimmt für das Leben nicht mehr zu gebrauchen. Für die Eltern der Kinder bedeutete der Tod dieser Kinder bestimmt eine Erlösung."[140]

Aus diesen Sätzen spricht die jahrelange Indoktrinierung der Bevölkerung mit rassenhygienischen Ansichten in einem abwertenden Vokabular, das aus heutiger Sicht nicht nachvollziehbar ist. Diese Formulierungen sind keine Einzelfälle, sondern gehörten in der damaligen Zeit zur Alltagssprache in der Psychiatrie und in der allgemeinen Bevölkerung.

Oberschwester Menke aus dem KKR glaubte an die Rechtmäßigkeit der „Euthanasie" und dass es „niemals eine strafbare Handlung, etwa ein Mord sein könnte. Es handelte sich in jedem Falle um lebensunwichtige Menschenkinder, die wohl daran waren, wenn sie von ihrem Leiden erlöst waren."[141] Auch bei ihren späteren Vernehmungen blieb sie dabei, „dass wir alle das ‚Euthanasieverfahren' für gesetzmässig und rechtmässig gehalten haben. Der Gedanke, dass wir eine unerlaubte Handlung begehen könnten, insbesondere eine Beihilfshandlung zum Totschlag oder ein Verbrechen gegen die Menschlichkeit ist uns nie im entferntesten gekommen."[142]

Die Schwestern verließen sich auf die Ausführungen des Chefarztes und der Assistenzärztinnen und hegten nicht den leisesten Zweifel, dass das, was geschah, völlig rechtmäßig war. Felicitas Holzhausen etwa hatte die Erläuterungen ihres Chefarztes in dem Schwesternappell nicht hinterfragt.[143] Ebenso formulierte es Gudrun Kasch: „Wir Schwestern waren im besten ethischen Sinne erzogen worden und wir hätten selbstverständlich es abgelehnt etwas Ungesetzliches zu tun. Darüber hinaus haben wir uns völlig auf unseren Chefarzt verlassen."[144] Die offiziellen Dokumente bestärkten die Schwestern zudem darin, dass alles gesetzeskonform war.[145]

Ebenso wenig wie es Widerstand gegen die „Euthanasie" im KKR gab, kam es zu persönlichen oder anderweitigen Konsequenzen. Keine der Schwestern wechselte den Arbeitsplatz oder musste die „Euthanasie" aufgrund von Androhungen oder Angst durchführen. Sie taten es aus Überzeugung und ihrem Pflichtbewusstsein heraus. Für die Schwestern handelte es sich nur um „lebensunwichtige Menschenkinder"

---

139 StAHH, 213–12, Nr. 0017 Band 1, Bl. 245.
140 StAHH, 213–12, Nr. 0017 Band 1, Bl. 247.
141 StAHH, 213–12, Nr. 0017 Band 1, Bl. 93.
142 StAHH, 213–12, Nr. 0017 Band 4, Bl. 32.
143 StAHH, 213–12, Nr. 0017 Band 1.
144 StAHH, 213–12, Nr. 0017 Band 1, Bl. 473.
145 StAHH, 213–12, Nr. 0017 Band 1.

oder „idiotische[] Kinder".[146] Jedoch betonte Felicitas Holzhausen, dass diese genauso behandelt und gepflegt wurden wie die gesunden Kinder. Pflichtbewusst bemerkte Margarete Rieckmann bei ihrer Vernehmung am 18. März 1948, „dass die idiotischen Kinder als Schwerkranke behandelt wurden und von uns die allersorgfältigste Pflege bis zum Tode hatten"[147] – einen Tod, den die Ärztinnen mit Hilfe der Schwestern absichtlich herbeiführten.

Die Lüneburger Schwester Vollbrecht hatte Angst davor, verhaftet zu werden – jedoch nicht um ihretwillen, sondern wegen ihrer Mutter. Sie befürchtete, ihre alte Mutter würde eine Verhaftung ihrer Tochter nicht überleben. Die aus ihrer Sicht aufgezwungene Tätigkeit machte ihr immer wieder „schwere Gewissenskonflikte", da sie sich in einem Widerspruch zwischen ihrem Gewissen und dem Eid, den Dr. Bräuner ihr abgenommen hatte, befand. Sie glaubte an diesen Eid gebunden zu sein.[148] Außerdem spielte ihre Erziehung zum Gehorsam eine große Rolle. So sagte sie aus:

> Damals war ich dahin erzogen, als Schwester meine Pflicht zu tun und den Anordnungen der Ärzte Folge zu leisten. Ich bin kein Mensch, der sich traut, Vorgesetzten zu widersprechen. Das kann ich nicht. Das kann ich noch nicht einmal bei meinem Bruder. So habe ich mit den Kindern auf Anweisung der Ärzte Dinge getan, die mir unrecht schienen.[149]

Bei der Anweisung, ihre eigene Mutter einzuschläfern, hätte sie sich allerdings geweigert und die Konsequenzen dafür in Kauf genommen. Sie hätte unter Druck und auf Anweisung gehandelt und bedaure ihre Tätigkeit auf der Kinderabteilung. Die Gewissenskonflikte, unter denen sie seelisch und körperlich litt, machte sie auch für ihren Zusammenbruch und ihre Herzerkrankung verantwortlich.[150]

Dora Vollbrecht berief sich immer wieder auf Eide, die sie ablegen musste und an die sie sich zeit ihres Lebens gehalten habe:

> Gleich nach dem Examen wurden wir darauf vereidigt, unsere Pflicht zu tun, den Ärzten gehorsam zu sein und über das, was wir als Schwestern sahen oder hörten, der Aussenwelt gegenüber nichts [zu] äussern. So habe ich es auch immer gehalten. Ich habe in meiner Laufbahn als Schwester nie festgestellte [sic!], dass die Ärzte mit den Patienten etwas Unrechtes getan haben.[151]

---

146 StAHH, 213–12, Nr. 0017 Band 1, Bl. 93 und Bl. 395.
147 StAHH, 213–12, Nr. 0017 Band 1, Bl. 395.
148 Archiv der Bildungs- und Gedenkstätte „Opfer der NS-Psychiatrie", Findbuch 2/3, STAW Lbg 2a Js 279/62, Bl. 120 f.
149 Archiv der Bildungs- und Gedenkstätte „Opfer der NS-Psychiatrie", Findbuch 2/3, STAW Lbg 2a Js 279/62, Bl. 23.
150 Archiv der Bildungs- und Gedenkstätte „Opfer der NS-Psychiatrie", Findbuch 2/3, STAW Lbg 2a Js 279/62.
151 Archiv der Bildungs- und Gedenkstätte „Opfer der NS-Psychiatrie", Findbuch 2/3, STAW Lbg 2a Js 279/62, Bl. 22.

Diese Aussage machte Dora Vollbrecht, nachdem die „Euthanasie" an den Kindern in Lüneburg bekannt wurde. Trotzdem gab sie an, dass die Ärzte richtig gehandelt hatten bzw. zumindestens nichts Unrechtes getan wurde.

Auch sie selbst schien weiter überzeugt zu sein, nichts Unrechtes ausgeübt zu haben. Schließlich hatte es sich für sie „um geistig sehr sehr tiefstehende, teilweise körperlich defekte Kinder gehandelt. [...] dass diese Kinder nicht wussten, wozu sie am Leben waren. [...] dass diese Kinder geistig unter dem Tier standen. Viele mussten wir füttern, einige haben allein gegessen, die meisten waren unsauber und liessen unter sich."[152]

In diesem Abschnitt wurde deutlich, dass alle beschuldigten Krankenschwestern an die Rechtmäßigkeit ihres Handelns glaubten. Insbesondere in den Hamburger „Kinderfachabteilungen" waren sie von der Gesetzmäßigkeit überzeugt und hatten großes Vertrauen in ihre Vorgesetzten. Für die KFA in Lüneburg gab Dora Vollbrecht vor allem ihre Erziehung und den damit verbundenen Gehorsam an. Auch wenn sie nicht direkt auf die Rechtmäßigkeit pochte, so war sie sich trotz alledem keiner Schuld bewusst und schämte sich letztendlich nicht dafür, Kinder getötet zu haben, sondern vielmehr dafür, vor Gericht zu stehen. Widerstand seitens des Pflegepersonals gab es weder in Rothenburgsort noch in Lüneburg. Krankenschwester Pertzel aus der Langenhorner „Kinderfachabteilung" gab an, dass sie sich bemühte, das Krankheitsbild einzelner Kinder so zu verändern, dass sie für eine „Behandlung" nicht mehr in Frage kämen. Dies konnte allerdings noch nicht verifiziert werden.

Die Zeit nach 1945

Dieser Abschnitt befasst sich mit der Strafverfolgung der „Euthanasie" nach dem Kriegsende und geht der Frage nach, inwieweit die Täter:innen bestraft wurden und wie die individuellen Konsequenzen aussahen.

Bereits Ende Mai 1945 erstatteten drei Medizinstudenten Strafanzeige bei der britischen Militärregierung gegen Dr. Bayer. Einer der Studenten berief sich dabei auf Schwester Felicitas Holzhausen, die ihn während seiner Tätigkeit im KKR über die „Kindereuthanasie" informiert hatte. Daraufhin wurden sowohl Bayer als auch Knigge von der deutschen Kriminalpolizei, die den Fall von der britischen Militärregierung übernommen hatte, verhört.[153] Am 27. Juli 1945 ging bei der Kriminalpolizei Hamburg eine Erklärung der Krankenschwestern und der Ärzteschaft ein, in der Bayer eine „weiße Weste" und ein guter Leumund bescheinigt wurde. Unterzeichnet war die Erklärung (als Vertreterinnen der Schwesternschaft) von Oberin Martha Horstmann, Oberschwester Milly Kohleick, Oberschwester Gertrud Menke und Abteilungsvor-

---

152 Archiv der Bildungs- und Gedenkstätte „Opfer der NS-Psychiatrie", Findbuch 2/3, STAW Lbg 2a Js 279/62, Bl. 20.
153 Burlon (2010).

steherin Margarete Rieckmann. Für die Ärzteschaft unterschrieben lediglich Lisel Deidesheimer und Ursula Petersen. In der Erklärung wurde nur kurz und oberflächlich auf die Anschuldigungen gegen Bayer eingegangen, sie diente vielmehr dazu, eine Suspendierung bzw. Entlassung Bayers aus dem KKR zu verhindern. Ganz offensichtlich ging diese Erklärung von der Seite der Schwesternschaft aus. So heißt es darin: „Die Anschuldigung entbehrt jeder Berechtigung, auch der kleinsten. Herr Dr. Bayer ist für die gesamte Schwesternschaft, angefangen von der Oberin bis zur jüngsten Lernschwester, in jeder Hinsicht ein vorbildlicher Anstaltsleiter, Arzt, Fürsorger und menschlicher Berater gewesen."[154]

Die ganze dreiseitige Erklärung ist aus der Sicht der Pflege geschrieben und hebt in jedem einzelnen Satz die Verdienste Bayers um die Schwesternschaft und das Krankenhaus hervor.[155]

In einer eigenen schriftlichen Erklärung vom 26. Juli 1945 äußerte sich Bayer selbst zu den ihm vorgeworfenen Tatbeständen. Er zeichnete darin von sich das Bild eines schlechten Nationalsozialisten, der niemanden „nach seiner Parteizugehörigkeit" gefragt, jüdischen Müttern geholfen und „vierteljüdische Schwestern" ausgebildet hätte. Er schrieb vom Widerstand gegen die Errichtung eines Mutterhauses der NS-Schwesternschaft und betonte seine Verdienste um das Krankenhaus und seine Angestellten. Zu den Anschuldigungen äußerte er sich nur knapp. Er versicherte, dass aus seiner Sicht die „Behandlung" gesetzlich untermauert und vom Reichsausschuss freigegeben war und er sich ansonsten niemals bereit erklärt hätte, an der „Euthanasie" teilzunehmen. Er betonte, dass er „bei der Euthanasie-Behandlung [...] nur das ärztliche Handeln, nämlich die Hilfe für das Kind und die Eltern, im Auge gehabt" hätte.[156]

Ende 1945 wurde die staatsanwaltschaftliche Voruntersuchung zum Vorwurf vorsätzlicher Mord und Totschlag in zehn bis elf bzw. in ca. 50 Fällen gegen Bayer und Knigge eröffnet.[157] Im weiteren Verlauf wurde die Voruntersuchung unter anderem auf die zehn Assistenzärztinnen und insgesamt elf Krankenschwestern aus dem KKR und der HPL erweitert. In der HPL betraf dies Sophie Pertzel, Martha Kalweit und Anna Bahde. Im KKR wurde gegen Gertrud Menke, Margarete Rieckmann, Felicitas Holzhausen, Wanda Kreth, Gudrun Kasch, Waltraut Grobe, Martha Müller und Hanna Westermann die Voruntersuchung eröffnet. Ihnen warf man vor, „den Tätern von als Verbrechen mit Strafe bedrohten Handlungen – nämlich vorsätzlichen Tötungen teils in einem, teils in mehreren Fällen durch Rat oder Tat wissentlich Hilfe geleistet zu haben und Verbrechen gegen die Menschlichkeit begangen zu haben".[158]

---

154 StAHH, 213–12, Nr. 0017 Band 1, Bl. 74.
155 StAHH, 213–12, Nr. 0017 Band 1.
156 StAHH, 213–12, Nr. 0017 Band 1, Bl. 33 f.
157 Burlon (2010).
158 Zit. n. Burlon (2010), S. 218; Genz (2018), S. 87.

Dr. Knigge verstarb zwischenzeitlich Ende 1947 an spinaler Kinderlähmung. Dadurch kam es nie zu einer Eröffnung der Hauptverhandlungen. Im April und Mai 1949 wurden Bayer, seine Assistenzärztinnen und weitere Beschuldigte sowie die Krankenschwestern außer Verfolgung gesetzt. Begründet wurde der Beschluss bei den Ärzten damit, dass ihnen nicht nachgewiesen werden könne, rechtswidrig gehandelt zu haben. Bei den Krankenschwestern musste somit auch davon ausgegangen werden, dass diese

> als Krankenschwestern oder Helferinnen lediglich auf Anweisung der Ärzte gehandelt haben. Auch bei diesen Angeschuldigten muss daher davon ausgegangen werden, dass sie bei ihren Hilfeleistungen des Glaubens waren, im Einklang mit den bestehenden Gesetzen, also rechtmässig zu Handeln [sic!]. Das Gegenteil wird ihnen nicht nachgewiesen werden können.[159]

Keine der an der Ermordung der Kinder in der „Kinderfachabteilung" Langenhorn oder im Kinderkrankenhaus Rothenburgsort Beteiligten wurde jemals für ihre Taten oder die Hilfeleistung verurteilt. Sie machten teilweise große Karrieren in Nachkriegsdeutschland.[160]

Bereits im Dezember 1945 wurde durch die Staatsanwaltschaft Lüneburg ein Ermittlungsverfahren wegen Mordes gegen Ärzte und anderes Personal der Lüneburger Heil- und Pflegeanstalt eingeleitet. 1949 musste es aus Mangel an Beweisen wieder eingestellt werden. Die Voruntersuchung wurde nach dem überraschenden Geständnis Dr. Bräuners 1961 durch die Staatsanwaltschaft Lüneburg im März 1963 wiederaufgenommen. Zu den Beschuldigten gehörten Bräuner, Baumert und Dora Vollbrecht. Oberin Wolf verstarb am 15. März 1962, noch bevor die Voruntersuchung gegen Bräuner und die anderen eröffnet wurde.[161]

Dora Vollbrecht änderte im Laufe der Jahre ihre Aussagen. 1948 stritt sie eine „Euthanasie" – oder von einer „Euthanasie" an Kindern gewusst zu haben – vehement ab. Nachdem sie mit dem Geständnis von Bräuner konfrontiert worden waren, legten Vollbrecht und Baumert jedoch ebenfalls ein Geständnis ab.[162]

Bräuner, Baumert und Dora Vollbrecht wurden beschuldigt, „aus niedrigen Beweggründen, heimtückisch und grausam eine im einzelnen noch nicht genau bestimmte Anzahl von Menschen getötet zu haben". In den drei Fällen differenzierte man noch weiter. Die Pflegerin Dora Vollbrecht wurde beschuldigt, dass sie von Oktober 1941 bis zum 29. Juni 1943 „als Stationsschwester der Kinderfachabteilung der Landes-Heil- und Pflegeanstalt Lüneburg entsprechend den Anweisungen der Angeschuldigten Dr. Bräuner und Dr. Baumert mindestens 100 Kinder durch Überdosen von Medika-

---

159 StAHH, 213–12, Nr. 0017 Band 5, Bl. 184; Genz (2018), S. 88.
160 Genz (2018).
161 Genz (2018).
162 Genz (2018).

menten tötete". Sowohl Bräuner als auch Baumert und Dora Vollbrecht ließen Atteste, die ihnen eine Verhandlungsunfähigkeit bescheinigten, bei Gericht einreichen. In der Folge wurde Bräuner bereits im September 1965 wegen dauerhafter Verhandlungsunfähigkeit „außer Verfolgung" gesetzt und das Verfahren gegen Baumert und Dora Vollbrecht wegen „längerer Verhandlungsunfähigkeit der Angeschuldigten" zumindest vorläufig eingestellt. Baumert legte Beschwerde ein und wurde im April 1966 wegen seines schlechten Gesundheitszustandes ebenfalls außer Verfolgung gesetzt.[163]

Der Generalstaatsanwalt in Celle holte im Verlauf der nächsten Jahre immer wieder Erkundigungen über Dora Vollbrecht ein, die aber schlussendlich alle zu dem Ergebnis führten, dass sie ebenfalls dauerhaft verhandlungsunfähig sei. Am 11. November 1980 wurde auch sie außer Verfolgung gesetzt. In dem Beschluss wird allerdings ausgeführt, dass sie ohne Prozesshindernisse der „Verhandlungsunfähigkeit" „zumindest wegen Beihilfe zum Totschlag verurteilt worden wäre".[164]

Das Resümee der Strafverfolgung fällt ernüchternd aus. Keine:r der Täter:innen wurde für ihre bzw. seine Beteiligung an den Morden zur Rechenschaft gezogen. In allen Fällen wurden die Ermittlungen eingestellt. In der Regel haben insbesondere die Ärzt:innen in der Bundesrepublik ihre Karrieren fortsetzen können und blieben bis zuletzt juristisch straffrei.

Zusammenfassung

Der vorliegende Beitrag zeigte auf, dass Pflegepersonal in allen drei „Kinderfachabteilungen" direkt an der „Euthanasie" beteiligt war. In der Lüneburger KFA wurden 300 bis 350 Kinder mit oral verabreichten Überdosen Luminal durch das Pflegepersonal ermordet. Bei drei Pflegerinnen gilt es als erwiesen, dass sie die Kinder getötet haben. Aufgrund der hohen Anzahl an Opfern ist jedoch davon auszugehen, dass weitere Pflegekräfte beteiligt gewesen sein müssen. Im KKR wurden mindestens 56 Tötungen durch die Assistenzärztinnen durchgeführt, während die Pflegekräfte sie durch Halten des Kindes unterstützten. Mindestens 22 Kinder in Langenhorn wurden von Dr. Knigge persönlich getötet, der sie sich für diesen Zweck von den Pflegekräften in sein Behandlungszimmer bringen und später wieder abholen ließ. In Ausnahmefällen ließ er das Kind von einer Krankenschwester halten. Es erscheint als bewiesen, dass in der HPL mindestens vier und im KKR wahrscheinlich zwölf Krankenschwestern an der „Euthanasie" direkt beteiligt waren.

---

163 Archiv der Bildungs- und Gedenkstätte „Opfer der NS-Psychiatrie", Findbuch 2/3, STAW Lbg 2a Js 279/62, Bl. 160; Genz (2018), S. 88.
164 Archiv der Bildungs- und Gedenkstätte „Opfer der NS-Psychiatrie", Findbuch 2/3, STAW Lbg 2a Js 279/62, Bl. 237; Genz (2018), S. 88.

In der HPL wurden drei der beteiligten Krankenschwestern zur Verschwiegenheit verpflichtet. Zusätzlich mussten alle drei eine entsprechende Erklärung unterzeichnen. Im KKR war der Kreis der Eingeweihten deutlich größer. Anfänglich wurden nur fünf Krankenschwestern kurz nach dem Beginn der „Kindereuthanasie" von Dr. Bayer instruiert. Im Sommer/Herbst 1942 sah er sich, aufgrund der vielen Gerüchte, gezwungen, in einem Appell alle Stationsschwestern und deren Seitenschwestern über die „Kindereuthanasie" zu informieren, um damit eine gewisse Legitimation zu erreichen. Eine besondere Verschwiegenheitsverpflichtung musste dort niemand unterzeichnen, sie sollten lediglich die Schülerinnen im Unklaren lassen und nicht außerhalb des Krankenhauses darüber sprechen. Im KKR kann man meines Erachtens von einer offenen Tötungskultur sprechen, da der Großteil des Personals, einschließlich der Schülerinnen, über die Vorgänge Bescheid wusste und die entsprechenden Beobachtungen intern frei kommunizierte. In Lüneburg wurden die drei Pflegerinnen ebenfalls zur Verschwiegenheit verpflichtet. Gerüchte, die teilweise an sehr konkrete Beobachtungen geknüpft waren, gab es auch dort. Dabei handelte es sich sowohl um Ereignisse innerhalb sowie außerhalb der „Kinderfachabteilung". Viele wollen erst nach dem Krieg von den Tötungen in Lüneburg erfahren haben. Generell wurde das Narrativ der „Ahnungslosigkeit" in Bezug auf die Shoah und die „Euthanasie" der deutschen Bevölkerung schon lange widerlegt. Das schließt Pflegende, die in unmittelbarer Umgebung gelebt und gearbeitet haben, natürlich mit ein. Der Großteil der Bevölkerung hat die „Euthanasie"-Morde stillschweigend geduldet oder sogar befürwortet.[165] Dieses Muster der Verdrängung ist auch bei Täter:innen aus der Pflege bekannt.[166]

Im KKR erhielten die Krankenschwestern eine „Sonderzuwendung" zwischen 20 und 30 RM für etwa ein Jahr von 1942 bis 1943. Der HPL wurde diese Zahlung vom Reichsausschuss ebenfalls angeboten, jedoch nicht angenommen. Die Lüneburger Krankenschwestern haben ebenfalls „Sonderzuwendungen" bekommen, die jedoch bisher nicht quantifiziert zu werden vermochten.

Widerstand konnte lediglich in Form von Krankheit, Burn-out-Syndrom oder Suizid identifiziert werden. Es gab die Möglichkeit, sich versetzen zu lassen, die in keinem der bekannten Fälle angenommen wurde. Die jahrelange Indoktrinierung durch die rassenhygienischen Vorstellungen des 20. Jahrhunderts und insbesondere in der Lebenswelt der Nationalsozialisten ließ die Krankenschwestern aus Überzeugung und Pflichtbewusstsein zu (Mit-)Täterinnen werden. Keine der beteiligten Pflegekräfte zweifelte an der Rechtmäßigkeit der „Euthanasie". Möglich machte dies ein Nichthinterfragen von Gegebenheiten, ein blinder Gehorsam und das Vertrauen in die direkten Vorgesetzten. Dazu kommt das damalige Machtdispositiv aus politischem Befehl, ärztlicher Anordnung und juristischer/gesetzlicher Absicherung sowie das hierarchische

---

165 Bajohr (2021).
166 Vgl. u. a. Steppe (2013); Steppe (2014).

Geschlechterverhältnis von Mann und Frau. Diese Faktoren verstärken sich dabei gegenseitig.

Die Strafverfolgung in Hamburg begann Ende Mai 1945 und wurde letztlich bereits 1949 durch das „Außer-Verfolgung-Setzen" der Ärzt:innen, Krankenschwestern und sonstigen Beteiligten beendet. Versuche, die Ermittlungen wiederaufzunehmen, scheiterten. In Lüneburg begann die Strafverfolgung im Dezember 1945 und wurde ebenfalls 1949 aufgrund des Mangels an Beweisen wieder eingestellt, bis es im März 1963 zur Wiederaufnahme kam. 1965/66 wurden Bräuner und Baumert außer Verfolgung gesetzt, die einzige beschuldigte Krankenschwester Dora Vollbrecht erst 14 Jahre später im November 1980. Es bleibt festzuhalten, dass keine:r der Täter:innen jemals für die Tötungen zur Rechenschaft gezogen wurde.

Aus dem KKR wurden im Zuge der staatsanwaltschaftlichen Untersuchung in der Nachkriegszeit nur acht Krankenschwestern beschuldigt. Dieser Beitrag zeigte deutlich auf, dass insgesamt mindestens zwölf Krankenschwestern an der „Euthanasie" mitgewirkt haben. Bei sechs gilt eine Beteiligung durch deren eigene Geständnisse als erwiesen. Vier weitere wurden durch Aussagen anderer schwer belastet und stritten dies bis auf eine ab – Ruth Hecht war bereits vor Kriegsende verstorben und konnte sich nicht mehr dazu äußern. Jedoch wurde sie ebenfalls schwer belastet und eine Mitwirkung erscheint naheliegend. Insgesamt rechnete die Staatsanwaltschaft ihr die Beteiligung an zwei Tötungen zu. Zwei weitere Krankenschwestern konnten sich nicht mehr daran erinnern, ob sie Kinder bei der Tötung gehalten hatten. Sie schlossen es jedoch nicht aus. Vermutlich handelte es sich dabei um eine Schutzbehauptung, da ein solch einschneidendes, nicht alltägliches Erlebnis im Gedächtnis bleiben sollte.

In der HPL waren es drei Krankenschwestern, gegen die ermittelt wurde. Alle drei gaben zu, Kinder zu Dr. Knigge in das Untersuchungszimmer gebracht zu haben. Zwei von ihnen haben zwei Kinder während der „Euthanasie" gehalten und es war ihnen bewusst, dass es sich dabei um die „Sterbehilfespritze" handelte.

Für Lüneburg konnte aufgezeigt werden, dass mindestens drei Krankenschwestern beteiligt gewesen waren. Hier ist allerdings davon auszugehen, dass noch weitere Pflegekräfte bei der „Kindereuthanasie" assistierten.

Bibliographie

Archivalien

Staatsarchiv Hamburg (StAHH)

213–12 Nationalsozialistische Gewaltverbrechen (1948–1996)
Nr. 0013 Band 59; Band 102
Nr. 0017 Band 1; Band 2; Band 4; Band 5

Niedersächsisches Hauptstaatsarchiv Hannover (HStAH)

Nds. 721 Lüneburg Acc. 8/98 Nr. 3; Nr. 3/1; Nr. 3/2

Archiv der Bildungs- und Gedenkstätte „Opfer der NS-Psychiatrie"
Lüneburg

Findbuch 2/3, STAW Lbg 2a Js 279/62

Literatur

Alefeld, Christa: Die Familien der in der „Kinderfachabteilung" verstorbenen Kinder. In: Reiter, Raimond (Hg.): 100 Jahre Niedersächsisches Landeskrankenhaus Lüneburg. Lüneburg 2001, S. 119–125.

Aly, Götz: Aktion T 4 1939–1945. Die „Euthanasie"-Zentrale in der Tiergartenstraße 4. Berlin 1987.

Babel, Andreas: Kindermord im Krankenhaus. Warum Mediziner während des Nationalsozialismus in Rothenburgsort behinderte Kinder töteten. 3. Aufl. Bremen 2021.

Bajohr, Frank: Reaktionen der Bevölkerung auf „Euthanasie" und Holocaust. Einige Überlegungen. In: Osterloh, Jörg; Schulte, Jan Erik (Hg.): „Euthanasie" und Holocaust. Kontinuitäten, Kausalitäten, Parallelitäten. Paderborn 2021, S. 137–154.

Benedict, Susan; Shields, Linda: Nurses and Midwives in Nazi Germany. The „Euthanasie Programs". New York; London 2014.

Benzenhöfer, Udo: „Kinderfachabteilungen" und „NS-Kindereuthanasie". Wetzlar 2000.

Böhme, Klaus; Lohalm, Uwe: Wege in den Tod. Hamburgs Anstalt Langenhorn und die Euthanasie in der Zeit des Nationalsozialismus. Hamburg 1993.

Burlon, Marc: Die „Euthanasie" an Kindern während des Nationalsozialismus in den zwei Hamburger Kinderfachabteilungen. Diss. Hamburg 2010.

Burlon, Marc; Zeidman, Lawrence A.: „Euthanasie" an Kindern in Hamburg. Das „Reichsausschuß"-Verfahren – von der Meldung zum Hirnpräparat. In: Diercks, Herbert u. a. (Hg.): „Euthanasie"-Verbrechen. Forschungen zur nationalsozialistischen Gesundheits- und Sozialpolitik. Bremen 2016, S. 27–40.

Diercks, Herbert: „Euthanasie"-Verbrechen in Hamburg. Ein Überblick. In: Diercks, Herbert u. a. (Hg.): „Euthanasie"-Verbrechen. Forschungen zur nationalsozialistischen Gesundheits- und Sozialpolitik. Bremen 2016, S. 11–26.

Ebbinghaus, Angelika; Kaupen-Haas, Heidrun: Heilen und Vernichten im Mustergau Hamburg. Bevölkerungs- und Gesundheitspolitik im Dritten Reich. Hamburg 1984.

Foth, Thomas: Caring and Killing. Nursing and Psychiatric Practice in Germany, 1931–1943. Göttingen 2013.

Genz, Katharina: Pflege im Nationalsozialismus – Die Beteiligung der Pflegekräfte an der „Euthanasie" am Beispiel der „Kinderfachabteilungen" Hamburg-Langenhorn, Hamburg-Rothenburgsort und Lüneburg. [Unveröffentlichte Masterarbeit] Jena 2017.

Genz, Katharina: Pflege im Nationalsozialismus – Die Beteiligung der Pflegekräfte an der „Euthanasie" am Beispiel der „Kinderfachabteilungen" Hamburg-Langenhorn, Hamburg-Rothenburgsort und Lüneburg. In: Geschichte der Pflege 7 (2018), H. 2, S. 80–89.

Groß, Regine; Sauter, Dorothea: Pflegende als Tatbeteiligte. Rolle psychiatrisch Pflegender bei NS-Gräuelmorden. In: Psychiatrische Pflege 3 (2018), H. 4, S. 17–20.

Jütte, Robert u. a.: Medizin und Nationalsozialismus. Bilanz und Perspektiven der Forschung. Göttingen 2011.

Kinast, Andreas: „Das Kind ist nicht abrichtfähig". „Euthanasie" in der Kinderfachabteilung Waldniel 1941–1943. 4. Aufl. Köln 2021.

Klee, Ernst: „Euthanasie" im Dritten Reich. Die „Vernichtung lebensunwerten Lebens". 2. Aufl. Frankfurt/Main 2014.

Koch, Stefan (Hg.): Als Menschen ihr Menschsein verloren. Vergessene Opfer und Täter der NS-Kindereuthanasie. Duderstadt 2020.

Lücke, Stephan: „Ich habe täglich zwei bis vier Menschen getötet". In: Die Schwester, der Pfleger 54 (2015), H. 5, S. 13–16.

Mattenklotz, Joergen: Auf dass es nie vergessen werde! Die Psychiatrie im Nationalsozialismus unter Berücksichtigung der Pflege am Beispiel der Heilanstalt Eickelborn. Aachen 2010.

Reiter, Raimond: Psychiatrie im Dritten Reich in Niedersachsen. Hannover 1997.

Reiter, Raimond (Bearb.): 100 Jahre Niedersächsisches Landeskrankenhaus Lüneburg. Lüneburg 2001.

Rudnick, Carola S.: Vielfalt achten, Teilhabe stärken. Menschenrechts- und gegenwartsreflektierte historisch-politische Bildungsarbeit an Orten der NS-Psychiatrie und „Euthanasie". In: Fleßner, Alfred u. a. (Hg.): Forschungen zur Medizin im Nationalsozialismus. Vorgeschichte – Verbrechen – Nachwirkungen. Göttingen 2014, S. 182–210.

Rudnick, Carola S.: Die Suche nach Dieter. Zur Geschichte der „Kinderfachabteilung" der ehemaligen Landesheil- und Pflegeanstalt Lüneburg. In: Tobias, Jim G.; Schlichting, Nicola (Hg.): Nurinst 2016. Beiträge zur deutschen und jüdischen Geschichte. Schwerpunktthema: Kinder. Nürnberg 2016, S. 121–135.

Steppe, Hilde: Krankenpflege im Nationalsozialismus. 10. Aufl. Frankfurt/Main 2013.

Steppe, Hilde; Ulmer, Eva-Maria: „Ich war von jeher mit Leib und Seele gerne Pflegerin" – über die Beteiligung von Krankenschwestern an den „Euthanasie"-Aktionen in Meseritz-Obrawalde. [Bericht der studentischen Projektgruppe Pflege im Nationalsozialismus an der Fachhochschule Frankfurt/Main 1998/99] 5. Aufl. Frankfurt/Main 2014.

Sueße, Thorsten; Meyer, Heinrich: Abtransport der „Lebensunwerten". Die Konfrontation niedersächsischer Anstalten mit der NS-„Euthanasie". Hannover 1988.

Sueße, Thorsten; Meyer, Heinrich: Die „Kinderfachabteilung" in Lüneburg: Tötung behinderter Kinder zwischen 1941 und 1945. In: Praxis der Kinderpsychologie und Kinderpsychiatrie 42 (1993), H. 7, S. 234–240.

Thevs, Hildegard; Bollmann, Ulf; Bake, Rita: Stolpersteine in Hamburg-Rothenburgsort. Hamburg 2011.

Wettlaufer, Antje: Die Beteiligung von Schwestern und Pflegern an den Morden in Hadamar. In: Roer, Dorothee; Henkel, Dieter (Hg.): Psychiatrie im Faschismus. Bonn 1986, S. 318–321.

Wunder, Michael: Die Ermordung behinderter und kranker Menschen aus Hamburg. Von der Aussonderung zur Sonderbehandlung: Lehren und Forderungen für heute. Dokumentation aus Anlaß des 40. Jahrestages der Massen-Abtransporte aus den Alsterdorfer Anstalten in die Tötungsanstalten der „Euthanasie". Hamburg 1983.

Wunder, Michael: Euthanasie in den letzten Kriegsjahren: die Jahre 1944 und 1945 in der Heil- und Pflegeanstalt Hamburg-Langenhorn. Husum 1992.

„[...] konnte sich Frau Widmann nicht mehr von dem traurigen Schicksal dieser Patienten lösen [...]"

Amalie Widmann – Widerstandsgeschichte oder Schutzbehauptung? Eine Neuinterpretation

STEFAN KIEFER

Einführung

Wenige Wochen nach Kriegsende untersuchte der Psychiater und Psychoanalytiker Leo Alexander im Auftrag der amerikanischen Streitkräfte die Medizinverbrechen der Nationalsozialisten. Bei seinen Befragungen des Personals der Heil- und Pflegeanstalt Wiesloch berichtete ihm am 9. Juni 1945 die Krankenpflegerin Amalie Widmann[1], dass sie im Juli 1940 aus tiefer Verbundenheit und Nächstenliebe zu ihren Kranken in die Tötungsanstalt Grafeneck gefahren sei, um sich nach deren Wohl zu erkundigen.

Die Geschichte, die Frau Widmann bei Leo Alexander erzählte, wurde in der Literatur mehrfach rezipiert. Eine erste Erwähnung findet sich in „Die Tötung Geisteskranker in Deutschland" von Alice von Platten-Hallermund aus dem Jahr 1948: „Eine Schwester der Heil- und Pflegeanstalt Wiesloch in Baden verfiel nach Abtransport ihrer Pfleglinge in eine tiefe Depression wegen der Ungewißheit über deren Schicksal. Sie [...] wollte sich vergewissern, was das für eine neue Heilanstalt sei, von der ihr niemand etwas sagen konnte."[2]

Alice von Platten-Hallermund folgert aus dem Erlebnis von Amalie Widmann, es sei „der öffentlichen Meinung nicht klar geworden, daß sie auch im nationalsozialis-

---

1 Amalie Widmann heiratete in hohem Alter und trug danach den Familiennamen Balduf; dennoch wird in diesem Text durchgehend ihr Geburtsname verwendet, da ihre Geschichte unter diesem bekannt wurde und alle Quellen mit ihm verbunden sind.
2 Platten-Hallermund (1948), S. 114.

tischen Staat eine Macht darstellte, gegen den der stärkste Terror im Grunde wenig hätte ausrichten können, wenn sie konsequent aufgetreten wäre".[3] Damit führt Platten-Hallermund Widmanns Schilderung der Fahrt nach Grafeneck als Nachweis an, dass die öffentliche Meinung bzw. eine starke Zivilgesellschaft das NS-Terrorregime hätte verhindern können.

Heinz Faulstich interpretiert die Erzählung von Frau Widmann in der Weise, dass „auch die Erlebnisse seiner Krankenschwester Amalie Widmann in Grafeneck [...] ihm [Direktor Möckel, S. K.] einiges offenbart haben [müssten]"[4], und wertet Widmanns Erzählung als wahrheitsgetreu. Goob-Hähndel schreibt: „Eines der berühmtesten Beispiele praktischer Solidarität ist die Wieslocher Schwester, die nach Grafeneck fuhr."[5]

Die Erzählung von Amalie Widmann wurde damit in den aufgeführten Veröffentlichungen[6] als Beispiel für mögliche Handlungsspielräume, sich der NS-Vernichtungspolitik zu widersetzen, interpretiert. Ferner wurde die Geschichte im Rahmen der jährlich stattfindenden Gedenkveranstaltungen des heutigen Psychiatrischen Zentrums, ehemals Heil- und Pflegeanstalt Wiesloch, ebenfalls als Zeugnis widerständigen Handelns herangezogen. Nicht zuletzt hat der Autor dieses Textes selbst die Geschichte mehrfach und unkritisch im Rahmen von Rundgängen und Vorträgen zur NS-Vergangenheit der Heil- und Pflegeanstalt Wiesloch wiedergegeben. Frank Janzowski zeigte jedoch in seiner Arbeit „Die NS-Vergangenheit der Heil- und Pflegeanstalt Wiesloch" Unstimmigkeiten in der Erzählung von Amalie Widmann auf und hinterfragte deren Wahrheitsgehalt. Der vorliegende Text soll nun erörtern, inwieweit sich die Geschichte Widmanns weiterhin als Zeugnis widerständigen Verhaltens im NS-System nutzen lässt. Hierfür werden die verschiedenen Tätigkeitsbereiche Widmanns mit Blick auf ihren beruflichen Karrieregang sowie Äußerungen, die sie nach 1945 getätigt hat, zusammengetragen, mit ihren als „Widerstandsgeschichte" interpretierten Aussagen in Bezug gesetzt und auf ihren Wahrheitsgehalt untersucht.

Wer war Amalie Widmann?

Amalie Widmann wurde am 7. September 1895[7] in Winterbach bei Schorndorf in Schwaben geboren. Nach der Volksschule war sie zunächst Fabrikarbeiterin, bevor sie in der Heilanstalt Göppingen als Hilfspflegerin zum ersten Mal in der Pflege tätig wurde. Am 16. Januar 1923 wechselte sie in die „Badische Heil- und Pflegeanstalt bei Wiesloch", absolvierte dort eine halbjährige Ausbildung zur Krankenpflegerin und

---

3 Platten-Hallermund (1948), S. 114 f.
4 Faulstich (1993), S. 273.
5 Goob-Hähndel (2006), S. 153.
6 Vgl. Platten-Hallermund (1948), S. 114 f.; Klee (1983); Billmaier (1992), S. 25; Goob-Hähndel (2006).
7 GLAK, 466–2 Nr. 355: Personalakte Amalie Balduf, geb. Widmann.

legte im September des gleichen Jahres die „Prüfung für Kranken- und Pflegepersonen für Geisteskranke" mit der Note „sehr gut" ab. Amalie Widmann gehörte zu den Absolventinnen des zweiten Ausbildungskurses für Krankenpflegerinnen in Wiesloch – eine standardisierte Ausbildung wurde in Baden erst nach dem Ersten Weltkrieg eingeführt, die Wieslocher Pflegerinnenschule eröffnete 1922.[8]

Anfang der 1920er Jahre richtete die Anstalt Wiesloch die „Außenfürsorgestelle Mannheim" nach dem vom Erlanger Obermedizinalrat Dr. Kolb erarbeiteten Konzept der „offenen Fürsorge" ein, das basierend auf ambulanter Betreuung und dem Aufbau eines sozialen Unterstützernetzwerkes für chronisch psychisch kranke Menschen die Reformpsychiatrie dieser Zeit entscheidend mitgestaltete. Die Außenfürsorgestelle in Mannheim diente sowohl als regionale Beratungsstelle als auch als Nachsorgeeinrichtung für entlassene Patientinnen und Patienten, die zunächst nur beurlaubt wurden und beim erneuten Auftreten von Komplikationen unproblematisch wiederaufgenommen werden konnten, sozusagen eine Entlassung auf Bewährung. Damit wollte man nicht nur Hospitalisierungen infolge langer Behandlungszeiten vorbeugen, sondern auch die Überbelegung der Anstalt Wiesloch reduzieren. Ein Fürsorgearzt hielt zwei- bis dreimal pro Woche eine Sprechstunde ab, eine Fürsorgeschwester war täglich zu erreichen und übernahm neben pflegerischen Tätigkeiten vor allem administrative Aufgaben wie die Kommunikation mit Behörden, Gerichten oder der Polizei.

1926 wurde Frau Widmann für eine spezielle „Ausbildung" für fünf Wochen in die Anstalten Erlangen und Nürnberg geschickt, in denen die offene Fürsorge bereits angewandt wurde. Danach versetzte man sie nach Mannheim, um die seit Eröffnung der Fürsorgestelle im Jahr 1922 dort tätige Krankenpflegerin Katharina Heckmann als zweite Fürsorgeschwester zu unterstützen. Bis zur vorübergehenden Einstellung der Fürsorgestelle 1931 wohnten beide in deren Räumlichkeiten und blieben dabei weiterhin über die Heil- und Pflegeanstalt Wiesloch beschäftigt, da die Einrichtung unmittelbar der Anstaltsdirektion unterstand. Frau Widmanns Aufgaben umfassten „Hausbesuche bei den Kranken [...], Abhaltung von Sprechstunden [...] und von Gängen, Besorgungen, Erledigung von Schriftlichkeiten für die Kranken bei den Behörden".[9] Pro Monat erledigte sie bis zu 250 Hausbesuche. Diese Tätigkeit, für die sie extra einen Schreibmaschinenkurs belegte, den sie selbst finanzierte, zeichnete sich vor allem durch verwaltungstechnische Arbeiten, ähnlich einer Sekretärin, sowie die Erledigung sozialer Angelegenheiten, vergleichbar mit dem heutigen Tätigkeitsfeld eines Sozialdienstes, aus. Aufgrund finanzieller Schwierigkeiten, die bereits seit der Eröffnung 1922 bestanden und durch die Weltwirtschaftskrise Ende der 1920er Jahre sich zuspitzten, wurde die Außenfürsorgestelle in Mannheim 1931 zunächst geschlossen. Ab Mitte 1932 wurde die dortige Arbeit in geringerem Maße wiederaufgenommen, jedoch nicht

---

8 Kiefer (2019).
9 *Psychiatrisch-Neurologische Wochenschrift* 27 (1925), Nr. 6, S. 50.

mehr von Amalie Widmann, sondern von Frau Heckmann pflegerisch geführt, während Widmann 1931 in den Anstaltsdienst nach Wiesloch zurückkehrte.

Nach der „Machtergreifung" durch die Nationalsozialisten richtete man 1934 in Wiesloch eine erbbiologische Abteilung zur Aufstellung von sogenannten Sippentafeln ein. Die ärztliche Leitung wurde Dr. Schiffmann, „ein[em] erbbiologisch besonders engagierte[n] Arzt"[10], übertragen, welcher in Wiesloch durch sein „rassenhygienisches" Engagement auffiel und als „eifriger Aufklärer und Propagandist"[11] allein im Jahr 1934 28 Vorträge vor Ärzten und Amtswaltern hielt. Schiffmann organisierte den Aufbau der Abteilung, erarbeitete ein Formblatt, welches zur Datenerhebung genutzt werden sollte, und bemühte sich um eine enge Zusammenarbeit mit der Stadt Wiesloch, der NS-Volkswohlfahrt Wiesloch, dem Amt für Volksfürsorge in Heidelberg sowie mit Ärztinnen und Ärzten, Lehrerinnen und Lehrern sowie Kreisfürsorgerinnen. Die „Sippentafeln" dienten der Umsetzung des „Gesetzes zur Verhütung erbkranken Nachwuchses" (GzVeN). Aus den gewonnenen Daten sollte eine erbbiologische Bestandsaufnahme der Bevölkerung durchgeführt und Belege für die „Lehre der Rassenhygiene" abgeleitet werden. Dabei ging es vorwiegend darum, „belastende" Hinweise auf Schulabbrüche, Krankheiten, Straftaten oder auffällige Verhaltensweisen der Betroffenen oder ihrer Familienmitglieder zu sammeln, ohne dabei die Glaubwürdigkeit dieser Informationen zu prüfen.

Für die eigentlichen Schreibtätigkeiten der erbbiologischen Abteilung benötigte Schiffmann jedoch eine erfahrene Hilfskraft und sprach sich persönlich für Amalie Widmann aus, mit der er auch schon in der Außenfürsorgestelle zusammengearbeitet hatte: „[D]urch ihre jahrelange Tätigkeit als Pflegerin in unserer Mannheimer Fürsorgestelle ist sie [Amalie Widmann, S. K.] gerade für die hauptsächlich auf psychiatrischem Gebiet liegenden Belange der Erbbiologischen Erhebungstätigkeit bestens ausgebildet und deshalb bald eingearbeitet."[12]

Amalie Widmanns Aufgaben umfassten die Erstellung der „Sippentafeln", die Erfassung und Befragung von allen neuaufgenommenen Patientinnen und Patienten sowie von deren Angehörigen – dies geschah bei Besuchen oder mittels per Brief versendeter Fragebögen – hinsichtlich deren Stammbaum und in der Familie vorkommender Erbkrankheiten, außerdem die Zusammenführung und Katalogisierung der erhobenen Daten. Alle Neuaufnahmen wurden Frau Widmann täglich gemeldet, Besucherinnen und Besucher mussten auf ihre Anordnung hin zum Gespräch kommen. Bei Bedarf wurden Auskünfte bei den Bürgermeisterämtern, Pfarreien oder von anderen Anstalten eingeholt.

Dr. Schiffmann ließ sich auf eigenen Wunsch zum 1. Oktober 1935 an das Gesundheitsamt in Heidelberg versetzen und war damit der erste einer Reihe von Ärzten,

---

10 Faulstich (1993), S. 187.
11 Faulstich (1993), S. 188.
12 GLAK, 463 Wiesloch Nr. 2975: Erbbiologische Abteilung.

die nach ihrer psychiatrischen Ausbildung in Wiesloch zu den neu geschaffenen Gesundheitsämtern, die zur Umsetzung des GzVeN gegründet wurden, wechselten. Frau Widmann wollte ihm dorthin folgen und beantragte in diesem Zusammenhang ihre Verbeamtung. Dies wurde ihr jedoch vom badischen Innenministerium mit der Begründung verweigert, dass die Rechts- und Verwaltungsvorschriften zur Vereinheitlichung des Gesundheitswesens, die die Einrichtung der Gesundheitsämter vorsahen, noch nicht ergangen seien und damit die Finanzierung der Stelle für sie nicht zugesagt werden könne. Daraufhin verzichtete Widmann auf diese Position sowie auf ihre Verbeamtung und verblieb in der Anstalt Wiesloch.

Nach dem Abgang von Schiffmann wurde die erbbiologische Erfassung in Wiesloch nicht mehr so ausführlich fortgeführt, so dass zwischen 1935 und 1939 deutlich weniger „Sippentafeln" erstellt wurden.[13] Auf Weisung des badischen Innenministers intensivierte man jedoch die Arbeit der erbbiologischen Sonderabteilung ab 1939 wieder deutlich. Hierfür wurde ein weiterer Arzt, Dr. Overhamm, zur Leitung bestimmt, eine Dienstwohnung im Verwaltungsgebäude als Büro umfunktioniert und Amalie Widmann abermals mit der Erstellung der „Sippentafeln" beauftragt. Zur Unterstützung der Schreibarbeiten wurden ihr zwei Patientinnen zur Verfügung gestellt. Die Arbeit der erbbiologischen Abteilung war diesmal deutlich umfangreicher konzipiert und auf mehrere Jahre angesetzt, es sollten nicht nur aktuelle und neuaufgenommene Fälle registriert werden, sondern rückwirkend auch bereits entlassene Fälle. Frau Widmann hat in dieser Funktion während der NS-Zeit über 4.000 solcher „Sippentafeln" angelegt.

Mit dem Blick auf die sich verändernde Kriegssituation hin zum „Totalen Krieg" wurde die Durchführung des GzVeN aus kriegswichtigen Gründen immer weiter eingeschränkt, was dazu führte, dass die erbbiologische Abteilung in Wiesloch im Oktober 1944 geschlossen und keine „Sippentafeln" mehr erstellt wurden. Damit endete auch die erbbiologische Tätigkeit von Amalie Widmann in dieser Abteilung.

Widmann pflegte nicht nur durch ihre Arbeit in der erbbiologischen Abteilung enge Kontakte in die Anstaltsführung. Zwischen 1933 und 1945 war sie als Sekretärin des Anstaltsdirektors Dr. Möckel tätig. Über das Arbeitsverhältnis zu ihrem Vorgesetzten führte sie in der eidesstattlichen Erklärung vom 2. Mai 1946[14] aus: „Herr Direktor Möckel war mein Vorgesetzter von 1933 bis 1945. Als die ihm unterstellte Pflegerin und Sekretärin hatte ich fast täglich Gelegenheit mich auch über Angelegenheiten der Direktion mit ihm auszusprechen."[15] Außerdem: „Dr. Möckel hat mir alles erzählt was in der Direktion lief und was ihn innerlich bewegte."[16]

Frau Widmann gab somit an, dass sie während der NS-Zeit tiefe Einblicke in die Direktion hatte, über die Geschehnisse in der Anstalt informiert war und darüber hinaus

---

13 Janzowski (2015), S. 119–121.
14 GLAK, 465 r Nr. 4698: Spruchkammerverfahren Dr. Wilhelm Möckel, Anlage 14.
15 GLAK, 466–2 Nr. 6882: Personalakte Dr. Wilhelm Möckel, Anhang 14.
16 GLAK, 466–2 Nr. 6882: Personalakte Dr. Wilhelm Möckel, Anlage 7.

einen vertrauten Umgang zu ihrem Vorgesetzten pflegte. Die enge Zusammenarbeit scheint dabei so weit gegangen zu sein, dass sie sogar über dessen Gemütszustand zu urteilen vermochte.

Seit ihrer Anstellung in Wiesloch im Jahr 1923 interessierte und engagierte sich Widmann für berufliche Neuerungen wie die Außenfürsorge oder „Rassenhygiene", ihr wurden dabei Aufgabengebiete mit besonderen Befugnissen und Kompetenzbereichen zugewiesen. Damit konnte sie von der Hilfspflegerin bis zur Sekretärin und rechten Hand des Direktors aufsteigen, unter dem die Heil- und Pflegeanstalt Wiesloch nach der „Machtergreifung" der Nationalsozialisten zum NS-Musterbetrieb nach dem Führerprinzip umstrukturiert wurde.

Laut Peschke entwickelte sich bei der Durchführung des GzVeN nach Problemen in der Anfangszeit eine intensive Zusammenarbeit zwischen der Anstalt, Gesundheitsämtern und Erbgesundheitsgerichten.[17] Billmaier kommt zu dem Schluss, dass „sich die Wieslocher Ärzteschaft bei der Kooperation und Durchführung der Zwangssterilisationen geschlossen in den Dienst des Staates gestellt"[18] hat, außerdem:

> die Heil- und Pflegeanstalt Wiesloch wurde nach der Machtergreifung Hitlers stark von der nationalsozialistischen Ideologie geprägt. Als staatliche Institution war sie eine Zelle der NSDAP Ortsgruppe Wiesloch. Ungefähr 70 männliche Bedienstete bildeten einen eigenen SA-Reservesturm. Die Anstaltsleitung war bemüht, in jeder Beziehung den Grundsätzen der nationalsozialistischen Weltanschauung gerecht zu werden. Die Teilnahme an politischen Veranstaltungen und Kundgebungen wurde zunehmend zur Dienstpflicht erklärt.[19]

Zwischen 1934 und 1943 wurden mindestens 720 Patientinnen und Patienten der Anstalt Wiesloch zwangssterilisiert, im Rahmen der anschließenden „Euthanasie" dann über 2.000 dort betreute Personen systematisch in Einrichtungen verlegt, wo sie entweder sofort ermordet wurden oder nur sehr schlechte Überlebensbedingungen vorfanden. Mehr als zwei Drittel von ihnen kamen ums Leben.[20]

Untersuchungen in Wiesloch durch Leo Alexander

Um die systematische Ermordung von Psychiatriepatientinnen und -patienten in den Heil- und Pflegeanstalten zu beleuchten sowie die medizinischen Menschenversuche auf Nutzbarmachung für die Wissenschaft einzuschätzen, erhielt der aus Wien stam-

---

17 Peschke (2012).
18 Billmaier (1992), S. 46.
19 Billmaier (1992), S. 79.
20 Janzowski (2015), S. 118 und S. 336 ff.

mende jüdische Psychiater und Psychoanalytiker Leo Alexander[21] von der amerikanischen Heeresführung direkt nach Kriegsende den Auftrag, Untersuchungen in psychiatrischen Einrichtungen durchzuführen. Zwischen dem 23. Mai und dem 24. Juni 1945 besuchte Alexander neben hochrangigen medizinischen Forschungsstätten auch einige Heil- und Pflegeanstalten im Süden Deutschlands. Er führte dabei zahlreiche persönliche Gespräche mit Neurologen, Psychiatern, Neuropathologen, ehemaligen SS-Offizieren, Anstaltsärzten, Pflegenden und Überlebenden.[22] Alexander fasste die Erkenntnisse seiner Reise in einem Dokumentenbuch zusammen, die Gespräche sind dabei allerdings nicht wortwörtlich protokolliert. Die von ihm gesammelten Daten geben so kurz nach dem Kriegsende dennoch einen tiefen Einblick eines unbeteiligten Dritten in die Verbrechen nationalsozialistischer Gesundheitspolitik.

Am 9. Juni 1945 besuchte Alexander die Heil- und Pflegeanstalt Wiesloch bei Heidelberg und führte mit drei Bediensteten Gespräche, weitere Befragungen dort sind nicht dokumentiert. Zunächst interviewte er den Anstaltsdirektor Dr. Wilhelm Möckel und beschrieb später dessen Verhalten bei seiner Ankunft als sehr auffällig:

> Dr. Möckel betrat den an sein Büro angrenzenden Konferenzraum, in dem wir auf ihn warteten, mit dem offensichtlichen Erscheinungsbild eines verängstigten Mannes. Er war blass, hatte Schweißtropfen auf der Stirn und zeigte ein allgemeines Zittern. Als ich ihm versicherte, dass wir lediglich gekommen waren, um Informationen einzuholen, und dass wir keine exekutive Funktion hatten, beruhigte er sich, wirkte sehr erleichtert und sein Zittern hörte auf. Nach einigen Augenblicken bat er darum, kurz entschuldigt zu werden, ging in sein angrenzendes Büro, rief seine Tochter an und teilte ihr auf Deutsch mit, dass es nicht das war, was er befürchtet hatte, und dass sie nicht länger zu warten brauchte. Dann kehrte er in den Konferenzraum zurück und stellte alle seine Informationen zur Verfügung.[23]

Angesichts dessen, dass einer der Oberärzte, Dr. Paul Walther, nur wenige Tage vor dem Besuch Alexanders inhaftiert wurde, erscheint es nachvollziehbar, dass auch Möckel seine eigene Verhaftung befürchtete. Im Anschluss gab der Anstaltsdirektor bereitwillig Auskunft über die Geschehnisse in Wiesloch. Er verleugnete auch nicht die Transporte in die Tötungseinrichtungen, wenngleich er eine aktive Beteiligung seiner Person negierte, indem er darauf verwies, dass er an den Tagen, als die „Grauen

---

21 Leopold „Leo" Alexander, geboren am 11. Oktober 1905 in Wien, gestorben am 20. Juli 1985 in Weston, Massachusetts, war ein österreichisch-US-amerikanischer Psychiater und Psychoanalytiker. Als Jude 1933 in die USA emigriert, kämpfte er für die US-Streitkräfte im Zweiten Weltkrieg. Bei den Nürnberger Prozessen wurde er Berater des Chefanklägers Telford Taylor und beteiligte sich an der Formulierung des „Nürnberger Kodex für Medizinversuche".
22 Hager (2005), S. 2–6.
23 Alexander (1945), Part V/5a. Alle Zitate aus dem Alexander-Report wurden ins Deutsche übersetzt.

Busse"[24] kamen, die Anstalt einfach verlassen habe: „Ich wollte nie hören, was sie in Grafeneck gemacht haben. Es hat mich immer angeekelt. […] Später konnte ich es nicht mehr ertragen. Wenn ein Transport in der Nacht abfahren sollte, verließ ich die Anstalt meist schon zu Mittag und kam erst am nächsten Tag zurück."[25]

Zum Ende des Gesprächs wies Direktor Möckel Leo Alexander darauf hin, dass

> eine seiner Krankenschwestern sich einmal auf den Weg gemacht hat, um die Tötungs-
> anstalt in Grafeneck zu besichtigen. Dr. Möckel war der Meinung, dass diese Kranken-
> schwester offenbar eine gewisse Depression entwickelt hatte, weil sie sah, wie viele ihrer
> Patienten zur Tötung abtransportiert wurden, und sie habe eine Art Besessenheit ent-
> wickelt, diesen Ort selbst sehen zu müssen. Sie sei verhaftet worden, nachdem sie nach
> Grafeneck gefahren sei. Dr. Möckel habe einen Anruf aus Grafeneck erhalten, in dem ihm
> mitgeteilt wurde, dass eine seiner Krankenschwestern, Amalie Widmann, von der SS ver-
> haftet worden sei, weil sie dort spioniert habe. Auf Dr. Möckels Bitte hin ließen sie sie
> schließlich gehen, nachdem sie ihr mit dem Konzentrationslager gedroht hätten, falls sie
> so etwas noch einmal versuchen würde, „und das bedeutet den Tod".[26]

Die „Fahrt nach Grafeneck"

Amalie Widmann wurde von Leo Alexander aufgrund des Hinweises von Direktor Möckel gerufen und anschließend in dessen Beisein befragt. Alexander fasste das Ge-spräch mit Widmann wie folgt zusammen:

> Frau Widmann sagte aus, dass der erste Patiententransport in eine Tötungsanstalt Wies-
> loch am 29. Februar 1940 verließ. Unter den Patienten befanden sich viele, die Frau Wid-
> mann lieb und teuer geworden sind. Nachdem sie in die Tötungsanstalt gebracht wurden,
> konnte sich Frau Widmann nicht mehr von dem traurigen Schicksal dieser Patienten lösen
> und kam weder Tag noch Nacht zur Ruhe. Ständig musste sie an sie denken. Schließlich
> war sie der Meinung, dass es ihr Erleichterung verschaffen würde, wenn sie selbst sehen
> könnte, was dort geschah, und sie beschloss, die Tötungsanstalt in Grafeneck selbst zu be-
> suchen. Sie bat um Urlaub, ohne jemandem Bescheid geben, was sie vorhatte, und fuhr
> am 22. Juli 1940 nach Grafeneck. Als sie in Marbach a. d. Lauter bei Münzingen [sic!], der
> Bahnhaltestelle von Grafeneck, aus dem Zug stieg, wurde sie von den Leuten, die sie nach
> dem Weg nach Grafeneck fragte, seltsam angeschaut, als ob etwas an ihr seltsam oder ko-

---

24 In den „Grauen Bussen" der „Gemeinnützigen Krankentransportgesellschaft" wurden die Patientinnen und Patienten aus den Einrichtungen in die Tötungsanstalten deportiert.
25 Alexander (1945), Part V/5a.
26 Alexander (1945), Part V/5a.

misch wäre. Als sie schließlich vor der Einrichtung in Grafeneck ankam, fand sie ein Schild mit der Aufschrift: ,Zutritt wegen Seuchengefahr strengstens verboten'.

Schwerbewaffnete Männer in grüner Uniform, offensichtlich Polizisten, waren in der Gegend unterwegs. Plötzlich fühlte sich Frau Widmann von einem überwältigenden Gefühl der Angst ergriffen und lief bitterlich weinend über ein freies Feld davon. Sie setzte sich hin und weinte eine Zeitlang. Dann sah sie, dass sie sich auf dem Gelände eines Gestüts befand. Der Bauer kam und fragte sie, ob er etwas für sie tun könne, und sie sagte ihm, dass sie die Anstalt in Grafeneck aufsuchen wolle. Daraufhin meinte der Bauer zu ihr: ,Gehen Sie nicht dorthin. Man darf nichts sagen.'[27]

Bemerkenswert in den Schilderungen sind die genauen Ortskenntnisse von Widmann. Sie berichtete detailliert und korrekt über die in der Nähe der Einrichtung liegende Haltestelle, das neben der Anstalt gelegene Gestüt Marbach und das über dem Eingang hängende Schild „Zutritt wegen Seuchengefahr strengstens verboten". Zudem ist aus den Schilderungen herauszulesen, dass die eigentliche Bestimmung der „Verlegungen aus planwirtschaftlichen Gründen", wie die Nationalsozialisten die Deportationen bezeichneten, bereits sehr früh in der Anstalt bekannt gewesen ist. Im Anschluss berichtete Widmann von ihrer Festnahme:

> Kurz darauf erschien ein SS-Mann, begleitet von anderen SS-Männern, mit Hunden. Sie brachten sie in das Gebäude, wo sie einem Beamten vorgeführt wurde, der sie fragte, was sie wolle. Sie sagte, sie wolle einige ihrer alten Patienten sehen und herausfinden, wie es ihnen gehe. Der Beamte erklärte daraufhin, dass es den Patienten dort so gut gefalle, dass sie nie wieder wegwollten. Daraufhin befragte er sie sehr scharfsinnig über ihre Vorgeschichte und ihre Verbindungen zu irgendeiner Gruppe, falls vorhanden. Dann rief er Dr. Möckel an. Frau Widmann fügte hinzu, dass sie das Gefühl habe, Dr. Möckel ihr Leben zu verdanken, denn wenn er nicht für sie gesprochen hätte, hätten sie sie getötet. Der Grund, warum sie dorthin ging, war ihr tiefes Gefühl der Verbundenheit mit ihren Patienten.[28]

Das Erlebnis, welches Amalie Widmann Leo Alexander erzählt, zeugt bei erster Betrachtung von großem Mut, sich in Zeiten des Krieges und der Herrschaft der Nationalsozialisten als Frau alleine auf den Weg zu machen und eine Einrichtung besuchen zu wollen, über die sie die schlimmsten Gerüchte gehört habe. Zudem bekunden Widmanns Darstellungen Zuneigung und Fürsorge gegenüber den Patientinnen und Patienten. Mit ihrer Aussage bescheinigte sie ihrem Vorgesetzten Möckel, dass dieser sich für sie und ihr Überleben eingesetzt hätte und sie ihr Leben ihm zu verdanken habe, andererseits wies sie damit auch auf ihre eigene Unschuld hin.

---

27 Alexander (1945), Part V/5b.
28 Alexander (1945), Part V/5b.

Alexander befragte im Anschluss an das Gespräch mit Möckel und Widmann den Oberstabsarzt und Leiter der militärischen Abteilung der Anstalt Wiesloch, Dr. Schwenninger, der ein ganz anderes Bild von der Einrichtung während des Nationalsozialismus und insbesondere von Möckel zeichnete. Er sagte aus:

> Dr. Möckel sei ein alter Nationalsozialist und stehe voll und ganz hinter der Vernichtungspolitik für Geisteskranke und sei mit den Urhebern und Hauptakteuren dieser Politik durch persönliche Freundschaft eng verbunden. […] Ich habe einmal die ganze Bande hier getroffen. Sie kamen regelmäßig zu Gesprächen nach Wiesloch. […] Packheiser [sic!][29] informierte Dr. Möckel erstmals im Sommer 1939 über die bevorstehenden Maßnahmen zur Tötung von Geisteskranken. Er teilte ihm mit, dass damit begonnen werden würde, sobald der Krieg ausbreche.[30]

Alexanders persönliche Sicht

Die Szenerie, die Alexander in Wiesloch erlebte, hatte ihn tief beeindruckt, weshalb er seinen Bericht mit einer persönlichen Einschätzung abschloss. Er schrieb, das Gespräch mit Dr. Möckel habe in ihm ein Gefühl aufkommen lassen, dass „hier etwas vorlag, das in der Lebenswirklichkeit überhaupt keinen Platz hatte, sondern Teil des berühmten Bühnenstücks ‚Arsen und Spitzenhäubchen' war".[31]

In dem von schwarzem Humor geprägten und später verfilmten Theaterstück aus dem Jahr 1941 findet der gute Neffe Mortimer heraus, dass seine beiden liebenswerten Tanten im wahrsten Sinne des Wortes einige Leichen im Keller haben und systematisch Landstreicher töten, indem sie diesen Unterkunft und Verpflegung anbieten. Im Glauben, den armen Landstreichern mit der Ermordung etwas Gutes zu tun und sie „Gott näher zu bringen", vergiften sie das Essen. Die beiden Tanten instrumentalisieren den geisteskranken, persönlichkeitsgestörten Bruder Mortimers, der mit ihnen im Haus wohnt und sich für Präsident Roosevelt hält, bei der Beseitigung der Leichen. Dabei machen sie ihn glauben, dass er im Keller den Panama-Kanal aushebt und die angeblichen Gelbfieberopfer mit militärischen Ehren dort begräbt. Die Situation eskaliert, als ein weiterer, wegen Mordes gesuchter, böser Neffe auftaucht, der im Haus der Tanten seine letzte Leiche entsorgen möchte. Grund für das Verhalten der Täter ist eine genetische Veranlagung der „Brewster-Familie" hin zu Hinterhältigkeit und Bösartigkeit. Mortimer, der in starke Selbstzweifel verfällt und die Tanten sowie seinen unschuldigen Bruder Teddy geschickt vor einer Verhaftung bewahrt, indem er eine

---

29 Theodor Pakheiser war von 1934 bis 1936 Leiter der Gesundheitsabteilung im badischen Innenministerium und ab 1936 Reichshauptstellenleiter am Hauptamt für Volksgesundheit.
30 Alexander (1945), Part VI/5c.
31 Alexander (1945), Part VI/5c.

Einweisung in das Sanatorium erwirkt, erfährt am Ende, dass er als Kind adoptiert wurde und daher nicht mit dem Brewster-Gen belastet ist.[32]

Alexander vergleicht das nationalsozialistische Deutschland mit der „Arsen und Spitzenhäubchen"-Atmosphäre:

> Wie in dem Theaterstück hielten sich alle an die Regeln. [...] In gewisser Weise waren sie alle ‚Brewsters', die dem Schauplatz des Stücks treu blieben. Es machte keinen Sinn zu entscheiden, welche Deutschen in Führungspositionen Gräueltaten begangen hatten und welche nicht, sondern vielmehr, wer sie mit einem Anflug von Unschuld begangen hatte, wie die beiden alten Damen in dem Stück, und wer sie mit offenkundig aggressiver Brutalität begangen hatte, wie einer der Neffen. Es gab ein paar Leute vom Typ des guten Neffen, die entsetzt zusahen, aber ohne energische Entschlossenheit oder effektive Fähigkeit, dem ein Ende zu setzen. Die Brewster-Familie des berühmten Stücks ist in der Tat ein Symbol für den psychologischen und faktischen Zustand, der in Nazi-Deutschland herrschte. Das Mindeste, was man über Dr. Möckel sagen kann, ist, dass er ein Mörder vom Typ der netten alten Dame war, wenn man ihm alle Vorteile des Zweifels zugesteht.[33]

Untersuchungen gegen Wieslocher Bedienstete und Widmanns Aussagen bei der Staatsanwaltschaft

Zwischen November 1946 und September 1948 erfolgten Untersuchungen durch die Heidelberger Staatsanwaltschaft im Zusammenhang mit möglichen Tatbeteiligungen von Wieslocher Bediensteten. Ermittlungen wurden insbesondere gegen den Anstaltsdirektor Möckel und den damaligen Oberarzt der Männerseite, Dr. Arthur Josef Schreck, angestrengt. In diesem Zusammenhang gab Frau Widmann mehrere eidesstattliche Erklärungen sowie eine vereidigte Zeugenaussage ab.

In der eidesstattlichen Erklärung vom 2. Mai 1946, in der sie auch ihre Fahrt nach Grafeneck erwähnte, bestätigte Amalie Widmann ihrem direkten Vorgesetzten und engen Vertrauten Dr. Möckel Folgendes: „Als im Jahre 1940/41 [...] immer mehr Kranke in ausserbadische Anstalten abgeholt wurden, wendete er sich gegen diese Massnahmen und suchte die einzelnen Kranken zurückzuhalten, zumal Gerüchte über deren Schicksal umhergingen." Des Weiteren schätzte sie, dass Möckel „seelisch und gesundheitlich schwer unter diesen Massnahmen" gelitten habe. „Als 1941 eine fragwürdige Kinderfachabteilung errichtet werden sollte", habe er sich „dagegen gewandt und lehnte jede Beteiligung für seine Person ab". Auch habe Möckel 1944 gegen eine Fremdbelegung der Anstalt durch Teile der Heidelberger Kliniken öffentlich pro-

---

32 „Arsenic and Old Lace" (dt.: „Arsen und Spitzenhäubchen"), Theaterstück von Joseph Kesselring aus dem Jahr 1941, verfilmt 1944.
33 Alexander (1945), Part VI/5c.

testiert, aus Sorge darüber, es könnte „unseren Kranken, die dann wegverlegt werden müssten, etwas geschehen". Daraufhin sei er vom „Vertreter des Ministeriums scharf zurückgewiesen" worden und ihm sei „glaubhaft versichert worden, dass für die Kranken nichts zu befürchten sei". Frau Widmann sei überzeugt, dass ihr Vorgesetzter „stets bei höheren Stellen für die Kranken eingetreten" sei und „sich an keinerlei Massnahmen gegen dieselben beteiligt" habe. Dies hätte sie „sicher gemerkt oder erfahren":

> Durch den jahrelangen Umgang mit Dr. Möckel habe ich die Aufrichtigkeit seiner Gesinnung und sein innerlich gerechtes Verhalten kennen gelernt und erfahren dürfen, welchen Abscheu er gegen die gewaltherrschaftlichen Massnahmen des Nationalsozialismus nicht nur empfunden, sondern sich auch dagegen zur Wehr gesetzt hat, soweit es in seiner Macht stand.[34]

Möckel war jedoch weit tiefer in die nationalsozialistischen Verbrechen verstrickt, als er selbst zugab. Als Anstaltsdirektor pflegte er enge Kontakte in das badische Innenministerium sowie in die Berliner „T4"-Zentrale. Möckel, der sich neben der Heilkräuterzucht auch dem Obstanbau verschrieben hatte, ließ regelmäßig große bunte Obstkörbe in die „T4"-Zentrale schicken. Besuche von Carl Schneider, Paul Nitsche sowie Herbert Linden, den Hauptorganisatoren der Krankenmordaktion, in der Anstalt oder die Einrichtung einer „Kinderfachabteilung" sowie einer Forschungsabteilung sind nur einige Belege für Möckels Loyalität zum NS-Apparat. Korrespondenzen zwischen ihm und dem badischen Innenminister zeigen, inwieweit Möckel sogar bei der Zusammenstellung der Transporte Einfluss nehmen konnte und arbeitsfähige Patientinnen und Patienten zurückhielt, dafür aber andere, die für den Anstaltsbetrieb weniger wichtig waren, ausgewählt hat. Er hat sich damit keineswegs gegen die Abtransporte gestellt, anders als von ihm behauptet.[35]

Nach seiner Amtsenthebung durch die Amerikaner im Oktober 1945 drängte Möckel darauf, in seinen alten Posten zurückkehren zu können, und legte für sein Spruchkammerverfahren, das sich bis Ende 1948 hinzog, neun weitere entlastende Aussagen von Mitarbeitenden, Geistlichen und ehemaligen Patienten vor und versuchte sich damit, ähnlich wie bei der Befragung durch Alexander, als unschuldig darzustellen, was ihm durchaus gelang. Die Spruchkammer kam sogar zu dem Ergebnis, „daß der Genannte durch sein mutiges Verhalten aktiven Widerstand gegen die nationalsozialistische Gewaltherrschaft geleistet hat und dadurch seelisch und gesundheitlich schwer gelitten hat".[36]

Nach diesem entlastenden Urteil der Spruchkammer und der Zustimmung der Militärregierung galt Möckel als „politisch entlastet" und hätte wieder in sein altes Amt zurückkehren können, jedoch intervenierte der damalige Präsident des Landesbezir-

---

34 GLAK, 465 r Nr. 4698: Spruchkammerverfahren Dr. Wilhelm Möckel, Anlage 14.
35 Vgl. Janzowski (2015), S. 335–341, 377–406.
36 GLAK, 465 r Nr. 4698: Spruchkammerverfahren Dr. Wilhelm Möckel.

kes von Baden, der den Betriebsrat in Wiesloch fragte, wie dieser zur Wiedereinstellung stehe. Der Betriebsrat antwortete: „Der Wiedereinstellung Dr. Möckel's sowohl als Anstaltsdirektor wie auch als Arzt in der Heil- und Pflegeanstalt Wiesloch kann nicht zugestimmt werden."[37] Die ablehnende Haltung wurde mit über einem Dutzend konkreter Vorwürfe begründet; unter anderem habe Möckel über 1.500 Patienten abtransportieren lassen oder Parteivertreter seien bei ihm ein- und ausgegangen. Letztendlich wurden gesundheitliche Probleme angeführt, die eine Wiedereinstellung in alter Position verhindern würden, und Möckel wurde pensioniert.

Amalie Widmann bescheinigte ihrem Vorgesetzten mit ihrer Erklärung, die sie für Möckel abgab, dass dieser sich den Deportationen widersetzt hätte, alles in seiner Macht Stehende unternommen habe und ein Gegner der NS-Politik gewesen sei. Durch den engen Kontakt, den beide pflegten, attestierte sie ihm die Aufrichtigkeit seiner Gesinnung. Die Darstellungen Widmanns gegenüber Möckel stehen jedoch entgegengesetzt zu dessen Verhalten während der NS-Zeit, reihen sich in eine Fülle von entlastenden Aussagen ein, die er für sein Spruchkammerverfahren von verschiedenen Stellen zusammengetragen hatte, und erscheinen aus heutiger Betrachtung relativierend und geschönt. Zudem gab Widmann zu Protokoll, dass sie in keiner Parteiorganisation der NSDAP gewesen sei – damit verschwieg sie jedoch ihre Mitgliedschaft im Deutschen Frauenwerk, in das sie am 1. Februar 1938[38] eingetreten war.

Widmanns Zeugenaussage in Bezug auf Dr. Schreck

Im Rahmen der Untersuchungen gegen den Stellvertreter Möckels und Oberarzt der Männerseite, Dr. Arthur Josef Schreck, wurde Amalie Widmann von der Heidelberger Kriminalpolizei am 9. Dezember 1947 als Zeugin vernommen. Sie sagte aus, dass Schreck in keiner „leitenden Stellung" eingesetzt gewesen sei und dass sie mit ihm „nicht zusammengearbeitet" habe. Sie wisse lediglich, „dass er bei den Patienten beliebt war, weil er sich verpflegungsmässig und auch sonst für sie einsetzte".[39] In Bezug auf die Deportationen im Rahmen der Krankenmorde bezweifelte sie, „dass Dr. Schreck hier Einfluss hatte":

> [Ich] vermute eher, wie er einmal nach einem solchen Transport wörtlich sagte „so eine Schweinerei", dass er nicht mit diesen Dingen einverstanden war. Ob er gegen diese Transporte Schritte unternommen hat weiss ich nicht. Ich weiss auch nicht ob er etwas unter-

---

37 GLAK, 465 r Nr. 4698: Spruchkammerverfahren Dr. Wilhelm Möckel, Anlage 14.
38 Laut Auskunft des Bundesarchivs, Mitgliedsnummer 750157.
39 StASig, Wü 29/3 T1 Nr 1758/02/03, Bl. 22: Zeugenaussage von Amalie Widmann im Grafeneckprozess bezüglich Dr. Schreck, 9.12.1947.

nommen hat um einige Patienten zu retten. Ferner ist mir nicht bekannt, dass er Kranke nach Berlin gemeldet hat.[40]

Schrecks Position als stellvertretender Anstaltsleiter ist im Jahresbericht 1940[41] ausgewiesen. Aufgrund ihrer Tätigkeit als Sekretärin des Direktors, mit dem sie täglich im Austausch stand, ist es sehr unwahrscheinlich, dass Amalie Widmann nicht mitbekommen haben möchte, dass Schreck von 1940 bis 1944 die Funktion des Oberarztes der Männerseite sowie des stellvertretenden Anstaltsleiters übernahm, und nur wenig über ihn berichten kann, obwohl sie selbst angegeben hat, täglich über Angelegenheiten der Direktion unterrichtet worden zu sein. Zudem leitete er die nur kurz in Wiesloch bestehende „Kinderfachabteilung", in der zwölf Kinder, drei durch Schreck selbst, ermordet wurden. Die „Kinderfachabteilung" wurde im Frühjahr 1941 wieder geschlossen, unter anderem wegen des Bekanntwerdens der Tötungen von Kindern in der Anstalt und der ablehnenden Reaktionen von Mitarbeitenden. Daher ist zu vermuten, dass Widmann auch Schrecks Funktion als Leiter der „Kinderfachabteilung" bekannt gewesen sein muss, dennoch erwähnte sie auch dies nicht.

Abschließend berichtete sie auch in dieser Aussage von ihrer Erkundungsreise in Grafeneck:

> Seinerzeit hat jedoch niemand von uns bzw. von der Schwesternschaft keines gewusst was mit diesen Leuten geschehen würde, sondern angenommen, dass es ihnen besser ergehe. Erst als etliche Todesnachrichten einhergingen, wurde ich unruhig und ich wollte mir Gewissheit verschaffen, was hier vor sich geht. Auf einer diesbezüglichen Nachfrage in Grafeneck wurde ich kurzerhand von zwei SS-Leuten verhaftet und nach fünfstündiger Haft entlassen, mit dem Bemerken, dass ich schweigen müsse. Ich habe jedoch dort keine Feststellungen getroffen, weil ich garnicht dazukam und kann deshalb auch keine Angaben machen.[42]

Der befragende Hauptwachtmeister Maier bewertete die „eigenen Bemühungen, seinerzeit etwas über das Schicksal dieser Patienten zu erfahren", dahingehend, dass sie „gegen derartige Eingriffe in das menschliche Lebensrecht ist und hätte nach meiner Ansicht nicht versäumt, gegebenenfalls belastendes Material zu liefern, sofern sie dazu in der Lage gewesen wäre".[43] Bemerkenswerterweise attestierte er damit Amalie Widmann nur aufgrund ihrer eigenen Darstellungen Glaubwürdigkeit und beurteilte sie als vertrauenswürdige Person.

---

40 StASig, Wü 29/3 T1 Nr 1758/02/03, Bl. 22: Zeugenaussage von Amalie Widmann im Grafeneckprozess bezüglich Dr. Schreck, 9.12.1947.
41 APZN, Jahresbericht 1940, S. 8.
42 StASig, Wü 29/3 T1 Nr 1758/02/03, Bl. 22: Zeugenaussage von Amalie Widmann im Grafeneckprozess bezüglich Dr. Schreck, 9.12.1947.
43 StASig, Wü 29/3 T1 Nr 1758/02/03, Bl. 23: Zeugenaussage von Amalie Widmann im Grafeneckprozess bezüglich Dr. Schreck, 9.12.1947.

Auffällig ist, dass in dem Protokoll der Zeugenaussage durchgehend der Nachname falsch geschrieben wird – „Wiedmann", also ihr Name mit einem zusätzlichen „e". Da es sich bei dem Protokoll um eine „Abschrift einer Abschrift" handelt, die von der Staatsanwaltschaft Freiburg beantragt wurde, ist das vorliegende Dokument nicht von Widmann selbst unterschrieben, wie es eine Zeugenaussage eigentlich erfordert. Es ist daher schwer einzuschätzen, ob es sich nur um einen Tippfehler handelt oder ob der Name bewusst abgeändert wurde, jedoch zieht sich der Schreibfehler durch das ganze Dokument.

Die für den Strafprozess gegen Schreck angeforderte Zeugenaussage Widmanns erscheint trotz der Einschätzung des befragenden Polizisten, ebenso wie ihre Ausführungen zu Möckel, aus heutiger Betrachtung und aufgrund der genannten Unstimmigkeiten relativierend und unglaubwürdig. Obwohl sie nicht mit ihm zusammengearbeitet habe, bescheinigte sie Schreck große Beliebtheit bei den Patientinnen und Patienten und dass sich dieser gegen die Maßnahmen gestellt hätte. Schreck hatte vor seiner Versetzung nach Wiesloch zwei Einrichtungen liquidiert, indem er die meisten der dort Behandelten in Tötungsanstalten schickte, und kam anschließend nach Wiesloch, um Direktor Möckel bei der Durchführung der Maßnahmen zu unterstützen. Als „T4"-Gutachter bearbeitete er nach eigenen Angaben über 15.000 Meldebögen und wurde wegen Verbrechen gegen die Menschlichkeit tateinheitlich mit der Tötung von drei Kindern in der nur kurz bestehenden „Kinderfachabteilung" zu einer Zuchthausstrafe von zehn Jahren verurteilt. Er ist einer der wenigen an der Krankenmordaktion Beteiligten, die auch nach dem Ende des „Dritten Reichs" die Auffassung vertraten, dass der Staat das Recht habe, „unwertes Leben" zu beenden.

Amalie Widmann hingegen attestierte Schreck ebenso wie zuvor Möckel, dass beide sich nicht aktiv an den Krankenmorden beteiligt hätten. In ihrer hervorgehobenen Stellung innerhalb der Klinik muss sie jedoch deutlich mehr mitbekommen haben, als sie angab. Daher wirken ihre Aussagen wie die Zuweisung einer gegenseitigen Unschuld – ein Narrativ, das im postnazistischen Deutschland tausendfach benutzt wurde und sich in vielen Spruchkammerverfahren nach 1945 finden lässt.

In dem Strafprozess gegen Schreck wurde versucht, die Aussage Widmanns zu verifizieren. Hierzu wurden die beiden in Untersuchungshaft befindlichen ehemaligen Wachmänner von Grafeneck, Hermann Holzschuh und Jakob Wöger, im Januar und Juli 1948 jeweils unabhängig voneinander befragt. Der Schreibfehler „Wiedmann" wird dabei in den Protokollen übernommen. Beide verneinen jedwede Kenntnis über einen „Vorgang betr. Festnahme der Oberin Amalie Wiedmann". Holzschuh erklärte am 7. Januar 1948, dass ihm „darüber hinaus auch nicht bekannt [ist], daß überhaupt auch nur ein einziges Mal eine derartige Festnahme auf Grafeneck erfolgte". Weiter gab er an, dass „verschiedentlich Besuche kamen, die aber ausschließlich durch den Arzt

abgefertigt wurden".[44] Mit den erwähnten Besuchen sind Besichtigungen der Tötungsanstalt gemeint, die in Grafeneck für in die „Aktion T4" eingeweihte Personen stattfanden. Wöger wurde am selben Tag vernommen und gab inhaltlich eine identische
Aussage ab.[45]

Am 20. Juli 1948, ein halbes Jahr später, wurden beide nochmals bezüglich der Ereignisse um Amalie Widmann befragt. Beide verneinten weiterhin, Kenntnisse über deren Festnahme zu haben. Wöger erklärte zudem: „Wenn die Wiedmann angibt, dass sie
von zwei SS-Leuten verhaftet worden ist, so kann ich nur dazu sagen, dass in Grafeneck niemand SS-Uniform getragen hat."[46] Auch Holzschuh kam zu der Ansicht, dass
es in Grafeneck keine Verhaftung gegeben habe: „Wenn die Oberin von 2 SS-Leuten
festgenommen worden ist, so ist das durch Leute geschehen, die bestimmt nicht von
der Anstalt Grafeneck waren."[47]

Die Tötungsanstalt Grafeneck wurde zwar von der SS bewacht, jedoch trugen die
Wachmänner nicht die typische SS-Uniform, sondern einen uniformähnlichen Zivil-
anzug, der sich jedoch sehr deutlich von einer SS-Uniform unterschied.

Für die Untersuchungen der Staatsanwaltschaft gegen Wieslocher Bedienstete wurden mehrfach Namenslisten der „Beamten und Beschäftigten in nicht gewöhnlicher
Arbeit" erstellt und an die amerikanische Besatzungsmacht gesendet, um belastete Mitarbeiterinnen und Mitarbeiter innerhalb der Belegschaft ausfindig machen zu können.

In den ersten Ausführungen dieser Namenslisten („Anlage A der Beamten und Beschäftigten in nicht gewöhnlicher Arbeit") fehlt der Name Amalie Widmann gänzlich.
Erst in den Listen vom Juni 1946 sowie vom Februar 1947 wird sie aufgeführt, jedoch
mit einem falschen Eintrittsdatum, dem 1. Juli 1945. In der Akte Personalstand findet
sich hierzu jedoch kein Eintrag. Erst in der Anlage A vom 1. September 1947 wird ihr
richtiges Einstellungsdatum 16. Januar 1923 genannt und sie als Oberin bezeichnet.[48]
Allerdings führte Frau Widmann in einer weiteren eidesstattlichen Erklärung, die sie
am 20. November 1947 im Rahmen der Untersuchungen gegen Dr. Schreck abgegeben
hatte, selbst aus, dass sie seit 1923 durchgehend in Wiesloch beschäftigt gewesen sei.
Zudem ist der Personalakte zu entnehmen, dass sie erst 1951 zur Oberin befördert wurde und nicht, wie in der oben genannten Liste, bereits im Jahr 1947.

---

44 Wü 29/3 T1 Nr 1758/02/03, Bl. 21: Zeugenaussage von Hermann Holzschuh im Grafeneckprozess bezüglich Dr. Schreck, 7.1.1948.
45 Wü 29/3 T1 Nr 1758/02/03, Bl. 20: Zeugenaussage von Jakob Wöger im Grafeneckprozess bezüglich
Dr. Schreck, 7.1.1948.
46 Wü 29/3 T1 Nr 1758/02/03, Bl. 19: Zeugenaussage von Jakob Wöger im Grafeneckprozess bezüglich
Dr. Schreck, 20.7.1948.
47 Wü 29/3 T1 Nr 1758/02/03, Bl. 18: Zeugenaussage von Hermann Holzschuh im Grafeneckprozess bezüglich Dr. Schreck, 20.7.1948.
48 Peschke (2012), S. 677 f.

Die sich hier ergebenden Unstimmigkeiten weisen darauf hin, dass die Personal-
standslisten sowie Widmanns Personalakte gefälscht sein könnten und ein genauer
Blick in die Akte lohnenswert ist.

Unstimmigkeiten in der Personalakte

Beim Vergleichen der Personalakte von Amalie Widmann mit denen anderer Mitarbeiterinnen und Mitarbeiter aus der Zeit fällt auf, dass verhältnismäßig wenig dokumentiert wurde. Insbesondere vor 1945 finden sich sehr wenige Einträge. Normalerweise
wurden auch Krankmeldungen, Urlaubsanträge, Versetzungen, Dienstverfehlungen
oder Ähnliches darin vermerkt. Wie zuvor beschrieben, stach Amalie Widmann früh
aus der großen Gruppe der Pflegenden in Wiesloch dadurch hervor, dass ihr mehrere
besondere, mit großer Selbständigkeit und Verantwortung versehene Aufgabengebiete, die sie teils in alleiniger Funktion ausübte, zugewiesen wurden.

In der vorliegenden Personalakte sind lediglich die Einstellung als Hilfspflegerin
am 16. Januar 1923, ihre außerplanmäßige Anstellung als Pflegerin im Jahr 1928 sowie
die planmäßige Anstellung als Pflegerin im Jahr 1948 dokumentiert. Die oben aufgeführten speziellen Tätigkeiten von Frau Widmann in der Außenfürsorgestelle sowie in
der erbbiologischen Abteilung finden in der Personalakte keinerlei Erwähnung und
wurden aus den verschiedenen Jahresberichten der Heil- und Pflegeanstalt Wiesloch
herausgearbeitet. Dabei gilt es besonders zu erwähnen, dass es außergewöhnlich war,
dass eine Krankenpflegerin namentlich genannt und ihr spezifisches Tätigkeitsfeld in
mehreren Jahresberichten[49], die allgemein sehr wenig zur Arbeit der Pflegenden enthalten, beschrieben wurde.

Des Weiteren fällt auf, dass für die Personalakte von Amalie Widmann ein anderes
Stammblatt als üblich verwendet wurde. Die Stammblätter, die bei der Neueinstellung
von Mitarbeiterinnen und Mitarbeitern angelegt und als landesweit einheitliche Formulare durch das badische Ministerium des Inneren an die jeweiligen Einrichtungen
ausgegeben wurden, sind bis 1941 alle in Frakturschrift gedruckt worden. Dasjenige
der Personalakte von Frau Widmann, das 1923 bei ihrer Anstellung demnach in Frakturschrift gefasst sein müsste, ist hingegen in der nach 1941 für diese Formulare ver-
wendeten Schriftart Antiqua gehalten, was zusammen mit den fehlenden Einträgen
vor 1945 darauf schließen lässt, dass die originale Personalakte bei Kriegsende verschwunden ist bzw. vernichtet wurde und eine neue, „reingewaschene" Akte angelegt
wurde. Amalie Widmanns Personalakte ist dabei nicht die einzige, die bei Kriegsende
in Wiesloch verschwunden bzw. nicht mehr auffindbar ist.

---

49 APZN, Jahresberichte 1924, 1927 und 1939; *Psychiatrisch-Neurologische Wochenschrift* 27 (1925).

Nach der Phase der Untersuchungen gegen Wieslocher Beschäftigte im Zusammenhang mit nationalsozialistischen Verbrechen wurde Amalie Widmann innerhalb kürzester Zeit mehrfach befördert sowie in der Besoldungsgruppe höher eingeordnet. Der vorliegenden Personalakte ist zu entnehmen, dass sie 1949 zur Abteilungspflegerin, im darauffolgenden Jahr zur Oberpflegerin und ein weiteres Jahr später zur Oberin befördert wurde.[50] Jedoch ergeben sich auch hier Unstimmigkeiten, denn bereits am 20. November 1947 gab Amalie Widmann bei ihrer eidesstattlichen Erklärung[51] selbst an, dass sie zu diesem Zeitpunkt bereits Oberin sei und nicht, wie aus der Akte zu entnehmen, erst 1951. Dies könnte allerdings auch dadurch erklärbar sein, dass in den ersten Nachkriegsjahren aufgrund eines Mangels an geeignetem Personal Beförderungen intern durchgeführt, formal jedoch erst später vollzogen wurden.

In ihrer Berufslaufbahn entwickelte sich Amalie Widmann von einer Hilfspflegerin zur Oberin und hatte damit die höchste Position inne, die eine Krankenpflegerin innerhalb einer Klinik erreichen konnte. Im September 1959 ging sie in den Ruhestand.

Interview mit Pfarrer Grüning

In den 1960er Jahren schien sich der Anstaltsgeistliche in Wiesloch für das Schicksal der ermordeten Patientinnen und Patienten zu interessieren. Der damalige Pfarrer Reinhold Grüning stieß offensichtlich auf die Erzählung Amalie Widmanns und interviewte sie nochmals zu ihrer angeblichen Fahrt nach Grafeneck. Zunächst gab sie an, dass sie versucht habe, das Erlebte zu verdrängen: „[…] wollt ich gar nicht mehr erinnert [sic!] – das war für mich so erschütternd damals, da habe ich jahrelang zu tun gehabt, bis ich alles von mir weggebracht habe und muss sagen, ich wollt nicht mehr daran erinnert sein – mit einem Wort. Nun ist es halt doch geschehen."[52]

Die in der Anstalt kursierenden Gerüchte und aufkommende Unruhe, die vielen Trostbriefe, die Angehörige über den „plötzlichen Tod" informiert haben, hätten sie geplagt und veranlasst, nach Grafeneck zu fahren: „Eines Tages bin ich halt allein hingefahren mit dem Zug. Man war getrieben dazu, da hat man sich gar nicht überwinden müssen, sondern das musste man wissen, was mit diesen Kranken geschieht, die man da Jahre, Jahrzehnte betreut und erlebt hat."[53]

Nachfolgend beschrieb sie den Ablauf der angeblichen Fahrt und der Festnahme. Hierbei ergeben sich Widersprüche im Vergleich zu ihren Schilderungen bei Leo Alexander. Sie gab an, dass sie in einem Gasthof, in dem sie übernachtet habe, beim Frühstück festgenommen worden sei. Von dort sei sie dann in die Tötungsanstalt

---

50 GLAK, 466–2 Nr. 355: Personalakte Amalie Balduf, geb. Widmann.
51 GLAK, 465 r Nr. 4698: Spruchkammerverfahren Dr. Wilhelm Möckel, Anlage 14.
52 Privatarchiv Stefan Kiefer, Interview von Reinhold Grüning mit Amalie Widmann.
53 Privatarchiv Stefan Kiefer, Interview von Reinhold Grüning mit Amalie Widmann.

Grafeneck zur Befragung mitgenommen worden. Aus dem Bericht Alexanders ergibt sich jedoch, dass sie beim Herumlaufen vor der Tötungsanstalt festgenommen wurde. Angesprochen auf ihren Mut und ihre Standfestigkeit, erwähnte sie, dass dies für sie selbstverständlich gewesen sei: „Wenn man die Kranken so lang täglich sieht da kann man die doch nicht einfach wegnehmen lassen und nicht wissen, wo sie sind."[54]

Zum Ende des Gesprächs versuchte Pfarrer Grüning noch mehr über den Ablauf der Geschehnisse innerhalb der Klinik während der NS-Zeit zu erfahren. Er fragte nach, ob Amalie Widmann nach ihrer Rückkehr von Grafeneck ihren Kollegen von der Reise berichtet habe, was sie verneinte. Spezifische Nachfragen zu Opferzahlen oder den nach 1945 vermissten Unterlagen wies sie mit dem Verweis auf Unkenntnis ab. Auch über ihre jahrelange Tätigkeit in der erbbiologischen Abteilung hielt sie sich sehr bedeckt und schien ablenken zu wollen: „Ja, das ist eigentlich alles, was ich habe sagen können oder sagen kann. Das Traurige, das Traurige."[55]

Amalie Widmann lebte bis zu ihrem Tod weiterhin in Wiesloch und verstarb am 3. November 1991 in einem Seniorenheim in Heidelberg.[56]

Resümee

Amalie Widmann arbeitete fast vier Jahrzehnte lang in der Heil- und Pflegeanstalt Wiesloch, seit ihrer Anstellung 1923 engagierte sie sich fortlaufend für berufliche Neuerungen wie die Außenfürsorge oder die „Rassenhygiene", die unter dem Nationalsozialismus eine enorme Aufwertung und breite Unterstützung in den Gesundheitsberufen erfuhr. In der NS-Zeit wurden ihr mit der Erstellung von mehreren Tausend „Sippentafeln" sowie als Sekretärin Kompetenzbereiche übertragen, die eine hohe Loyalität und Pflichtbewusstsein erforderten. An ihrer Tätigkeit in der erbbiologischen Abteilung, deren Zweck ihr bekannt gewesen sein muss, lässt sich zudem ein eugenisches Weltbild ablesen, da in einem „NS-Musterbetrieb" wie der Wieslocher Anstalt vorwiegend Mitarbeitende in Schlüsselpositionen gebracht wurden, die von der nationalsozialistischen Gesundheitspolitik und eugenischen Grundhaltungen überzeugt waren und sich voll und ganz den Vorgaben der Klinikleitung in Person des Anstaltsdirektors Dr. Möckel und dessen Stellvertreters Dr. Schreck fügten, die die Umsetzung der „rassenhygienischen" Maßnahmen in Wiesloch organisiert und die NS-Politik nach innen wie außen vertreten haben. Dabei sollte nicht unerwähnt bleiben, dass dies allein noch kein Beleg dafür ist, dass Widmann auch die Krankenmordaktion befürwortete – einige im damaligen Gesundheitssystem Tätige beteiligten sich an eugenischen Maßnahmen wie der Zwangssterilisation und stellten sich in den

---

54 Privatarchiv Stefan Kiefer, Interview von Reinhold Grüning mit Amalie Widmann.
55 Privatarchiv Stefan Kiefer, Interview von Reinhold Grüning mit Amalie Widmann.
56 Auskunft des Standesamts Wiesloch.

Dienst der „Rassenhygiene", standen Tötungen im Rahmen der „Euthanasie" jedoch kritisch gegenüber oder lehnten diese ab.

Als Sekretärin pflegte Widmann enge und vertrauensvolle Kontakte zur Klinikleitung und hatte tiefe Einblicke in die Geschehnisse in der Anstalt. Möckel bezeichnete sie wiederum als seine rechte Hand. Es ist zwar nicht möglich, aus der Haltung der Anstaltsleitung auf die Verantwortung von einzelnen Mitarbeitenden zu schließen, jedoch muss die Übertragung besonderer Aufgaben als Beleg für das Vertrauen in ihre Diskretion und ihr Pflichtgefühl angesehen werden. Alle Tätigkeitsbereiche, die Amalie Widmann ausgeführt hat, zeichnen sich durch verwaltungstechnische und organisatorische und nicht durch klassische pflegerische Aufgaben aus. Insbesondere in der NS-Zeit war Widmann nicht mehr als „einfache Schwester im Stationsbetrieb" eingesetzt, ihr oblagen vorwiegend patientenferne Tätigkeiten. Eine kontinuierliche Beziehungsgestaltung und tiefe Verbundenheit zu den Patientinnen und Patienten kann in dieser Zeit kaum stattgefunden haben, welche sie jedoch als Beweggrund ihrer angeblichen Erkundungsreise benannte.

Es ist schwer vorstellbar, dass sie vor ihrer Reise nach Grafeneck aus einem „tiefe[n] Gefühl der Verbundenheit mit ihren Patienten" „in eine tiefe Depression" verfallen war, weder „Tag noch Nacht zur Ruhe"[57] kam und danach ihre Tätigkeit als Sekretärin wieder wie gewohnt aufnahm und „Sippentafeln" erstellte, deren Ziel die Erfassung und „Vernichtung lebensunwerten Lebens" war. Ihr Arbeitsplatz in der erbbiologischen Abteilung befand sich dabei im Verwaltungsgebäude, von dessen Vorplatz die Patientinnen und Patienten zur Deportation in die sogenannten Grauen Busse einsteigen mussten, so dass ihr nachfolgende Abtransporte nicht verborgen bleiben konnten, zumal sie in ihrer Doppelfunktion als Sekretärin Möckels und durch ihre Tätigkeit in der erbbiologischen Abteilung über Zu- und Abgänge der Anstalt sehr genau informiert war. Ihr dürfte daher bewusst gewesen sein, welches Schicksal die Kranken ereilen würde, die als Nächstes abgeholt wurden.

Die Unstimmigkeiten bzw. Falschbehauptungen in Widmanns Aussagen über Direktor Möckel und Dr. Schreck lassen darüber hinaus starke Zweifel an ihrer Glaubwürdigkeit und ihrer Erzählung der Erkundungsreise nach Grafeneck aufkommen. Wie bereits dargelegt, wirken beide Aussagen stark zugunsten ihrer Vorgesetzten geschönt und erscheinen aus heutiger Sicht als sogenannte Persilscheine. Das Verschwinden der originalen und Anlegen einer neuen, „reingewaschenen" Personalakte sowie das Fehlen ihres Namens auf den Personalbestandslisten lassen darüber hinaus vermuten, dass Frau Widmann und die Klinikleitung sich einer gewissen Schuld bewusst gewesen sind und mögliche Strafmaßnahmen fürchteten. Das Verschweigen der Zugehörigkeit zum Deutschen Frauenwerk, einer Organisation der NSDAP, verstärkt diese Vermutung.

---

57 Alexander (1945), Part V/5b.

Die Erkundungsreise Widmanns nach Grafeneck ist nur aus ihren eigenen Aussagen sowie durch Erwähnung Dr. Möckels belegt, weitere Hinweise auf deren Richtigkeit haben sich nicht finden lassen. Auch damalige Nachforschungen ergaben keine Bestätigung.

Allerdings muss erwähnt werden, dass die genauen Ortskenntnisse, wie das neben der Einrichtung gelegene Gestüt oder die in der Nähe der Tötungsanstalt liegende Bahnhaltestelle Marbach, über die Amalie Widmann verfügte und die sich in der Aussage bei Leo Alexander finden, deutliche Hinweise dafür sind, dass Widmann persönlich in Grafeneck gewesen ist. Insbesondere das über dem Eingang angebrachte Schild „Zutritt wegen Seuchengefahr strengstens verboten" ist ein Detailwissen, das nur Personen bekannt gewesen sein kann, die dort selbst im Jahr 1940, zur Zeit des Bestehens der Tötungsanstalt Grafeneck, gewesen sind.

Angesichts ihrer hervorgehobenen Stellung als Sekretärin des Anstaltsdirektors, ihrer „rassenhygienischen" Tätigkeit in der erbbiologischen Abteilung sowie der aufgeführten Unstimmigkeiten in Widmanns Aussagen und in ihrer Personalakte erscheint es jedoch mehr als fraglich, dass Amalie Widmann aus den von ihr genannten Gründen eines „tiefe[n] Gefühl[s] der Verbundenheit mit ihren Patienten"[58] selbständig nach Grafeneck gefahren ist, um sich nach deren Befinden zu erkundigen. Denkbar wäre daher, dass sie als enge Vertraute Möckels einer Besichtigung der Tötungsanstalt beigewohnt hat, welche in Grafeneck für eingeweihtes Personal wie Anstaltsdirektoren oder Verwaltungsbeamte stattgefunden haben, ähnlich wie es der Polizeibeamte Wöger vermutet hat: „verschiedentlich [kamen] Besuche [...], die aber ausschließlich durch den Arzt abgefertigt wurden."[59]

Mit der Erzählung einer heldenhaften Fahrt hätten beide, Möckel und Widmann, damit das Schauspiel dargeboten, welches Alexander bei seiner Befragung bereits gespürt und ihn zu seinem Vergleich mit der Brewster-Familie verleitet hat.

Trotz intensiver Nachforschungen konnte nicht abschließend geklärt werden, inwieweit sich Amalie Widmann aus heutiger Sicht aktiv an Verbrechen beteiligt hat, jedoch ist sie aufgrund ihrer ausgeübten Funktionen nicht unbelastet, so dass ihre Angaben immer auch unter dem Aspekt betrachtet werden müssen, dass diese dem Selbstschutz dienen. Die bisherige Interpretation von Widmanns Erzählung als Zeugnis widerständigen Verhaltens zeigt Schwierigkeiten in der Geschichtsforschung auf, wie mit Selbstdarstellungen von möglichen Tatbeteiligten umzugehen ist. Eine weitere positive Bezugnahme auf diese Erzählung erscheint problematisch.

In der Pflegegeschichte kommt erschwerend hinzu, dass einerseits bisher wenig Forschung auf diesem Gebiet, verglichen mit der Größe der Berufsgruppe im Gesundheitssektor, stattgefunden hat, zum anderen Pflege lange Zeit als „Liebesdienst" und

---

58 Alexander (1945), Part V/5b.
59 StaSig, Wü 29/3 T1 Nr 1758/02/03, Bl. 19: Zeugenaussage von Jakob Wöger im Grafeneckprozess bezüglich Dr. Schreck, 20.7.1948.

abhängiger Berufsstand verstanden wurde und sich ein eigenes professionelles Selbstverständnis nur langsam entwickeln konnte, so dass über Einzelpersonen bzw. die alltägliche Arbeit der Pflege nur wenig dokumentiert ist und es nur wenige Quellen gibt.

Bibliographie

Archivalien

Archiv des Psychiatrischen Zentrums Nordbaden, Wiesloch (APZN)

Jahresberichte der Heil- und Pflegeanstalt Wiesloch 1921–1940

Generallandesarchiv Karlsruhe (GLAK)

463 Wiesloch Nr. 2975: Erbbiologische Abteilung
465 r Nr. 4698: Spruchkammerverfahren Dr. Wilhelm Möckel
466–2 Nr. 355: Personalakte Amalie Balduf, geb. Widmann
466–2 Nr. 6882: Personalakte Dr. Wilhelm Möckel

Staatsarchiv Sigmaringen (StASig)

Wü 29/3 T1 Nr 1758/02/03: Zeugenaussagen im Grafeneckprozess bezüglich Dr. Schreck

Privatarchiv Stefan Kiefer

Interview von Reinhold Grüning mit Amalie Widmann

Literatur

Alexander, Leo: Public Mental Health Practices in Germany. Sterilization and Execution of Patients Suffering from Nervous or Mental Disease (1945), online unter https://phdn.org/archives/www.ess.uwe.ac.uk/genocide/Alexander_Index.htm (letzter Zugriff: 24.5.2023).
Billmaier, Klaus: Selektion der „Unbrauchbaren". Diplomarbeit Mannheim 1992.
Faulstich, Heinz: Von der Irrenfürsorge zur „Euthanasie". Geschichte der badischen Psychiatrie bis 1945. Freiburg/Brsg. 1993.
Goob-Hähndel, Gero: Hilfe und Solidarität mit Behinderten und psychisch Kranken in Baden während der Zeit der sog. Euthanasie (1939–1945) – Materialsammlung und Reflexionen. Hausarbeit Univ. Freiburg/Brsg. 2006.

Hager, Maik: „Mit dem Verfahren der Euthanasie habe ich niemals das Geringste zu tun gehabt, ...". Major Leo Alexander, Prof. Dr. Hallervorden und die Beteiligung des KWI für Hirn-
forschung an „Euthanasie"-Verbrechen im Nationalsozialismus (2005), online unter http://
www.geschichte-erforschen.de/downloads/Hager_Maik_Alexander_Hallervorden.pdf
(letzter Zugriff: 24.5.2023).

Janzowski, Frank: Die NS-Vergangenheit in der Heil- und Pflegeanstalt Wiesloch. Ubstadt-Wei-
her 2015.

Kiefer, Stefan: Die Wieslocher Revolution vor 100 Jahren. Ein Aufstand der Wärter in der Heil-
und Pflegeanstalt Wiesloch und seine Folgen (2019), online unter http://www.forschung-bw.
de/VersFHist/AKPsychiatriegeschichte/Wiesloch2018/WieWo_1919_01_Die%20Wieslo
cher%20Revolution.pdf (letzter Zugriff: 24.5.2023).

Klee, Ernst: „Euthanasie" im NS-Staat – Die „Vernichtung lebensunwerten Lebens". Frankfurt/
Main 1983.

Peschke, Franz: Ökonomie, Mord und Planwirtschaft – Die Anstalt Wiesloch im Dritten Reich.
(=Aspekte der Medizinphilosophie 10) Freiburg/Brsg. 2012.

Platten-Hallermund, Alice von: Die Tötung Geisteskranker in Deutschland. Frankfurt/Main
1948.

Pflege in Lagern

Rolle und Selbstverständnis der NS-Krankenschwestern in den Frauen-KZs Lichtenburg, Ravensbrück und Auschwitz
Weisungsgebundenheit und Handlungsspielräume

PETRA BETZIEN

Einleitung

Der nachfolgende Aufsatz, der einige Ergebnisse der Forschung im Rahmen meiner Dissertation[1] vorstellt, beschäftigt sich mit den NS-Krankenschwestern im System der Konzentrationslager. Dabei betrachte ich neben dem traditionellen Selbstverständnis und Pflegeethos auch deren Veränderung im Nationalsozialismus. Im Fokus stehen ebenfalls die Weisungsgebundenheit und Handlungsspielräume der NS-Schwestern in den Frauen-Konzentrationslagern. Dies erfolgt einerseits am Beispiel der Kranken-versorgung der Patientinnen im inneren Bereich, dem Häftlingsrevier[2], andererseits am Beispiel der Krankenversorgung in den SS-Lagerlazaretten im Garnisonsbereich, in dem die SS-Mitglieder mit ihren Familien gepflegt wurden. Gerade die politischen Entscheidungen des Nationalsozialismus bei der Veränderung des Krankenpflegebe-rufs, eingebettet in die NS-Rassenideologie und den Anspruch der NS-Volksgemein-schaft, spiegelten sich in diesen zwei Bereichen wider bzw. wurden hier umgesetzt.

Zunächst soll die Krankenpflege in den Frauen-Konzentrationslagern Lichtenburg und Ravensbrück betrachtet werden, die eine bestimmte Entwicklung von der Ziel-setzung der Gesundung zur zweckgerichteten Wiederherstellung der Arbeitsfähigkeit durchmachte. Für das Konzentrationslager Auschwitz wird der Unterschied der Kran-

---

1 Betzien (2018).
2 Wolters (2011), S. 139; vgl. Gabriel (2000). Der Begriff „Revier" stammt aus dem militärischen Sprachge-brauch und bezeichnet einen Raum innerhalb einer Kaserne zur Kranken- und Verletztenversorgung. Der Begriff „Häftlingsrevier" für die Konzentrationslager hat sich durchgesetzt, er wurde auch von ehemaligen Häftlingen verwendet. Daneben ist noch der Begriff „Häftlingskrankenbau" gebräuchlich.

kenpflege von weiblichen Häftlingen und den Mitgliedern der SS und ihren Familien verdeutlicht. Deren Pflege sollte der einer „Elite" der Volksgemeinschaft entsprechen. Trotz der NS-ideologisierten Krankenpflege lassen sich in den Konzentrationslagern einige wenige Ausnahme-Beispiele des Widerstands von NS-Schwestern feststellen. Für die NS-Schwestern sollen ihre Begründungen für ihre Beteiligung an den Verbrechen und die Perzeption der Nachkriegsgesellschaft beleuchtet werden. Mit Hilfe der Raumtheorie und der „NS-Moral" sollen dann im Anschluss Erklärungsansätze für das Handeln der dienstverpflichteten NS-Schwestern in den Konzentrationslagern umrissen werden. Im Fazit werden noch einmal die Handlungsweisen und -spielräume der in die Verbrechen involvierten NS-Krankenschwestern auch im Hinblick auf die Nachkriegsgesellschaft verdichtet.

Paradigmenwechsel des beruflichen Ethos von Krankenschwestern im Nationalsozialismus

Bereits 1934 wurde mit der NS-Schwesternschaft eine „politische Schwesternschaft" gegründet.[3] Diese war exklusiv für die NSDAP, deren Parteiorganisationen und die SS vorgesehen. Darüber hinaus sollte sie allerdings auch die zuvor konfessionell gebundenen Gemeindeschwestern ersetzen. Die Umorganisation der Gemeindestationen unter Leitung der NS-Schwestern erfolgte, da man den konfessionell gebundenen Gemeindeschwestern in der Durchsetzung der rassenhygienischen Ziele und Maßnahmen, wie der Meldung zu Zwangssterilisationen, nicht traute. In diesen Einsatzfeldern sollten die NS-Schwestern eine „Neue Ethik"[4] durchsetzen, die gerade in den Häftlingsrevieren der Frauen-Konzentrationslager zu einem dramatischen Paradigmenwechsel führte. Ethisch ärztliches und auch pflegerisches Handeln war teleologisch am Wohl der „rassisch Wertvollen" innerhalb der NS-Volksgemeinschaft orientiert. Die Tracht der NS-Schwestern war in Braun gehalten, nicht zuletzt um die NS-ideologische Einstellung dieser Schwesternschaft auch sichtbar zu verdeutlichen. Dies führte dann zur Bezeichnung „Braune Schwestern".[5]

Bedeutung des beruflichen Ethos in der Krankenpflege

Krankenpflege gilt seit dem frühen Mittelalter als christliche Pflicht, die in Klöstern wahrgenommen wurde. Hier wurden nicht nur Kranke, die nicht zu Hause versorgt

---

3 Hierzu ausführlich Breiding (1998).
4 Vgl. Bruns (2009), S. 42 und S. 51 f. Offenbar hat selbst Emil Abderhalden seine Zeitschrift *Ethik* zur Diskussion der angedachten „Euthanasie" freigegeben.
5 Breiding (1998), S. 1.

werden konnten, gepflegt, sondern im Rahmen der mittelalterlichen Caritas auch Bedürftige, praktisch als „frühe sozialpolitische Maßnahmen"[6], versorgt. Krankenpflege ging hier Hand in Hand mit persönlicher und geistiger Zuwendung der Pflegenden.

Die Entwicklung der christlich geprägten Krankenpflege ging spätestens seit Beginn der Moderne mit dem bürgerlichen Frauenbild einher. Hier standen die Zuweisungen bestimmter Attribute für Frauen im Fokus, die sich auf „natürliche" Liebesfähigkeit und den einhergehenden Altruismus verdichteten.[7] Damit waren zwar zunächst die Eigenschaften der Ehefrauen und Mütter gemeint, sie ließen sich aber problemlos auf die Krankenschwestern übertragen. Die Berufsorganisation der Krankenpflegerinnen Deutschlands (B. O. K. D.), gegründet 1903, zeigte auf der Titelseite ihrer Zeitschrift für Krankenschwestern *Unterm Lazaruskreuz* das Postulat „Ich dien".[8] Es verdichtet das berufliche Ethos von Krankenschwestern und war vor dem Nationalsozialismus das Selbstverständnis der Krankenpflege. Krankenschwestern standen also in der Verpflichtung, ihren Beruf den Pflegebedürftigen gegenüber „dienend", zugewandt und altruistisch mit ganzer Kraft auszuüben. Eine Kategorisierung der Patient:innen sollte (theoretisch) nicht stattfinden.

Kategorisierung der Mitglieder der NS-Volksgemeinschaft und die Folgen für die Krankenpflege – Inklusion und Exklusion

Mit den ideologischen Forderungen der Rassenhygiene[9] und deren Erhebung zur Staatsdoktrin wurde die NS-Volksgemeinschaft, auch in ihrem Anspruch auf medizinische und pflegerische Versorgung, in vier Kategorien eingeteilt[10]:

---

6 Bischoff (1984), S. 17.

7 Vgl. Keuler (1993), S. 42.

8 Ich danke Karen Nolte für den Hinweis, dass dieses Postulat seinen Ursprung in der Kriegskrankenpflege der Einigungskriege zum Deutschen Reich hat. Damit wurde sie praktisch den dem „Vaterland dienenden" Soldaten gleichgestellt. Darüber hinaus ist es das Motto im Wappen des Prince of Wales. Es ist allerdings nicht ganz klar, ob es tatsächlich in deutscher Sprache gehalten ist oder in walisischer Sprache. Dann würde es „unser Landsmann" bedeuten.

9 Der Begriff der „Rassenhygiene", der mit der Durchsetzung des Darwinismus seinen Anfang nahm, war im gesellschaftlichen Diskurs des zweiten Drittels des 19. und des folgenden 20. Jahrhunderts durchaus positiv konnotiert. Er bezeichnete im Allgemeinen politische Eingriffe in die Fortpflanzung von Menschen. Dahinter stand die Idee, dass sich nur diejenigen fortpflanzen dürften, die es auch „wert" seien. Erbliche/ genetische, als minderwertig konnotierte gesellschaftliche Belastungen sollten z. B. durch Zwangssterilisationen vermieden werden, um die „Rasse" nicht zu schädigen.

10 Vgl. Weisbrod-Frey (2013), S. 104–106.

1.   Die „erblich minderwertige Bevölkerungsschicht" („negative Auslese")
Darunter subsumierten sich Erbkranke, Asoziale (Straffällige, Arbeitsscheue, Ver-
schuldete, Trinker, diejenigen mit unsittlichem Lebenswandel), also alle, die der
Zwangssterilisierung anheimfallen oder/und im Konzentrationslager landen sollten.

2.   Die „tragbare Bevölkerungsschicht"
Hierunter fielen die „Familien, deren Nachwuchs zwar keinen Gewinn für die Volksgemeinschaft darstellt … aber auch keine ernstliche Belastung …".[11] Von dieser Gruppe
wurde eine unterdurchschnittliche Leistungsbereitschaft/-potenz erwartet. Sie sollten
nur gesundheitliche Hilfen erhalten, um nicht der Allgemeinheit zur Last zu fallen.

3.   Die „Durchschnittsbevölkerung"
Diese Gruppe wurde in das durchschnittliche Leistungspotential eingeordnet, sollte
aber „ehrende und fördernde" Maßnahmen erhalten, wie z. B. das Mutterkreuz, Aus-
bildungsbeihilfen, Ehestandsdarlehen etc.

4.   Die „Auslese"
Voraussetzung zur Einordnung in diese Bevölkerungsgruppe war der eigene physische und psychische Gesundheitszustand sowie der der Großeltern, Eltern, von deren
Geschwistern und deren Kindern, was sich in den „beruflichen Leistungen" und dem
„sozialen Aufstieg bei mehreren Familienmitgliedern" zeigen sollte. Zu dieser Gruppe
zählten auch die SS-Mitglieder und ihre Familien, die in den Konzentrationslagern
dann entsprechend hochwertige Pflege durch NS-Schwestern erhielten.

Betrachtet man die Häftlinge der Konzentrationslager, so sollte deren Krankenpflege
im Verletzungs- oder Krankheitsfall minimalistisch ausfallen, lediglich mit dem Ziel
der Wiederherstellung der Arbeitskraft.

NS-Krankenschwestern als politische Schwesternschaft

Mit der Gründung der NS-Schwesternschaft 1934[12] als „neuer Schwesterntyp"[13] erfuhr
das berufliche Ethos der Krankenschwestern einen radikalen Paradigmenwechsel.
Es orientierte sich nun an der Ideologie der Rassenhygiene und der oben skizzierten
„Wertigkeit" der zu Pflegenden und zu Versorgenden.

---

11 Zit. n. Weisbrod-Frey (2013), S. 104.
12 Zur ausführlichen Geschichte der NS-Schwesternschaft verweise ich auf die Forschung von Breiding
(1998).
13 Fischer u. a. (1940), S. 323.

Gegründet wurde die NS-Schwesternschaft als Parteiorganisation für die exklusive Betreuung der NSDAP und der Parteiorganisationen und -veranstaltungen. Damit waren NS-Schwestern auch für die SS als „Elite" der NS-Volksgemeinschaft zuständig. Die „politischen" Schwestern sollten aber nicht nur die Mitglieder der SS betreuen. Eine private Beziehung einschließlich Eheschließung war systemgewünscht, die Schwestern wurden als Pendant zur SS als Elite ausgelobt.[14] Zur Durchsetzung der NS-rassenideologischen Ziele sollten sie auch die konfessionellen Gemeindeschwestern ersetzen, was aber bis zum Ende des Nationalsozialismus auch aufgrund des Schwesternmangels nur zum Teil erfolgen konnte. Wesentlich war die bewusste Abkehr von der christlichen Nächstenliebe. Die NS-Schwestern sollten stattdessen in einer NS-rassenhygienisch motivierten Überzeugung selektiv nur die erbbiologisch „Wertvollen" unterstützen.[15]

Die Bewerberinnen für diese Schwesternschaft mussten zunächst ihre „arische" Abstammung und politische Zuverlässigkeit nachweisen.[16] Die anderthalbjährige Ausbildung umfasste einen sehr hohen Anteil an Stunden mit weltanschaulicher Schulung, der offenbar die praktische Ausbildung zu kurz kommen ließ, wie der Sozialhygieniker Hans Harmsen in einer Aktennotiz bereits 1940 feststellte.[17]

Die Bewerberinnen- und Ausbildungszahl in dieser politischen Schwesternschaft führte nicht wie erwartet dazu, dass sie zur prominentesten Schwesternschaft wurde. Die NS-Schwesternschaft blieb mit nur 11.741 Mitgliedern 1941 weit hinter den karitativen Verbänden und dem Reichsbund freier Schwestern zurück.[18] Daher erfolgte 1942 die Fusion mit dem Reichsbund zum NS-Reichsbund Deutscher Schwestern (NSRDS) praktisch als „Kunstgriff". Der Reichsbund war im Rahmen der Gleichschaltung 1936 aus der Berufsgemeinschaft der freien Schwestern, die keinem Verband angehörten, hervorgegangen. Interessanterweise behielten die ehemaligen Reichsbundschwestern ihre blaue Tracht und konnten sich so von den originären NS-Schwestern abgrenzen.

Bis 1943 wurden die NS-Schwestern über die Gauoberinnen zu ihren Einsatzorten abgeordnet. Danach übernahm dies in Bezug auf den Dienst in den Konzentrationsla-

---

14 BArch Koblenz, N/1336/11, Persönliche Handakte Dr. Harmsen, Vertrauliche Denkschrift über das NS-Schwesternwesen, S. 14.

15 Gaida (2008), S. 21 f.

16 Fischer u. a. (1940), S. 325.

17 BArch Koblenz, N/1336/11, Persönliche Handakte Dr. Harmsen, Vertrauliche Denkschrift über das NS-Schwesternwesen, Aktennotiz vom 3. April 1940: Organisationsfragen des Schwesternwesens. Harmsen schrieb von einem zum Teil sehr umfangreichen weltanschaulichen Unterricht, der dazu führte, dass in einem Gau in anderthalb Jahren über 600 Unterrichtsstunden gegeben wurden und dabei notwendigerweise die praktische Ausbildung zu kurz kam.

18 Steppe (2013), S. 71. 1941 betrug die Zahl der Reichsbundschwestern 31.191 Personen. Nach der Fusion mit der NS-Schwesternschaft waren die konfessionellen Verbände 1943 mit insgesamt 126.000 Mitgliedern noch immer stärker besetzt. Das Deutsche Rote Kreuz (DRK) vereinigte einschließlich Helferinnen 93.685 Schwestern.

gern das SS-Führungshauptamt (SS-FHA). Trotz Fusion wurden die NSRDS-Schwestern als NS-Schwestern bezeichnet, wie die Abordnungspraxis des SS-FHA ausweist.[19]

Einsatz von NS-Schwestern in Konzentrationslagern im Häftlingsrevier und SS-Lagerlazarett

Mit der Eröffnung des Frauenkonzentrationslagers Lichtenburg im Dezember 1937 wurden erstmals NS-Schwestern in einem Häftlingsrevier eingesetzt. Der Einsatz von NS-Schwestern in den SS-Lagerlazaretten lässt sich in Bezug auf das KZ Dachau bereits für das Jahr 1935 vermuten.[20] Diese SS-Lagerlazarette, die sich in der Regel im SS-Garnisonsbereich befanden, ähnelten in Organisation und Aufbau den zivilen Krankenhäusern.[21] Für den erwünschten Nachwuchs der SS-Familien wurden in den Konzentrationslagern Dachau und Auschwitz-Birkenau auch Kreißsäle vorgehalten.

Frauen-Konzentrationslager Lichtenburg 1937–1939

Das erste zentrale Frauen-KZ im Schloss Lichtenburg wurde am 15. Dezember 1937 in Prettin an der Elbe eröffnet. Es war für 500 bis 600 weibliche Häftlinge konzipiert.[22] Mit der Auflösung des Frauen-KZ Moringen wurden in zwei Transporten 350 weibliche Häftlinge ins KZ Lichtenburg verbracht.[23] Kurz vor seiner Auflösung im April 1939 erreichte der Häftlingsbestand 1.065 Frauen.[24]

Die Quellenlage zum Häftlingsrevier des Frauen-KZ Lichtenburg ist bedauerlicherweise sehr schlecht. Die Räumlichkeiten des Häftlingsreviers befanden sich im ersten Stock des ehemaligen Schlosses, nun Konzentrationslager.[25] Es lassen sich neben der Lagerärztin Erika Köhler erstmals regelhaft insgesamt sechs NS-Schwestern nachwei-

---

19 Beispielhaft: BArch Berlin-Reinickendorf, Bestand der ehemaligen DD-WASt, SS-Schwestern, Personalakte 71636.
20 DaA, A-3802, Bauten und Gelände des KL. Die Gebäudeübersicht des KZ Dachau zeigt bereits für die frühe Nutzung eine Schwesternunterkunft, so dass angenommen werden muss, dass hier relativ früh NS-Schwestern zusätzlich zu den SS-Sanitätsdienstgraden eingesetzt wurden.
21 BArch Freiburg, N 756/307, Nachlass Vopersal, Kapitel SS-Lazarette. Vopersal führte insgesamt sieben Abteilungen auf (Innere Abteilung, Chirurgische Abteilung, Abteilung für Haut- und Geschlechtskrankheiten, Abteilung für Augenkranke und -verletzte, Abteilung Hals, Nasen und Ohren, Abt. VI blieb leer und Apotheke). Vermutlich war Abt. VI die Frauen- und Kinderabteilung, die in den KZs Dachau und Auschwitz vorgehalten wurde.
22 Fahrenberg/Hördler (2009), S. 167.
23 Hesse (2000), S. 110 f.
24 Hördler (2009), S. 18 f.
25 Diesen Hinweis verdanke ich Sven Langhammer, Prettin.

sen.[26] Diese gehörten zum SS-Gefolge, waren aber keine Mitglieder der SS. Abgeordnet wurden diese NS-Schwestern von der Generaloberin in Berlin, Grete Böttcher, deren Mitarbeiterin anhand einer ab 1936 erstellten „NS-Schwesternkartei" geeignete Personen auswählte.[27] Die Qualität der Krankenversorgung für das Frauen-KZ Lichtenburg lässt sich nicht mehr nachvollziehen, es existieren nur wenige Augenzeugenberichte. Zur Versorgung der SS-Mitglieder und ihrer Familien durch NS-Schwestern im Frauen-KZ Lichtenburg konnten (bislang) keine Quellen gefunden werden. Den dort tätigen NS-Schwestern standen bereits Häftlingspflegerinnen zur Verfügung, an die unangenehme Arbeiten delegiert werden konnten. Anders als später im KZ Ravensbrück wurden die NS-Schwestern in den wenigen Zeitzeugenberichten zur Krankenversorgung noch nicht „SS-Schwestern" genannt. Dass es nur wenige Aussagen zum Häftlingsrevier Lichtenburg gibt, lässt den Schluss zu, dass sich die Versorgung noch im Rahmen des Zulässigen befunden haben musste. Dies sollte sich im KZ Ravensbrück ändern.

Frauen-Konzentrationslager Ravensbrück 1939–1945

Als offizieller Eröffnungstermin des größten Frauen-Konzentrationslagers nahe dem Dorf Ravensbrück bei Fürstenberg (Kreis Templin) wird der 15. Mai 1939 angenommen. An diesem Tag gingen die ersten Häftlingstransporte vom KZ Lichtenburg dorthin.[28] Im Laufe des Bestehens des Lagers wurde das Revier um eine dritte Baracke und dann Ende 1943 um in Revierblöcke umgewidmete Wohnbaracken erweitert[29], was der sich permanent erhöhenden Häftlingszahl und der damit einhergehenden Kranken- und Verletztenzahl geschuldet war. Gegen Ende der Lagerzeit nahmen die Revierblöcke 25 Prozent der Wohnbaracken ein.

---

26 BArch Berlin-Lichterfelde, NS 31/21 und R 2/12177c (Haushaltsvoranschlag 1938).

27 Schlechter (2023), Quelleninventar Anhang Q6.

28 Leo (2006), S. 473.

29 Strebel (2003), S. 252; vgl. MGR, Sammlungen MGR/StBG: PRO WO 235/305, Aussage Dr. Rosenthal.

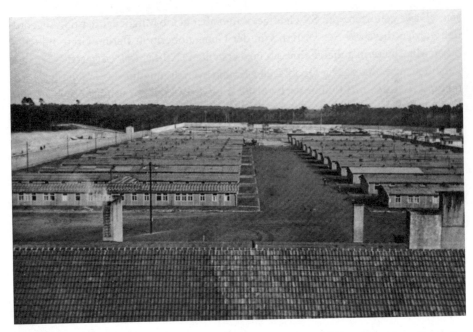

Abb. 1 Häftlingsrevier des Konzentrationslagers Ravensbrück auf der linken Seite; die ersten zwei Baracken waren durch einen Mittelgang verbunden[30]

Das Häftlingsrevier folgte dem Aufbau eines kleinen Krankenhauses mit zunächst einem Untersuchungszimmer, einer Schreibstube, einem Zimmer für die Lagerärztin / den Lagerarzt, einer Apotheke, einem Labor und dem Schwesternzimmer.[31] Hinzu kamen noch sogenannte Stübchen, in denen später aufgegebene kranke Häftlinge ermordet wurden.[32] Mit dem Beginn der Sulfonamidversuche an den polnischen Häftlingen wurde Mitte 1942 in Ravensbrück auch ein Röntgengerät angeschafft und ein Operationssaal eingerichtet. Vor 1942 versorgte man ca. 30 bis 70 Häftlinge, die sich wöchentlich krankmeldeten.[33] Dies änderte sich, als mit der zunehmenden Häftlingszahl eine entsprechende Überfüllung des Reviers erfolgte. Während in der Anfangsphase des Lagers jeder Patientin ein Bett zur Verfügung stand, belegten zum Ende seines Bestehens fünf Frauen zwei Betten, die dreigeschossig aufgestellt wurden und dann aneinanderstanden. Die Strohsäcke und die Bettwäsche wurden aufgrund des Man-

30 MGR, Sammlungen MGR/StBG: Fotothek, SS-Propaganda-Album 1941, Foto-Nr. 1642.
31 MGR, Sammlungen MGR/StBG: PRO WO 235/531, Planskizze von Doris Maase im vierten Ravensbrück-Prozess. Die oben genannte Aufzählung ist nicht vollständig, hinzu kamen noch ein Spülraum, ein Zahnarztraum, ein Zimmer für den Standortarzt und zwei Bestrahlungsräume.
32 Kiedrzyńska (1961), S. 98; Salvesen (1958), S. 109.
33 MGR, Sammlungen MGR/StBG: Buchmann-Bestand, SlgBu, Band 15, Nr. 17, Bericht Hilde Boy-Brandt: Überblick über die Reviertätigkeit vom März 1942 bis Ende April 1945.

gels kaum noch gewechselt.[34] Trotz Mehrfachbelegung der Betten konnten nicht mehr alle Kranken aufgenommen werden. Dies lässt auf eine Kontingentierung der Neuaufnahmen beim Krankenappell bzw. am Ambulanzwagen schließen, was allerdings nicht beweisbar ist. Eine Aufnahme aller sich meldenden kranken Häftlinge wäre aufgrund der Bettenzahl gar nicht möglich gewesen. Hinzu kam eine Mangelwirtschaft an allem, mit dem die NS-Schwestern haushalten und umgehen mussten.

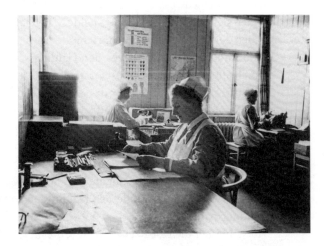

Abb. 2 Schwesternzimmer im Häftlingsrevier, im Vordergrund wahrscheinlich Oberschwester Margarethe Hoffmann; im Hintergrund ein Plakat mit den jeweiligen Winkeln und deren Bedeutung[35]

Wie viele NS-Schwestern im KZ Ravensbrück beschäftigt waren, lässt sich nicht mehr klären. Der SS-Haushaltsvoranschlag von 1939 benennt für das Häftlingsrevier zehn veranschlagte Krankenschwestern[36], was vom ehemaligen Häftling Anna Maria Spörri im ersten Ravensbrück-Prozess bestätigt wurde[37]. Nachweisbar sind mit vollem Namen insgesamt 14 Krankenschwestern für Ravensbrück.[38] Spörri sprach von „NS-Schwestern" wie auch von „Blauen" und bestätigte damit, dass die ehemaligen Reichsbundschwestern durch ihre blaue Tracht noch erkennbar waren. Die seit Januar 1943 amtierende Oberschwester Elisabeth Marschall bestätigte bei ihrem Dienstantritt sechs Schwestern.[39] Beide Zahlenangaben erscheinen gering, allerdings wurden die Krankenschwestern durch Häftlingspflegerinnen maßgeblich unterstützt und brauchten, wie die ehemalige Häftlingsärztin Ilse Reibmayr erklärte, nicht zu arbeiten, sondern nur zu kontrollieren.[40]

---

34 Interview mit Ilse Heinrich, ehemalige Revier-Patientin, am 21.6.2012 in Berlin.

35 MGR, Sammlungen MGR/StBG: Fotothek, SS-Propaganda-Album 1941, Foto Nr. 1659.

36 BArch Berlin-Lichterfelde, NS 3/479, Bl. 2–11, 2. Haushaltsvoranschlag 1939, Bl. 77–79 vom 17.7.1939.

37 MGR, Sammlungen MGR/StBG: PRO WO 309/420, Schriftliche Aussage Anna Maria Spörri, 1.2.1947, S. 148 (Paginierung durch die MGR).

38 Betzien (2018), Anhang S. 567 f.

39 MGR, Sammlungen MGR/StBG: PRO WO 235/307, Aussage Elisabeth Marschall, S. 40.

40 Privatarchiv Loretta Walz, Interview mit Dr. Ilse Reibmayr, S. 24.

Im Zeitzeugen-Narrativ findet sich für die NS-Schwestern des KZ Ravensbrück fast durchgängig die Bezeichnung „SS-Schwestern". Dies ist der von den Häftlingen nicht nur vermuteten Nähe dieser Krankenschwestern zur SS geschuldet. Im Nachfolgenden soll die Bezeichnung im Rückgriff auf die Häftlingsaussagen für Ravensbrück übernommen werden.

Die Aufgabenbereiche der Oberschwester, die in den Aussagen der ehemaligen Häftlinge nur „Oberschwester" genannt wurde, und der „einfachen" „SS-Schwestern" unterschieden sich, sie zeigen allerdings beide Male Handlungsspielräume auf. Zu den Kernaufgaben der Oberschwester gehörten:

- Koordinierung des Einsatzes der Häftlingsschwestern/Revierarbeiterinnen durch entsprechende Arbeitseinsatzpläne;
- Aufsicht und Kontrolle über das ärztliche Häftlingspersonal, das die eigentliche Krankenversorgungsarbeit leisten musste – z. T. durch persönliche Schikanen seitens der NS-Oberschwester, die in der Friedensgesellschaft einer im KZ internierten Ärztin beruflich und gesellschaftlich untergeordnet war, indem sie deren Kleidung vorschrieb[41];
- Oberaufsicht über Medikamente und Stärkungsmittel in der Apotheke, hier insbesondere die Kontrolle des Häftlingspersonals bei der Ausgabe an die Häftlingspatienten;
- Aufsicht über die Rot-Kreuz-Pakete[42], die im Häftlingsrevier gelagert wurden. Die Ausgabe erfolgte über die Oberschwester, die dies durchaus verweigerte;
- Teilnahme an der Ambulanzstunde/Revierstunde, in der sich morgens Häftlinge krankmelden und den Zugang zur ärztlichen Untersuchung erbitten konnten;
- Entscheidung über Aufnahmen außerhalb der Revierstunde.[43] Dies erfolgte bei akuten Erkrankungen oder Verletzungen, was in Ausnahmefällen nur durch die Oberschwester zugelassen werden konnte;
- Teilnahme und Entscheidungen bei der Aktion 14f13 und anderen Selektionen.[44] Hier ging es um die „Aussonderung" der nicht mehr arbeitsfähigen

---

41 Hier konnte die Oberschwester Ärztinnen, die ihr beruflich und gesellschaftlich in der Friedensgesellschaft übergeordnet waren, schikanieren, wie das Beispiel Dr. Zdenka Nedwedowá zeigt, die von Marschall despektierlich gezwungen wurde, einen angenähten Kragen an ihrem Kittel wieder zu entfernen. Nedwedowá-Nejedlá (2003), S. 101. Für Nedwedowá bedeutete der Kragen an der Häftlingsbekleidung, ein bisschen „in Zivil" gekleidet zu sein. Aber das wurde von der Oberschwester unterbunden.

42 Die Rot-Kreuz-Pakete und auch die Pakete der Angehörigen der Häftlinge passierten erst die SS und wurden gefleddert an das Revier weitergegeben. Die Oberschwester Marschall hielt diese Pakete zurück und leitete sie auch z. T. an das SS-Lazarett weiter. Vgl. MGR, Sammlungen MGR/StBG: Buchmann-Bestand, SlgBu, Band 15, Nr. 4a, Dr. Maria von Grabska, S. 3.

43 Hier konnte die Oberschwester autark über Annahme oder Ablehnung entscheiden. Eine Ablehnung konnte wie bei Appendizitis oder Darmverschlingung den Tod des Häftlings bedeuten.

44 MGR, Sammlungen MGR/StBG: PRO WO 235/307, Pag. 49, sowie Sign. F.7.Sal.1.AÜ-1, S. 451; Salvesen (1958), S. 229; BArch Berlin-Lichterfelde, NY 4178/55, schriftliche Aussage Erika Buchmann vom 17. Januar

Häftlinge zur Tötung in den Landesheilanstalten, später um den Transport in das Vernichtungslager Auschwitz;

– Vorauswahl der Zwangsprostituierten für die Häftlingsbordelle.[45] Die Oberschwester hatte die Entscheidungsgewalt darüber, welche der zunächst als potentielle Zwangsprostituierte ausgewählten Häftlinge der SS vorgestellt werden sollten;

– Oberaufsicht über das „Kinderzimmer" und die Versorgung der Säuglinge.[46] Hier ging es im Wesentlichen um die Kontrolle der zuständigen Häftlingsärztin und der Häftlingsschwestern, die die Säuglinge in bestimmten Barackenräumen versorgen sollten. Ein Überleben der Säuglinge war nicht die Zielsetzung.

Demgegenüber gestaltete sich der Kernaufgabenbereich der „SS-Schwestern" wie folgt:

– Delegation der Pflege an die Häftlingsschwestern und deren Aufsicht, so dass es ihnen unmöglich gemacht werden sollte, den Patientinnen Hilfe über das erlaubte minimalistische Maß hinaus zu gewähren;

– Versorgung der Häftlinge am Ambulanzwagen.[47] Hier ging es um die Entscheidung, ob die Häftlinge zur medizinischen Revierstunde aufgenommen werden sollten, und wenn dies verweigert wurde, um minimalistische Sofort-Versorgung mit Tabletten und Salben am Ambulanzwagen;

– Ausstellung der Bett- und Innendienstkarten[48], die es den erkrankten oder verletzten Häftlingen ermöglichte, die Rekonvaleszenz für einige Tage in der

---

1947. Buchmann schreibt von „aktiver Teilnahme" der Oberschwester bei den Selektionen. – Es handelte sich hier auch um „Karteikarten-Selektionen", bei denen die Oberschwester Marschall abends anhand von Karteikarten die Häftlinge selektierte, die nicht gesund waren oder Vorerkrankungen hatten und auf den Transport nach Auschwitz geschickt wurden.

45 MGR, Sammlungen MGR/StBG: PRO WO 309/419, S. 16, Aussage Carmen Mory. Bei der ersten „Sichtung" der sich „freiwillig" zur Bordellarbeit meldenden Frauen nahm die Oberschwester teil und entschied darüber, welche Frauen den SS-Ärzten zur endgültigen Auswahl vorgestellt wurden.

46 Nachdem Frauen, die den Warschauer Aufstand überlebt hatten, nach Ravensbrück deportiert worden waren, wurden dort auch Kinder geboren. Diese Säuglinge wurden in einer besonderen Baracke aufbewahrt. Die Oberschwester hielt die durch die Rot-Kreuz-Pakete vorhandenen Nahrungsmittel, wie Milchpulver und Haferflocken, sowie Bekleidung und Decken zurück. Interview mit Marie-Jo Chombard de Lauwe am 27.10.2011 in Rothau. Chombard de Lauwe war Häftlingsschwester im „Kinderzimmer" und insistierte bei Marschall auf Unterstützung, die diese verweigerte.

47 Am sogenannten Ambulanzwagen vor dem Häftlingsrevier hatten morgens eine oder zwei „SS-Schwestern" Dienst, die darüber entschieden, welche der sich krankmeldenden Häftlinge zur medizinischen Revierstunde aufgenommen wurden. Der Ambulanzwagen enthielt nur wenige Arzneimittel und Verbandsstoff zur Versorgung von Wunden sowie Tabletten. Auch hier waren Häftlingsschwestern zur eigentlichen Untersuchung eingeteilt. Eine Ablehnung der Aufnahme zur Revierstunde konnte schwerwiegende gesundheitliche Folgen für die Häftlinge haben.

48 Bett- bzw. Innendienstkarten erhielten Patientinnen, die zwar arbeitsunfähig waren, aber keinen Revieraufenthalt zugestanden bekamen. Sie blieben dann für eine bestimmte Dauer im Wohnblock.

Wohnbaracke entweder bettlägerig zu verbringen oder sich mit kleineren Arbeiten wie Stricken am Tisch zu beschäftigen;

– Verabreichung der Medikation an im Häftlingsrevier befindliche Patientinnen;

– Teilnahme an den medizinischen Experimenten[49], insbesondere den Sulfonamidversuchen ab Sommer 1942, durch Vorbereitung der ausgewählten Häftlinge zur Operation, Essensausgabe in der entsprechenden Baracke und Nachsorge bzw. Kontrolle der Versuchsopfer;

– Kontrolle der zu Krankenblöcken umgewidmeten Wohnbaracken, die einzelnen NS-Schwestern zugewiesen wurden. Auch hier wurden die Häftlingsschwestern, die die eigentliche Versorgung durchführten, in ihrem Handeln kontrolliert sowie die Patientinnen in diesen Blöcken;

– Tötung von Patientinnen durch „Abspritzen" oder Vergiftungen[50] zunächst durch Phenolspritzen vermutlich nach Anweisung. Die Vergiftungsaktion im Tuberkuloseblock erfolgte durch die Verabreichung eines angeblichen Schlafmittels, ebenfalls vermutlich auf Anweisung;

– Assistenz bei Geburten ab 1944 im Häftlingsrevier und bei der Führung des Geburtenbuchs.

Die Oberschwester wie auch die „SS-Schwestern" waren an die NS-Vorgaben der Krankenpflege und die ärztlichen Weisungen gebunden. Die Zielsetzung der Krankenversorgung in den Konzentrationslagern bestand nicht in der Gesundung der Patientinnen, sondern ausschließlich in der Wiederherstellung von deren Arbeitskraft. Hier ging man nach dem ökonomischen Minimalprinzip vor, das fordert, ein definiertes Ziel mit einem minimalen Aufwand zu erreichen. Und dennoch verfügten die „SS-Schwestern" in fast allen Arbeitsbereichen über einen (moralischen) Handlungsspielraum, den sie zugunsten oder zu Lasten der Patientinnen ausüben konnten.

Die Oberschwester schikanierte eine Häftlingsärztin nach eigenem Gutdünken.[51] Sie konnte in eigener Entscheidung Medikamente und Stärkungsmittel sowie den Inhalt der den Patientinnen zugedachten Pakete vorenthalten, was sie auch tat.[52] Sie konnte kranken oder schwerverletzten Häftlingen die Aufnahme im Revier außerhalb der Revierstunde verweigern, was sie im Fall von fünf verletzten/sterbenden Jüdinnen, die auf Schubkarren vor das Revier zur Aufnahme gefahren wurden, ebenfalls

---

49 MGR, Sammlungen MGR/StBG: PRO WO 311/511, Pag. 47, Deposition of Dr. Zofia Mączka vom 16. April 1946. Zur Teilnahme an diesen Experimenten, bei denen den Häftlingen Gasbrandbakterien und Fremdkörper in die aufgeschnittenen Beine eingegeben wurden, zählten die Vorbereitung und die Nachsorge.

50 Die zu ermordenden Patientinnen wurden im sogenannten Stübchen nach Anweisung durch eine Phenolspritze getötet. Darüber hinaus fand eine Vergiftungsaktion im Block der Tuberkulosekranken statt.

51 Nedwedowá-Nejedlá (2003), S. 101.

52 Vgl. MGR, Sammlungen MGR/StBG: PRO WO 235/305, S. 327, Aussage Claire van den Boom.

tat. Sie verbot den Häftlingsschwestern, diesen Frauen zu helfen.[53] Bei der Teilnahme an den Selektionen während der Aktion 14f13 entschied sie praktisch autark anhand der Karteikarten von Kranken oder nicht Arbeitsfähigen über Leben und Tod.[54] Die selektierten Frauen wurden zur Vergasung in die Heil- und Pflegeanstalt Bernburg geschickt. Bei der Vorauswahl der Zwangsprostituierten konnte die Oberschwester Marschall mitentscheiden, welche der Frauen in die Zwangsprostitution der Häftlingsbordelle gezwungen wurden. Die extrem hohe Säuglingssterblichkeit im „Kinderzimmer" mit ca. 90 Prozent[55] ist auch auf ihre Entscheidung zurückzuführen, für Säuglinge geeignete Nahrung und Decken zurückzuhalten.

Auch die „SS-Schwestern" mussten im Rahmen ihres Handlungsspielraums Entscheidungen treffen. Die Aufsicht über und Delegation der Pflege an die Häftlingsschwestern implizierte auch, deren tatsächliche Hilfsbereitschaft den Patientinnen gegenüber zu verhindern. Am Ambulanzwagen entschieden „SS-Schwestern" über die Aufnahme zur medizinischen Revierstunde, der eine stationäre Aufnahme folgen konnte. Bei unerwünschtem Verhalten mit Insistieren auf Zugang zur medizinischen Revierstunde durch Häftlinge wurde die „SS-Schwester" Liesbeth Krzok am Ambulanzwagen handgreiflich.[56]

Ausnahmen eines den Häftlingen im Revier zugewandten Verhaltens mit Rekurs auf das professionelle Pflegeethos sind lediglich in zwei Fällen nachweisbar. Die Polin Zofia Sokulska erinnerte sich nach ihrer Operation bei den Sulfonamidversuchen an eine mit der Nachsorge befasste Schwester Dora[57], die den polnischen Frauen sagte, dass sie sich für das, was sie hier sähe, schäme und dass sie nicht länger hier arbeiten wolle. Tatsächlich hätte sie nach dem Bericht Sokulskas ihren Arbeitsplatz verlassen. Das zweite, sehr bekannte Beispiel ist das der NS-Schwester Gerda Schröder, die nicht nur versuchte, den Häftlingen zu helfen, sondern sich auch dem Lagerwiderstand anschloss. Gerda Schröder wuchs in einem evangelisch geprägten Elternhaus auf. 1941 schloss sie ihre Ausbildung als Krankenschwester des Reichsbunds mit anschließender Weiterbildung zur Operationsschwester ab. Im April 1944 wurde sie nach Ravensbrück versetzt, was sie durch Eingaben bei Vorgesetzten vergeblich zu verhindern suchte. Schröder fiel in Ravensbrück bereits beim Dienst am Ambulanzwagen auf, da sie nach Meinung

---

53 MGR, Sammlungen MGR/StBG: PRO WO 235/305, S. 378, Aussage Dr. Le Porz; MGR, Sammlungen MGR/StBG: V813_18E1, Zeichnungen von Violette Lecoq. Violette Lecoq hat hierzu eine Zeichnung nach ihrer Befreiung gefertigt, die in der Mahn- und Gedenkstätte Ravensbrück einsehbar ist.

54 MGR, Sammlungen MGR/StBG: PRO WO 235/307, Pag. 49, sowie Sign. F.7.Sal.1.AÜ-1, S. 451; BArch Berlin-Lichterfelde, NY 4178/55, schriftliche Aussage Erika Buchmann vom 17. Januar 1947.

55 MGR, Sammlungen MGR/StBG: KL/27–1.

56 MGR, Sammlungen MGR/StBG: PRO WO 311/511, Deposition of Yvonne de Soignies, geb. Heymans. De Soignies sagte aus, dass sie selbst Krzok mehrere Male gesehen hatte, wie sie bei der Revierstunde Patientinnen getreten habe und einmal eine alte Frau, die schrie, an den Haaren gerissen und geschüttelt habe.

57 Kiedrzyńska (1970), Bericht Zofia Sokulska, S. 77–78. Bedauerlicherweise ist der Nachname nicht sicher. Es könnte sich um die NS-Schwester Dora Scheller gehandelt haben, die Ravensbrück 1942 oder 1943 wieder verließ. – Um Operationen zu verheimlichen, waren Häftlingsschwestern bei diesen ausgeschlossen.

der Vorgesetzten zu viele Kranke als Patientinnen ins Revier schickte. Daraufhin wurde sie vom dortigen Dienst abgezogen. Vermutlich in ihrer Eigenschaft als Operationsschwester nahm sie an den Sterilisationsversuchen ohne Narkose von Carl Clauberg[58] im Januar 1945 teil. Hier gab sie heimlich zwei schreienden Mädchen ein leichtes Narkosemittel und erlaubte der Häftlingsärztin Nedwedová, die Mädchen im Revier an diesem Tag und der darauffolgenden Nacht zu betreuen. Des Weiteren organisierte sie für die Häftlinge in der Apotheke Medikamente und versorgte die Häftlingsschwestern mit Injektionen und Stärkungsmitteln.[59] Ihre wichtigste Tätigkeit im Lagerwiderstand bestand darin, bei einer unerlaubten Reise nach Berlin ohne Abmeldung, um bei der Gauoberin ihre Versetzung aus Ravensbrück zu erreichen, eine Liste mit Namen der norwegischen Häftlinge über Mittelsmänner an den Grafen Bernadotte übermittelt zu haben.[60] Bernadotte organisierte die „Weißen Busse", die die skandinavischen Häftlinge am 7. April 1945 evakuierten. Gerda Schröder hat in ihrer Zeit in Ravensbrück die Einhaltung des NS-ideologisierten Krankenpflegeethos nicht beachtet und permanent wie massiv dagegen verstoßen. Mit dem norwegischen Häftling Sylvia Salvesen verband sie eine relativ enge Freundschaft. Nach dem Krieg wurde sie zunächst denunziert und 16 Monate lang in einem dänischen Lager interniert, da bei ihr die Teilnahme an Verbrechen an Häftlingen vermutet wurde. Sylvia Salvesen sorgte für ihre Ausreise nach Norwegen, wo sie sechs Jahre lang blieb. In ihrer Geburtsstadt Bad Oeynhausen arbeitete sie dann wieder als Krankenschwester.[61]

Die Haltung, die die „SS-Schwestern" den Häftlingen gegenüber einnahmen, begründete sich wesentlich durch ihre ideologische Überzeugung und ein als NS-Schwester gelerntes Berufsethos, das sich an der Kategorisierung der NS-Volksgemeinschaft orientierte. Eine weitere Kategorisierung innerhalb der Häftlingsgesellschaft durch sichtbare Winkel an der Bekleidung sorgte dann dafür, dass, wie das Beispiel der fünf sterbenden Jüdinnen vor dem Revier zeigt, eine Krankenversorgung gar nicht mehr stattfand.

Völlig anders als im Häftlingsrevier von Ravensbrück wird die Versorgung der SS-Mitglieder erfolgt sein. Für die medizinische Behandlung lässt sich lediglich im Südflügel, im Erdgeschoss der Kommandantur, eine SS-Zahnstation nachweisen.[62] Aufgrund

---

58 Nach der Aufgabe des KZ Auschwitz führte Clauberg seine Sterilisationsversuche in Ravensbrück an Sinti- und Roma-Frauen und -Mädchen fort.

59 MGR, Sammlungen MGR/StBG: Sign. F.7.Sal.1.AÜ-1, S. 190 und S. 204.

60 MGR, Sammlungen MGR/StBG: Sign. F.7.Sal.1.AÜ-1, S. 294 ff. und S. 343–351.

61 Catherine-Marie Degrace/Ilona Rühmann: Zwei Jahre Leben (Arte/ORB 1995).

62 E-Mail vom 28.1.2016 von Christian Kannenberg. Herr Kannenberg, der als Architekt mit der Sanierung und dem Umbau der Kommandantur der Mahn- und Gedenkstätte Ravensbrück (MGR) befasst war, hat mir in seiner E-Mail freundlicherweise den Zwischenbericht vom 13.11.2010 zur Haushaltsunterlage Bau zur Verfügung gestellt. Daraus ging hervor, dass die Abteilung „Lagerarzt" (mit Zahnstation) und das „Revier für SS-Angehörige" von 1939/40 bis April 1945 in der Kommandantur untergebracht waren. Als Quelle wurde in diesem Zwischenbericht Monika Herzog, ehemalige Mitarbeiterin der MGR, angegeben: „Arbeitspapier – Zusammenfassung Fragen und bauhistorische Aspekte im Rahmen der Zielplanung zur

der Zusammengehörigkeit der die Gesundheitsversorgung betreffenden Räumlichkeiten muss vermutet werden, dass sich hier auch SS-Lazaretträume befanden. Dies bestätigt auch die Gesamtdarstellung „FRAUENKONZENTRATIONSLAGER RAVENSBRÜCK" der Zentralen Stelle der Landesjustizverwaltungen in Ludwigsburg.[63] Der ehemalige politische Häftling Hildegard (Hilde) Brandt bestätigte ein „SS-Revier".[64] Nach Aussage des SS-Sanitätsdienstgrades (SS-SDG) Rudi Günnel befand sich das SS-Revier bis zum Zeitpunkt des Umzugs in die Kommandantur noch innerhalb des Häftlingsreviers, allerdings davon abgeteilt.[65] Zur Anwesenheit einer NS-Schwester sagte der SS-SDG Eugen Rose aus: „Die Geschäftsstelle des Standortarztes befand sich im Verwaltungsgebäude der Kommandantur. In diesem Gebäude hatte auch ich mein Schreibzimmer. Neben mir waren noch ein S. D. G. und eine Schwester in dem Zimmer."[66] Es kann sich hierbei nur um die NS-Schwester Frieda Rodefeld handeln, die 1959 zu ihrem Dienst für die SS ausführte: „Ich war im Lager Ravensbrück in der Kommandantur tätig. Mein Vorgesetzter war Dr. Trommer. Meine Aufgabe bestand darin, als Schwester die SS-Familien zu betreuen und sonstige in der Lagerverwaltung tätige Personen. Sämtliche Aufseherinnen unterstanden meiner schwesterlichen Betreuung."[67]

Weitere Quellen zur pflegerischen Versorgung der SS in Ravensbrück konnten bisher nicht aufgefunden werden.

Konzentrationslager Auschwitz 1942–1945

Das Frauen-Konzentrationslager Auschwitz im Stammlager wurde am 26. März 1942 mit dem ersten Transport von 999 Frauen eröffnet, die die Blöcke 1 bis 10 belegten.[68]

---

ehemaligen SS-Kommandantur und Kommandanturhof, Mahn- und Gedenkstätte Ravensbrück, 2.9.2008". Das Arbeitspapier selbst konnte nicht zur Verfügung gestellt werden.

63 BArch Ludwigsburg, ZStL, IV 409 AR-Z 39/59, S. 136. Hervorhebung im Original. Die Beschreibung des Parterres lautet: „Im Parterre lagen links vom Quergang die Räume der Politischen Abteilung, rechts davon die der Abteilung ‚Lagerarzt' und das Revier für SS-Angehörige, auf der gegenüberliegenden Seite war die Postzensur."

64 BArch Ludwigsburg, B 162/449, Bl. 222, Aussage von Hildegard Margarete Brandt, geb. Boy, geb. am 5.12.1909 in Berlin, am 13.1.1960 in Berlin.

65 BArch Ludwigsburg, B 162/454, Bl. 422–426, Aussage Rudi Günnel, geb. 21.3.1905 in Plauen/Vogtland, am 9.8.1973 durch das hessische LKA Wiesbaden in Bremen; Bl. 448–454: Aussage vom 30.10.1968 durch das LKA NW in Bremen. Günnel wurde am 10.5.1941 in das SS-Lazarett Berlin-Lichterfelde versetzt.

66 BArch Ludwigsburg, B 162/467, Bl. 227, Aussage Eugen Rose als Beschuldigter am 9.12.1947 im Spruchkammerverfahren; MGR, Sammlungen MGR/StBG: PRO WO 235/307, Pag. 40. Elisabeth Marschall bestätigte in ihrem Prozess, dass im „S. S. hospital" eine Krankenschwester beschäftigt war.

67 BArch Ludwigsburg, B 162/467, Bl. 173–175, Aussage Frieda Rodefeld in der Ermittlungssache Dr. Trommer am 20.1.1959 in Osnabrück.

68 Die ersten 144 Frauen, die bereits am 19.3.1942 in Auschwitz eintrafen, wurden alle erschossen. APMO, Berichte, Bd. 13, Bl. 165, Bericht des ehemaligen Häftlings Władysław Siwek, zit. n. Czech (1989), S. 186.

Das Frauen-Häftlingsrevier wurde in Block 3 untergebracht.[69] Nach der Beschreibung der Häftlingsärztin Margita Švalbová, die am 28. März 1942 nach Auschwitz deportiert wurde, befanden sich im Parterre die Ambulanz, Ärztezimmer und Krankensäle.[70] Letztere waren mit dreistöckigen Betten ausgestattet, es gab zusätzlich auch einen Waschraum für die Kranken. Offensichtlich gab es auch noch Medikamente. Das Frauenlager verblieb nur wenige Monate bis zur Fertigstellung des neuen Lagerkomplexes in Birkenau im Stammlager. Die Verlegung nach Birkenau fand in der zweiten Augusthälfte 1942 statt.[71]

Mit dem Umzug in den Lagerkomplex Birkenau wurde dort ein neues Frauen-Häftlingsrevier errichtet. Dieses soll hier nicht weiter ausgeführt werden, da die NS-Schwestern dort nicht sicher nachgewiesen werden können.

Die nach Auschwitz abgeordneten NS-Krankenschwestern wurden zunächst im KZ Ravensbrück „eingearbeitet".[72] Damit war Ravensbrück praktisch die Ausbildungsstätte für die Krankenversorgung weiblicher Häftlinge in Auschwitz. Für den Einsatz im Frauen-Häftlingsrevier im Stammlager lassen sich namentlich mindestens drei NS-Schwestern nachweisen, bei einer vierten ist dies nicht gesichert.

Die Krankenschwester Frieda Schirdewahn war zwischen April und Juli/August 1942 im Frauen-Häftlingsrevier beschäftigt. Über ihre Dienstausübung erwarb sie sich einen Ruf, von dem noch die SS-Lazarett-Oberschwester Maria Stromberger hörte, die erst Ende Oktober 1942 nach Schirdewahns Weggang aus Auschwitz eintraf.[73] Stromberger, die Schirdewahn nur aus Erzählungen vermutlich ihrer Kolleginnen kannte, beschrieb sie im Krakauer Höss-Prozess 1947 wie folgt:

> eine kleine, zarte und sehr lieb erscheinende Person, die jedoch eine der grausamsten deutschen Pflegerinnen war. Diese Schwester hat unsere Pflegerinnentracht geschändet für ewige Zeiten. Diese Schwester hat jeden Häftling, jede Frau, die schwach, ausgemergelt und voll Angst vor ihr stand mit einer Hetzpeitsche geschlagen.[74]

Schirdewahn nahm auch eigenständig Selektionen vor.[75] In ihrer Anschuldigung machte Stromberger die Identifikation mit der Tracht und dem Beruf deutlich, was sie mit dieser Formulierung auf alle Krankenschwestern übertrug. Schirdewahn ver-

---

69 Strzelecka (1999), S. 368.
70 APMO, Oświadczenia t. 124, Str. 152–166, Ośw./Schvalbova/3004, Str. 153.
71 Strzelecka (1997), S. 64, hier Fußnote 80.
72 BArch Berlin-Reinickendorf, Bestand der ehemaligen DD-WASt, SS-Schwestern, Personalakte 70716, Brief des Chefs des WVHA D III, Dr. Lolling, an das SS-FHA vom 20. März 1942 mit der Forderung, vier NS-Schwestern mit „sofortiger Wirkung für das Lager Auschwitz abzustellen und dieselben zur Einarbeitung in das FKL. Ravensbrück zu schicken"; Brief des SS-FHA vom 26. März 1942 an die NS-Schwesternschaft Berlin zur Abordnung von vier NS-Schwestern zur Einarbeitung für das Frauen-KZ Auschwitz nach Ravensbrück.
73 IPN, GK 196/111, Aussage Stromberger, 12/1, S. 54.
74 DÖW, 5798, Aussage Stromberger, 12/1, Bl. 67.
75 APMO, Oświadczenia t. 124, Str. 152–166, Ośw./Schvalbova/3004, Str. 164.

ließ Auschwitz im Sommer 1942 und ließ sich nach Oberschlesien versetzen, wo sie zunächst in einer Infektionsstation und anschließend als Stationsschwester auf einer Kinderstation tätig war.[76] Martha Mzyk und Charlotte Nitschke begannen ihren Dienst im Frauen-Revier vermutlich auch im April 1942. Für Klara Vielauf, die ebenfalls wahrscheinlich im April 1942 im Auschwitz-Stammlager ihren Dienst antritt, wird die Tätigkeit im Frauen-Revier vermutet. Zu Charlotte Nitschke schrieb der Standortarzt Eduard Wirths in ihrer Beurteilung, dass sie ein Jahr lang im Frauenlager tätig gewesen sei.[77] Das würde bedeuten, dass zumindest eine der NS-Schwestern noch ca. ein Dreivierteljahr im Frauen-Revier Birkenau tätig war. Nach Aussage Maria Strombergers waren zwar „einige deutsche Schwestern" auch in Birkenau beschäftigt, aber nicht mehr nach ihrer Ankunft im Oktober 1942.[78] Ihre Tätigkeit im Frauen-Revier nahmen die NS-Schwestern analog zu Ravensbrück als Kontrollpersonen wahr, die eigentliche Krankenversorgung übernahmen Häftlingsschwestern.[79]

Zu den Verbrechen, die NS-Schwestern im Frauen-Revier begangen haben und die offenbar zu ihren dienstlichen Aufgaben gehörten, äußerten sich nach der Befreiung ehemalige Häftlinge. Zu Klara Vielauf sagte die Häftlingsärztin Margita Švalbová aus, dass diese bei Rundgängen im Lager ältere oder kranke Häftlinge aus den Blocks zur Vergasung holte.[80]

Dass kranke Häftlinge im Frauen-Revier des Stammlagers ermordet wurden, bestätigte Zofia Posmysz, die 1942 als Widerstandsmitglied von Krakau nach Auschwitz deportiert wurde, in ihrer autobiographischen Erzählung „Die Sängerin". Sie schrieb, dass Frauen mit Phlegmonen durch eine Injektion ins Herz ermordet wurden.[81] In Birkenau führte man diese Praxis fort.[82]

---

76 IPN, GK 196/111, Aussage Stromberger, 12/1, S. 54. Vgl. Kłodziński (1962), S. 103. Kłodziński bezog sich in seinem Artikel wahrscheinlich auf Strombergers Aussage.
77 BArch Berlin-Reinickendorf, Bestand der ehemaligen DD-WASt, SS-Schwestern, Personalakte 71162. Die Beurteilung von Dr. Wirths erfolgte nachgelagert nach der Aufgabe von Auschwitz im KZ Mittelbau-Dora.
78 IPN, GK 196/111, Aussage Stromberger, 12/1, S. 54. Im polnischsprachigen Protokoll steht übersetzt: „Allerdings wurden vor meiner Ankunft mehrere deutsche Krankenschwestern dem Frauenlager Birkenau zugeteilt."
79 APMO, Oświadczenia t. 124, Str. 152–166, Ośw./Schvalbova/3004, Str. 164.
80 APMO, Erinnerungen, Bd. 6, Bl. 43, Erinnerungen des ehem. weiblichen Häftlings M. Švalbová, zit. n. Strzelecka (1997), S. 40. – Das Krematorium im Stammlager befand sich unmittelbar an der Gaskammer. Bei Schwester Klara kann es sich nur um die NS-Schwester Klara Vielauf gehandelt haben.
81 Posmysz (1964), S. 28. Die Erzählung der „Sängerin" bezieht sich auf den Zeitraum unmittelbar vor der Verlegung des Frauenlagers nach Birkenau. Posmysz beschrieb den Arbeitseinsatz in der Strafkompanie Budy, das grausame Verhalten der Aufseherinnen und SS-Mitglieder. Als die „Sängerin" ihre Musiklehrerin durch die Verbringung ins Revier des Stammlagers retten wollte, warnte Posmysz diese und klärte sie darüber auf, dass Kranke dort mit Injektionen ins Herz ermordet wurden.
82 Fritz Bauer Institut, Archiv, Sammlung Frankfurter Auschwitz-Prozesse, FAP-1, HA, Bl. 2117: Schreiben von Zofia Posmysz an das Internationale Auschwitzkomitee Wien vom 28.9.1959.

Auch in Auschwitz wurden medizinische Versuche durchgeführt. Am bekanntesten sind die Sterilisationsversuche von Prof. Carl Clauberg und Dr. Horst Schumann.[83] Hier lässt sich anhand einer Fotografie mit hoher Wahrscheinlichkeit die Teilnahme einer NS-Schwester bei einem Sterilisationsversuch nachweisen.

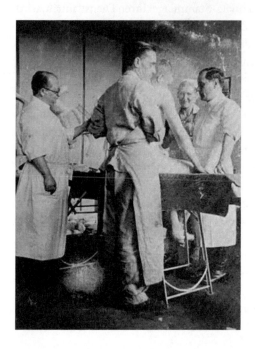

Abb. 3 Fotografie, links Prof. Clauberg, Mitte wahrscheinlich ein SS-Sanitätsdienstgrad, hinter dem OP-Tisch eine Krankenschwester, rechts Dr. Schumann[84]

Bei dieser in die Kamera lächelnden Krankenschwester mit Haube kann es sich nicht um eine Häftlingsschwester handeln, da eine solche kaum auf diese Weise posiert hätte. Darüber hinaus trugen Häftlingsschwestern keine Haube und auch keine Broschen wie die Person auf dem Foto. Theoretisch wäre es noch möglich, dass es sich hier um eine der sogenannten freiwilligen germanischen DRK-Schwesternhelferinnen aus den Niederlanden oder Belgien, die sich für Auschwitz nachweisen lassen, gehandelt hat. Diese hatten aber eine in der Regel nur wenige Monate dauernde Ausbildung erhalten und waren nicht für Assistenzen bei Operationen vorgesehen, sondern für Hilfstätigkeiten in den Krankensälen der SS-Lazarette und für administrative Aufgaben.

---

83 Prof. Clauberg führte im Stammlager in Block 10 an jüdischen und polnischen Frauen Sterilisationsversuche durch, indem er eine nitrithaltige Lösung innerhalb der Gebärmutter ohne Narkose in die Ovarien spritzte, die daraufhin verklebten. Dr. Schumann führte in Birkenau Sterilisationsversuche an Männern und im Stammlager an Frauen durch Röntgenbestrahlungen durch. Um die Wirksamkeit zu überprüfen, wurden den Männern nach einigen Wochen die Hoden entnommen.
84 APMO, DZ.I/9 dr. CLAUBERG Carl/lekarz.

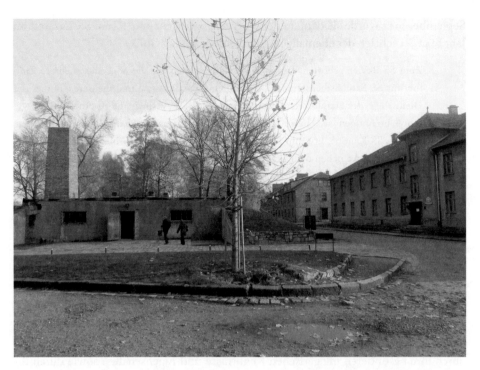

Abb. 4 Auschwitz-Stammlager, rechts SS-Lazarett, links Gaskammer und Krematorium[85]

Das SS-Lazarett im Stammlager befand sich zunächst im ersten Obergeschoss.[86] Im Parterre war bis Sommer 1943 die Politische Abteilung untergebracht, in der die verhörten Häftlinge gefoltert wurden. Deren Schreie waren im ganzen Lazarett zu hören.[87] Daher zog die Politische Abteilung auf Intervention des Chefarztes in eine neuerrichtete Baracke neben dem Krematorium um. Allerdings konnte man auch hier die Schreie aus den Verhören wahrnehmen und die Gefangenen von den Fenstern aus sehen. Nach dem Auszug der Politischen Abteilung wurde das SS-Lazarett umgestaltet und erweitert. Die „Familiensprechstunde" für die Angehörigen der Lager-SS fand ab 1942 zunächst in der Lagerschule an dem Fluss Soła dienstags und freitags um 15 Uhr statt.[88] Ab

---

85 Fotografie von Petra Betzien vom 12.11.2013.
86 APMO, Oświadczenia t. 12, Str. 44–65, Ośw./Pyś/348, nr inw 48309, Str. 65: Zeichnung von Edward Pyś am 11.9.1960.
87 Fritz Bauer Institut, Archiv, Sammlung Frankfurter Auschwitz-Prozesse, Nachlass Hermann Langbein Band 49, S. 3: Bericht Zdzisław Mikołajski am 11.5.1964 an das Internationale Auschwitz-Komitee in Warschau. Mikołajski war von Frühjahr 1941 bis November 1943 in der SS-Zahnstation im SS-Lazarett beschäftigt.
88 APMO, D-AU I-1/7, Standortbefehl 19/42 vom 23.7.1942.

September 1942 wurde sie dann in der SS-Siedlung abgehalten.[89] Zum SS-Lazarett im Jahr 1942/43 schrieb der ehemalige Revierhäftling Ignacy Golik:

> Zum SS-Revier gehörten damals die Krankenstuben für die SS-Leute, mehrere Zimmer für SS-Sanitätsdienstgrade, Zahnstation, Operationssaal und mehrere Zimmer der Dienststelle des Standortarztes im 1. Stock des Blockes, sowie die Apotheke im Erdgeschoß. Im übrigen [sic!] befand sich im Erdgeschoß damals noch die Politische Abteilung und die SS-Kantine. Etwa im Sommer 1943 kam die Politische Abteilung in eine neuererrichtete Baracke neben dem alten Krematorium, in die freigewordenen Räume kam die Zahnstation.[90]

Den Dienst an den Mitgliedern der SS und ihren Familienangehörigen nahmen die NS-Schwestern wahr. Sie wurden von männlichen Häftlingen unterstützt, die im gesamten SS-Lazarett Hilfs- und Zuarbeiten wahrnehmen mussten. Die offiziellen Aufgabenbereiche der Oberschwester und der ihr zugeordneten NS-Schwestern im SS-Lazarett sind nicht dokumentiert bzw. nachzuweisen. Zu den im SS-Lazarett beschäftigten NS-Schwestern haben sich der ehemalige Standortarzt Eduard Wirths in seinen Dienstzeugnissen nach der Aufgabe von Auschwitz und die ehemaligen Revierhäftlinge geäußert. Wirths schrieb zu Charlotte Nitschke: „Bei der Pflege der kranken Truppenangehörigen hat sie sich unermüdlich und aufopferungsbereit eingesetzt und durch ihre besonderen pflegerischen Kenntnisse und Eigenschaften sowie durch ihr fachliches Können und Wissen überdurchschnittliches [sic!] geleistet."[91]

Diese Beurteilung, 1945 in Mittelbau-Dora verfasst, wurde von Wirths im Hinblick auf die Nachkriegszeit geschrieben. Dennoch geht daraus hervor, dass hier eine NS-Schwester ihren Dienst an ihren SS-Patient:innen nach traditionellem Pflegeethos versah. Die ehemaligen Revierhäftlinge äußerten sich lediglich zum Verhältnis zu diesen Schwestern in eigener Sache. Sie fürchteten sich vor potentiellen Denunziationen der NS-Schwestern. Hermann Langbein, Revierschreiber von Dr. Wirths, beschrieb die NS-Schwestern in Bezug auf die Behandlung der Häftlinge und die Ermordungen als ignorant. Sie stellten sich „blind und taub, wenn sie etwas erfuhren".[92] Die Menschen, die zur Gaskammer direkt gegenüber dem SS-Lazarett gebracht wurden, deren Schreie und die der Verhörten in der Politischen Abteilung waren nicht zu übersehen und zu überhören. Edward Pyś berichtete, dass die NS-Schwester Martha Mzyk mit dem SS-Sanitätsdienstgrad Ontl ein Verhältnis unterhielt, obwohl sie verheiratet war und ihr

---

89 APMO, D-AU I-1/7, Standortbefehl 24/42 vom 10.9.1942.
90 Fritz Bauer Institut, Archiv, Sammlung Frankfurter Auschwitz-Prozesse, FAP-1, HA, Bl. 2389: Protokoll der Aussage von Ignacy Golik vor dem Landgericht Frankfurt a. M. am 13.10.1959.
91 BArch Berlin-Reinickendorf, Bestand der ehemaligen DD-WASt, SS-Schwestern, Personalakte 71219, Beurteilung Dr. Wirths.
92 Langbein (1995), S. 678.

Mann sie oft in Auschwitz besuchte.[93] Er fügte als persönliche Wahrnehmung hinzu, dass man dieser Schwester nicht trauen konnte. Auch die NS-Schwester Magdalene Kuntze unterhielt nach Pyś' Angaben eine sehr starke Nähe zur SS, und zwar zum Leiter der Politischen Abteilung, Karl Schurz. Die NS-Schwester Meta Franke beschrieb er als Schlesierin, die gut polnisch sprach und die sich durch Denunziationen bei ihren Vorgesetzten beliebt machen wollte.[94]

Das SS-Lagerlazarett Birkenau, das im September 1944 eröffnet wurde, war im „Pavillon-Stil" erbaut worden. Jede einzelne Klinik hatte ihre eigene Baracke (Unterkunftsbaracke, Wirtschaftsbaracke, Baracke „Familien Abteilung" mit Müttertrakt, Chirurgie, Internistische Abteilung, Infektionsabteilung, Küche).[95] Der Einsatz der NS-Schwestern und der freiwilligen germanischen DRK-Schwesternhelferinnen lässt sich hier nur noch über ihre Unterschriften auf den Begleitscheinen für medizinische Proben an das SS-Hygieneinstitut Rajsko nachweisen. Zur eigentlichen Dienstausübung in Birkenau wurden keine Quellen gefunden.

Obwohl die Begleitscheine für Rajsko belegen, dass das SS-Lazarett Birkenau bereits im Sommer 1944 (zumindest teilweise) in Betrieb genommen wurde, fand die feierliche Eröffnung erst im September dieses Jahres statt. Hier zeigen zwei Fotografien aus dem Höcker-Album[96], wie sich vier NS-Schwestern in brauner Tracht mit SS-Offizieren durch die SS-Garnison auf den Weg zur Eröffnungsfeier machen[97]. Gerade auf der Fotografie mit der Signatur 34816 zeigt sich die Verbundenheit der NS-Schwestern mit den SS-Offizieren, die beim Gang durch die SS-Garnison lächelnd auf die ebenfalls lächelnden NS-Schwestern – eine von ihnen lacht – blicken. Deutlich erkennbar sind auch die braunen „Ausgeh-Hauben" mit Swastika-Rand.

---

93 APMO, Oświadzenia t. 12, Str. 44–65, Ośw./Pyś/348, Nr. Inw. 48309, Str. 51.
94 APMO, Oświadzenia t. 12, Str. 44–65, Ośw./Pyś/348, Nr. Inw. 48309, Str. 51.
95 APMO, Au II BW 36/2, Lageplan vom 9.6.1943.
96 Das sogenannte Höcker-Album enthält 116 Fotografien, die der SS-Obersturmführer Karl-Friedrich Höcker in seiner Zeit ab Mai 1944 im KZ Auschwitz gemacht hat. Es zeigt überwiegend Mitglieder des Lagerpersonals (SS- und Gefolgschaftsmitglieder) bei verschiedenen dienstlichen Situationen und Freizeitaktivitäten. Dieses Album wurde im Januar 2007 durch einen US-amerikanischen ehemaligen Nachrichtenoffizier, der es 1945 in Frankfurt am Main an sich genommen und verwahrt hatte, an das United States Holocaust Memorial Museum übergeben und ist nun zugänglich.
97 USHMM, Karl-Höcker-Album, Fotografien 34816, 34817, Internet: https://collections.ushmm.org/ search/catalog/pa1163753 (letzter Zugriff: 1.2.2023).

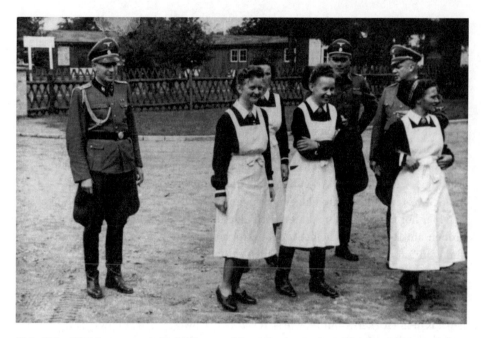

Abb. 5 Vier NS-Schwestern mit SS-Offizieren auf dem Weg zur Eröffnungsfeier des SS-Lazaretts im Konzentrationslager Auschwitz-Birkenau am 1. September 1944[98]

Die österreichische NS-Schwester Maria Stromberger[99], die ursprünglich dem Reichsbund freier Schwestern angehört hatte, ist dem Lagerwiderstand in Auschwitz zuzu-
ordnen. Stromberger stammte, wie Gerda Schröder, aus einem christlichen Elternhaus. Sie ließ sich auf eigenen Wunsch als Oberschwester nach Auschwitz versetzen,
um die Gerüchte über die Verbrechen dort, die sie nicht glauben konnte, selbst überprüfen zu können. Sie bezeichnete sich selbst als „freie Schwester", was auf ihre ur-
sprüngliche Zugehörigkeit zum Reichsbund hinweist.[100] Nach Aussagen von Edward
Pyś trauten die Revierhäftlinge Stromberger zunächst nicht. Sie zeigte sich ihnen
gegenüber zunächst reserviert, war aber auch bei den NS-Schwestern nicht beliebt.[101]

---

98 USHMM, Karl-Höcker-Album, Fotografie 34816. Bei den mittleren drei NS-Schwestern sind durch die
Schürzen halb- bzw. fast verdeckte Ehrenzeichen zu erkennen. Dies scheinen die Kriegsverdienstmedail-
len zu sein, die den NS-Schwestern Erna Tietje, Martha Mzyk und Charlotte Nitschke verliehen wurden
(s. Fußnoten 142–144). Somit lassen sich die Identitäten von drei Schwestern auf dieser Fotografie vermutlich aufklären. Jedoch können sie nicht den abgebildeten Personen direkt zugeordnet werden.
99 Ausführlich zu Maria Stromberger: Eder (2007); Walser (2021).
100 Walser (1988), S. 70. Nach eigenen Angaben konnte Stromberger die Verbrechen „als alte Österrei-
cherin" kaum glauben, denn die Österreicher wären immer human und tolerant gewesen. Hier werden eine
sehr individuelle Wahrnehmung und eindeutige Abgrenzung zu „Deutschland" bzw. den Deutschen deutlich. DÖW, 5798, Aussage Stromberger, 11/1, Bl. 65. Hier wurde „freie Pflegerin" übersetzt. Im Original-Pro-
tokoll wird die Bezeichnung „wolna pielęgniarka" verwendet.
101 APMO, Oświadczenia t. 12, Str. 44–65, Ośw./Pyś/348, nr inw 48309, Str. 51, Aussage Edward Pyś.

Prägender Vorfall in Auschwitz war für Stromberger die Erschießung eines Häftlings vor dem SS-Lazarett, der in den elektrisch geladenen Zaun laufen wollte. Sie realisierte nun den eigentlichen Charakter von Auschwitz.[102] Im Januar 1943 sah Stromberger in Schwesterntracht vor dem SS-Lazarett drei LKWs, die mit Häftlingen an ihr vorbei zur Vergasung nach Birkenau fuhren und ihr die Hände entgegenstreckten. Ein drittes Ereignis, das zu ihrer Hinwendung zum Widerstand beitrug, bestand darin, dass sie einen gefolterten Häftling sah, der aus der Politischen Abteilung geführt wurde, und die SS-Männer ihr erklärten, dass die soeben gehörten Schreie, die „Auschwitzer Sirene", öfter zu hören seien.[103] Stromberger begab sich verbotenerweise in das Häftlingsrevier des Stammlagers und übergab dort Lebensmittel, Rotwein und Medizin.[104] 1943 organisierte sie für die Revierhäftlinge eine heimliche Weihnachtsfeier auf dem Dachboden des SS-Lazaretts.[105] Der ehemalige Häftling Stanisław Kłodziński schrieb später, dass der Name „Schwester" in Verbindung mit Stromberger mehr und mehr zum Symbol der Hoffnung im Kampf gegen die SS wurde.[106] In Birkenau war Stromberger im Müttertrakt tätig.[107] 1944 schloss sie sich der „Kampfgruppe Auschwitz" an, der auch Edward Pyś und Hermann Langbein angehörten.[108] Eine ihrer Aufgaben war es, als Kurierin Informationen an den polnischen Widerstand außerhalb des Lagers zu überbringen. Ab Sommer 1944 schmuggelte sie regelmäßig Pakete, die Informationen, Pläne, Fotografien und andere Beweismittel enthielten, aus dem KZ heraus und übergab diese Mitgliedern der polnischen Untergrundbewegung, die sie über Krakau nach London übermittelten.[109] Darüber hinaus brachte sie zwei Handfeuerwaffen ihres verstorbenen Vaters und Munition[110] sowie Sprengstoff ins KZ[111].

Im Dezember 1944 wurde Stromberger aus gesundheitlichen Gründen von Erna Tietje als Oberschwester abgelöst und zunächst nach Berlin versetzt.[112] Am 31. Januar

---

102 Privatarchiv Anna Pyś, Aufzeichnung von Edward Pyś: Siostra Maria, S. 5; Die Geschichte der Maria Stromberger – Der Engel von Auschwitz (ORF 2016), Timecode 08:45–09:31, Interview mit Edward Pyś. Nach diesem Ereignis blieb Maria Stromberger für drei Tage der Arbeit fern.
103 IPN, GK 196/111, 13/2, S. 57.
104 Privatarchiv Anna Pyś, Aufzeichnung von Edward Pyś: Siostra Maria, S. 6; Kłodziński (1962), S. 103. Der Rotwein war für den kranken Häftling Eugeniusz Niedojadło, einen Arzt, bestimmt.
105 APMO, Oświadczenia t. 40, Str. 135–139, Ośw./BAS/845, nr inw 107170, Aussage Ludwig Bas in Auschwitz am 4.12.1963, S. 5; APMO, Oświadczenia t. 12, Str. 44–65, Ośw./Pyś/348, nr inw 48309, S. 11.
106 Kłodziński (1962), S. 104. Der polnische Text lautet: „Imię Schwester coraz to częściej stawało się dla więźniów paracujących w pobliżu SS-Revieru symbolem nadziej i otuchy." Hervorhebungen im Original.
107 DÖW, 5798, Aussage Stromberger, 19/2, Bl. 84.
108 Eder (2007), S. 22 f. Die „Kampfgruppe Auschwitz" wurde durch die Österreicher Hermann Langbein und Ernst Burger sowie die Polen Józef Cyrankiewicz und Tadeusz Holuj geleitet. Cyrankiewicz war von 1947 bis 1952 und 1954 bis 1970 polnischer Ministerpräsident, von 1952 bis 1954 stellvertretender Ministerpräsident.
109 Eder (2007), S. 25.
110 Walser (1988), S. 74.
111 Fritz Bauer Institut, Archiv, Sammlung Frankfurter Auschwitz-Prozesse, Nachlass Hermann Langbein, Band 33, o. Bl.: Schreiben von Pyś an Langbein vom 29.3.1955.
112 Eder (2007), S. 29.

1945 reiste sie nach Bregenz und wurde 1946 unter dem Vorwurf, Häftlinge mit Phenol ermordet zu haben, interniert.[113] Durch Interventionen der ehemaligen Häftlinge Edward Pyś und Józef Cyrankiewicz, der nun Generalsekretär der Sozialistischen Partei Polens und Minister ohne Geschäftsbereich der Regierung war, wurde sie am 13. September 1946 durch einen Gnadenakt wieder entlassen.[114] Offiziell rehabilitierte man sie aber erst nach ihren Aussagen im Auschwitz-Prozess gegen Rudolf Höss in Krakau. Die Rückkehr in ein „normales" Leben nach Auschwitz war Stromberger nicht mehr möglich. Sie konnte nicht mehr in den Beruf als Krankenschwester zurückkehren und versuchte sich mit Aushilfstätigkeiten über Wasser zu halten.[115] Mit Edward Pyś verband sie bis zu ihrem Tod 1957 ein herzlicher Schriftwechsel.[116] Sie unterschrieb fast alle ihre Briefe mit „Ihre Schwester Maria". Damit verdeutlichte sie ihre Identifikation mit dem Krankenschwestern-Beruf und seinem traditionellen Ethos.

Krankenpflege nach NS-Zielsetzung und Weisung – Handlungsspielräume?

Die Vorgaben der Krankenpflege für Häftlinge sowie SS-Mitglieder und deren Familien waren für die NS-Schwestern klar definiert. Für Häftlinge fand sie unter dem Primat der Wiederherstellung der Arbeitsfähigkeit unter Einsatz des minimal möglichen Aufwands statt. Für die „Elite" der NS-Volksgemeinschaft, die SS, galt die Einhaltung des traditionellen Pflegeethos und das Ziel der Wiederherstellung von Gesundheit und Lebensfreude.[117]

Gerade im Hinblick auf NS-Schwestern, die gegen das NS-Regelwerk verstießen, ist zu fragen, welchen Handlungsspielraum sie bei der Versorgung der Häftlingspatientinnen überhaupt wahrnehmen konnten. Zu beachten ist, dass jede dieser Krankenschwestern mit der Kontrolle durch Kolleginnen und die Oberschwester sowie anschließender Denunziation rechnen musste.

---

113 Eder (2007), S. 30.
114 Langbein (1982), S. 265.
115 Eder (2007), S. 34.
116 Privatarchiv Anna Pyś, Briefe von Maria Stromberger an Edward Pyś.
117 BArch Freiburg, N 756/304/a, Kopie eines Zeitungsartikels von 1942 ohne Angabe von Zeitungsnamen, Erscheinungsort und Datum, Überschrift „Vergeßt sie nicht!". Der Artikel bezieht sich auf den Dienst der NS-Schwestern in einem SS-Lazarett in Krakau und beschreibt einen altruistischen pflegerischen Einsatz der Krankenschwestern für die SS-Männer.

Erklärungsmechanismen der NS-Krankenschwestern nach 1945

Nach dem verlorenen Krieg mussten sich nur drei der NS-Schwestern aus Ravens-brück der britischen Militärjustiz stellen. Die Anklagen bezogen sich ausschließlich auf Verbrechen gegen alliierte Häftlinge. Der erste der sechs Ravensbrück-Prozesse fand zwischen dem 5. Dezember 1946 und dem 3. Februar 1947 in Hamburg statt. Hier war auch die ehemalige Oberschwester Elisabeth Marschall als unmittelbare Täterin angeklagt. Anette Kretzer hat zur NS-Täterinnenschaft die Wahrnehmung und Schuld-zuweisung in Bezug auf die Kategorie (weibliches) Geschlecht untersucht.[118] Und auf den Verstoß gegen die Zuweisungen bezüglich dieser (weiblichen) Kategorie, die aus dem bürgerlichen Frauenbild stammten, rekurrierte auch das Gericht in seiner An-klage sowie Elisabeth Marschall selbst in ihrer Verteidigungsstrategie. Der ehemalige Revierhäftling Sylvia Salvesen warf Marschall vor, sich nicht wie Florence Nightingale verhalten zu haben.[119] Hier wird eine bestimmte Erwartung der Häftlinge zur Einhal-tung des Pflegeethos deutlich, dem die NS-Schwestern nicht entsprachen. Marschall gab an, die Kranken, denen man aus Mangel keine Lebensmittel mehr hätte geben kön-nen, doch wenigstens besucht zu haben, wie es ihre Pflicht als Schwester war, und auch für die Patientinnen gekocht und gebacken zu haben.[120] Kretzer schreibt, Marschall habe eine „Traditionslinie konstruiert, die vom Helfenden und Pflegenden zu den Ide-alen fürsorglicher, mütterlicher und weichherziger Weiblichkeit führte […]".[121] Und das musste nach Marschalls Strategie eine Teilnahme an den ihr zur Last gelegten Ver-brechen ausschließen. Dies bezog sich insbesondere auf den Vorwurf der verweigerten Versorgung der Säuglinge im „Kinderzimmer", die daraufhin starben. In Bezug auf die Vergiftungsaktion der Tuberkulosekranken insistierte sie, dies auf Weisung des Stand-ortarztes initiiert zu haben, und rekurrierte auf ihre Gehorsamspflicht.[122] Marschalls Verteidigungsstrategie bestand im Leugnen sowie in Erklärungen darüber, alles für die Häftlinge und Säuglinge getan oder versucht zu haben, was von ihr als Oberschwester und als Frau erwartbar war. Das Gericht warf ihr vor, gegen ihre Weiblichkeit versto-ßen zu haben und eben keine Florence Nightingale gewesen zu sein. Marschall wurde zum Tode verurteilt und hingerichtet.

Im vierten Ravensbrück-Prozess von Mai bis Juni 1948 wurden die NS-Schwestern Liesbeth Krzok und Martha Haake angeklagt. Krzok gab zu, kranke Häftlinge in der Ambulanzstunde misshandelt und zurückgeschickt zu haben. Ihre Begründung ging

---

118 Kretzer (2009).
119 MGR, Sammlungen MGR/StBG: PRO WO 235/305, S. 112, Aussage von Salvesen: „I am afraid we all had the picture of Florence Nightingale in our hearts; we thought that a nurse was bound to help, sworn to help, ill people and nobody but ill people, any nation at any time. I think that was what hurt me and my prisoner friends most: to see doctors, sisters and nurses sink so low and forget their duty."
120 MGR, Sammlungen MGR/StBG: PRO WO 235/307, S. 42.
121 Kretzer (2009), S. 291.
122 MGR, Sammlungen MGR/StBG: PRO WO 235/307, S. 49.

dahin, dass die Ambulanzstunde überfüllt war und die Häftlinge unruhig wurden. Weiter wurde ihr vorgeworfen, wahnsinnig gewordene Häftlinge mit Evipanspritzen getötet zu haben.[123] Krzok gab lediglich zu, Häftlinge geschlagen zu haben.[124] Sie wurde zu vier Jahren Gefängnis verurteilt.

Martha Haake wurde ebenfalls beschuldigt, Häftlinge misshandelt und von der Ambulanzstunde weggeschickt zu haben. Auch hätte sie die Fieberkurven so verändert, dass die Häftlinge das Revier wieder hätten verlassen müssen. Der schwerwiegendste Vorwurf bestand in der Vergiftung der Tuberkulosekranken. Haake leugnete die Vorwürfe und berief sich in Bezug auf die Vergiftungsaktion auf ihre Gehorsamspflicht. Sie stellte die Bedingungen im Häftlingsrevier verharmlosend dar. Martha Haake wurde zu zehn Jahren Gefängnis verurteilt, aber bereits 1951 wieder entlassen.

Kategorisierung der ehemaligen Mitglieder der NS-Volksgemeinschaft

Die Presseberichterstattung zu den NS-Prozessen nahm für die Angeklagten die Kategorisierung der eigentlich schuldigen Täter und Täterinnen vor. Und bei den Täterinnen folgte man der geschlechtsspezifischen Kategorisierung in Verbindung mit dem bürgerlichen Frauenbild. Kretzer kommt in ihrer Forschung zu dem Schluss, dass die Presse in ihrer Berichterstattung die weiblich-abweichende Brutalität ebenso wie das Gericht geschlechterkategorisierend an der „männlich-normalen" Brutalität maß.[125] Brutalität wie Misshandlungen und Morde konnten nicht „weiblich" sein. Die angeklagten Täterinnen wurden von der Presse bestialisiert: „Und immer wieder kommt man auf die erschütternde Feststellung zurück: Frauen waren es, die gegen eigene Geschlechtsgenossinnen wüteten. Frauen, die Frauen mißhandelten, Frauen peitschten, Frauen verhungern ließen, Frauen vergifteten, Frauen in die Gaskammern schickten."[126]

Diese Art der Berichterstattung hatte für die Nachkriegsgesellschaft, die zuvor die NS-Volksgemeinschaft und Kriegsgesellschaft war, einen nützlichen (Neben-)Effekt. Die unterstellte Abweichung vom Weiblichkeitsbild in Form von wie auch immer gearteter (Mit-)Täterschaft exkludierte nun die Angeklagten nachträglich auch aus der NS-Volksgemeinschaft und insbesondere aus der Nachkriegsgesellschaft. Damit entschuldete sich diese.

---

123 MGR, Sammlungen MGR/StBG: PRO WO 235/531, S. 154, Deposition Anette Eekman. Es kann sich hier nur um Block 10, den Block für die Tbc-Kranken und wahnsinnig gewordenen Frauen, gehandelt haben, in dem Krzok Blockschwester war.

124 MGR, Sammlungen MGR/StBG: PRO WO 235/532, Pag. 16, Deposition Liesbeth Hilde Gertrud Krzok.

125 Kretzer (2009), S. 360.

126 MGR, Sammlungen MGR/StBG: ZA-P76, Blatt 33, Fotokopie, ohne ersichtliche Angabe des Zeitungsnamens und Datums, Bericht vom Tag 11 des Prozesses.

Erklärungsansätze für die Handlungsweisen
der NS-Krankenschwestern

Als Erklärungsansätze für das dem traditionellen Pflegeethos widersprechende und amoralische Handeln sollen hier die Thesen zur Raumtheorie und zur „NS-Moral" herangezogen werden.

In der Raumtheorie wird der „Raum" nicht allein topographisch, sondern auch kulturell und soziologisch gefasst.[127] Verkürzt gesprochen konstituiert der Raum das Handeln der sich in ihm befindenden Akteure, und diese konstituieren mit ihrem Handeln den Raum. Der soziale Raum des Konzentrationslagers und des Häftlingsreviers werden als soziales Konstrukt betrachtet und als ein Ort der absoluten Macht[128], an dem Täter und Opfer interagierten, aber auch als Raum des absoluten Terrors. Dabei sind für drei Interaktionsgruppen – NS-Schwestern, Häftlingspflegerinnen und Patientinnen – die vorhandenen und sich ändernden Bedingungen und auch die räumlichen Arrangements zu betrachten, aber ebenso die Erwartungshaltungen der Interagierenden. Nach Giddens sind Orte „Bezugsrahmen von und für Interaktionen"[129] innerhalb eines „Machtbehälters"[130]. Die Bedingungen im Häftlingsrevier verschlechterten sich spätestens seit der zunehmenden Überfüllung des Lagers 1941/42. Häftlinge mit bestimmten Winkeln, Polinnen, Jüdinnen und Russinnen wurden von der Behandlung nahezu ausgeschlossen.[131] Dem passten sich alle interagierenden Gruppen an. Die Aufnahmekapazitäten und die Versorgung im Revier waren begrenzt, da selbst bei der Bettenbelegung mit mehreren Patientinnen nicht genügend Plätze vorhanden waren. Die NS-Schwestern entschieden am Ambulanzwagen, welche der vielen Hundert Patientinnen täglich überhaupt noch in die Revierstunde zugelassen wurden und dann einen der knappen Plätze erhalten konnten. Die kranken Häftlinge selbst mussten mit Hilfe der Häftlingsschwestern um ihre Aufnahme kämpfen und wollten sich nicht zurückschicken lassen. Wie gingen die NS-Schwestern damit um? Mit Gewaltanwendung versuchten sie sich „Ruhe" zu schaffen. Die Verweigerung der medikamentösen Versorgung der Tuberkulosekranken erklärte die Oberschwester damit, dass diese Kranken bereits „abgeschrieben" waren.[132] Dennoch ist festzustellen, dass der soziale

---

127 Sandl (2012), S. 161.
128 Sofsky (1993), S. 27–40.
129 Giddens (1997), S. 39.
130 Giddens (1997), S. 189–192.
131 Strebel (2003), S. 251.
132 BArch Berlin-Lichterfelde, NY 1478/55, Nachlass Albert und Erika Buchmann, Bericht Frauen-Konzentrationslager Ravensbrück – Block 10 – Tuberkulose, S. 1. Am 1. Januar 1945 wurde Erika Buchmann zur Blockältesten von Block 10, dem Tuberkuloseblock, bestellt. Oberschwester Marschall sagte ihr: „Die Häftlinge, die auf Block 10 kommen, sind mit ganz wenigen Ausnahmen abzuschreiben. Jede Sentimentalität ihnen gegenüber ist falsch. Medikamente und Diätnahrung ist nur in wenigen, wirklich aussichtsreichen Fällen zu geben."

Raum des Häftlingsreviers schuldhaftes Handeln nicht entschulden kann. Der Raum ist neutral. Unter dieser Schuld litten nach der Befreiung auch die Häftlingsschwestern, die in einem besonderen Dilemma bei der Verteilung des Mangels entscheiden mussten, welche Patientinnen versorgt wurden und welche nicht – oder welche Patientinnen durch das Vertauschen von Namen und Nummern auf Kosten bereits Sterbender noch gerettet werden konnten.[133] Das galt auch für die Nahrungsverteilung an Säuglinge im „Kinderzimmer", und zwar für die Säuglinge, deren Überleben am wahrscheinlichsten schien. Dennoch: Jegliches Handeln liegt in der Entscheidung eines jeden Akteurs. Das gilt für eigenständig entschiedene Verbrechensbegehung wie auch die auf Anweisung.

Ein zweiter Erklärungsansatz stützt sich auf die Diskussion zur These der „NS-Moral".[134] Mit „NS-Moral" und „Neuer Ethik"[135] waren die Indikatoren einer Umsetzung der NS-definierten Forderungen bezüglich des Umfangs medizinischer und pflegerischer Versorgung der nach ihrer Wertigkeit kategorisierten Mitglieder der NS-Volksgemeinschaft gemeint. Da es durchaus kontrovers diskutiert werden kann, ob es sich bei der „NS-Moral" um eine tatsächliche Moral gehandelt hat[136], wird dieser Begriff hier in Anlehnung an Werner Konitzer[137] in Anführungszeichen gesetzt. Die „NS-Moral" lehnte sich an den christlichen und humanistischen Wertekanon an, sie deutete diesen aber z. T. in Bezug auf die Exkludierten oder Nichtzugehörigen zur Volksgemeinschaft um. Aus dem fünften Gebot „Du sollst nicht töten" konnte „Du sollst töten" werden. Harald Welzer spricht hier von einer „Tötungsmoral".[138] Einen jüdischen oder russischen Häftling zu versorgen, der nicht mehr arbeitsfähig werden konnte, war per se nicht „NS-moralisch".

Die Teilnahme an den Verbrechen in den Konzentrationslagern, wie z. B. „Karteikarten-Selektionen" zur Aktion 14f13 oder das „Abspritzen" von Patientinnen mit

---

133 Vgl. Walz (2005), Interview mit Anette Eekman, S. 229 ff. Eekman beschrieb genau dieses Dilemma bei der Rettung von Patientinnen durch den Austausch der Namen und Nummern, auf Kosten bereits Sterbender. Diese Schuld ließ sie nach der Befreiung nicht mehr los.

134 Das Fritz Bauer Institut hat diesem Themenkomplex als Herausgeber ein Jahrbuch mit Aufsätzen gewidmet: „Moralität des Bösen. Ethik und nationalsozialistische Verbrechen" (Frankfurt/Main 2009). Vom 16. bis 18. September 2015 fand unter dem Titel „NS-Moral. Eine vorläufige Bilanz" eine Konferenz des Instituts mit der Evangelischen Akademie Frankfurt statt. Die Beiträge der Tagung sind im Jahrbuch von 2016 erschienen: Konitzer/Palme (2016).

135 Ethisches ärztliches und auch pflegerisches Handeln war teleologisch am Wohl der „rassisch Wertvollen" innerhalb der NS-Volksgemeinschaft orientiert. Vgl. Bruns (2009), S. 50.

136 Wenn die Frage nach einer „NS-Moral" gestellt und positiv, also als existent, beantwortet wird, bedeutet dies, dass das Handeln der Täter an dieser orientiert werden muss. Dennoch bleibt die Feststellung, dass eine universalistische Moral existiert, die unveränderlich ist und an der sich auch die „NS-Moral" zumindest für den Geltungsbereich der Mitglieder der NS-Volksgemeinschaft orientiert hat.

137 Konitzer (2009). Konitzer spricht der „NS-Moral" die Qualität einer tatsächlichen Moral ab und reduziert die Ethiken im Nationalsozialismus plausibel auf Rechtfertigungsstrukturen als Bedingung für die kollektive Ausführung der Verbrechen.

138 Welzer (2009), S. 37.

bestimmten Diagnosen wäre – zeitgenössisch – nicht unmoralisch gewesen. Das umgangssprachliche „Abspritzen" aus dem Häftlingsjargon bedeutete die Ermordung Kranker mittels Phenolspritzen. Unter Anwendung der „Neuen Ethik", in der die zu Versorgenden nach ihrer „Wertigkeit" kategorisiert wurden, wäre diese Verfahrensweise als angemessen zu werten gewesen. Und damit wäre eine Schuldfrage, ohne die bedingungslose Rückkehr zur universalistischen Moral, obsolet gewesen. Das Handeln der meisten NS-Schwestern entsprach der „NS-Moral" und „Neuen Ethik". Und dafür erhielten einige von ihnen als Bestätigung die Kriegsverdienstmedaille[139], da auch der Dienst in den Konzentrationslagern als kriegswichtig angesehen wurde. Es waren dies in Ravensbrück die NS-Schwestern Martha Haake[140] und Erika Milleville[141], in Auschwitz die NS-Schwestern Erna Tietje[142], Martha Mzyk[143] und Charlotte Nitschke[144].

Fazit

In den vorhergehenden Ausführungen konnte aufgezeigt werden, dass den in die NS-Verbrechen in den Konzentrationslagern involvierten NS-Schwestern durchaus gewisse Handlungs- und Ermessensspielräume zur Verfügung standen. In den Frauen-Häftlingsrevieren konnten sie im Rahmen begrenzter Möglichkeiten über den Grad der Versorgung entscheiden, im Umgang mit dem Häftlingspersonal konnten sie helfen oder streng kontrollierend und über Denunziationen strafend entscheiden. Im SS-Lagerlazarett folgten sie dem traditionellen Pflegeethos. Aber auch hier konnten sie entscheiden, in welcher Weise sie die ihnen zuarbeitenden Häftlinge behandelten. Es konnte jedoch gezeigt werden, dass sich in beiden Lagerbereichen auch zwei NS-Schwestern nicht nach dem NS-ideologisierten Pflegeethos richteten, sondern die Verbrechen erkannten und aufgrund dessen sich dem Lagerwiderstand anschlossen. Bedauerlicherweise sind diese Fälle als Ausnahmen zu werten. Nach dem verlorenen Zweiten Weltkrieg besann sich auch die vormalige NS-Volksgemeinschaft auf die universalistische Moral. Die angeklagten NS-Schwestern, denen weiblich deviantes Verhalten und Verstöße gegen den Pflegeethos durch die Beteiligung an den Verbrechen vorgeworfen wurde, versuchten sich durch Leugnen und den Zwang der Umstände zu entschulden. Auf die „Spitze getrieben" war der Rückzug auf die eigene Weiblichkeit

---

139 BArch Berlin-Lichterfelde, NS 3/492 Bl. 42: Richtlinien für die Verleihung des Kriegsverdienstkreuzes und der Kriegsverdienstmedaille.
140 BArch Berlin-Reinickendorf, Bestand der ehemaligen DD-WASt, SS-Schwestern, Personalakte 71410.
141 MGR, Sammlungen MGR/StBG: Buchmann-Bestand, SlgBu, Band 28, Bericht 500.
142 BArch Berlin-Reinickendorf, Bestand der ehemaligen DD-WASt, SS-Schwestern, Personalakte 70947.
143 APMO, D-AU I-1, Standortbefehl Nr. 5/44 vom 1. Februar 1944. Der Standortbefehl spricht hier vom Kriegsverdienstkreuz 2. Klasse ohne Schwerter. Dies war jedoch der kämpfenden Truppe vorbehalten.
144 APMO, D-AU I-1, Standortbefehl Nr. 5/44 vom 1. Februar 1944.

und damit die „Unmöglichkeit" der Schuld, wie Elisabeth Marschall das für sich selbst einforderte.

Es wäre die Frage zu stellen, ob den ehemaligen NS-Schwestern eine berufliche Kontinuität nach dem Krieg gelungen ist und wie sie und ihre neuen Arbeitgeber mit der (ehemaligen) Zugehörigkeit zu einer Schwesternschaft, die die rassenideologischen NS-Verbrechen förderte, umgegangen sind.

Bibliographie

Archivalien

Archiv der Gedenkstätte Dachau (DaA)

A-3802

Archiwum Państwowe Muzeum w Oświęcimiu (APMO)

Au II BW 36/2, Lageplan vom 9.6.1943
D-AU I-1, Standortbefehl Nr. 5/44 vom 1. Februar 1944
D-AU I-1/7, Standortbefehl 19/42 vom 23.7.1942; Standortbefehl 24/42 vom 10.9.1942
DZ.I/9 dr. CLAUBERG Carl/lekarz
Oświadczenia t. 12, Str. 44–65, Ośw./Pyś/348, nr inw 48309
Oświadczenia t. 40, Str. 135–139, Ośw./BAS/845, nr inw 107170
Oświadczenia t. 124, Str. 152–166, Ośw./Schvalbova/3004

Archiwum Instytut Pamięci Narodowej, Warschau (IPN)

GK 196/111

Bundesarchiv Freiburg (BArch Freiburg)

N 756/304/a
N 756/307, Nachlass Vopersal

Bundesarchiv Koblenz (BArch Koblenz)

N/1336/11, Persönliche Handakte Dr. Harmsen, Vertrauliche Denkschrift über das NS-Schwesternwesen

Bundesarchiv Berlin-Lichterfelde (BArch Berlin-Lichterfelde)

NS 3/479, Bl. 2–11, 2. Haushaltsvoranschlag 1939, Bl. 77–79
NS 3/492, Bl. 42: Richtlinien für die Verleihung des Kriegsverdienstkreuzes und der Kriegsverdienstmedaille
NS 31/21
NY 4178/55
R 2/12177c

Bundesarchiv Ludwigsburg (BArch Ludwigsburg)

B 162/449
B 162/454
B 162/467
ZStL, IV 409 AR-Z 39/59

Bundesarchiv Berlin-Reinickendorf (BArch Berlin-Reinickendorf)

Bestand der ehemaligen DD-WASt, SS-Schwestern, Personalakten 70716, 70947, 71162, 71219, 71410, 71636

Dokumentationsarchiv des österreichischen Widerstands, Wien (DÖW)

5798, Aussage Stromberger, 11/1; 12/1; 19/2

Fritz Bauer Institut, Archiv, Frankfurt/Main

Sammlung Frankfurter Auschwitz-Prozesse
FAP-1, HA, Bl. 2117: Schreiben von Zofia Posmysz an das Internationale Auschwitzkomitee Wien vom 28.9.1959
FAP-1, HA, Bl. 2389: Protokoll der Aussage von Ignacy Golik vor dem Landgericht Frankfurt a. M. am 13.10.1959
Nachlass Hermann Langbein, Band 33, o. Bl.: Schreiben von Pyś an Langbein vom 29.3.1955
Nachlass Hermann Langbein Band 49, S. 3: Bericht Zdzisław Mikołajski am 11.5.1964 an das Internationale Auschwitz-Komitee in Warschau

Mahn- und Gedenkstätte Ravensbrück (MGR)

Sammlungen MGR/StBG
Buchmann-Bestand, SlgBu, Band 15, Nr. 4a; Nr. 17
Buchmann-Bestand, SlgBu, Band 28, Bericht 500

Fotothek, SS-Propaganda-Album 1941, Foto-Nr. 1642; 1659
KL/27–1
PRO WO 235/305; 235/307; 235/531; 235/532; 309/419; 309/420; 311/511
Sign. F.7.Sal.1.AÜ-1: Salvesen, Sylvia: Tilgi – Men Glem Ikke. Oslo 1947. Vergebt – Doch vergesst
    nicht. Unveröffentlichte Übersetzung von Karin Machnitzky. Weimar 1992
V813_18E1, Zeichnungen von Violette Lecoq
ZA-P76, Blatt 33

Privatarchiv Loretta Walz

Interview mit Dr. Ilse Reibmayr am 11./12.3.1995 in Weißenbach/Enns, Österreich

Privatarchiv Anna Pyś

Aufzeichnung von Edward Pyś: Siostra Maria, Rzeszów, ohne Angabe des Jahres
Briefe von Maria Stromberger an Edward Pyś, 1946–1957

United States Holocaust Memorial Museum (USHHM), Washington, D. C.

Karl-Höcker-Album, Fotografien 34816; 34817

Eigene Interviews

Interview mit Ilse Heinrich am 21.6.2012 in Berlin
Interview mit Marie-Jo Chombard de Lauwe am 27.10.2011 in Rothau, Frankreich

Literatur

Betzien, Petra: Krankenschwestern im System der nationalsozialistischen Konzentrationslager.
    Selbstverständnis, Berufsethos und Dienst an den Patienten im Häftlingsrevier und SS-Laza-
    rett. Diss. Hagen 2017. Frankfurt/Main 2018.
Bischoff, Claudia: Frauen in der Krankenpflege. Zur Entwicklung von Frauenrolle und Frauen-
    berufstätigkeit im 19. und 20. Jahrhundert. Frankfurt/Main 1984.
Breiding, Birgit: Die Braunen Schwestern. Ideologie – Struktur – Funktion einer nationalsozialis-
    tischen Elite. Stuttgart 1998.
Bruns, Florian: Medizinethik im Nationalsozialismus. Entwicklungen und Protagonisten in Ber-
    lin (1939–1945). Stuttgart 2009.
Czech, Danuta: Kalendarium der Ereignisse im Konzentrationslager Auschwitz-Birkenau 1939–
    1945. Hamburg 1989.

Eder, Andreas: Maria Stromberger (1898–1957). Zum Gedenken an den „Engel von Auschwitz". O. O. 2007.

Fahrenberg, Henning; Hördler, Nicole: Das Frauen-Konzentrationslager Lichtenburg. Einblicke, Funktion, Tendenzen. In: Hördler, Stefan; Jacobeit, Sigrid (Hg.): Lichtenburg. Ein deutsches Konzentrationslager. Berlin 2009, S. 166–189.

Fischer, L[udolph] u. a.: Hand- und Lehrbuch der Krankenpflege. Bd. II: Praktischer Teil. Stuttgart 1940.

Gabriel, Ralph: Morphologie und Topographie des Krankenreviers im ehemaligen Konzentrationslager Sachsenhausen. Sanitätshygienische und medizinische Ambitionen als Bauaufgabe. Eine Analyse im Auftrag der Stiftung Brandenburgische Gedenkstätten. [Unveröffentl. Ms.] Berlin 2000.

Gaida, Ulrike: Zwischen Pflegen und Töten. Krankenschwestern im Nationalsozialismus. Einführung und Quellen für Unterricht und Selbststudium. 2. Aufl. Frankfurt/Main 2008.

Giddens, Anthony: Die Konstitution der Gesellschaft. Grundzüge einer Theorie der Strukturierung. 3. Aufl. Frankfurt/Main; New York 1997.

Hesse, Hans: Das Frauen-KZ Moringen 1933–1938. Göttingen 2000.

Hördler, Stefan: KZ und SS-Standort. Eine Verortung des Komplexes Lichtenburg. In: Hördler, Stefan; Jacobeit, Sigrid (Hg.): Lichtenburg. Ein deutsches Konzentrationslager. Berlin 2009, S. 13–43.

Keuler, Dorothea: Undankbare Arbeit. Die bitterböse Geschichte der Frauenberufe. Tübingen 1993.

Kiedrzyńska, Wanda: Ravensbrück – kobiecy obóz koncentracyjny. Warszawa 1961.

Kiedrzyńska, Wanda: Über menschliches Maß. Opfer der Hölle Ravensbrück sprechen. Warschau 1970.

Kłodziński, Stanisław: Maria Stromberger. In: Przegląd Lekarski (1962), H. 1a, S. 103–107.

Konitzer, Werner: Moral oder „Moral"? Einige Überlegungen zum Thema „Moral und Nationalsozialismus". In: Konitzer, Werner; Gross, Raphael (Hg.): Moralität des Bösen. Ethik und nationalsozialistische Verbrechen. (=Jahrbuch 2009 zur Geschichte und Wirkung des Holocaust) Frankfurt/Main 2009, S. 97–115.

Konitzer, Werner; Palme, David (Hg.): „Arbeit", „Volk", „Gemeinschaft". Ethik und Ethiken im Nationalsozialismus. Frankfurt/Main 2016.

Kretzer, Anette: NS-Täterschaft und Geschlecht. Der erste britische Ravensbrück-Prozess 1946/47 in Hamburg. Berlin 2009.

Langbein, Hermann: Die Stärkeren. Ein Bericht aus Auschwitz und anderen Konzentrationslagern. 2. Aufl. Köln 1982.

Langbein, Hermann: Menschen in Auschwitz. Neuausg. Wien; München 1995.

Leo, Annette: Ravensbrück – Stammlager. In: Benz, Wolfgang; Distel, Barbara (Hg.): Der Ort des Terrors. Geschichte der nationalsozialistischen Konzentrationslager. Bd. 4: Flossenbürg, Mauthausen, Ravensbrück. München 2006, S. 473–520.

Nedwedowá-Nejedlá, Zdenka: Erinnerungen. Erinnerungen von Dr. Zdenka Nedwedowá-Nejedlá an das faschistische Frauenkonzentrationslager Ravensbrück. In: JahrBuch für Forschungen zur Geschichte der Arbeiterbewegung (2003), H. 1, S. 98–127.

Posmysz, Zofia: Die Sängerin. In: Hefte von Auschwitz = Zeszyty Oświęcimskie 8 (1964), S. 15–32.

Salvesen, Sylvia: Forgive but do not Forget. London 1958.

Sandl, Marcus: Geschichtswissenschaft. In: Günzel, Stephan (Hg.): Raumwissenschaften. 3. Aufl. Frankfurt/Main 2012, S. 159–174.

Schlechter, Susanne: Verschwundene Umsiedler. Die „Jagd nach Kranken" und „schwierige Aufgaben" bei den „Heim ins Reich"-Umsiedlungen 1940. Oldenburg 2023.

Sofsky, Wolfgang: Die Ordnung des Terrors. Das Konzentrationslager. 2. Aufl. Frankfurt/Main 1993.

Steppe, Hilde (Hg.): Krankenpflege im Nationalsozialismus. 10. Aufl. Frankfurt/Main 2013.

Strebel, Bernhard: Das KZ Ravensbrück. Geschichte eines Lagerkomplexes. Paderborn 2003.

Strzelecka, Irena: Die Frauenabteilung im Stammlager. In: Hefte von Auschwitz = Zeszyty Oświęcimskie 20 (1997), S. 7–67.

Strzelecka, Irena: Die Häftlingsspitäler (Häftlingskrankenbau) im KL Auschwitz. In: Długoborski, Wacław; Piper, Franciszek (Hg.): Auschwitz 1940–1945. Studien zur Geschichte des Konzentrations- und Vernichtungslagers Auschwitz. Bd. II: Die Häftlinge. Existenzbedingungen, Arbeit und Tod. Oświęcim 1999, S. 353–406.

Walser, Harald: „Der Engel von Auschwitz". Zum Wirken der Krankenschwester Maria Stromberger. Montfort 1988.

Walser, Harald: Ein Engel in der Hölle von Auschwitz. Das Leben der Krankenschwester Maria Stromberger. Wien 2021.

Walz, Loretta: „Und dann kommst du dahin an einem schönen Sommertag". Die Frauen von Ravensbrück. München 2005.

Weisbrod-Frey, Herbert: Krankenpflegeausbildung im Dritten Reich. In: Steppe, Hilde (Hg.): Krankenpflege im Nationalsozialismus. 10. Aufl. Frankfurt/Main 2013, S. 93–116.

Welzer, Harald: Täter. Wie aus ganz normalen Menschen Massenmörder werden. 3. Aufl. Frankfurt/Main 2009.

Wolters, Christine: Tuberkulose und Menschenversuche im Nationalsozialismus. Das Netzwerk hinter den Tbc-Experimenten im Konzentrationslager Sachsenhausen. Stuttgart 2011.

Fernsehausstrahlungen

Catherine-Marie Degrace/Ilona Rühmann: Zwei Jahre Leben (Arte/ORB 1995)
Die Geschichte der Maria Stromberger – Der Engel von Auschwitz (ORF 2016)

Internet

Höcker-Album: https://collections.ushmm.org/search/catalog/pa1163753 (letzter Zugriff: 1.2.2023)

Gehilfen oder Opfer?
Die Rolle des lokalen Pflegepersonals im Zuge der NS-Verbrechen gegen Menschen mit Behinderungen in den besetzten Gebieten Russlands

IRINA REBROVA

Wir, die Unterzeichnenden, Mitarbeiter des psychiatrischen Krankenhauses des Gebiets Krasnodar, haben diesen Bericht über das grausame Massaker verfasst, das die national-sozialistischen Peiniger an den Geisteskranken verübten, die im psychiatrischen Kranken-haus behandelt wurden. Nach der deutschen Besatzung der Stadt [Krasnodar] im August 1942 kam eine Gruppe deutscher Offiziere, darunter einer, der sich selbst als Arzt bezeich-nete, zweimal in das Krankenhaus und erkundigte sich nach der Zahl der Patienten, ihrer Behandlung usw. Am 22. August 1942 fuhren vier deutsche Offiziere in Begleitung eines Teams bewaffneter Soldaten in PKWs in das Krankenhaus herein. Ein deutscher Offizier, der sich selbst als Arzt bezeichnete, versammelte alle [sowjetischen] Ärzte der Anstalt im Büro des Chefarztes, nahm seine Waffe ab, legte sie auf den Tisch und sagte: „Was ich sage, ist nicht für die Öffentlichkeit gedacht, es ist ein Geheimnis. Ich bin ein deutscher Soldat und handle auf Befehl des deutschen Kommandos. Ich muss alle Kranken rausbringen und ihr müsst das Krankenhaus danach in einen ordentlichen sanitären Zustand bringen. Ich werde mich an die Arbeit machen."

Ersuchen mehrerer Ärzte, einige der Kranken zu entlassen, wurden abgelehnt. „Sie kön-nen den Kranken und ihren Angehörigen sagen, dass sie in eine andere psychiatrische Einrichtung gebracht werden." Sofort fuhr ein großes geschlossenes Fahrzeug [ein Gaswa-gen], das einem großen Güterwaggon ähnelte, in den Hof des Krankenhauses herein. Die Geisteskranken wurden schnell in das Fahrzeug verfrachtet und weggebracht. Innerhalb von fünf Stunden wurden alle Patienten abtransportiert, wohin und warum wissen wir nicht. Einigen Patienten, die bei klarem Verstand waren, gelang mit Hilfe von Ärzten und Mitarbeitern die Flucht, obwohl die deutschen Soldaten um das Krankenhaus herum stan-den. Die Patienten wurden unter Anleitung und Aufsicht eines deutschen Arztes in das

Fahrzeug gebracht, der sie selbst zählte und jede Abteilung des Krankenhauses unter Berücksichtigung der abtransportierten Patienten kontrollierte. Der deutsche Arzt bemerkte, dass einige Patienten fehlten, und der Chefarzt wurde deswegen ermahnt. Insgesamt wurden 320 Personen abtransportiert.

Später wurden die Kranken aus der Isolierstation, die anstelle des psychiatrischen Krankenhauses eingerichtet wurde, zweimal von demselben deutschen Arzt abtransportiert, am 2. Oktober 1942 (17 Personen) und am 21. Januar 1943 (18 Personen). Wir, das Personal des psychiatrischen Krankenhauses, empfanden die Vertreibung der Patienten als hart, sind über die unerhörte Grausamkeit der deutschen Peiniger empört, die die Geisteskranken ohne Unterwäsche abtransportierten und vernichteten.[1]

Die aus russischer Sprache übersetzte und oben zitierte Akte verfassten Mitarbeiter:innen des psychiatrischen Krankenhauses des Gebiets Krasnodar am 22. Februar 1943, zehn Tage nach der Befreiung der Stadt Krasnodar. Die Akte wurde im Rahmen der Arbeit der lokalen Kommission der Außerordentlichen Staatlichen Kommission erstellt, deren Mitglieder in allen befreiten Regionen der UdSSR tätig waren und Beweise für die wirtschaftlichen Verluste sowie die menschlichen Opfer sammelten, die die Bewohner der besetzten Gebiete erlitten hatten. Die Außerordentliche Staatliche Kommission (im Folgenden: Staatskommission) wurde durch einen Erlass des Präsidiums des Obersten Sowjets am 2. November 1942 eingesetzt.[2] Sie bestand aus prominenten sowjetischen Funktionär:innen. Auf lokaler Ebene waren Parteimitarbeiter:innen und einfache Bürger:innen Mitglieder der Kommission, die die vom sowjetischen Staat erlittenen Verluste auf der Grundlage von Aussagen und Befragungen von Einwohner:innen und sowjetischen Beteiligten an den NS-Verbrechen sowie Exhumierungsberichten der Massengräber verschiedener Opfergruppen zusammentrugen.[3] Die zitierte Akte der Krasnodarer lokalen Staatskommission berichtet über die Massentötung von Patient:innen des psychiatrischen Krankenhauses während der deutschen Besatzung der Stadt. Der Akte zufolge wurden 320 Patient:innen in einem Gaswagen abtransportiert und vergast.[4] Solche Fahrzeuge befanden sich im Besitz der Einsatzgruppe D der Sicherheitspolizei und des Sicherheitsdienstes, die während der Besetzung Südruss-

---

1 GAKK, F. R-897, Op. 1, D. 2, Bd. 1, Bl. 44: Akt der lokalen Staatskommission über die Massentötung der Patienten im psychiatrischen Krankenhaus Krasnodar vom 22. Februar 1943. Alle Zitate wurden von der Autorin aus dem Russischen ins Deutsche übersetzt.
2 RGASPI, F. 17, Op. 125, D. 79, Bl. 15–20: Dekret des Präsidiums des Obersten Sowjets der UdSSR „Über die Gründung der Außerordentlichen Staatlichen Kommission für die Feststellung und Untersuchung der Gräueltaten der deutsch-faschistischen Aggressoren und ihrer Komplizen und des Schadens, den sie den Bürgern, Kolchosen, öffentlichen Organisationen, staatlichen Betrieben und Einrichtungen der UdSSR zugefügt haben" vom 2. November 1942. Das Dekret wurde am zwei Tage später in der *Prawda* veröffentlicht.
3 Mehr über die Staatskommission: Sorokina (2005), S. 10–21; Umansky (2011), S. 355–357; Stepanenko (2010).
4 GAKK, F. R-897, Op. 1, D. 2, Bd. 1, Bl. 44: Akt der lokalen Staatskommission über die Massentötung der Patienten im psychiatrischen Krankenhaus Krasnodar vom 22. Februar 1943.

lands für den Massenmord an bestimmten Gruppen von Sowjetbürgern (Jüdinnen und Juden, Sinti und Roma, Kommunist:innen und deren Familienangehörige, Menschen mit psychischen und/oder körperlichen Behinderungen) verantwortlich waren. Die LKWs waren dazu umgerüstet, die mit ihnen transportierten Opfer durch Einleiten der Motorabgase zu ersticken. Die Gaswagen fuhren dann mit bis zu 80 Opfern zu einem Panzergraben, wo die Leichen abgeladen und verscharrt wurden.[5]

Auf dem Gebiet der Russischen Sozialistischen Föderativen Sowjetrepublik (Abk. RSFSR, heute Russische Föderation, während des Zweiten Weltkrieges eine der Sowjetrepubliken) registrierten die Mitglieder der lokalen Staatskommissionen ähnliche Verbrechen, nämlich Massenmorde an Patient:innen in psychiatrischen Kliniken und den dazugehörigen Kolonien. Fälle von Massenmord an Menschen mit Behinderungen sind in allen besetzten nordwestlichen, zentralen und südlichen Regionen Russlands bekannt.[6] Nach vorläufigen Einschätzungen wurden mehr als 13.000 Menschen inklusive Kinder mit körperlichen und geistigen Behinderungen Opfer in den besetzten Gebieten der RSFSR.[7] Die Texte dieser zusammenfassenden Akten sind mehr oder weniger identisch und wiederholen die Struktur der Sachverhaltsdarstellung in der oben zitierten Akte über die Krankenmorde 1942/43 im psychiatrischen Krankenhaus in Krasnodar. Solche Quellen enthalten in der Regel allgemeine Informationen über das Krankenhaus, die annähernde Zahl der behandelten Personen vor Kriegsbeginn, die Besatzungszeit der Stadt, den Verlauf und die Methode der Tötung von Patient:innen während der Besatzung sowie eine Schuldzuweisung an die deutschen Besatzungsbehörden. Manchmal findet sich am Ende des Textes ein Aufruf zur Rache oder eine Namensliste der Deutschen, die nach Ansicht der Verfasser:innen der Akte persönlich für den Massenmord an den Patient:innen verantwortlich waren.

Gleichzeitig wird die Rolle des sowjetischen Staates, der es versäumt hatte, die medizinischen Einrichtungen rechtzeitig vor dem Krieg zu evakuieren, so dass die meisten sowjetischen Patient:innen sich selbst überlassen blieben, in solchen Akten nicht angesprochen. Am 27. Juni 1941 legten das Zentralkomitee der Kommunistischen Allunions-Partei (Bolschewiki) und der Rat der Volkskommissare der UdSSR in einem gemeinsamen Dekret die Reihenfolge der Evakuierung aus den Frontgebieten fest. Dementsprechend mussten zunächst wichtige Industriegüter einschließlich der wichtigsten Maschinen und Fahrzeuge, wertvolle Rohstoffe (Nichteisenmetalle und Brennstoffe), Lebensmittel (vor allem Getreide) und andere Vermögenswerte von nationaler Bedeutung evakuiert werden. Verschiedene Kategorien von Sowjetbürger:innen („Facharbeiter, Ingenieure und Angestellte der von der Front evakuierten Betriebe, wehrdienstfähige Jugendliche und Verantwortung tragende Sowjet- und Par-

---

5 ZDNIKK, F. R-1774, Op. 2, D. 1396, Bl. 26: Berichtsnotizen der Leiter der Militärabteilung der Kreisparteikomitees für das Gebiet Krasnodar; Beer (1987); Beer (2011).
6 Vgl. Hohendorf (2015); Kowaljow (2016); Limankin (2009).
7 Rebrova (2022), S. 11.

teiarbeiter"[8]) konnten im Anschluss daran aus dem Frontgebiet herausgeholt werden. Es gab keine Weisung über die Evakuierung von Patient:innen aus Krankenhäusern oder Altenwohnheimen.[9] In einigen seltenen Fällen konnten Ärzt:innen zusammen mit Rotarmist:innen, die als Patient:innen in einem Krankenhaus behandelt wurden, evakuiert werden.[10]

Auch die Rolle des sowjetischen medizinischen Personals bei der Ermordung von Patient:innen, die sich aus den Texten der meisten Akten der Staatskommission ergibt, bleibt bei der Beschreibung der Verbrechen außen vor. Es wurde in der Akte über das psychiatrische Krankenhaus in Krasnodar erwähnt, dass einige Krankenschwestern und Ärzte Patient:innen zur Flucht verhalfen, denen es dadurch gelang, dem Tod zu entkommen. Jedoch ist unklar, wie viele Patient:innen gerettet wurden und was mit ihnen später passierte. In den Akten der lokalen Staatskommissionen nennt man die Beschuldigten nur „die Deutschen" (oder insgesamt „Faschisten"), konkrete Namen wurden auf Russisch in wenigen Fällen nach dem Gehör geschrieben. Diese Akten fertigte das medizinische Personal selbst an, weswegen seine eigene mögliche Schuld am Massenmord nicht thematisiert wird. In den befreiten sowjetischen Gebieten wurde neben den lokalen Staatskommissionen auch durch sowjetische Untersuchungsausschüsse ermittelt. Ihr Ziel war es, sowjetische Beteiligte zu identifizieren, die während der Besatzung mit den Deutschen kollaboriert hatten. Das medizinische Personal und die Chefärzt:innen der psychiatrischen Kliniken konnten so von Zeug:innen der Verbrechen zu Verdächtigen werden, die häufig nach Artikel 58 des Strafgesetzbuches der RSFSR wegen Vaterlandsverrats angeklagt wurden. Aus diesem Grund mag es sein, dass die Akten der lokalen Staatskommissionen keine Beweise zur Beihilfe des medizinischen Personals bei den Krankenmorden enthielten, sondern stattdessen Fälle von Hilfeleistungen für Patient:innen verzeichneten, deren Wahrheitsgehalt nicht bewiesen werden konnte.

Welche Rolle spielte das medizinische Personal beim Massenmord an Patient:innen der psychiatrischen Krankenhäuser in den besetzten Gebieten der UdSSR und insbesondere in der RSFSR? Hatten Krankenschwestern und ärztliches Hilfspersonal unter den Besatzungsbedingungen und den Unterordnungsregelungen die Möglichkeit, sich zu weigern, sich an den Verbrechen gegen Patient:innen in psychiatrischen Kliniken zu beteiligen? Inwieweit wurde die Verantwortung der NS-Führung oder der amtierenden Chefärzt:innen der sowjetischen Krankenhäuser von den unmittelbaren Tätern der Verbrechen verschleiert? In den meisten offiziellen sowjetischen Quellen findet sich die Aussage, dass das medizinische Nachwuchspersonal die Patient:innen zu den Gaswa-

---

8 ZDNIKK, F. 1774-A, Op. 1 dop., D. 15, Bl. 33: Korrespondenz mit Parteikomitees, Institutionen und Organisationen zu Fragen der militärischen Mobilisierung.

9 Mehr über die Evakuierung in der UdSSR: Potjomkina (2002); Manley (2009); Dubson (2012).

10 Vgl. GARO, F. R-3613, Op. 1, D. 1, Bl. 13–16: Aussage der Ärztin Anna Ewstafjewa, Psychiatrisches Krankenhaus Rostow am Don, 1943.

gen begleitete oder die tödlichen Spritzen verabreichte. Wer war für den Tod von Hunderten von Menschen in den Einrichtungen verantwortlich und wie fielen die Strafen der sowjetischen Justiz für das medizinische Personal aus? Diese Fragen sollen im vorliegenden Aufsatz beantwortet werden. Im ersten Teil werde ich zwei Fälle von Massenmord an Psychiatriepatient:innen in den Gebieten Twer und Kursk schildern. Ich habe diese Fälle ausgewählt, weil sie in mehreren Quellen thematisiert wurden, in denen sich die Rolle des Pflegepersonals beim Massenmord rekonstruieren lässt. Neben den Akten der lokalen Staatskommissionen stehen weitere Quellen zur Verfügung, wie die Augenzeugen- und Exhumierungsberichte. Im Zuge der gerichtlichen Untersuchung der von den Deutschen und ihren sowjetischen Kollaborateuren begangenen Verbrechen wurden möglicherweise auch andere Personen, darunter Mitglieder des medizinischen Personals, als Zeugen oder Verdächtige vernommen. Einige Vernehmungsprotokolle wurden auch in den Archivkollektionen der Staatskommission in jeder sowjetischen Region hinterlegt. Obwohl die Akten der meisten (offenen und geschlossenen) Gerichtsverfahren der Nachkriegszeit in der UdSSR und in Russland immer noch teilweise oder vollständig unter Verschluss sind, ist es möglich, die Schicksale des medizinischen Personals in einigen Regionen anhand der Unterlagen der Staatskommission sowie von Nachkriegserinnerungen und seltenen Medienberichten zu verfolgen. Die Rekonstruktion der Ereignisse in den beiden psychiatrischen Kliniken wird es ermöglichen, die gestellten Fragen im zweiten Teil des Aufsatzes zu beantworten.

Fall 1: Massaker an Patient:innen in einem psychiatrischen Krankenhaus im Gebiet Kursk

Das Klinische Psychiatrische Krankenhaus im Gebiet Kursk befindet sich im Dorf Iskra (bis in die 1970er Jahre hieß es Sapogowo), einige Kilometer nördlich der Gebietshauptstadt Kursk. Das Gebiet liegt im Südwesten Russlands und grenzt im Westen an die Ukraine. Die lokale Geschichte der Psychiatrie reicht bis ins 18. Jahrhundert zurück. Einer Legende zufolge hatte ein Gutsbesitzer namens Sapogow (zu dessen Ehren das Dorf benannt wurde) eine Tochter, die in jungen Jahren „geisteskrank" wurde. Er konsultierte viele Ärzte, aber sie konnten sie nicht heilen. Also beschloss er, für sie eine psychiatrische Klinik zu bauen. Auf einer Anhöhe entstand ein Gebäude aus rotem Backstein, das später zu einer Krankenstation für die Dorfbewohner:innen wurde. In diesem Haus waren ein Arzt, eine Krankenschwester und ein Krankenpfleger beschäftigt.[11] Diese Legende über die Gründung des heutigen psychiatrischen Krankenhauses ist bei den Einheimischen sehr beliebt. Die Realität ist weniger poetisch, aber trotzdem wichtig.

11　Manoilowa (2022), S. 268.

Offiziell bezeichnen Historiker:innen das Jahr 1791 als das Geburtsjahr des psychiatrischen Dienstes im Gebiet Kursk. Zu dieser Zeit wurde im damaligen Gouvernement Kursk die „Irrenanstalt" unter Kontrolle der staatlichen Öffentlichen Sozialhilfe eröffnet. Mehr als ein Jahrhundert lang war sie in Betrieb. 1893 beschloss die Landesversammlung, das Land samt der „Irrenanstalt" zu kaufen und einen Plan zum Bau einer „Landklinik und landwirtschaftlichen Kolonie für Geisteskranke" auszuarbeiten.[12] Im Jahr 1895 kaufte man das Landgut eines lokalen Adligen mit dem Dorf Sapogowo und etwa 260 Hektar Land.[13] Die neuen Gebäude des Krankenhauses wurden nach einem Plan des Ingenieurs Jakow Kriwzow[14] gebaut, der zuvor die renommiertesten russischen und ausländischen Kliniken besichtigt hatte. Die Krankenhausgebäude befanden sich am Hang des Tuskar-Flusses. Die Bauarbeiten wurden 1906 abgeschlossen.[15] Insgesamt errichtete man 13 medizinische Gebäude, sechs Wohnhäuser für das Personal, ein Clubhaus und andere Nebengebäude. Das Gelände wurde eingezäunt und begrünt. Zu Beginn des 20. Jahrhunderts verfügte das Krankenhaus über 1.000 Betten.[16] In den Jahren der Sowjetmacht entwickelte es sich weiter, die Zahl der Betten für die Behandlung von Patient:innen stieg an.

Ende Oktober 1941, vor dem Rückzug der Rotarmisten aus dem Gebiet Kursk, wurden im Klinischen Psychiatrischen Krankenhaus in Sapogowo etwa 1.500 Patient:innen behandelt. Der Chefarzt konnte zusammen mit einem Teil des Personals und einiger Ausrüstung kurz vor Beginn der Besatzung ins Landesinnere evakuiert werden.[17] Alle Patient:innen blieben aber dort. Die Lebensmittelvorräte im Lager reichten aus, um sie zwei bis drei Monate lang zu ernähren. Während der deutschen Besatzung wurden die Aufgaben des Krankenhausdirektors von dem vorbestraften Wiktor Krasnopolski übernommen, der 1907 geboren worden war und über eine höhere Ausbildung verfügte. Anfang November 1941 beriefen ihn Vertreter der deutschen Kommandantur auf diese Stelle. Von der deutschen Militärverwaltung erfuhr er auch, dass nach deutschem Recht „alle unheilbaren Geisteskranken der physischen Vernichtung und andere Geisteskranke der Sterilisation unterliegen. Diese Gesetze galten auch in vollem Umfang für die von Deutschland besetzten Gebiete."[18] Die deutsche Militärver-

---

12 Sawin (1996).
13 Lotarjow (2006), S. 54.
14 Jakow Wasilewitsch Kriwzow (1854–nach 1917) war ein russischer Architekt und Politiker. Er war Mitglied der Staatsduma der 3. und 4. Konvokation vom Gouvernement Kursk.
15 Sawin (1996).
16 Nowikowa (2013), S. 105.
17 RGWA, F. 451p, Op. 6, D. 108, Bl. 121: Vernehmungsprotokoll des angeklagten Arztes Aleksandr Sucharew vom 18. März 1943.
18 GARF, F. R-7021, Op. 29, D. 22, Bl. 29: Anklageschrift über die Massentötung von Patienten im psychiatrischen Krankenhaus Sapogowo (Gebiet Kursk) auf Befehl der deutschen Militärverwaltung vom 16. März 1943.

waltung erlaubte nicht mehr als 250 der körperlich stärksten Patient:innen, im Krankenhaus am Leben zu bleiben.[19]

Nach Erhalt dieses Befehls führte Krasnopolski das Krankenhaus „auf den Weg des Verfalls und der Degradierung".[20] Die Beheizung der Krankenstationen wurde eingestellt, obwohl noch Torfreserven vorhanden waren. Die Patient:innen hatten aufgrund mangelnder Hygiene Läuse und das Essen wurde von Tag zu Tag schlechter. Gleichzeitig bereicherte sich der Krankenhausdirektor persönlich an den Lebensmittelvorräten und dem Besitz der Patient:innen – 300 von ihnen, die Ende der 1930er Jahre aus dem psychiatrischen Krankenhaus in Białystok nach Sapogowo verlegt worden waren, hatten besonders wertvolle Besitztümer.[21] Bei mehreren Gelegenheiten veranstaltete er in seiner Wohnung Empfänge mit reichlich Getränken und Erfrischungen für die deutschen Offiziere.[22]

Ende November 1941 waren die Lebensmittel, die nach dem Rückzug der Roten Armee dort verblieben waren, aufgebraucht oder gestohlen. Im Krankenhaus brach eine Hungersnot aus. In der zweiten Dezemberhälfte des Jahres 1941 informierte Krasnopolski einige Ärzt:innen und Krankenschwestern über die Notwendigkeit der sofortigen Tötung der Patient:innen im Rahmen der Umsetzung des Befehls der deutschen Militärverwaltung. Drei Ärzt:innen und drei Krankenschwestern, die bei der Besprechung mit dem Direktor anwesend waren, erklärten sich bereit, den Massenmord an den Patient:innen zu übernehmen. Die Ärztin Olga Kotowitsch sagte später aus, dass „wir drei russischen Ärzte uns aus Angst vor Strafen von Deutschen bereit erklärten, den grausamen Plan der deutschen Kommandantur, die Patienten des psychiatrischen Krankenhauses zu ermorden, mit unseren eigenen Händen auszuführen".[23]

Aleksandr Sucharew war ein Arzt der 9. Abteilung im Krankenhaus, wo Patient:innen mit schweren Erkrankungen behandelt worden waren. Er schlug vor, Opium als Mittel zur Massenvergiftung zu nutzen, da es in der Krankenhausapotheke erhältlich war. Gemeinsam mit der Oberschwester Darja Bugaj wählte er 15 Patient:innen an-

19 GARF, F. R-7021, Op. 29, D. 22, Bl. 30: Anklageschrift über die Massentötung von Patienten im psychiatrischen Krankenhaus Sapogowo (Gebiet Kursk) auf Befehl der deutschen Militärverwaltung vom 16. März 1943.

20 GARF, F. R-7021, Op. 29, D. 22, Bl. 32: Anklageschrift über die Massentötung von Patienten im psychiatrischen Krankenhaus Sapogowo (Gebiet Kursk) auf Befehl der deutschen Militärverwaltung vom 16. März 1943.

21 Die Verlegung der Patient:innen fand höchstwahrscheinlich nach dem Anschluss der polnischen Gebiete an die UdSSR im Rahmen des Molotow-Ribbentrop-Paktes vom 23. August 1939 statt. Die polnische Stadt Białystok wurde an die UdSSR abgetreten und Teil der Weißrussischen SSR.

22 GARF, F. R-7021, Op. 29, D. 22, Bl. 30: Anklageschrift über die Massentötung von Patienten im psychiatrischen Krankenhaus Sapogowo (Gebiet Kursk) auf Befehl der deutschen Militärverwaltung vom 16. März 1943.

23 GARF, F. R-7021, Op. 29, D. 22, Bl. 18: Anklageschrift über die Massentötung von Patienten im psychiatrischen Krankenhaus Sapogowo (Gebiet Kursk) auf Befehl der deutschen Militärverwaltung vom 16. März 1943.

hand einer Liste aus. Danach mischten die beiden zehn Gramm Opium in ein hei-ßes Getränk und verabreichten es den Menschen. Nur sechs von ihnen starben an dieser Dosis, die übrigen neun erst nach einer zweiten Opiumgabe. Aufgrund dieser negativen Erfahrungen mit der Verwendung von Opium zur Massenvergiftung von Patient:innen beschlossen die Krankenhausärzt:innen, ihnen Chloralhydrat[24] in ei-ner Konzentration von 70 Prozent zu verabreichen[25]. Das Medikament wurde in der Krankenhausapotheke hergestellt und von den Krankenschwestern zunächst an die Patient:innen der 9. und 13. Abteilung verabreicht. Nach der Einnahme von Chloral-hydrat fielen diese in einen tiefen Schlaf und starben dann einen Tag später. Dr. Su-charew sagte aus, dass er „den Puls der Patienten, die das Medikament eingenommen hatten, überprüfte und das Vorliegen des Todes feststellte. Bei dieser Kontrolle stellte ich mehrmals fest, dass der Tod bei den Patienten noch nicht eingetreten war, und sie bekamen dann ein zweites Mal Chloralhydrat, woraufhin der Tod eintrat."[26]

Die Massenvergiftung der Patient:innen dauerte drei Tage, vom 18. bis zum 20. De-zember 1941[27], in allen Abteilungen des Krankenhauses mit Ausnahme der 2. Abteilung, wo die körperlich Stärksten behandelt wurden. Die Befehle der deutschen Militärver-waltung wurden vom Krankenhausdirektor und mehreren Ärzt:innen ausgeführt, die ihrerseits Befehle an das untergeordnete medizinische Hilfspersonal weitergaben. Die Krankenschwestern verabreichten den Patient:innen tödliche Spritzen und brachten sie einige Stunden später in die Leichenhalle. Oberschwester Aleksandra Kornejewa erinnerte sich, dass

> der Tod von Patienten durch Vergiftung und andere Ursachen weder von den Ärzten noch
> von mir bemerkt wurde. Nur die Stationsschwestern stellten fest, ob der Patient lebte oder
> tot war, und diese Feststellung reichte aus, um den Patienten in den Leichensaal zu brin-
> gen. Die Leichen der Patienten wurden in die Gräben des Luftschutzkellers geworfen.[28]

Einwohner:innen des Dorfes hatten diese Gräben vor Beginn der Besatzung zum Schutz vor Bombenangriffen ausgehoben. Einige der toten Patient:innen wurden auf

---

24 Chloralhydrat war das erste synthetisch hergestellte Schlafmittel. Es entsteht bei der Reaktion von Chloral mit Wasser und gehört daher zur Stoffgruppe der Aldehydhydrate. Es ist ein Beruhigungsmittel, Hypnotikum und Analgetikum, hat narkotische Eigenschaften und ist giftig, wenn es in großen Dosen ein-genommen wird.

25 RGWA, F. 451p, Op. 6, D. 108, Bl. 124: Vernehmungsprotokoll des angeklagten Arztes Aleksandr Sucha-rew vom 18. März 1943.

26 RGWA, F. 451p, Op. 6, D. 108, Bl. 124: Vernehmungsprotokoll des angeklagten Arztes Aleksandr Sucha-rew vom 18. März 1943.

27 Laut der Vernehmungsprotokolle der deutschen Kriegsgefangenen fand das Verbrechen Anfang 1942 statt. Vgl. RGWA, F. 451p, Op. 6, D. 108, Bl. 110–114: Vernehmungsprotokolle der deutschen Kriegsgefange-nen, Anfang 1942.

28 GARF, F. R-7021, Op. 29, D. 22, Bl. 21: Anklageschrift über die Massentötung von Patienten im psychia-trischen Krankenhaus Sapogowo (Gebiet Kursk) auf Befehl der deutschen Militärverwaltung vom 16. März 1943.

dem Krankenhausfriedhof begraben. Da die Leichen nicht immer richtig und vollständig vergraben waren, wurden sie teilweise von Hunden über das Krankenhausgelände geschleift.[29] Einige der Patient:innen wurden nicht mittels Giftes getötet, da sie sich in einem kritischen Zustand befanden und ohnehin in wenigen Tagen den Hungertod sterben würden. Nach der Ausführung des Befehls der deutschen Militärverwaltung, die Patient:innen zu vernichten, überlebten nicht mehr als 250 Menschen.

Im Dorf Sapogowo erinnern sich noch heute alte Leute an die massenhafte Vergiftung von Patient:innen im Krankenhaus während der Besatzung. Die Einheimischen stimmen zu, dass fast alle Mitarbeiter:innen des Krankenhauses an dem Massenmord beteiligt waren. Die meisten Zeug:innen sagten jedoch aus, dass die Patient:innen mit vergifteter Suppe zwangsernährt wurden.[30] Deren Angaben zufolge reduzierte man in Anbetracht der Hungersnot die Lebensmittelrationierung im Krankenhaus Ende 1941 auf ein Minimum. Auf Wunsch der deutschen Militärverwaltung wurden jedoch große Töpfe mit Suppe zubereitet, in die die Deutschen die giftige Substanz schütteten, während das sowjetische Krankenhauspersonal diese Suppe an die Patient:innen verteilte und dafür sorgte, dass sie sie aßen. Die Krankenschwestern kontrollierten die Patient:innen, damit sie keinen Würgereflex auslösten und sich von den Auswirkungen des Giftes in ihrem Körper befreien konnten. Nach den Zeugenaussagen konnten nur einige wenige Krankenschwestern an der Tat nicht beteiligt gewesen sein, da sie an den Tagen der Vergiftung nicht arbeiteten. Interessanterweise wird diese Art der Massenvergiftung von allen Einwohner:innen von Sapogowo berichtet, die selbst oder deren Familienangehörige während des Krieges im Krankenhaus gearbeitet haben. Die Version mit der Lebensmittelvergiftung scheint am unwahrscheinlichsten zu sein, da es dazu keine Nachweise in den offiziellen Quellen gibt.

Während der Besatzung des psychiatrischen Krankenhauses in Sapogowo starben bis zu 400 von ca. 1.500 Patient:innen an Unterernährung, etwa 200 Personen wurden aus dem Krankenhaus entlassen und mindestens 600 vergiftet.[31] Die Akte der lokalen Staatskommission vom 21. Februar 1943 berichtet von 310 entlassenen, 588 vergifteten Patient:innen und 330 Hungertoten.[32] Nach der Massenvergiftung und der Plünderung von Vorräten wurde das Krankenhaus praktisch stillgelegt. Im November 1941 verlegte man 57 Patient:innen ins Dorf Swoboda, 25 km nördlich von Sapogowo. Nach der Befreiung des Gebiets Kursk im Februar 1943 arbeiteten die Mitglieder der loka-

29 GARF, F. R-8131, Op. 37, D. 1569, Bl. 54: Akt der lokalen Staatskommission über die Massentötung der Patienten im psychiatrischen Krankenhaus Sapogowo vom 28. Februar 1943.

30 Vgl. die Zeugenaussagen über die Massentötung der Patient:innen im psychiatrischen Krankenhaus Sapogowo in Manoilowa (2022), S. 275–280.

31 GARF, F. R-7021, Op. 29, D. 22, Bl. 26: Anklageschrift über die Massentötung von Patienten im psychiatrischen Krankenhaus Sapogowo (Gebiet Kursk) auf Befehl der deutschen Militärverwaltung vom 16. März 1943.

32 GAKO, F. R-3605, Op. 1, D. 263, Bl. 13: Akt der lokalen Staatskommission über die Massentötung der Patienten im psychiatrischen Krankenhaus Sapogowo vom 21. Februar 1943.

len Staatskommission in Sapogowo. Am 22. März nahm man unter Beteiligung von Gerichtsmedizinern und auf der Grundlage von Zeugenaussagen eine oberflächliche Öffnung von zwei Massengräbern auf dem Gelände des Krankenhauses vor. Etwa 300 menschliche Leichen wurden in zehn bis 15 Metern Entfernung von den Gebäuden in Gruben von höchstens einem Meter Tiefe bestattet.[33] Anderswo führte man keine Exhumierungen durch. Die Akten der lokalen Staatskommission und die Exhumierungsberichte reichten den sowjetischen Justizbehörden aus, um mit der Untersuchung des Verbrechens zu beginnen.

Fall 2: Massenmord an Patient:innen in psychiatrischen Kolonien im Gebiet Twer

Die Entscheidung, im Gouvernement Twer eine psychiatrische Versorgung einzurichten, wurde bereits Mitte des 19. Jahrhunderts getroffen. Das „Irrenhaus" für 40 Betten im Dorf Buraschewo (20 km südlich von Twer[34], 180 km nördlich von Moskau) bot seinen Patient:innen jedoch keinerlei medizinische Hilfe, weil keine Ärzte zur Verfügung standen. 1884 baute man das „Irrenhaus" zur ersten kolonieartigen psychiatrischen Einrichtung im Russischen Reich um. Die Kolonie in Buraschewo war europäischen Einrichtungen nachempfunden, in denen arbeitsfähige Patient:innen medizinisch behandelt wurden und unter ständiger Aufsicht eines Arztes arbeiteten.[35] 13 Jahre lang leitete der prominente russische Psychiater Michail Litwinow die Kolonie, die 1924 auch nach ihm benannt wurde.[36] Ein System der „hemmungslosen Behandlung" wurde in der Kolonie angewandt. Das bedeutet, dass die Hauptmethode der Behandlung von Patient:innen ein Verbot jeglicher Form von Gewalt war. Dies war in Russland durchaus innovativ. Ursprünglich bestand die Kolonie in Buraschewo aus 14 Gebäuden und hatte 300 Betten. Zu Beginn des 20. Jahrhunderts stieg die Zahl der Betten auf 500 und man baute Werkstätten für die Beschäftigungstherapie der Patient:innen. Ende der 1930er Jahre war die Kolonie ein großes medizinisches Zentrum mit einer Fläche von mehr als 59 Hektar und 65 Gebäuden.[37]

Das Gebiet Twer war während des Zweiten Weltkriegs zwei Monate lang, vom 13. Oktober bis zum 10. Dezember 1941, besetzt. Die Befreiung der Region war von großer strategischer Bedeutung, da sie den Deutschen den Weg nach Moskau versperrte.

---

33 GARF, F. R-7021, Op. 29, D. 22, Bl. 27: Anklageschrift über die Massentötung von Patienten im psychiatrischen Krankenhaus Sapogowo (Gebiet Kursk) auf Befehl der deutschen Militärverwaltung vom 16. März 1943.
34 Twer wurde von 1931 bis 1990 Kalinin genannt, ebenso das Gebiet. Ich werde für Stadt und Gebiet den heutigen Ortsnamen „Twer" verwenden.
35 Priklonskaja (o. J.).
36 Einige Quellen bezeichnen die Kolonie als psychiatrisches Krankenhaus namens „Litwinow". Ich verwende die Bezeichnung „psychiatrische Kolonie in Buraschewo".
37 Priklonskaja (o. J.).

Während der kurzen Zeit der deutschen Besatzung wurden jedoch Verbrechen an verschiedenen Gruppen der Zivilbevölkerung begangen, darunter die Ermordung von mehr als 500 Patient:innen[38] in der psychiatrischen Kolonie in Buraschewo und ihrer Außenstelle auf der Sowjetwirtschaft (Sowchos) Brednewo[39]. Im Januar 1942 schickte man eine medizinische Kommission unter der Leitung des Moskauer Psychiaters Iosif Iolowitsch in die Kolonie in Buraschewo. Am 10. Januar erstellte sie eine Akte, die zum ersten und meistzitierten offiziellen Dokument zu den Massenmorden an Patient:innen wurde. Aus ihr wurde am 26. Januar 1942 in einer Zusammenfassung des sowjetischen Informationsbüros zitiert und später verwendete sie die Staatsanwaltschaft im Nürnberger Prozess.[40] Der Akte zufolge besetzten deutsche Truppen die Kolonie Mitte November 1941. Zu diesem Zeitpunkt waren dort „mehr als 500 Patienten" in Behandlung.[41] Gleich am ersten Tag „plünderten die Besatzungsbehörden die Lebensmittel und verboten dem medizinischen Personal unter Androhung grausamer Strafen, die Kranken täglich zwischen 16 Uhr und 8 Uhr morgens zu versorgen". Die Patient:innen waren dadurch zum Verhungern verurteilt. Die deutsche Militärverwaltung zwang das medizinische Personal, einige Patient:innen zu entlassen. „Als diese Kranken die Koloniegebäude verließen, wurden sie von Deutschen erschossen."[42]

Am 16. November 1941 wurde die psychiatrische Kolonie „von den Deutschen besetzt", und bald darauf berief man in Anwesenheit der deutschen Soldaten eine medizinische Sitzung ein. Die Kolonieleitung erhielt einen Befehl, „die Kolonie von Patienten zu räumen".[43] Das medizinische Personal hat wahrscheinlich nicht genau verstanden, was die Deutschen mit einer vollständigen „Befreiung der Kolonie" meinten. So befahl die zuständige Chefärztin Katerina Iswolskaja den Krankenschwestern, den Patient:innen Winterkleidung anzuziehen und sie nach Hause zu schicken. So wurden etwa 300 Personen freigelassen, von denen die meisten bald orientierungslos waren oder hungrig zurückkehrten.[44]

Den sowjetischen Quellen zufolge hatten die Patient:innen der Kolonie ein schreckliches Schicksal. Drei bettlägerige Personen wurden von einem Deutschen mit

---

38 Einige Quellen sprechen von über 700 Opfern. Vgl. Dejew (1961), S. 153.
39 TsGAM, F. R-1870, Op. 1, D. 10, Bl. 26: Akt der lokalen Staatskommission über die Massentötung der Patienten im Krankenhaus namens Litwinow im Dorf Buraschewo des Gebiets Kalinin vom 10. Januar 1942. Vgl. Kuschnarjowa (2022).
40 Abendmeldung vom 26. Januar 1942 in Soobschtschenija (1944), S. 65 f. Bei den Nürnberger Prozessen wurde unter der Nummer „UdSSR 51/3" die Notiz von Molotow vom 27. April 1942 vorgelegt, in der die Verbrechen der Nazis im psychiatrischen Krankenhaus namens Litwinow beschrieben wurden.
41 TsGAM, F. R-1870, Op. 1, D. 10, Bl. 26: Akt der lokalen Staatskommission über die Massentötung der Patienten im Krankenhaus namens Litwinow im Dorf Buraschewo des Gebiets Kalinin vom 10. Januar 1942.
42 Ne sabudem! (1942), S. 17 f.
43 GATO, F. R-2319, Op. 2, D. 56, Bl. 11: Jahresbericht 1943 des Psychiatrischen Krankenhauses namens Litwinow im Gebiet Kalinin.
44 GATO, F. R-2319, Op. 2, D. 56, Bl. 11: Jahresbericht 1943 des Psychiatrischen Krankenhauses namens Litwinow im Gebiet Kalinin.

Bajonetten in ihren Betten erstochen. Die übrigen sollten mit tödlichen Dosen von Medikamenten wie Morphium, Skopolamin und Amytal-Natrium vergiftet werden.[45] Mit der „Befreiung der Kolonie" war also das nationalsozialistische „Euthanasie"-Programm gemeint. Zur Durchführung der „Säuberung" der psychiatrischen Kolonie in Buraschewo verwendete man Medikamente, die aus deutschen medizinischen Beständen stammten. Als diese ausgingen, ordneten die Besatzungsbehörden eine Luftembolie (Verabreichung einer leeren Spritze mit Luft anstatt eines Medikamentes) an, an der die Patient:innen unter schrecklichen Qualen starben.[46] Die Befehle der deutschen Militärverwaltung zur Massenvergiftung wurden vom sowjetischen medizinischen Personal ausgeführt. Wie im psychiatrischen Krankenhaus in Sapogowo waren Krankenschwestern und Pflegepersonal die direkten Ausführer der Verbrechen. In den offiziellen Akten der lokalen Staatskommission wurde die Mitschuld der sowjetischen Mediziner jedoch nicht dokumentiert.

Die sowjetische Ermittlungsbehörde führte nach der Befreiung des Gebiets Twer eine separate Untersuchung der Verbrechen in der Kolonie Buraschewo durch. In einer Akte vom 15. Mai 1942 wurde geschrieben: „Die Nazis haben zunächst alle Patienten der psychiatrischen Kolonie in einem Raum zusammengetrieben, die Ernährung und die Heizung verboten und dann die Patienten mit Insulin-, Veronal-, Amytal-Natrium- und Morphinspritzen massenhaft vergiftet."[47] Aus der Akte vom 25. Dezember 1943 wurde bekannt, dass der Massenmord an den Patient:innen einem bestimmten Plan folgte: „Wenn bei einem Patienten der zerstörerische Prozess der Vergiftung langsam verlief, beschleunigten die Nazi-Vandalen ihn, indem sie den sterbenden Opfern Asche in den Mund schütteten."[48] Die tödlichen Dosen von Medikamenten und einigen Berichten zufolge auch das Terpentin[49] wurden von Krankenschwestern auf Anweisung der Ärzt:innen in die Venen oder in die Herzgegend der Patient:innen injiziert. Anschließend brachten sie die zusammengebrochenen und erschöpften Menschen in die Kapelle, in der sich die Leichenhalle befand. Einige der Patient:innen kamen in der Kälte wieder zu sich und begannen sich zu bewegen. Diese Menschen wurden mit Chloraminen überzogen. Denjenigen, die aufstanden und ins Krankenhaus zurückkehrten, wurden zusätzliche Spritzen gegeben.[50] Es gab Fälle, in denen Patient:innen, die nicht vollständig vergiftet waren, lebendig begraben wurden. Alle Opfer warf man

45 TZDNII, F. 147, Op. 3, D. 555, Bl. 54: Schreiben des Leiters der operativen Abteilung des NKWD im Gebiet Kalinin über die NS-Verbrechen an der Zivilbevölkerung vom 15. Mai 1942.
46 Owsjannikowa (2015).
47 TZDNII, F. 147, Op. 3, D. 555, Bl. 54: Schreiben des Leiters der operativen Abteilung des NKWD im Gebiet Kalinin über die NS-Verbrechen an der Zivilbevölkerung vom 15. Mai 1942.
48 GARF, F. R-7021, Op. 26, D. 511, Bl. 143: Akt der lokalen Staatskommission über die NS-Verbrechen an der Zivilbevölkerung im Gebiet Kalinin vom 25. Dezember 1943.
49 Terpentin ist eine flüssige Substanz, die aus dem Harz von Nadelbäumen gewonnen wird. Es hat toxische Eigenschaften. Eine Überschreitung der vorgeschriebenen Dosis führt zu einer Vergiftung.
50 Vgl. Gurow (2016).

in eine tiefe, lange Grube. Die „Reinigung" der Kolonie dauerte fünf bis sieben Tage[51] (genaue Daten konnten laut sowjetischen Quellen nicht ermittelt werden).

Die sowjetische Ermittlungsbehörde hat nach der Befreiung des Gebietes Twer auch hinsichtlich der Verbrechen in der Außenstelle Brednewo ermittelt. Nach Zeugenaussagen war der Sowchos Brednewo vom 17. September bis 19. Dezember 1941 von deutschen Truppen besetzt. Vor der Besatzung wurden dort 85 Patient:innen behandelt. Bald darauf brachte man weitere 65 mit zwei Bussen aus der psychiatrischen Kolonie Buraschewo, und etwa 100 kamen von selbst aus den zwei benachbarten Sowchosen Turowo und Kuibyschew. So gab es in Brednewo im Dezember 1941 etwa 250 Patient:innen, die in zwei Baracken untergebracht waren.[52] Sie wurden allein von dem Arzthelfer Mikhail Stupnitski betreut. Anfang Dezember rief ihn ein deutscher Offizier namens August zu sich und schlug vor, die Patient:innen zu vergiften. Stupnitski lehnte das ab und erklärte: „Ich habe keine solchen Medikamente und ich bin nicht fähig, jemanden zu ermorden. Ich habe meine medizinische Ethik nicht verloren."[53] Nach dem Gespräch beschloss Stupnitski, dringende Maßnahmen zur Rettung der Patient:innen zu ergreifen, und stellte persönlich eine Bescheinigung mit folgendem Wortlaut aus: „Der Patient (Name, Vorname und Vatersname), der in der Psychokolonie Brednewo behandelt wird, wird nach Hause entlassen."[54] Danach ließ er alle Patient:innen sich versammeln und erklärte ihnen, dass sie getötet werden könnten; er bot ihnen an, die Außenstelle Brednewo mit den ausgestellten Bescheinigungen zu verlassen. Infolgedessen flüchteten mehr als die Hälfte der Patient:innen aus der Außenstelle, so dass insgesamt nurmehr 94 von ihnen in Brednewo verblieben, 61 mit schlechtem Gesundheitszustand und 33 noch arbeitsfähig.

Am Tag, nachdem ein Teil der Patient:innen die Außenstelle verlassen hatte, begannen die Deutschen gegen 10 Uhr morgens damit, die mit schlechtem Gesundheitszustand Verbliebenen in einen nahe gelegenen Wald zu bringen und sie dort zu erschießen. Alle 61 von ihnen wurden getötet. Am selben Tag schickte man die arbeitsfähigen Patienten auf Anweisung des Dorfschulzen Wasili Denisow zusammen mit dem Sanitäter Wasili Illarionow zum Tatort, um eine Grube ausheben zu lassen und die Toten zu bestatten. „Die Grube wurde zwei Tage lang gegraben, da der Grund gefroren war und die Patienten, die die Grube gegraben haben, erschöpft waren."[55] Am dritten Tag

---

51 GATO, F. R-2319, Op. 2, D. 56, Bl. 12: Jahresbericht 1943 des Psychiatrischen Krankenhauses namens Litwinow im Gebiet Kalinin.
52 GARF, F. R-7021, Op. 26, D. 510, Bl. 216–218: Protokolle von Zeugenvernehmungen im Dorf Turginowo, Gebiet Kalinin, vom Oktober 1943.
53 GARF, F. R-7021, Op. 26, D. 510, Bl. 218: Vernehmungsprotokoll des Zeugen Mikhail Stupnitski im Dorf Turginowo, Gebiet Kalinin, vom 4. Oktober 1943.
54 GARF, F. R-7021, Op. 26, D. 510, Bl. 218: Vernehmungsprotokoll des Zeugen Mikhail Stupnitski im Dorf Turginowo, Gebiet Kalinin, vom 4. Oktober 1943.
55 GARF, F. R-7021, Op. 26, D. 510, Bl. 217: Vernehmungsprotokoll des Zeugen Wasili Illarionow im Dorf Turginowo, Gebiet Kalinin, vom 25. Oktober 1943.

wurden die Leichen in die Grube gelegt. Diejenigen der Frauen wurden getrennt in einem Massengrab beigesetzt. Laut Aussage von Stupnitski waren unter den Erschossenen Iwan Borosdinski, 35 Jahre alt, Kirillow, 34 Jahre alt, Makeew, 40 Jahre alt, Kusmin, 56 Jahre alt, und Saidel, 50 Jahre alt. An die Namen der anderen Opfer konnte er sich nicht erinnern.[56] Dies sind die einzigen dokumentierten Opfernamen aus der psychiatrischen Kolonie Buraschewo und ihrer Außenstelle im Sowchos Brednewo.

Die Massenmorde an Patient:innen in den psychiatrischen Einrichtungen im Gebiet Twer wurden in den sowjetischen Quellen als „beispielloser Akt des Vandalismus"[57] bezeichnet. Die deutschen Truppen plünderten die Gebäude der Kolonie Buraschewo. Eines wurde als Offizierskasino benutzt und die anderen als Stallungen. Bevor die Deutschen sich zurückzogen, setzten sie fünf neue Gebäude (drei Krankenstationen, eine Arztstation und eine physiotherapeutische Abteilung), eine Kinderkrippe und sechs Wohnhäuser in Brand.[58] Die Außenstelle in Brednewo wurde nach der Befreiung und in den Nachkriegsjahren nicht wiederaufgebaut; die Begräbnisstätte der Patient:innen war in keiner Weise gekennzeichnet und ging schließlich verloren.

Untersuchung von Kriegsverbrechen in der UdSSR: Wer trägt die Schuld?

Nach der Befreiung der sowjetischen Regionen sammelten die Mitglieder der lokalen Staatskommissionen Beweise für wirtschaftliche Zerstörungen und Menschenverluste. Die in diesem Zusammenhang erstellten Unterlagen sind die Hauptquellen, um die Ereignisse der Besatzungszeit zu rekonstruieren. Historiker:innen kennen keine Militärdokumente, die ausdrückliche Befehle der deutschen Militärverwaltung zum Massenmord an Psychiatriepatient:innen in der UdSSR und vor allem in der RSFSR enthalten. Man weiß nicht, ob es solche Dokumente für die russischen Gebiete in der deutschen Militärverwaltung überhaupt gab. Die Ereignismeldungen aus den besetzten Gebieten der RSFSR im Jahr 1941 enthalten in einigen Fällen nur allgemeine Informationen über die Verbrechen gegen die Patient:innen in psychiatrischen Kliniken.[59]

Gleichfalls waren die sowjetische Untersuchungsbehörde und die lokalen Staatskommissionen, die in den befreiten Gebieten tätig waren, nicht im Besitz von deutschen Dokumenten und konnten sich daher nur auf ihre eigenen Ermittlungen stützen. Aus diesem Grund spielten die Unterlagen der sowjetischen Staatskommission

---

56 GARF, F. R-7021, Op. 26, D. 510, Bl. 218: Vernehmungsprotokoll des Zeugen Mikhail Stupnitski im Dorf Turginowo, Gebiet Kalinin, vom 4. Oktober 1943.
57 Ne sabudem! (1942), S. 18.
58 Bondaruk (o. J.).
59 Vgl. die Meldungen 91, 94, 96, 108, 132, 135, 143, 156, 173, 184, veröffentlicht in Mallmann u. a. (2011), S. 523 f.

eine wichtige Rolle bei der weiteren Aufklärung. Die Fälle von Massenmorden an bestimmten Gruppen von Sowjetbürger:innen während der Besatzungszeit, die Plün-
derungen und andere wirtschaftliche Zerstörungen gaben den sowjetischen Behörden Anlass, die an diesen Verbrechen beteiligten Bürger:innen zur Verantwortung
zu ziehen und vor Gericht zu stellen. Es ist wichtig zu betonen, dass die Behörden
noch während des Krieges in den befreiten Gebieten fast alle sowjetischen Personen,
die unter der Besatzung blieben, auf ihre Loyalität dem Staat gegenüber prüften. Das
heißt, dass Menschen, die die Besatzung überlebt hatten und nicht rechtzeitig von der
sowjetischen Regierung evakuiert werden konnten (was eine Folge der Staatspolitik
war, die den Erhalt der militärischen Produktion über Menschenleben stellte), nach
der Befreiung in den Verdacht geraten konnten, mit den Nazis kollaboriert zu haben.
Die Rolle des medizinischen Personals als Beteiligte bei den NS-Verbrechen gegen
Psychiatriepatient:innen war offensichtlich.

Die Beihilfe der sowjetischen Bürger:innen an den Verbrechen hat in jedem der
besetzten Gebiete stattgefunden. Nach der Befreiung erstellten die lokalen Staatskommissionen entsprechende Akten. Um alle Taten in einem Bezirk zusammenzufassen,
benutzten deren Mitglieder allgemeine Begriffe wie „Gräueltaten" oder „Grausamkei-
ten", die über die in der sowjetischen Gesetzgebung festgelegten Definitionen straf-
rechtlich verfolgbarer Handlungen hinausgingen. Deswegen wurden Maßnahmen
ergriffen, um die strafrechtliche Verantwortlichkeit von Sowjetbürger:innen für die
Begehung dieser Taten während der Besatzung ausdrücklich zu regeln. Der Erlass des
Staatsanwalts der UdSSR vom 15. Mai 1942 „Über die Qualifizierung der Verbrechen
von Personen, die in den vorübergehend vom Feind besetzten Gebieten in den Dienst
der nationalsozialistischen Besatzer übergegangen sind", erklärt, dass die sowjetischen
Bürger:innen, die der Besatzungsmacht dienten, sowie diejenigen, die die Anweisungen der deutschen Militärverwaltung zum Sammeln von Lebensmitteln und Gegenständen für die deutsche Armee ausgeführt hatten, sowie Provokateure, Denunzianten
und Partisanenverräter nach Artikel 58–1a des Strafgesetzbuches der RSFSR („Verrat
am Vaterland") verfolgt werden sollten.[60] Dieser Artikel sah eine Freiheitsstrafe von
bis zu zehn Jahren vor. Die meisten medizinischen Mitarbeiter:innen, deren Mitschuld am Massenmord an den Patient:innen vor den Gerichten nachgewiesen wurde,
erhielten eine Gefängnisstrafe. Um den „Vaterlandsverrat" als Verbrechen von außer-
gewöhnlicher Schwere zu charakterisieren, gab es eine Strafe, die durch den Erlass
des Präsidiums des Obersten Sowjets der UdSSR vom 19. April 1943 gebilligt wurde:
„Spione und Verräter unter den Sowjetbürgern wurden schließlich auf die Liste der für
Kriegsverbrechen Verantwortlichen gesetzt und unterlagen der gleichen Strafe wie die
Nazis. Ihre Tätigkeit wurde mit dem Tod durch den Strang geahndet."[61]

---

60 Strafgesetzbuch (1926).
61 Wesnowskaja (1999), S. 236.

Während der Besatzung waren die meisten medizinischen Pflegekräfte die direkten Täter von Verbrechen, die von der deutschen Militärverwaltung angeordnet und von der sowjetischen Krankenhausleitung unterstützt wurden. Während ihres Dienstes führten die Krankenschwestern und -pfleger die Anweisungen der jeweiligen Chefärzt:innen oder Krankenhausdirektor:innen aus. Die Weigerung, Befehle auszuführen, wurde als Pflichtverletzung angesehen und im besten Fall mit einer Entlassung, im schlimmsten Fall mit einer Gefängnisstrafe oder Hinrichtung geahndet. Die Tochter einer Krankenschwester des psychiatrischen Krankenhauses in Sapogowo sagte über die Rolle ihrer Mutter bei der Vergiftung von Patient:innen, dass diese in der Familie lange Zeit nicht thematisiert wurde:

> Wir erzählen niemandem davon, weil die Leute meine Mutter als Giftmörderin betrachten werden. Aber was konnten die Pflegerinnen tun? Sich erschießen lassen [d. h. die Krankenschwestern und das Pflegepersonal erschießen, weil sie den Befehl, Patient:innen zu vergiften, missachtet hatten]? Also haben sie die Sünde der anderen auf sich genommen.[62]

Den Arbeitsplatz während der Kriegszeit zu verlassen, hätte bedeutet, die Familie (damals hatten viele der Frauen Kinder und die Männer waren an der Front) zum Verhungern zu verurteilen.

Bei der Ausführung der Befehle zur Tötung von Patient:innen haben die meisten Krankenschwestern, die fast alle kaum gebildet waren (in der Regel hatten sie einige kurze Kurse zur Krankenpflege absolviert und verfügten nicht immer über einen Schulabschluss), mit ihrem Gewissen gehadert. Der einzige mögliche Trost bestand für sie darin, dass die Psychiatriepatient:innen in der sowjetischen Vorkriegszeit nicht als gleichberechtigte Bürger:innen behandelt wurden, so dass die Mitschuld an Verbrechen gegen sie als „zum Wohle" der ohnehin schon Leidenden angesehen werden konnte.[63] Als die sowjetischen Behörden in die befreiten Gebiete zurückkamen und begannen, die NS-Verbrechen zu untersuchen, ging es ihnen nicht darum, bestimmte Mordaktionen zu verurteilen, sondern festzustellen, inwieweit Bürger:innen an der Hilfe und Zusammenarbeit mit dem „deutschen Feind" beteiligt waren.[64] Bereits 1943 begann die UdSSR mit einer Reihe von öffentlichen Schauprozessen, in denen Angeklagte verurteilt wurden, die am Massenmord an verschiedenen Gruppen der Zivilbevölkerung beteiligt gewesen waren.[65] Während die sowjetische Justiz in den offenen Prozessen der 1940er Jahre Bürger:innen verurteilte, die in den Besatzungsbehörden gedient hatten und deren Mitschuld am leichtesten zu beweisen war, handelte es sich bei den Angeklagten in den geschlossenen Prozessen häufig um Chefärzt:innen und

---

62 Manoilowa (2022), S. 279.
63 Vgl. Bloch/Reddaway (1977); Podrabinek (1979).
64 Vgl. Rebrova (2020), S. 159–168.
65 The People's Verdict (1944); Astaschkin (2015); Proekt „Sowetski Njurnberg", Portal istorija Rossii, URL: https://histrf.ru/collections/Soviet-Nuremberg (letzter Zugriff: 19.10.2022).

medizinisches Personal psychiatrischer Kliniken, deren Patient:innen während der Besatzung getötet worden waren. Eine Ausnahme bildete der Schauprozess in Krasnodar im Jahr 1943, bei dem man den Krankenpfleger Michail Lastowina anklagte, der an der Hinrichtung von Patient:innen in der psychiatrischen Kolonie Beresanskaja im Dezember 1942 beteiligt gewesen war.[66] Er wurde zum Tod durch den Strang verurteilt, jedoch nicht wegen seiner Hilfe bei der Tötung von 60 Patient:innen vor Gericht gestellt (er stand während der Massenerschießung hinter der Absperrung und vergrub später die Leichen), sondern wegen Verrats am sowjetischen Land.[67]

Das heißt, die sowjetische Justiz suchte in jedem Fall nach Beweisen, die zur Verurteilung von Sowjetbürger:innen nach dem Artikel „Verrat am Vaterland" verwendet werden konnten. Es war nicht wichtig, was genau der oder die Angeklagte getan hatte (ob er oder sie Menschen getötet, Staatseigentum gestohlen oder im Dienst der Deutschen gestanden hatte). Die sowjetischen Strafverfolgungsbehörden waren nur in der Lage, eine Beteiligung an den NS-Verbrechen nachzuweisen. Die Strafe war für alle gleich: bis zu zehn Jahre Haft, in einigen Fällen sogar die Todesstrafe. So kam es, dass offiziell die deutsche Militärverwaltung wegen der Massenmorde an psychiatrischen Patient:innen angeklagt wurde, während de facto die Sowjetbürger:innen, die die Befehle sowohl der Deutschen als auch der Leiter:innen der psychiatrischen Kliniken ausführten, vor ein sowjetisches Gericht gestellt wurden. Die Untersuchung von Verbrechen in psychiatrischen Einrichtungen der Gebiete Twer und Kursk durch die Behörden war hier keine Ausnahme.

So wurden die Offiziere und Soldaten der 161. und 162. Infanterie-Division des Armeeoberkommandos 9 unter Generaloberst Adolf Strauß als Verbrecher in der psychiatrischen Kolonie Buraschewo angeklagt.[68] Wahrscheinlicher ist jedoch, dass die Angehörigen des Sonderkommandos 7a der Einsatzgruppe B, der Geheimen Feldpolizei 703 und der Ortskommandantur I/302 die Verbrechen begangen haben.[69] Aufgrund des andauernden Krieges und der Tatsache, dass die deutschen Befehlshaber nicht zur Rechenschaft gezogen werden konnten, verurteilte das sowjetische militärische Feldgericht im Dezember 1941 drei Ärzt:innen und eine Krankenschwester nach Artikel 58 des Strafgesetzbuches zum Tode.[70] Dazu gehörten offenbar auch die Ärztinnen Ekaterina Iswolskaja und Stelmachowitsch (vollständiger Name unbekannt), die den Krankenschwestern Anweisungen gaben.[71] Mehrere sowjetische Ärzt:innen und Krankenschwestern wurden wegen Mittäterschaft bestraft. Sie wurden 1943 zu langen Haftstrafen verurteilt. Unter ihnen waren die Krankenschwestern Wera Abramowa,

---

66 Sudebnyi prozess (1943), S. 50.
67 Mehr über Michail Lastowina und die Geschichte des Massenmords an Patient:innen in der psychiatrischen Kolonie Beresanskaja: Watutin (2022).
68 Dejew (1961).
69 Vgl. BAL, B 162/7410 und B 162/7411: Ermittlungsakte über NS-Verbrechen im Gebiet Kalinin, UdSSR.
70 Feoktistowa (1999). Die Akten des Verfahrens sind in Russland noch immer unter Verschluss.
71 Owsjannikowa (2015).

Darja Balakirewa, Taisja Lasarewa, Ekaterina Chotskewitsch, Marija Laschkowa und andere. Nur Marija Laschkowa, der nach der Verbüßung von zwei Monaten allgemeiner Arbeit in den Minen eine andere Tätigkeit in einem Krankenhaus zugewiesen wurde, kehrte nach Hause zurück.[72]

Bekannt ist auch der Ausschluss zweier medizinischer Fachkräfte aus der Kommunistischen Partei.[73] Klawdija Tschuwina war die Leiterin der Werkstätten in der psychiatrischen Kolonie Buraschewo und Aleksandra Drosdowa arbeitete dort als Krankenschwester. Beide Frauen mussten damals ihre Parteiausweise zerstören. Drosdowa kehrte freiwillig in die besetzten Gebiete zurück und arbeitete aktiv für die Deutschen, wobei sie eine weiße Armbinde trug, das Erkennungszeichen der Sowjetbürger:innen, die während der Besatzung den Deutschen dienten.[74] Es ist aber nicht bekannt, welche Strafe außer dem Ausschluss aus der Partei diese Frauen erhielten.

Die Informationen über die (auch nicht freiwillige) Beteiligung von medizinischem Personal an der Massentötung von Patient:innen werden in Russland immer noch unter Verschluss gehalten. Abgesehen von einigen teilweise freigegebenen Dokumenten, z. B. über den Fall in der psychiatrischen Kolonie Buraschewo, gibt es nur Hinweise auf die Beteiligung des medizinischen Personals an den Verbrechen, die aus den Erinnerungen von Augenzeugen stammen. So erzählte 1943 eine ehemalige Epilepsiepatientin, die nach der Befreiung der Kolonie als Hilfsarbeiterin dort gearbeitet hat, dass eine Krankenschwester auf die Frauenabteilung kam und sagte: „Also, Mädels, macht euch bereit, gleich wird die Kommunion gespendet." Die Patientinnen, die bereits wussten, was in dem Krankenhaus geschah, begannen zu weinen. Diejenigen, die stärker waren, konnten die Abteilung verlassen, so auch diese Frau.[75] Matrjona Baschilina, eine ehemalige Krankenschwester in der Kolonie Buraschewo, berichtete erst in den 1990er Jahren einer Journalistin einer lokalen Zeitung in Twer über die Einzelheiten der Massenvergiftung der Patient:innen während der deutschen Besatzung:

> Es stellte sich heraus, dass der Befehl lautete, die Kranken einzuschläfern. In der Praxis waren ein Deutscher, unser Arzt und eine Krankenschwester anwesend. Ich war ein ‚kleiner Mann', nur eine Krankenpflegerin. Sie sagten mir, ich solle die Patientin in das Zimmer begleiten. Ich brachte sie herein und wartete auf sie im Flur. Sie geben ihr eine Spritze. Dann geben sie mir die Patientin zurück, die schon wackelte, an der Wand hängte und keine Kraft mehr hatte, selbst zu gehen. Nun, wenn sie tot war, wurde sie in die Kapelle gebracht, wo wir die Leichenhalle hatten. „Mussten Sie die Patientinnen auch dorthin tragen?" Ich … Ich kann mich jetzt nicht mehr daran erinnern. Das hat mir die Haare zu Berge stehen lassen. Ich ging in die Kapelle und einige von den Patientinnen bewegten sich immer noch,

---

72 Feoktistowa (1999).
73 Mangaseew (2020).
74 Popow (2016).
75 GATO, F. R-2319, Op. 2, D. 56, Bl. 16: Jahresbericht 1943 des Psychiatrischen Krankenhauses namens Litwinow im Gebiet Kalinin.

wie Würmer, die übereinander krabbelten. Sie waren mit Chloraminen oder Ähnlichem übergossen worden, um den Geruch zu stoppen. Danach wurden die Leichen wie Brennholz in eine Grube gelegt. So ging es, bis alle Kranken eingeschläfert worden waren.[76]

Matrjona Baschilina bestätigte auch, dass alle Krankenschwestern, die an der „Einschläferung der Kranken" beteiligt waren, nach der Befreiung für fünf oder zehn Jahre in Straflager geschickt wurden. Die Ärzt:innen, die sich entschlossen, den Befehlen der Nazis zu gehorchen und dem Personal verbrecherische Anweisungen zu erteilen, wurden erschossen, die Krankenschwestern als direkte Täterinnen dieser Befehle zu langen Haftstrafen verurteilt.

1993 überprüfte die regionale Kommission für Verdrängte im Gebiet Twer den Fall des hingerichteten medizinischen Personals und stufte ihn von einem politischen in einen strafrechtlichen Fall um, wobei die Todesstrafe posthum in eine zehnjährige Haftstrafe wegen vorsätzlichen Mordes unter erschwerenden Umständen umgewandelt wurde.[77] Der Fall von Marija Laschkowa, die bis zu ihrer Verhaftung im Januar 1943 als Krankenschwester in der psychiatrischen Kolonie Buraschewo gearbeitet hatte, wurde ebenfalls erneut geprüft. Im Jahr 1956 hob das Militärgericht des Moskauer Militärbezirks ihre Verurteilung auf und stellte den Fall ein. Die Untersuchung hatte ergeben, dass die Krankenschwester fälschlicherweise beschuldigt worden war. In einem Interview mit einer Journalistin aus Twer erzählte sie, dass sie einmal als Zeugin vernommen und dann zusammen mit anderen Krankenschwestern wegen der Tötung von Patient:innen zu zehn Jahren Haft verurteilt worden war. Sie arbeitete in einer anderen Abteilung und kannte die Einzelheiten der Massenvergiftung nicht.[78] Die sowjetischen Justizbehörden hatten damals jedoch keine Zeit für sorgfältige Ermittlungen, da der Krieg noch andauerte.

Die gleiche Situation bei der Untersuchung von Verbrechen und der Rolle des medizinischen Nachwuchspersonals lässt sich in den wenigen freigegebenen Quellen über das psychiatrische Krankenhaus in Sapogowo beobachten. Im März 1943 leitete die Militärstaatsanwaltschaft der Zentralfront ein Strafverfahren gemäß Artikel 58–1a des Strafgesetzbuches der RSFSR gegen neun Ärzt:innen und Krankenschwestern des Krankenhauses wegen Massenmordes an Patient:innen während der deutschen Besetzung des Gebiets Kursk ein. Der Krankenhausdirektor und drei Ärzt:innen wurden zum Tode verurteilt. Vier Krankenschwestern erhielten eine zehnjährige Haftstrafe. Nur eine Pflegerin wurde freigesprochen.[79] Solche unterschiedlichen Strafen für die Ärzt:innen und Hilfspersonal gab es aber nicht bei allen Gerichtsverhandlungen ge-

---

76 Feoktistowa (1999).
77 Feoktistowa (1999).
78 Feoktistowa (1999).
79 RGWA, F. 451p, Op. 6, D. 108, Bl. 137: Urteil des NKWD-Militärgerichts des Gebiets Kursk vom 14. und 15. Mai 1943.

gen ehemalige sowjetische Beteiligte an den NS-Verbrechen. Laut zugänglichen Quellen hing die Strafe eher von Faktoren wie der Herkunft des Angeklagten, einer Zusammenarbeit mit Ermittlern, Medienberichterstattungen usw. als von einer konkreten Tat während der Besatzung ab. Sollten einmal alle sowjetischen Quellen freigegeben werden, können Wissenschaftler:innen die Gerichtsunterlagen studieren und weitere Ergebnisse veröffentlichen.

Am 19. Oktober 1946 verurteilte das Militärtribunal des Moskauer Militärbezirks den ehemaligen Chef des Sanitätsdienstes des 48. Panzerkorps der Wehrmacht, Generalarzt Dr. med. Paul Kern, der den sowjetischen Ermittlungen zufolge dem Krankenhausdirektor Krasnopolski den Befehl zur Tötung von Patient:innen des Krankenhauses gegeben hatte, zum Tode. Kern wurde am 22. Januar 1947 in der Stadt Iwanowo erschossen.[80] Laut Zeugenaussagen befolgten fast alle Angestellten des Krankenhauses die Befehle der deutschen Militärverwaltung sowie des Krankenhausdirektors. Nur diejenigen, die während der Massenvergiftung von Patient:innen nicht zur Arbeit gingen, haben sich an den Verbrechen nicht beteiligt, aber das waren ausschließlich einzelne Personen.[81] Offiziell wurden nur neun Ärzt:innen und Krankenschwestern zur Verantwortung gezogen. Sie alle verurteilte man nach demselben Artikel.

Die sowjetische Justiz stellte Menschen wegen Hochverrats vor Gericht, weil die Bürger:innen in den besetzten Gebieten die Befehle der neuen Regierung ausgeführt hatten. Die Tatsache der Zusammenarbeit mit den Nazis war für die sowjetische Justiz bedeutender als die Ermordung von Hunderten und Tausenden von Sowjetbürger:innen. Niemand untersuchte, welche Rolle die einzelnen Angeklagten bei der Ausführung der Befehle spielten, wer diese Befehle erteilte, wer die Entscheidungen traf und warum die einzelnen Mediziner oder Mitarbeiter:innen dies taten. Es liegt auf der Hand, dass in einem kleinen Dorf, in dem es nur eine einzige Arbeitsstätte – das Krankenhaus – gab, das Pflegepersonal bestenfalls ohne Arbeit und damit ohne Mittel zur Bestreitung des Lebensunterhalts bleiben würde, wenn es während der Besatzung seiner offiziellen Aufgabe nicht nachkäme, nämlich die Anweisungen der Ärzte auszuführen. Im schlimmsten Fall hätte der Ungehorsam zum Tode führen können. Man darf auch nicht vergessen, dass sowjetische Familien oftmals viele Kinder hatten und dass die Männer in der Regel an der Front waren. Der Verlust des Arbeitsplatzes der Krankenschwestern hätte so auch zu einer Hungersnot für alle Mitglieder der Familie geführt. Daher konnte das medizinische Pflegepersonal keine unabhängigen Entscheidungen treffen und war nur ein Spielball in einem großen tödlichen Spiel.

---

80 Nikiforow (2020), S. 60.
81 Vgl. die Zeugenaussagen über die Massentötung der Patient:innen im psychiatrischen Krankenhaus Sapogowo in Manoilowa (2022), S. 275–280.

Fazit

Es gibt also zwei Versionen dessen, was in den meisten Fällen von Massenmord an Patient:innen in psychiatrischen Kliniken während der Besatzungszeit im Zweiten Weltkrieg geschah. Die erste, die offizielle Version, wurde in Akten der lokalen Staatskommissionen festgehalten und der sowjetischen Bevölkerung durch deren Veröffentlichung in den Medien oder in einzelnen Flugblättern zur Kenntnis gebracht. In diesen Dokumenten wird die Verantwortung für die Verbrechen, wie aus den zitierten Akten hervorgeht, ausschließlich der deutschen Militärverwaltung angelastet. Das sowjetische medizinische Personal nahm man als willenloses Instrument der NS-Verbrechen wahr, obwohl es eine konstruktive Rolle bei der Rettung einzelner Patient:innen hätte spielen können. Die Beweggründe für die Handlungen des medizinischen Personals wurden in diesen offiziellen Quellen nicht behandelt, wichtig war nur die Feststellung der Ermordung von Sowjetbürger:innen, die man in psychiatrischen Kliniken behandelte.

Die zweite Version wurde viele Jahre lang vor der Öffentlichkeit verborgen, einige sowjetische Ermittlungsunterlagen befinden sich in Russland noch heute unter Verschluss. Nach dieser Version war das medizinische Personal in Abwesenheit der Deutschen selbst für die Verbrechen verantwortlich. Viele Ärzt:innen und Krankenschwestern wurden in mehrheitlich geschlossenen Verfahren schuldig gesprochen. Die meisten derjenigen, die ihre Mitschuld an den Verbrechen zugaben, verurteilte man aufgrund des Artikels „Verrat am Vaterland" zum Tode oder zu zehn Jahren Haft. Die Tatsache, dass die sowjetische Führung diese Menschen nicht rechtzeitig vor der Besatzung evakuiert hatte oder evakuieren konnte (d. h. sie blieben nicht freiwillig unter der Besatzung), wurde nicht berücksichtigt. Die jahrzehntelang unter Verschluss gehaltenen sowjetischen Dokumente verhinderten, dass die Geschichte der Besatzung angemessen erforscht und die Erinnerung an bestimmte Opfergruppen in der Nachkriegsgesellschaft aufrechterhalten werden konnte. Viele Sowjetbürger:innen, die in psychiatrischen Kliniken gearbeitet hatten, waren in Verbrechen verwickelt, so dass es praktisch unmöglich war, vor Ort über Todesfälle unter Patient:innen zu sprechen, ohne die Beteiligung des medizinischen Personals an deren Tod zu erwähnen. Die Erinnerung an die Opfer des Nationalsozialismus wurde daher Teil der Nachkriegstragödie vieler sowjetischer Familien, deren Angehörige entweder zum Tode oder zu Gefängnisstrafen verurteilt worden waren.

Gleichzeitig bildete sich in der sowjetischen Nachkriegsgesellschaft ein Kriegsmythos heraus, der von unangenehmen Details des Kriegslebens bereinigt wurde.[82] Dieser Mythos begann in den Kriegsjahren Gestalt anzunehmen, als in den Köpfen der

---

82 Malinowa (2015), S. 88.

Bevölkerung eine „korrekte" Sichtweise des Krieges kultiviert wurde[83], nach der das sowjetische medizinische Personal die Befehle der Besatzungsbehörden nicht ausführen, geschweige denn sich an den Massakern an ihren Patient:innen beteiligen durfte. Im Laufe der Jahre wurde der Mythos immer stärker und zu einem wichtigen Thema der politischen Propaganda in der UdSSR und in Russland. Die sowjetische und russische Erinnerungskultur und die damit verbundenen Machtdiskurse verhinderten somit eine öffentliche Diskussion über die Massentötung Tausender Patient:innen in psychiatrischen Krankenhäusern. Diese waren die unfreiwilligen Opfer nicht nur der deutschen Besatzungspolitik, sondern auch der sowjetischen Politik des Schweigens. Unter der sowjetischen Herrschaft dachte man offiziell jahrzehntelang nicht an diese Opfergruppe. Erst in den letzten Jahrzehnten wurden Denkmäler, Ausstellungen und andere Projekte ins Leben gerufen[84], die das Gedenken „von unten" wiederherstellen sollen. Eine umfassende Analyse der Rolle des sowjetischen medizinischen Personals bei der Beteiligung an NS-Verbrechen wird Gegenstand künftiger Forschungsarbeiten sein.

Bibliographie

Archivalien

Bundesarchiv, Außenstelle Ludwigsburg (BAL)

B 162/7410 und B 162/7411: Ermittlungsakte über NS-Verbrechen im Gebiet Kalinin, UdSSR

Staatsarchiv des Gebiets Krasnodar, Krasnodar (GAKK)

F. R-897, Op. 1, D. 2, Bd. 1, Bl. 44: Akt der lokalen Staatskommission über die Massentötung der Patienten im psychiatrischen Krankenhaus Krasnodar vom 22. Februar 1943

Staatsarchiv des Gebiets Kursk, Kursk (GAKO)

F. R-3605, Op. 1, D. 263, Bl. 13: Akt der lokalen Staatskommission über die Massentötung der Patienten im psychiatrischen Krankenhaus Sapogowo vom 21. Februar 1943

---

83 Koposow (2011), S. 91.
84 Weitere Informationen sind unter der offiziellen Webseite des Ausstellungsprojektes „Vergesst uns nicht …" zugänglich: https://nsvictims.ru (letzter Zugriff: 27.7.2022).

Staatsarchiv der Russischen Föderation, Moskau (GARF)

F. R-7021, Op. 26, D. 510, Bl. 216–218: Protokolle von Zeugenvernehmungen im Dorf Turginowo,
Gebiet Kalinin, vom Oktober 1943

F. R-7021, Op. 26, D. 510, Bl. 217: Vernehmungsprotokoll des Zeugen Wasili Illarionow im Dorf
Turginowo, Gebiet Kalinin, vom 25. Oktober 1943

F. R-7021, Op. 26, D. 510, Bl. 218: Vernehmungsprotokoll des Zeugen Mikhail Stupnitski im Dorf
Turginowo, Gebiet Kalinin, vom 4. Oktober 1943

F. R-7021, Op. 26, D. 511, Bl. 143–144: Akt der lokalen Staatskommission über die NS-Verbrechen
an der Zivilbevölkerung im Gebiet Kalinin vom 25. Dezember 1943

F. R-7021, Op. 29, D. 22, Bl. 13–32: Anklageschrift über die Massentötung von Patienten im psychiatrischen Krankenhaus Sapogowo (Gebiet Kursk) auf Befehl der deutschen Militärverwaltung
vom 16. März 1943

F. R-8131, Op. 37, D. 1569, Bl. 53–54: Akt der lokalen Staatskommission über die Massentötung der
Patienten im psychiatrischen Krankenhaus Sapogowo vom 28. Februar 1943

Staatsarchiv des Gebiets Rostow, Rostow am Don (GARO)

F. R-3613, Op. 1, D. 1, Bl. 13–16: Aussage der Ärztin Anna Ewstafjewa, Psychiatrisches Krankenhaus
Rostow am Don, 1943

Staatsarchiv des Gebiets Twer, Twer (GATO)

F. R-2319, Op. 2, D. 56, Bl. 11–17: Jahresbericht 1943 des Psychiatrischen Krankenhauses namens
Litwinow im Gebiet Kalinin

Russisches Staatsarchiv für sozio-politische Geschichte, Moskau (RGASPI)

F. 17, Op. 125, D. 79, Bl. 15–20: Dekret des Präsidiums des Obersten Sowjets der UdSSR „Über die
Gründung der Außerordentlichen Staatlichen Kommission für die Feststellung und Untersuchung der Gräueltaten der deutsch-faschistischen Aggressoren und ihrer Komplizen und des
Schadens, den sie den Bürgern, Kolchosen, öffentlichen Organisationen, staatlichen Betrieben
und Einrichtungen der UdSSR zugefügt haben" vom 2. November 1942

Russisches Staatliches Militärarchiv, Moskau (RGWA)

F. 451p, Op. 6, D. 108, Bl. 110–114: Vernehmungsprotokolle der deutschen Kriegsgefangenen, Anfang 1942

F. 451p, Op. 6, D. 108, Bl. 121–125: Vernehmungsprotokoll des angeklagten Arztes Aleksandr Su-
charew vom 18. März 1943

F. 451p, Op. 6, D. 108, Bl. 137–138: Urteil des NKWD-Militärgerichts des Gebiets Kursk vom 14.
und 15. Mai 1943

Zentrales Staatsarchiv Moskau (TsGAM)

F. R-1870, Op. 1, D. 10, Bl. 26–26a: Akt der lokalen Staatskommission über die Massentötung der Patienten im Krankenhaus namens Litwinow im Dorf Buraschewo des Gebiets Kalinin vom 10. Januar 1942

Twerer Zentrum für die Dokumentation der Zeitgeschichte, Twer (TZDNII)

F. 147, Op. 3, D. 555, Bl. 54: Schreiben des Leiters der operativen Abteilung des NKWD im Gebiet Kalinin über die NS-Verbrechen an der Zivilbevölkerung vom 15. Mai 1942

Zentrum für Dokumentation der neuesten Geschichte des Gebiets Krasnodar, Krasnodar (ZDNIKK)

F. 1774-A, Op. 1 dop., D. 15, Bl. 33: Korrespondenz mit Parteikomitees, Institutionen und Organisationen zu Fragen der militärischen Mobilisierung
F. R-1774, Op. 2, D. 1396, Bl. 20–28: Berichtsnotizen der Leiter der Militärabteilung der Kreisparteikomitees für das Gebiet Krasnodar

Literatur

Astaschkin, Dmitri (Hg.): Prozessy nad nazistskimi prestupnikami na territorii SSSR w 1943–1949 gg.: katalog wystawki. Moskau 2015.
Beer, Mathias: Die Entwicklung der Gaswagen beim Mord an den Juden. In: Vierteljahrshefte für Zeitgeschichte 35 (1987), H. 3, S. 403–417.
Beer, Mathias: Gaswagen. Von der „Euthanasie" zum Genozid. In: Morsch, Günter; Perz, Bertrand (Hg.): Neue Studien zu nationalsozialistischen Massentötungen durch Giftgas. Historische Bedeutung, technische Entwicklung, revisionistische Leugnung. Berlin 2011, S. 153–164.
Bloch, Sidney; Reddaway, Peter: Russia's political hospitals: The abuse of psychiatry in the Soviet Union. London 1977.
Bondaruk, Grigori: Kak wsjo pomnitsja … (o. J.). Veröffentlicht auf der offiziellen Webseite der Verwaltung der ländlichen Siedlung Buraschewo, Gebiet Twer, URL: http://burashevo.ru/novosti/novosti-poselenija/kak-vse-pomnitsja.html (letzter Zugriff: 13.7.2022).
Dejew, Nikolai: Eto ne dolschno powtoritsja! In: Rubesch welikoi bitwy. Wospominanija utschastnikow. Kalinin 1961, S. 147–163.
Dubson, Vadim: Toward a Central Database of Evacuated Soviet Jews' Names, for the Study of the Holocaust in the Occupied Soviet Territories. In: Holocaust and Genocide Studies 26 (2012), H. 1, S. 95–119.
Feoktistowa, Galina: Tragedija w Buraschewo. In: Wetsche Tweri vom 20.1.1999.
Gurow, Boris: Skandal w durdome. Veröffentlicht auf livejournal.com (2016), URL: https://borisgurov.livejournal.com/291554.html (letzter Zugriff: 13.7.2022).

Hohendorf, Gerrit: Krieg und Krankenmord 1939–1945. Die Tötung von Psychiatriepatienten durch SS und Wehrmacht in Polen und in der Sowjetunion. In: PSYCH up2date 9 (2015), H. 1, S. 49–64.

Koposow, Nikolai: Pamjat strogogo reschima. Istorija i politika w Rossii. Moskau 2011.

Kowaljow, Boris: Palatschi i schertwy Kolmowskoi bolnizy. In: Peterburgskii istoritscheskii schurnal 3 (2016), online unter https://cyberleninka.ru/article/n/palachi-i-zhertvy-kolmovskoy-bolnitsy (letzter Zugriff: 13.7.2022).

Kuschnarjowa, Ksenija: Nawsegda besymjannyje: istorija massowogo ubijstwa pazientow psichiatritscheskoi bolnizy imeni Litwinowa. In: Rebrowa, Irina (Hg.): „Pomni o nas …“: ljudi s inwalidnostju – maloiswestnye schertwy nazistskogo reschima w okkupirowannych regionach RSFSR. Sankt Petersburg 2022, S. 98–112.

Limankin, Oleg: Sankt-Peterburgskaja psichiatritscheskaja bolniza im. P. P. Kaschtschenko. Stranizy stoletnei istorii. Sankt Petersburg 2009.

Lotarjow, Konstantin: Prozess organisazii semstwom stroitelstwa Sapogowskoi psichiatritscheskoi bolnizy. In: Bogdanow, Walentin (Hg.): Rol kurskogo semstwa w kulturnoi i nautschnoi schisni Kurskoi gubernii (1864–1918): materialy nautschno-praktitscheskoi konferenzii. Kursk 2006, S. 54–56.

Malinowa, Olga: Aktualnoe proschloe: Simwolitscheskaja politika wlastwujuschtschei elity i dilemmy rossiiskoi identitschnosti. Moskau 2015.

Mallmann, Klaus Michael u. a. (Hg.): Die Ereignismeldungen UdSSR 1941. Dokumente der Einsatzgruppen in der Sowjetunion. Darmstadt 2011.

Mangaseew, Igor: Wskrylis fakty woennoi tragedii w Buraschewo. In: Leninskoe snamja vom 11.6.2020.

Manley, Rebecca: To the Tashkent Station: Evacuation and Survival in the Soviet Union at War. Ithaca, NY; London 2009.

Manoilowa, Walentina: Otrawiteli ponewole: tragedija pazientow i wratschei Kurskoi oblastnoi psichiatritscheskoi bolnizy. In: Rebrowa, Irina (Hg.): „Pomni o nas …“: ljudi s inwalidnostju – maloiswestnye schertwy nazistskogo reschima w okkupirowannych regionach RSFSR. Sankt Petersburg 2022, S. 267–284.

Ne sabudem! Ne prostim! Slodejanija nemetsko-faschistskich sachwattschikow w rajonach Kalininskoi oblasti. Kalinin 1942.

Nikiforow, Sergei: Bes sroka dawnosti: prestuplenija nazistow i ich posobnikow protiw mirnogo naselenija w Kurskoi oblasti. In: Malyschewa, Elena; Zunaewa, Elena (Hg.): Bes sroka dawnosti: prestuplenija nazistow i ich posobnikow protiw mirnogo naselenija na okkupirownnoi territorii RSFSR w gody Welikoi Otechestvennoi woiny. Kurskaja oblast: Sbornik dokumentow. Moskau 2020, S. 29–67.

Nowikowa, Ksenija: K woprosu sosdanija kurskoi gubernskoi psichiatritscheskoi bolnizy w konze XIX weka. In: Schtschaweljow, Sergei (Hg.): Prawoslawie w istorii i kulture Rossii. Materialy VI regionalnoi molodeschnoi nauctshno-proswetitelskoi konferentsii „Paschalnye tschtenija – 2012.“ Kursk 2013, S. 102–106.

Owsjannikowa, Julija: W spiskach ne snatschilis. Ob odnom sabytom prestuplenii Wtoroi mirovoi. Veröffentlicht auf Informazionno-analititscheskii portal „Krai sprawedliwosti“ (2015), URL: https://ks-region69.com/statiianalitika/26072-v-spiskah-ne-znachilis (letzter Zugriff: 13.7.2022).

Podrabinek, Aleksandr: Karatelnaja medizina. New York 1979.

Popow, Aleksei: Soprotiwlenie na okkupirowannoi sowetskoi territorii: 1941–1944 gg. Moskau 2016, online unter https://www.litres.ru/aleksey-popov/soprotivlenie-na-okkupirovannoy-sovetskoy-territorii-1941-1944/chitat-onlayn/ (letzter Zugriff: 13.7.2022).

Potjomkina, Marina: Ewakuazija i nazionalnyje otnoschenija w sowetskom tylu w gody Welikoi Otetschestwennoi woiny. In: Otetschestwennaja istorija 3 (2002), S. 148–156.

Priklonskaja, Ljudmila: Istorija organisazii psichiatritscheskoi pomoschtschi w Twerskoi guber-nii. K 135-letiju otkrytija Twerskoj kolonii dlja duschewnobolnych (o. J.). Veröffentlicht auf der offiziellen Webseite des psychiatrischen Krankenhauses namens Litwinow in Twer, URL: http://gbuz-okb-tver.ru/struktura/muzey-istorii-meditsiny/articles/istoriya-psyhol-pomoshi (letzter Zugriff: 13.7.2022).

Rebrova, Irina: Re-Constructing Grassroots Holocaust Memory: The Case of the North Caucasus. Berlin; Boston 2020.

Rebrova, Irina: Proekt „Pomni o nas …“: Put ot istoritscheskoi wystawki k nautschnomu issledowaniju. In: Rebrova, Irina (Hg.): „Pomni o nas …“: ljudi s inwalidnostju – maloiswestnye schertwy nazistskogo reschima w okkupirowannych regionach RSFSR. Sankt Petersburg 2022, S. 5–16.

Sawin, Pawel: W tradizijach miloserdija. In: Kurskaja prawda vom 24.5.1996.

Soobschtschenija Sowetskogo informbjuro. Bd. 2: Janwar – ijun 1942 goda. Moskau 1944.

Sorokina, Marina: People and Procedures: Toward a History of the Investigation of Nazi Crimes in the USSR. In: Kritika. Explorations in Russian and Eurasian History 6 (2005), H. 4, S. 1–35.

Stepanenko, Sergei: Dejatelnost Tschreswytschainoi gosudarstwennoi komissii SSSR po wyjawleniju woennych prestuplenii faschistskoi Germanii na territorii Krasnodarskogo kraja. Diss. Majkop 2010.

Strafgesetzbuch der RSFSR (Ausgabe 1926), URL: https://nkvd.memo.ru/index.php/НКВД: Уголовный_кодекс_РСФСР_(1926) (letzter Zugriff: 19.10.2022).

Sudebnyi prozess po delu o swerstwach nemetsko-faschistskich sachwattschikow i ich posobnikow na territorii goroda Krasnodara i Krasnodarskogo kraja w period ich wremennoi okkupazii. Krasnodar 1943.

The People's Verdict: A Full Report of the Proceeding at the Krasnodar and Kharkov Nazi Atrocity Trials. London; New York; Melbourne 1944.

Umansky, Andrej: Geschichtsschreiber wider Willen? Einblick in die Quellen der „Außerordentlichen Staatlichen Kommission“ und der „Zentralen Stelle“. In: Nußberger, Angelika; Gall, Caroline von (Hg.): Bewusstes Erinnern und bewusstes Vergessen: Der juristische Umgang mit der Vergangenheit in den Ländern Mittel- und Osteuropas. Tübingen 2011, S. 347–374.

Watutin, Maksim: Massowoe ubiistwo pazientow Beresanskoi psichkolonii: istorija okkupazii w pamjati pokolenii. In: Rebrova, Irina (Hg.): „Pomni o nas …“: ljudi s inwalidnostju – maloiswestnye schertwy nazistskogo reschima w okkupirowannych regionach RSFSR. Sankt Petersburg 2022, S. 188–207.

Wesnowskaja, Galina (Hg.): Sbornik sakonodatelnych i normatiwnych aktow o repressijach i reabilitazii zschertw polititscheskich repressii. Bd. 2. Kursk 1999.

Hebammen im Nationalsozialismus

„[D]ie Wacht an der Wiege des deutschen Volkes"
Leipziger Hebammen, ihre Betreuungsaufgaben und Beteiligung an der nationalsozialistischen Bevölkerungspolitik

SOPHIA KÖNIG

Einleitung

Hebammen nahmen in der nationalsozialistischen Gesundheits- und Bevölkerungspolitik eine besondere Stellung ein. Ursprünglich waren ihre beruflichen Aufgaben im
engeren Sinn auf die individuelle Betreuung der einzelnen Frau und ihres Säuglings in
der Schwangerschaft, unter der Geburt und im Wochenbett ausgerichtet. Fokus ihrer
Arbeit sollten jedoch nicht mehr zwangsläufig die Interessen der einzelnen Mutter und
ihres Säuglings sein, sondern die der Volksgemeinschaft als Ganzes. Für das Wohlergehen des „Volkskörpers" sollte die Hebamme, wenn nötig, auch ihre Vertrauensstellung
und Einfluss auf die Familien nutzen.

Diese Doppelaufgabe demonstrieren das verstärkte gesellschaftliche und staatliche Interesse an Geburt und Schwangerschaft und die Instrumentalisierung des Heb-
ammenberufes.[1] Hebammen, so der Leipziger Professor für Frauenheilkunde Robert
Schröder im Jahre 1940, obliege ein Teil der erzieherischen Gesundheitspflege und
der Auftrag, Schaden von der kommenden Generation fernzuhalten, und somit „die
Wacht an der Wiege des deutschen Volkes".[2]

Im folgenden Beitrag werden ausgewählte Aspekte der Hebammenarbeit am Beispiel Leipzigs erörtert. Die Stadt eignet sich für die Analyse unter anderem aufgrund
des hohen Organisationsgrades der Berufsvertretung und der exponierten Position

---

1 Vgl. Lisner (2006), S. 37.
2 StadtAL, 0023 Gesundheitsamt, Nr. 441, fol. 277.

der Leipziger Hebamme Emma Rauschenbach, die bis 1933 Vorsitzende des Allgemeinen Deutschen Hebammenverbandes und 1933 bis 1939 nach Nanna Conti Zweite Vorsitzende der Reichsfachschaft Deutscher Hebammen war. Im Zentrum stehen
hierbei die Stellung und Berufsvertretung der Hebamme im NS-Staat sowie ihre Be-
treuungsaufgaben im Rahmen von Schwangerschaft, Geburt, Wochenbett und Säuglingsfürsorge. In einem zweiten Schritt sollen die erzieherischen Aufgaben und Anzeigepflichten der Hebammen im Rahmen der nationalsozialistischen Gesundheits- und
Bevölkerungspolitik beleuchtet werden, also die von Schröder beschriebene Gesundheitspflege und -erziehung.

Hebammen und ihre Arbeit im Dienst der Volksgemeinschaft

Ziel der NS-Gesundheitspolitik war das Erschaffen eines „erbgesunden", „rassenrei-
nen" und starken „Volkskörpers" und der Ausschluss all jener, die als dazu nicht zu-
gehörig eingeordnet wurden. Nicht das Wohlergehen des Einzelnen sollte wichtigster
Bezugspunkt des gesundheitspolitischen und beruflichen Handelns aller im Medizi-
nalwesen Tätigen sein, sondern „Volkskörper" und Volksgemeinschaft.[3]

Auch für eine Hebamme, die treue „Hüterin von Mutter und Kind"[4], sollten die Bedürfnisse des Einzelnen hinter die Interessen der Gemeinschaft im Alltag wie auch im
Berufsleben zurücktreten. Die Einteilung der Bevölkerung in „wertvolle" und „minderwertige" Kategorien beeinflusste auch ihre Arbeit. Im Interesse des „Volkskörpers"
sollte sie zu pro- und antinatalistischen Maßnahmen beitragen.[5]

Pronatalistische Maßnahmen basierten auf der Überzeugung, dass die Wehr-
haftigkeit, der kulturelle Einfluss und wirtschaftliche Größe von einer positiven Be-
völkerungsentwicklung abhängen.[6] Der Geburtenrückgang müsse aufgehalten und
der „Wille zum Kind" gesteigert werden.[7] Dies sollte durch positive Anreize wie das
Ehestandsdarlehen geschehen, bei dem frisch vermählten „arischen" Ehepartnern ein
Darlehen gewährt wurde, wenn die Frau nach der Hochzeit ihren Beruf aufgab.[8] Auch
Steuervergünstigungen und finanzielle Hilfen sollten diesem Ziel dienen. An die Seite
finanzieller Unterstützung trat die ideelle Aufwertung der Mutterschaft. Ebenso sollten die verschärfte Ächtung und strafrechtliche Verfolgung von Abtreibungen die Geburtenrate von „wertvollen" Müttern steigern. Ab 1935 waren Hebammen im Rahmen
der Vierten Verordnung zur Durchführung des Gesetzes zur Verhütung erbkranken

---

3 Vgl. Süß (2003), S. 32–40.
4 StadtAL, 0023 Gesundheitsamt, Nr. 439, fol. 284.
5 Vgl. Lisner (2006), S. 253.
6 Vgl. Usborne (1994), S. 24 f.; Lisner (2006), S. 253.
7 Die Deutsche Hebamme: Der Wille (1939), S. 362.
8 Vgl. Focke/Reimer (1979), S. 121 f.

Nachwuchses dazu verpflichtet, jede Unterbrechung der Schwangerschaft sowie jede Fehlgeburt vor der 32. Schwangerschaftswoche anzuzeigen, wenn kein Arzt dabei zugegen war. Das Ausbleiben einer Meldung zog im Falle der Entdeckung eine Geldstrafe in Höhe von 150 Reichsmark (RM) nach sich.[9]

Gleichzeitig sollten Hebammen Aufgaben im Rahmen der antinatalistischen Gesundheits- und Bevölkerungspolitik wahrnehmen. Sie sollten in den von ihnen betreuten Familien für „rassen- und erbhygienische" Maßnahmen einstehen und deren Akzeptanz garantieren. Zu den antinatalistischen Maßnahmen gehörten außerdem die Meldung von als „erbkrank" geltenden Menschen im Rahmen des Gesetzes zur Verhütung erbkranken Nachwuchses (GzVeN) und die Anzeige behinderter oder kranker Säuglinge ab 1939 – Menschen, die in der NS-Ideologie zu einer Belastung für die Volksgemeinschaft deklariert wurden.[10] Hebammen waren folglich in die erbbiologische Erfassung der Bevölkerung und durch ihre Anzeigepflicht auch in nationalsozialistische Verbrechen involviert.

Für Kretschmar stellt die Kombination aus Geburtenförderung von Einzelnen und dem kompletten Vorenthalten von Fürsorge sowie der Ausschaltung aus der Fortpflanzung und Ermordung anderer einen Widerspruch dar.[11] Lisner wendet ein, dass diese ambivalent erscheinende Vorgehensweise vielmehr konsequent das Ziel der NS-Bevölkerungspolitik vorangetrieben hätte. Antinatalistische Maßnahmen seien ohne die gleichzeitig erfolgende Förderung anderer, als „wertvoll" bewerteter Bevölkerungsgruppen wenig zielführend gewesen. Beide Seiten hätten auf die Erfassung und Kategorisierung der Bevölkerung sowie die Kontrolle ihres reproduktiven Verhaltens abgezielt: „Pro- und Antinatalismus erscheinen als die zwei kaum trennbaren Seiten der nationalsozialistischen Bevölkerungspolitik, die sich ergänzen und aufeinander aufbauen."[12]

Rechtliche Stellung und Berufsvertretung der Hebammen im NS-Staat

Die zentrale weisungsgebende Instanz war für die Hebammen Leipzigs vor wie auch nach 1933 das dortige Gesundheitsamt.[13] Ab 1933 waren Gesundheitsämter neben der klassischen Gesundheitsfürsorge auch mit Aufgaben der „Erb- und Rassenpflege" betraut. Mit dem Gesetz zur Vereinheitlichung des Gesundheitswesens wurde die Art der Beaufsichtigung der Hebammen auf Reichsebene einheitlich gestaltet.[14]

---

9 StadtAL, 0023 Gesundheitsamt, Nr. 439, fol. 218; Nr. 891, fol. 83–89; Nr. 890, fol. 2.
10 Vgl. Weißbrod-Frey (2013), S. 104 f.
11 Vgl. Kretschmar (1997), S. 50.
12 Lisner (2006), S. 258.
13 Zum Leipziger Gesundheitsamt, dessen Neuordnung ab 1930 und Umbau im Rahmen des Gesetzes zur Vereinheitlichung des Gesundheitswesens siehe Paulus (1998).
14 Vgl. Lisner (2006), S. 50 f.

Die Art der Berufsausübung und die rechtlichen Rahmenbedingungen waren bis zum Reichshebammengesetz hingegen nicht reichsweit einheitlich. Stattdessen hatten die von Land zu Land variierenden Regelungen bis dahin Bestand, auch wenn sie ab 1933 um reichsweit gültige Erlasse ergänzt wurden. Die nachfolgenden Aussagen treffen daher nur für das sächsische Hebammenwesen zu.

Das Hebammenwesen wurde 1918 vom Sächsischen Ministerium des Innern als dringend reformbedürftig eingeschätzt.[15] Einzelne Regelungen aus dem 19. Jahrhundert hatten sich bewährt, wie das seit 1818 geltende Bezirkshebammenprinzip. Durch dieses war Sachsen in einzelne Bezirke aufgeteilt. Eine Hebamme konnte nur dann in einem Bezirk tätig sein, wenn sie von diesem verpflichtet wurde.[16] Die Stadt Leipzig stellte einen einzelnen Hebammenbezirk dar. Eine Hebamme wurde in Leipzig also etwa für den Stadtteil Reudnitz verpflichtet und sollte dort die Versorgung sicherstellen, sie durfte aber auch in sämtlichen anderen Stadtteilen bei Entbindungen helfen. Im angrenzenden Thekla, das vor 1930 nicht zur Stadt Leipzig gehörte, durfte sie nur in Ausnahmefällen und nach Vorlage einer schriftlichen Genehmigung Entbindungsarbeit leisten. Die Abwesenheit einer staatlichen Regulierung hatte in vielen Teilen des Reiches seit den 1870er Jahren bedingt, dass Hebammen in Ermangelung ausreichender Geburtenaufträge in die Städte zogen. Die Folge war eine Überfüllung des Berufes im städtischen Raum und eine Unterversorgung auf dem Land. Das Bezirkshebammenprinzip verhinderte eine solche Entwicklung zumindest in Teilen. Die Situation der sächsischen Hebammen war daher besser als die ihrer Kolleginnen in anderen Gebieten des Reiches, aber dennoch prekär.[17]

Anfang bis Mitte der 1920er Jahre wurde in Sachsen eine Reihe von Reformen initiiert, die die rechtliche Stellung der Hebammen maßgeblich beeinflussten und nach 1933 zunächst weiterhin Bestand hatten. Zu den wichtigsten gehörte das Gesetz zur Besserung der wirtschaftlichen Verhältnisse der Hebammen vom 6. Oktober 1921. Zwar waren die Hebammenbezirke schon seit 1818 dazu verpflichtet, notleidende Hebammen zu unterstützen, dies ergab jedoch weder einen Rechtsanspruch auf finanzielle Hilfen noch wurde beziffert, wie hoch die Unterstützung ausfallen müsse. Die Hebammenvereine beklagten, dass die Hilfe oftmals in Essenspaketen erfolge und als demütigend empfunden werde.[18] Mit dem Gesetz zur Besserung der wirtschaftlichen Verhältnisse hatten die Hebammen nunmehr Anspruch auf ein beziffertes Mindesteinkommen, welches in Leipzig ab 1931 bei 1.400 RM pro Jahr lag.[19] Ebenfalls im Oktober 1921 wurde eine Ruhestandsunterstützung eingeführt, die 1933 in Leipzig 900 RM betrug.[20] Neben

---

15 StadtAL, 0023 Gesundheitsamt, Nr. 421, fol. 13.
16 StadtAL, 0023 Gesundheitsamt, Nr. 428, fol. 58.
17 Vgl. Sauer-Forooghi (2004), S. 68.
18 StadtAL, 0023 Gesundheitsamt, Nr. 421, fol. 10.
19 Fiedler (1927), S. 99–110; Fiedler (1936), S. 105–122, S. 170.
20 StadtAL, 0023 Gesundheitsamt, Nr. 440, fol. 112.

Thüringen und Bremen war Sachsen zu diesem Zeitpunkt das einzige Land, das Hebammen eine gesetzliche Ruhestandsunterstützung gewährte. Ab 1929 wurden Hebammen in der Reichsangestelltenversicherung versichert und erhielten hierdurch reichsweit eine Altersvorsorge.[21]

Keine offen deklarierte Reform, aber dennoch ein relevanter Prozess für die intendierte Verbesserung der wirtschaftlichen Lage war die Reduktion der Hebammenzahlen. Die seit 1900 zurückgehenden Geburten in Kombination mit der im städtischen Bereich immer populärer werdenden Klinikgeburt hatten dafür gesorgt, dass die Aufträge der Leipziger Hebammen seit 1918 immer weiter sanken. Die Stadt begann daher Anfang der 1920er Jahre mit einer signifikanten Reduktion der Hebammenzahlen. So notierte der Stadtbezirksarzt Dr. Poetter 1927, dass im Laufe der Jahre 1926 und 1927 planmäßig insgesamt 15 Hebammen in den Ruhestand gegangen seien und noch gehen würden. Man erwäge allerdings, höchstens drei Stellen neu zu besetzen, was angesichts der langen Bewerberinnenliste kein Problem sein werde. Die restlichen Stellen werde man entweder unbesetzt lassen oder bereits arbeitenden Hebammen einen Wohnortwechsel vorschlagen.[22] Auch die Anzahl an Hebammenschülerinnen sollte reduziert werden. Der Dresdener Stadtbezirksarzt Dr. Leonhardt plädierte 1927 dafür, die Zahl der Ausbildungskurse und Teilnehmerinnen erheblich zu verringern, da man aufgrund des Geburtenrückgangs zukünftig nur wenige Hebammen neu anstellen könne.[23] Im Dezember 1936 bestätigte Dr. Brunst im Auftrag des Reichsstatthalters in Sachsen zudem gegenüber den Kreishauptmannschaften zu Dresden und Bautzen, dass Sachsen im Gegensatz zu anderen deutschen Ländern seit Jahren die Anzahl an ausgebildeten Hebammen deutlich reduziert habe.[24] Auf reichsweiter Ebene wurden die Hebammenzahlen ab 1934 reduziert. Dies erfolgte zunächst durch die Verlängerung der Ausbildungszeit auf 18 Monate, was in Sachsen zu einer Mehrdauer von sechs Monaten führte und vom Bund Sächsischer Hebammenvereine seit Jahren gefordert worden war.[25] 1934 erging der Erlass, die Anzahl der Aufnahmen an Hebammenschulen um 70 Prozent gegenüber dem Vorjahr zu senken. Die Reduktion von Hebammenschülerinnen beeinflusste den städtischen Raum jedoch weniger als den ländlichen. In Leipzig bestand auch nach 1934 ein Überangebot an Bewerberinnen.[26]

Auf den Hebammenüberschuss der 1920er Jahre folgte aufgrund der steigenden Geburtenzahlen und des Bedarfs an Betreuung ab Mitte der 1930er Jahre reichsweit ein Hebammenmangel. Zwar wurde solch ein Mangel auch in Leipzig beklagt, umfangreiche Einstellungen wurden aber trotz einer langen Warteliste an Bewerberinnen nicht

---

21 Vgl. Schabel (1995), S. 276.
22 StadtAL, Akten des Stadtbezirksarztes IV 2, fol. 27 und fol. 22.
23 StadtAL, 0023 Gesundheitsamt, Nr. 439, fol. 74.
24 StadtAL, 0023 Gesundheitsamt, Nr. 440, fol. 185.
25 StadtAL, 0023 Gesundheitsamt, Nr. 439, fol. 69–77.
26 StadtAL, 0023 Gesundheitsamt, Nr. 433, fol. 20–24.

vorgenommen. Das Ergebnis war eine enorme Überbelastung der Hebammen. Von behördlicher Seite wurden im Jahr 1936 je Hebamme 50 bis 60 Geburtenaufträge als wünschenswerter Durchschnitt beschrieben, der ihnen Vollbeschäftigung sichere.[27] In einer Dienstbesprechung führten die sächsischen Amtsärzte an, dass eine freiberufliche Hebamme mit 70 bis 80 Geburten schon mehr als nur „reichlich vollbeschäftigt" sei. Von durchschnittlichen Geburtenaufträgen über 80 sei abzuraten.[28] Diese Schwelle von 80 Geburtenaufträgen überschritten die Leipziger Hebammen bei weitem, im Jahr 1940 lagen sie gar bei über 100.[29] So erklärten sie in ihren Monatsversammlungen und in individuellem Schriftverkehr Vertretern des Gesundheitsamtes gegenüber ab 1938 mehrfach, dass sie überlastet seien.[30]

Lisner sieht in der Reduktion der Hebammenzahlen nicht zuletzt vorausschauende Politik: Schon 1934 sei ein Mindesteinkommen vorgesehen gewesen. Um die Kosten desselbigen möglichst niedrig zu halten, habe man die Einnahmen der einzelnen Geburtshelferinnen anheben müssen, indem man die Anzahl der Hebammen verringerte.[31]

Die wichtigste nationalsozialistische Gesetzgebung im Bereich des Hebammenwesens war das Reichshebammengesetz, welches am 21. Dezember 1938 verabschiedet wurde und am 1. Januar 1939 in Kraft trat. Es sollte einen allgemeinen rechtlichen Handlungsrahmen für kommende Regelungen schaffen, nicht aber alle Einzelfragen klären. Bis 1943 wurde es um insgesamt sieben Durchführungsverordnungen erweitert. Durch das Reichshebammengesetz war die Ausübung des Berufes von einer staatlichen Anerkennung als Hebamme sowie der Erteilung einer Niederlassungserlaubnis abhängig. Der Hebammenberuf war somit kein Gewerbe mehr. Hebammen waren zwar nach wie vor freiberuflich bzw. selbständig tätig, ihre Arbeit unterlag jedoch einer noch viel stärkeren staatlichen Aufsicht.[32] Die Anerkennung konnte jederzeit entzogen werden, wenn ein ernstzunehmender Grund dafür vorlag, die Zuverlässigkeit der Hebamme anzuzweifeln.[33] In den Grundzügen ähnelte die Niederlassungserlaubnis dem in Sachsen bereits existierenden Bezirkshebammenprinzip. Dies räumte auch die „Reichshebammenführerin" Nanna Conti ein, als sie betonte, die Regelung bestünde „ja bereits in Sachsen durch das Wesen der Hebammenbezirke".[34] Allen Hebammen Leipzigs wurde die Erlaubnis erteilt und auch in den Folgejahren nicht entzogen.[35] Sie diente jedoch stärker als das Bezirkshebammenprinzip der Kontrolle. Dass die Erlaubnis bei mangelnder Zuverlässigkeit entzogen werden konnte, ohne dass dies weiter

---

27 StadtAL, 0023 Gesundheitsamt, Nr. 437, fol. 204–212.
28 StadtAL, 0023 Gesundheitsamt, Nr. 440, fol. 312.
29 Eigene Berechnung auf Basis der jährlichen Betreuungsberichte der Bezirksfachschaft Leipzig.
30 StadtAL, 0023 Gesundheitsamt, Nr. 438, fol. 42.
31 Vgl. Lisner (2006), S. 75 f.
32 Zimdars/Sauer (1941), S. 15.
33 Zimdars/Sauer (1941), S. 16.
34 StadtAL, 0023 Gesundheitsamt, Nr. 441, fol. 272.
35 StadtAL, 0023 Gesundheitsamt, Nr. 442, fol. 21.

konkretisiert wurde, ergab einen signifikanten Handlungsspielraum für die einzelnen entscheidungsbefugten Gesundheitsämter. Hebammen mussten ihre politische Zuverlässigkeit mehrfach demonstrieren: bei der Aufnahme in die Hebammenschule, bei der Anerkennung als Hebamme, bei der Erteilung der Niederlassungserlaubnis und im Berufsalltag. Die Niederlassungserlaubnis ermöglichte also eine wirksame staatliche Kontrolle über jede einzelne Hebamme, um ihre effektive Mitarbeit sicherzustellen. Mit dem Reichshebammengesetz wurden jüdische Geburtshelferinnen außerdem endgültig aus dem Beruf gedrängt, da ihnen die Niederlassungserlaubnis verwehrt blieb. Schon seit 1933 durften jüdische Frauen keine Hebammenschule mehr besuchen, und auch die Betreuung von Hausgeburten war jüdischen Hebammen bereits verboten worden. Lediglich in jüdischen Kliniken durften sie noch arbeiten, was jedoch mit dem Reichshebammengesetz ein Ende fand.[36]

Das Reichshebammengesetz führte des Weiteren ein Mindesteinkommen ein. Die genaue Höhe sollten die einzelnen Länder und Provinzen bestimmen und dem Reichsministerium des Innern zur Genehmigung vorlegen. In vielen Regionen wurde das Mindesteinkommen mit 1.200 RM festgesetzt, in Leipzig blieb es bei den bereits vor 1933 geltenden 1.400 RM.[37] Hierbei handelte es sich weniger um einen Garanten für ein akzeptables Einkommen als vielmehr um einen Schutz vor vollkommener Verarmung. Emma Rauschenbach hielt 1.800 RM für notwendig.[38]

Die Forschung ist sich einig darin, dass die Hinzuziehpflicht die elementarste Errungenschaft des Reichshebammengesetzes ist.[39] Sie verpflichtete jede Schwangere und auch jeden Arzt dazu, zur Geburt eine Hebamme hinzuzuziehen. Gubalke zufolge war es nun eine Pflicht gegenüber Volk und Staat geworden, mit fachgerechter Hilfe zu entbinden.[40] Im Sinne des Interesses des „Volkskörpers" und der nationalsozialistischen „Erb- und Rassenlehre" bezog sich die Hinzuziehpflicht nur auf die Betreuung „erbgesunder", „arischer" und im Sinne der NS-Ideologie „wertvoller" Frauen: „Wenn eine Jüdin keine Hebamme hinzuzieht, so ist das ihre eigene Sache und der Staat kümmert sich nicht darum."[41] Die Akten des Leipziger Gesundheitsamtes weisen darauf hin, dass Hebammen auch zuvor bei nahezu allen Geburten anwesend waren und Frauen so gut wie nie alleine gebären würden. 1936 erging über den Vorsitzenden der Kassenärztlichen Vereinigung Leipzig der Hinweis an alle Ärzte, dass diese zwar nicht gezwungen seien, Hebammen dazuzuholen, es aber dennoch geschehen solle.[42] Insofern war die Hinzuziehpflicht keine Verbesserung im Berufsalltag der Leipziger Hebammen, wenngleich Schumann nicht zuletzt diese Pflicht als berufssichernd be-

---

36 Vgl. Peters (2018), S. 257.
37 Vgl. Peters (2018), S. 206.
38 StadtAL, 0023 Gesundheitsamt, Nr. 438, fol. 68.
39 Vgl. Schumann (2004), S. 107 f.; Uebe (2000), S. 37; Schüürmann (1997), S. 548; Gubalke (1985), S. 108.
40 Vgl. Gubalke (1985), S. 108.
41 StadtAL, 0023 Gesundheitsamt, Nr. 441, fol. 272.
42 StadtAL, 0023 Gesundheitsamt, Nr. 440, fol. 180.

schreibt.[43] Zudem intensivierte sie den Zugriff des Staates über Hebammen auf Frauen und machte Erstere zu effizienteren Akteuren der NS-Gesundheitspolitik. Die Hinzuziehpflicht sollte nicht zuletzt die Ausübung der Meldefunktionen rechtlich erleichtern und absichern.[44] Auch in diesem Punkt zielte das Reichshebammengesetz also auf die Anpassung des Berufes an die Bedürfnisse des Staates ab.[45]

Während die rechtliche Neuordnung des Berufes zumindest in vollem Umfang nicht sofort von 1933 an erfolgte, wurde die Berufsvertretung der Hebammen bereits 1933 neu strukturiert. In diesem Zuge löste man die in der Weimarer Republik entstandene Fragmentierung auf. Der erste gesamtdeutsche Hebammendachverband, die Vereinigung Deutscher Hebammen (VDH), war 1890 gegründet worden.[46] Diese Gesamtvertretung zerbrach jedoch aufgrund interner Differenzen nach und nach in den 1920er Jahren.[47] 1921 gründete eine kleinere Zahl an Hebammen, die aus der VDH ausgetreten waren, den Deutschen Hebammenbund, der sich dem Allgemeinen Gewerkschaftsbund anschloss.[48] Die entscheidende Abspaltung vollzog sich 1922, als der Großteil aller Landesverbände sich aus Protest gegenüber der Verbandsführung der VDH zur Arbeitsgemeinschaft Deutscher Hebammen zusammenschloss und sich im Jahr darauf als Allgemeiner Deutscher Hebammenverband (ADHV) endgültig von der VDH löste.[49] Erste und in der Verbandsgeschichte einzige Vorsitzende des ADHV wurde die Leipziger Hebamme Emma Rauschenbach, die zugleich Vorsitzende des Leipziger Hebammenvereins und des Bundes Sächsischer Hebammenvereine war.[50] Schabel und Szasz zufolge versammelte der ADHV eher konservative Mitglieder.[51] 1928 kam es zu einer erneuten Spaltung: Teile des preußischen Hebammenverbandes traten aus dem ADHV aus und gründeten den Preußischen Hebammenverband – Berufsorganisation Deutscher Hebammen (BDH), der zugleich die Vertretung der preußischen wie auch reichsweit aller Hebammen für sich beanspruchte. Der Rest der preußischen Hebammen formierte sich im Neupreußischen Hebammenverband und blieb Mitglied des ADHV. Schriftführerin des Neupreußischen Hebammenverbandes war die spätere „Reichshebammenführerin" Nanna Conti.[52]

Von all diesen Dachverbänden war der ADHV der größte. Tiedemann nimmt an, dass 1929 rund 18.000 bis 19.000 der freiberuflichen 27.000 Hebammen im Deutschen

---

43 Vgl. Schumann (2004), S. 107.
44 Vgl. Lisner (2006), S. 86 f.
45 Vgl. Tiedemann (2013), S. 135; Lisner (2006), S. 81.
46 Gebauer (1930), S. 17–21.
47 Vgl. Szasz (1998), S. 7.
48 Vgl. Szasz (1998), S. 7.
49 Vgl. Sauer-Forooghi (2004), S. 46. Szasz geht auf die mögliche Rolle des Staude-Verlags in dieser Trennung ein, vernachlässigt hierbei aber die internen Differenzen der VDH: Szasz (1998), S. 8.
50 Vgl. Sauer-Forooghi (2004), S. 46–49.
51 Vgl. Szasz (1998), S. 8 f.; Schabel (1995), S. 284.
52 Vgl. Peters (2018), S. 111–116.

Reich im ADHV organisiert waren, während BDH und VDH unter 5.000 Mitglieder zählten.[53]

Der als „Gleichschaltung" bezeichnete Prozess der erzwungenen Entpluralisierung diente der staatlichen Neuordnung und dem Aufbau des Führerstaates. Am 15. Mai 1933 wurden alle medizinischen Hilfsberufe in der Arbeitsgemeinschaft für ärztliches Hilfspersonal zusammengeführt, was die Gleichschaltung der Hebammenvertretung einleitete. Dabei wurden in den kommenden Wochen und Monaten BDH, VDH und ADHV zur Reichsfachschaft Deutscher Hebammen zusammengefasst. Der staatliche Umgang mit den Verbänden variierte jedoch erheblich. Emma Rauschenbach erklärte im Mai 1933 stellvertretend für die Mitglieder den Kooperationswillen des ADHV:

> Hebammen [haben] stets im Dienste des Volkes gestanden und [wollen] auch jetzt an der Gestaltung einer besseren Zukunft unseres Volkes mitarbeiten. [...] Möge [das nationale Deutschland, S. K.] uns den [...] Aufstieg für unser geknechtetes und irregeführtes Volk bringen. Möge es auch unsrer Not gedenken, die wir [...] den ersten Atemzügen derer lauschen, [...] die einst Deutschlands Ehre und Bestehen wahren und verteidigen sollen.[54]

Staatspolitische Interessen der Bevölkerungspolitik wurden auch von Seiten der Hebammenvertreterinnen mit berufspolitischen Belangen verknüpft. Dies bekräftigte die Bedeutung des Berufes für den Staat und die Notwendigkeit einer umfangreicheren Absicherung der Hebammen. Es bedingte aber auch eine erhebliche Instrumentalisierung und wird zugleich die Loyalität und das konforme Verhalten einiger Hebammen bewirkt haben.[55] Auch im darauffolgenden Monat wurden die Mitglieder auf ihre geforderte Mitarbeit im neuen Staat eingeschworen:

> Der Hebamme fällt eine entscheidende Rolle zu. In ihre verantwortungsvollen Hände sind nicht nur Gesundheit und Glück zahlreicher deutscher Mütter gelegt. [...] Zusammen mit dem Arzt ist sie somit Hüterin an der Wurzel und der Zukunft des Volkes. [...] Es wird unser Ziel und Streben sein, zu den Grundlagen des neuen Reiches beizutragen.[56]

Die Gleichschaltung der Berufsverbände wurde wiederholt als positive Entwicklung beschrieben, die der politischen Lage geschuldet sei und die Position der Hebammen stärke.[57]

Lisner wertet dieses Handeln als vorauseilenden Gehorsam und Ausdruck von Opportunismus, um die Auflösung des Berufsverbandes zu verhindern.[58] Möglicherweise

---

53 Vgl. Tiedemann (2013), S. 22 f.
54 Rauschenbach (1933), S. 125.
55 Vgl. Lisner (2006), S. 327.
56 Rauschenbach/Ottow/Rott (1933), S. 161.
57 Rauschenbach/Conti/Einstmann (1933).
58 Vgl. Lisner (2006), S. 70.

zielte Rauschenbachs Agieren auch darauf ab, ihre eigene Handlungsmacht innerhalb des ADHV zu bewahren.

Der Vorstand des BDH wurde bereits am 15. Mai und der der VDH ab Juni 1933 von August Fleck übernommen, um hierdurch die Gleichschaltung zu vereinfachen. Beide Dachverbände bestanden von diesen Momenten an aller Wahrscheinlichkeit nach lediglich noch pro forma.[59] Tiedemann erläutert, dass es sich bei dieser Selbst- auflösung um eine Zwangsauflösung handelte, die zumindest von Emma Kauder, der nun ehemaligen Vorsitzenden des BDH, nicht begrüßt wurde. Weder die Vorstände der VDH noch des BDH waren in der Reichsfachschaft weiter aktiv. Anders ging der nationalsozialistische Staat mit dem ADHV um. Während BDH und VDH nur noch auf dem Papier existierten, wurde der Vorstand des ADHV um Nanna Conti erweitert, die zusammen mit Emma Rauschenbach und der Hannoveraner Hebamme Caroline Einstmann die Verbandsgeschäfte weiterführte. Im Juli 1933 wurden die Verbandszeit- schriften gleichgeschaltet.[60] Die *Zeitschrift der Reichsfachschaft Deutscher Hebammen*, zum Nachfolger der *Allgemeinen Deutschen Hebammenzeitung* (ADHZ) erklärt, ersetz- te alle anderen Verbandszeitschriften, behielt mit Fritz Rott und Emma Rauschenbach aber Herausgeber der ADHZ bei. In der ersten Ausgabe hieß es, das Ende der ADHZ sei kein Abschluss, sondern ein Fortgang. Die alten Traditionen der Hebammen seien durch die „Forderungen des neuen deutschen Staates" zu vertiefen. Man wolle „welt- anschauliche und politische Fragen" erörtern. Die Zeitung solle den Hebammen ein steter Begleiter sein – auch in einem Kampfe, „der in seinen größten Zielen hinein- führt in die deutsche Volksgemeinschaft Adolf Hitlers".[61] Der Verbandszeitschrift sollte in den folgenden Jahren eine wichtige Rolle in der ideologischen Erziehung der Hebammen zukommen.[62]

Mitte 1933 war die Gleichschaltung der reichsweiten Verbände weitestgehend ab- geschlossen. Der komplette Zusammenschluss aller Verbände in die Reichsfachschaft Deutscher Hebammen erfolgte aber erst im Oktober 1933, als die Namens- und Sat- zungsänderung des ADHV eingetragen wurde. Die Reichsfachschaft war somit die offizielle Nachfolgeorganisation des ADHV. Neben der Deutschen Arbeitsfront (und somit ab 1934 der NSDAP) war sie dem Reichsausschuss für Volksgesundheit des Reichsministeriums des Innern (RMdI) angegliedert. Ab 1943 unterstand die Hebam- menschaft dem Hauptamt für Volksgesundheit der NSDAP und war an das Deutsche Frauenwerk angebunden.[63] Erste Vorsitzende der Reichshebammenschaft wurde die Berliner Hebamme Nanna Conti, Mutter des späteren „Reichsgesundheitsführers"

---

59 Vgl. Tiedemann (2013), S. 37–42.
60 Vgl. Tiedemann (2013), S. 37–42.
61 Ottow: Der Zeitschrift (1933), S. 193.
62 Die *Zeitschrift der Reichsfachschaft Deutscher Hebammen* wurde 1939 zur *Deutschen Hebamme*. Der Le- serlichkeit halber werden die Bezeichnungen „Hebammenzeitschrift" und „Verbandszeitschrift" genutzt.
63 Vgl. Tiedemann (2013), S. 52–54.

Leonardo Conti. Sie wurde dem Führerprinzip folgend in ihr Amt eingesetzt, nicht gewählt. Conti trat 1919 der DNVP und 1924 der DVFP bei, bevor sie 1930 Mitglied der NSDAP wurde. Bereits 1921 kritisierte man sie innerhalb der VDH für ihre politische Radikalität, da die Hebammenverbände den Anspruch hatten, zu tagespolitischen Themen keine Stellung beziehen zu wollen.[64] Den zweiten Vorsitz nach der politisch zuverlässigen Conti nahm bis 1939 die unter den Hebammen beliebte Emma Rauschenbach, bisher Vorsitzende des ADHV, ein.[65]

Die Landesverbände wurden analog zur Reichsfachschaft in Landesfachschaften umgewandelt. Anders als zuvor besaßen sie keinen eigenständigen Charakter mehr, sondern hatten administrative Funktionen. 1939 wurde aus der Reichsfachschaft Deutscher Hebammen die Reichshebammenschaft.[66] Ab 1938 wurde Emma Rauschenbach dazu gedrängt, sich freiwillig in den Ruhestand zu begeben. Dem gingen über einen längeren Zeitraum geführte Auseinandersetzungen zwischen den beiden Hebammenvertreterinnen voraus. Es ist anzunehmen, dass Conti anders als in den Anfangsjahren nicht mehr auf Rauschenbach angewiesen war und in dieser und der einflussreichen Landesfachschaft Sachsen Konkurrenz sah.[67] In der Verbandsarbeit duldete Conti keinen Widerspruch. Sie war parteiloyal, eine überzeugte Antisemitin und Nationalsozialistin. Dies zeigt sich auch in ihren Bemühungen, das Hebammenwesen möglichst effektiv in den Dienst der NS-Bevölkerungspolitik zu stellen.[68]

Betreuungsaufgaben der Hebammen in Schwangerschaft, Entbindung, Wochenbett und Säuglingsphase

Im Januar 1934 beschrieb der Leipziger Medizinalrat Dr. Hans Baum die Aufgaben der Hebamme, die im Dienste des Volkes stünde.[69] Zwar sei sie in erster Linie Geburtshelferin. Es sei ihre Aufgabe, die normale Geburt zu leiten sowie der Entbindenden zur Seite zu stehen, indem sie diese adäquat betreue und ihr ihre Ängste nehme. Bei Komplikationen sei es ihre Pflicht, den Arzt hinzuzuziehen. Um dieser bedeutsamen

---

64 Vgl. Peters (2018), S. 154 f.

65 Vgl. Sauer-Fooroghi (2004), S. 101.

66 So wurde aus dem Bund Sächsischer Hebammenvereine 1934 die Landesfachschaft Sachsen. Sie durfte aber, „da Sachsen immer führend vorangegangen" sei, im Untertitel weiterhin die Bezeichnung „Bund Sächsischer Hebammenvereine" tragen. Aus dem Leipziger Hebammenverein wurde 1935 die Bezirksfachschaft Leipzig. 1939 löste man alle bisherigen Hebammenorganisationen auf und benannte die Reichshebammenschaft als deren Nachfolgerin. Aus der Landesfachschaft wurde die Landeshebammenschaft, aus der Bezirksfachschaft Leipzig die Gruppe Leipzig. Aus Gründen der Leserlichkeit werden in diesem Beitrag nachfolgend die Bezeichnungen „Reichsfachschaft" und „Reichsfachschaft Deutscher Hebammen", „Landesfachschaft Sachsen" und „Bezirksfachschaft Leipzig" verwendet.

67 Diese Einschätzung teilt auch Peters. Vgl. Peters (2018), S. 155.

68 Vgl. Peters (2018), S. 154–218.

69 Baum (1934), S. 25.

Aufgabe gerecht zu werden, müsse die Hebamme mit allen entscheidenden Aspekten der Geburtshilfe vertraut sein. Die Geburtshilfe allein beschrieb Baum als große Verantwortung. Der Hebamme oblagen jedoch darüber hinaus Aufgaben der Schwangeren-, Wochenbett- und Säuglingspflege. Nach der Geburt übernahm sie die Betreuung der Wöchnerin. Die Hebammenordnung Sachsens sah vor, dass Hebammen Wöchnerinnen in den ersten fünf Tagen nach der Entbindung zweimal täglich, im Idealfall vormittags und nachmittags, besuchen sollten, und an den fünf darauffolgenden Tagen einmal täglich. Über den zehnten Tag hinaus obliege die Entscheidung, ob eine weitergehende Betreuung notwendig sei, der Hebamme. Bei den Wochenbettbesuchen wurde die Wöchnerin von der Hebamme untersucht, ihr Gesundheitszustand und ihre Temperatur überprüft. Hebammen mussten Anzeichen für ein Kindbettfieber erkennen, die fiebernde Wöchnerin versorgen und beurteilen können, wann das Hinzuziehen eines Arztes notwendig war. Gewissermaßen, so Baum, sei sie im Notfall also auch Krankenpflegerin. Weiterhin sollten die Hebammen die Wöchnerinnen zwei Tage nach der Entbindung zu einfacher Gymnastik und Rückbildungsübungen ermutigen.[70] Ebenso sollten sie im Zweifelsfall Familienangehörige darauf hinweisen, die Wöchnerin zu schonen und ein gesundheitsförderliches Verhalten zu zeigen.[71] Darüber hinaus mussten Hebammen Aufgaben auf dem Gebiet der Neugeborenenpflege und der Stillerziehung übernehmen.[72] Für viele Wöchnerinnen war die Hebamme somit die einzig medizinisch-pflegerische Kraft, die sie betreute.

Noch dazu oblägen ihr auch Aufgaben der sozialen Fürsorge. Baum kritisierte, dass die Bevölkerung nicht wisse, wie umfangreich die pflegerischen Tätigkeiten der Hebammen seien:

> Wenn das Neugeborene in seinem Bettchen liegt und wenn [...] die Bekannten erscheinen, um die junge Mutter zu beglückwünschen, dann ist die Hebamme, eben so still und unauffällig, wie sie gekommen ist, meistens schon wieder verschwunden. Damit, so glaubt man, sei ihre Tätigkeit erledigt. [...] Weil man keine Ahnung hat von den Aufgaben der Hebamme, von der Bedeutung ihrer Tätigkeit für die Familie und Volk, genießt der Hebammenstand oftmals nicht die Achtung und das Ansehen, wie er es unbedingt verdient.[73]

Die Hebammen in der Schwangerschaftsbetreuung

Ende der 1920er Jahre entwickelte sich die Schwangerenfürsorge zu dem Hauptinteressensfeld der Sozialhygiene. Einzelne Pädiater forderten in diesem Zusammenhang,

---

70 Kirchberg (1934), S. 42.
71 Vgl. Lisner (2006), S. 280.
72 Fiedler (1936), S. 68 f.
73 Baum (1934), S. 25.

dass Aufgaben der Schwangerenberatung und -betreuung speziellen Schwangerenfürsorgerinnen bzw. -pflegerinnen obliegen sollten.[74] Hebammenvereine protestierten
heftig dagegen. Sie befürchteten, dass dies, ähnlich wie bei dem Aufkommen der Säuglingsfürsorge, dazu führen würde, dass ihnen ein Aufgabenbereich, den sie als ureige-
nes Gebiet ihrer Arbeit ansahen, entzogen werden würde. In der ADHZ veröffentlichte Paul Rißmann, Leiter der Hannoveraner Hebammenschule, 1927 einen „Weckruf
an die deutschen Hebammen". Würden diese sich nicht zur Abwehr und zum Kampfe
richten, würden sie erneut ein ihnen zustehendes Arbeitsfeld verlieren.[75]

Auch Emma Rauschenbach versuchte in Leipzig, die Schwangerenfürsorge[76] in
den alleinigen Kompetenzbereich der Hebammen zu stellen. Diese führten bereits
Schwangerschaftsberatung im Rahmen ihrer Tätigkeit als Geburtshelferinnen durch.
In der Regel besuchte die Hebamme eine Schwangere drei- bis viermal während der
Schwangerschaft und notierte alle Beschwerden in ihren Unterlagen und, nach der
Entbindung, im Hebammentagebuch, in dem jede Geburt ausführlich protokolliert
wurde.[77] Schwangere Frauen waren aber nicht verpflichtet, Untersuchungen wahrzunehmen. Zudem boten auch die Mütterberatungsstellen Schwangerschaftsberatungen
an, was Emma Rauschenbach zu der Sorge veranlasste, diese könnten die Schwangerschaftsfürsorge langfristig komplett übernehmen.

Rauschenbach betonte stets, der erste Weg jeder Schwangeren führe schon immer
zur Hebamme. Diese sei bestens geeignet für die Betreuung in der Schwangerschaft
und auch dazu im Stande, Fürsorgeaufgaben wie das Informieren über Unterstüt-
zungsangebote zu übernehmen. Im Zweifelsfall könne man an Wohlfahrtspflegerinnen verweisen. Den Beruf der Schwangerschaftspflegerin bzw. -fürsorgerin brauche es
jedoch grundsätzlich nicht.[78] Rauschenbach wird bewusst gewesen sein, dass sie die
Entstehung der Schwangerenfürsorge nicht ungeschehen machen konnte, und setzte
sich daher zugleich dafür ein, Hebammen in selbige einzubeziehen. Im Januar 1933 unterbreitete sie dem sächsischen Arbeits- und Wohlfahrtsministerium einen Vorschlag,
der eine intensivere Schwangerenberatung unter Leitung der Hebammen vorsah. Sie
erklärte, dass die Leipziger Hebammen bereit wären, kostenlos Schwangerschaftsberatungen für jede Schwangere in ihren Wohnungen durchzuführen. Diese Vorsorge-
untersuchung solle auch mögliche Risikofaktoren abklären. Im Zweifelsfall solle die
Hebamme die Schwangere an einen Arzt verweisen. Auch würden die Hebammen die
Schwangeren dahingehend beraten, welche fürsorglichen Unterstützungen in ihrem
Falle notwendig seien. Rauschenbach erklärte, dies diene auch der Entlastung der

---

74 Vgl. Stöckel (1996), S. 335.
75 StadtAL, 0023 Gesundheitsamt, Nr. 438, fol. 43.
76 Zumindest in Leipzig werden die Begriffe „Schwangerenfürsorge", „-pflege" und „-beratung" in diesem
Kontext nicht trennscharf voneinander abgegrenzt. Im Folgenden bleibe ich bei dem Terminus „Schwangerenberatung", da dies den Aufgaben der Hebamme am besten entspricht.
77 Beispielhaft StadtAL, 0023 Gesundheitsamt, Nr. 474.
78 StadtAL, 0023 Gesundheitsamt, Nr. 438, fol. 3.

kommunalen Fürsorge, besonders der Mütterberatungsstellen. Diese seien zu stark belastet und könnten nicht jeder werdenden Mutter die notwendige Aufmerksamkeit widmen.[79] Rauschenbachs Vorschlag zielte auch darauf ab, die Schwangerschaftsberatung der Hebammen gegenüber der kommunalen Schwangerschaftsfürsorge zu stärken und sie somit gegen die direkte Konkurrenz von Wohlfahrts- bzw. Schwangerenpflegerinnen abzugrenzen sowie eine mögliche Einkommensquelle vorsorglich zu sichern.

Im Juli 1933 formulierte Rauschenbach ihren Vorschlag auch in einem Schreiben an Dr. Beusch, Leiter des Leipziger Gesundheitsamtes. Ihr Vorschlag fand allerdings zunächst noch keine Umsetzung. An dieser Stelle ist aber zu betonen, dass sich die Befürchtung der Leipziger Hebammen, die Schwangerenfürsorgerinnen könnten sich zu einer erheblichen Konkurrenz entwickeln, nicht bewahrheitete, was bereits 1933 erkennbar war. Die Leipziger Mütterberatungsstellen nahmen Schwangerschaftsberatung nicht als primäre Aufgabe wahr und die Hebammentagebücher geben Aufschluss darüber, dass fast jede Wöchnerin zuvor während ihrer Schwangerschaft mindestens einmal untersucht und betreut wurde.[80] Auch Baum erklärte 1934, dass nur die Hebamme gegebene und geeignete Beraterin der werdenden Mutter sei.[81]

Durch das Reichshebammengesetz wurde die Schwangerenberatung 1939 zur Pflichtaufgabe der Hebammen.[82] Die bisher uneinheitlichen Regelungen bezüglich des Engagements der Hebammen in der Schwangerenberatung wurden hiermit auf Reichsebene neu geordnet. Nanna Conti betonte, dass die deutschen Hebammen bereits seit Jahren Schwangerenberatung in größerem Umfang durchgeführt hätten, das Reichsgesetz nun jedoch eine einheitliche Regelung sichere. Die Reichshebammenschaft legte fest, dass „künftig jede Hebamme die Schwangeren, die sich bei ihr frühzeitig melden, dreimal in der Schwangerschaft beraten wird, und zwar unentgeltlich, wenn ein Kostenträger für diese Schwangerenberatung nicht vorhanden ist".[83] In der Dienstordnung von 1943 wurde erneut bekräftigt, dass die Betreuung aller regelrechten Vorgänge bei Schwangeren, Gebärenden, Wöchnerinnen und Neugeborenen Teil des Aufgabengebiets der Hebammen sei.[84]

Zu jeder Schwangerenberatung gehörte eine Belehrung wie auch eine äußere Untersuchung der Schwangeren. Innere Untersuchungen sollten nur in Ausnahmefällen erfolgen. Die Hebamme war dazu angehalten, die Schwangere auch über einen gesunden Lebenswandel aufzuklären und das Bewusstsein für diesen in der gesamten Familie zu stärken.[85] Auf Alkohol und Tabak sollte verzichtet, eine gesunde Ernährung

---

79 StadtAL, 0023 Gesundheitsamt, Nr. 438, fol. 38.
80 Beispielhaft StadtAL, 0023 Gesundheitsamt, Nr. 474.
81 Baum (1934), S. 25.
82 Kleine (1939), S. 319.
83 Conti (1939), S. 57.
84 O.V. (1943), S. 3.
85 O.V. (1943), S. 5.

sichergestellt werden. Auch sollte die Hebamme, wenn angebracht, über Prinzipien der Sauberkeit, passende Kleidung und Verhaltensweisen aufklären.[86] In der Hebammenzeitschrift wurde darüber hinaus auch immer wieder die Bedeutung der Schwangerschaftsgymnastik betont.[87] Nicht zuletzt sollte die Hebamme sich den Ängsten der Schwangeren widmen, ihr zur Seite stehen und die Schwangerschaft zu einer möglichst freudigen Erfahrung machen.[88] Die Betreuung sollte also eine positive Auswirkung auf den Zustand der Schwangeren und ihres ungeborenen Kindes haben und somit einen gewissen Schutz und Unterstützung bieten. Dieser Anspruch an die Hebammenarbeit bezog sich jedoch prinzipiell nur auf die „wertvolle" und „erbgesunde" Familie.

Hebammen in der Säuglingspflege

Auch in der Säuglingspflege und -fürsorge kam Hebammen eine bedeutende Rolle zu, deren genauer Umfang jedoch vor und nach 1933 bisweilen kontrovers diskutiert wurde. Die Wochenbettpflege der Hebammen sollte auch die Pflege des Neugeborenen umfassen. Zudem sollten sie Wöchnerinnen in der Pflege und Ernährung ihres Säuglings unterweisen. Grundsätzlich ergab sich hierbei eine direkte Konkurrenz zu dem Berufsbild der Wochenpflegerin. Die um 1900 entstandene Berufsgruppe übernahm die Betreuung der Mutter und des Säuglings im Wochenbett und damit ein klassisches Aufgabenfeld der Hebammen. Diese fühlten sich durch den neuen Beruf bedroht und befürchteten, dass die Wochenbettpflege ihnen möglicherweise entzogen werden könnte, was ihre prekäre Lage verstärkt hätte. Zudem bestand die Sorge, die Kompetenzen der Wochenpflegerinnen könnten auf die Betreuung unter der Geburt ausgeweitet werden. Diese Befürchtungen bestätigten sich jedoch nicht. Zumindest in Leipzig entwickelten sich Wochenpflegerinnen nicht zu einer ernstzunehmenden Konkurrenz: Nur wohlhabende Familien konnten sich eine Wochenpflegerin leisten, und mit der zunehmenden Popularität der Klinikentbindung zerfiel das Wochenpflegewesen im urbanen Raum zusehends.[89] Auch wenn Emma Rauschenbach 1931 weiterhin für ein vollständiges Verbot von Wochenpflegerinnen eintrat, kann dies nicht als Zeichen dafür gelesen werden, dass es 1933 bis 1945 Konflikte zwischen Wochenpflegerinnen und Hebammen in Leipzig gegeben hätte.

Von großer Relevanz in der Wochenbettbetreuung war die Stillerziehung. Stillen wurde bereits im Kaiserreich und in der Weimarer Republik eine besondere Rolle bei der Reduktion der Säuglingssterblichkeit eingeräumt, und auch im nationalsozialistischen Staat wurde die Bedeutung des Stillens immer wieder betont. Die sächsische

---

86 Kleine (1939), S. 337; Conti (1943), S. 12–25.
87 Kirchberg (1933), S. 411.
88 Conti (1943), S. 14; Krosse (1934), S. 17.
89 Vgl. Sauer-Forooghi (2004), S. 68; Fehlemann (2004), S. 78.

Dienstordnung verpflichtete Hebammen dazu, auf Mütter einzuwirken, so dass diese mindestens neun Monate lang stillten. Auch die neue, reichsweite Dienstordnung von 1943 enthielt einen solchen Passus.[90] Während der Wochenbettbesuche sollten die Hebammen Wöchnerinnen daher im Anlegen des Kindes und dem Stillen allgemein unterweisen. Nanna Conti erklärte 1934 in einem Vortrag, dass Stillerfolg und -dauer besonders von dem Können und der Geduld der Hebamme abhängig seien.[91] Hebammen mussten in ihren Tagebüchern dokumentieren, wie viele ihrer Wöchnerinnen stillen und wie lange. Auch musste angegeben werden, ob nichtstillende Frauen ausreichend über das Stillen informiert wurden und wieso sie dennoch nicht stillten. Um diese Informationen zu erhalten, holten die Hebammen noch mehrere Monate nach der Entbindung Erkundungen ein, ohne dass hierfür eine Entlohnung vorgesehen war.[92]

In welchem Umfang Hebammen darüber hinaus in die Säuglingspflege und -fürsorge involviert sein sollten, war Gegenstand von Diskussionen, da einzelne Akteure des Gesundheitswesens sie zunächst lieber weitestgehend aus selbiger ausschließen wollten. Hier spielten Vorbehalte gegenüber Hebammen wie auch Auseinandersetzungen zwischen Fachärzten eine Rolle. Fehlemann zufolge wurde auf den Kongressen für Säuglingsfürsorge im späten Kaiserreich deutlich, dass Kinderärzte kein Interesse daran hatten, Hebammen zu fördern, die als Helferinnen der Frauenärzte angesehen wurden. Stattdessen wollte man mit der Säuglingsschwester und mit der Säuglingsfürsorgerin Hilfspersonal etablieren, das auf ihre Bedürfnisse zugeschnitten war und deren Ausbildung und Arbeit sie stärker beeinflussen konnten.[93] Zudem wurden Hebammen teilweise auch nach 1918 für die zu hohe Säuglingssterblichkeit verantwortlich gemacht, da sie den Anforderungen der Säuglingsfürsorge nicht gewachsen seien.[94] Diese Vorbehalte kritisierten die Hebammen selbst regelmäßig in ihrer Verbandszeitschrift nicht zuletzt deshalb, weil sie seit 1918 die Möglichkeit hatten, sich in einem dreimonatigen Kursus in der Säuglingspflege ausbilden zu lassen.[95] Rauschenbach zufolge wurde diese Möglichkeit in Sachsen rege genutzt.[96] Zum Ende der 1920er Jahre hin bestand ein grundsätzlicher Konsens darüber, dass Hebammen an der Schwangeren- und Säuglingsfürsorge beteiligt sein mussten, damit diese erfolgreich sein könne.[97] Weiterhin nicht abschließend geklärt war die Frage, wie genau diese Beteiligung im Einzelfall aussehen und in welchem Verhältnis Hebammen zu anderen Pflegekräften stehen sollten. Letzteres bedingte Vergleiche zwischen den Berufsgruppen und erhöhte die Konkurrenz. Hebammen strengten in diesem Kontext oft den Vergleich mit

---

90 Fiedler (1927), S. 60; O. V. (1943), S. 6.
91 Conti: Hebamme und Volksgesundheit (1934), S. 4.
92 StadtAL, 0023 Gesundheitsamt, Nr. 474.
93 Vgl. Fehlemann (2004), S. 268.
94 Fehlemann (2004), S. 270–274.
95 Vgl. Sauer-Forooghi (2004), S. 76.
96 Vgl. Sauer-Forooghi (2004), S. 76.
97 Vgl. Schabel (1995), S. 286.

der Säuglingspflegerin bzw. -fürsorgerin an. Der Beruf hatte einen besseren Ruf als der der Hebamme, wurde besser bezahlt und schien eine sicherere Zukunft zu haben. Dies war auch den Hebammen bewusst. So beklagte Emma Rauschenbach 1929:

> Leider hat man uns unbeachtet beiseite geschoben. Man bildet die Säuglingspflegerinnen aus, stellt sie an und versorgt sie viel besser als die Hebammen. Wenn wir Hebammen Forderungen stellen, heißt es: ,Es ist kein Geld da [...].' Ich will nichts gegen die Säuglingspflegerinnen sagen, aber ich denke, daß der Hebammenberuf ebenso wichtig ist [...].[98]

Wie auch bei der Rolle der Hebammen in der Schwangerenversorgung und in der Wochenpflege ergeben sich zwei Motive für die von ihnen angestrebte umfangreiche Mitwirkung in der Säuglingspflege. Zum einen bestand die Notwendigkeit, sich angesichts einer prekären Lage neue Verdienstmöglichkeiten zu sichern.[99] Zum anderen galt es, den bestehenden Kompetenzbereich gegen die vielfältigen Versuche der Einschränkung desselbigen durch andere Berufsgruppen zu verteidigen.

Auch wenn die Schwangerenfürsorge im Gesamtdiskurs ab Mitte der 1920er Jahre an Bedeutung gewann, war es doch die Einbeziehung in die Säuglingspflege, die die Hebammen Leipzigs am häufigsten forderten. Die Hauptpfeiler der kommunalen Säuglingsfürsorge und somit auch die Möglichkeit für Hebammen, in der Säuglingspflege oder gar -fürsorge aktiv zu sein, waren im urbanen Raum die Mütterberatungsstellen. Im ländlichen Bereich waren Hebammen oftmals über das Wochenbett hinaus in die Pflege des Säuglings bis zum ersten Lebensjahr eingebunden – nicht zuletzt aufgrund eines Mangels an Fürsorgerinnen. In Leipzig hielt das dortige Gesundheitsamt hingegen eine solche Einbindung nicht für notwendig, da die Stadt über 31 Mütterberatungsstellen verfügte. In ihnen wurden die Säuglinge untersucht, ihre Entwicklung protokolliert und die Mütter in deren Pflege unterwiesen. Hebammen waren dazu verpflichtet, ihre Wöchnerinnen auf Beratungsstellen und deren Angebot hinzuweisen und einen Besuch zu empfehlen. Dem Leipziger Hebammenverein reichte diese Zuarbeit aber nicht aus. Da Schwangerschaftsberatung und Säuglingspflege das „ureigenste Gebiet der Hebammen" seien und es erhebliche Überschneidungen gebe, sei eine engere Einbindung in die Säuglingsfürsorge wichtig für deren Erfolg.[100] Einflussgebend für Rauschenbachs Engagement in dieser Sache waren aber auch hier Sorgen um die Zukunft des Berufs.

Im Januar 1931 wandte sich Emma Rauschenbach an Stadtrat Dr. Beusch. Sie führte aus, dass Hebammen schon mehrfach ihre Bereitschaft erklärt hätten, stärker an der in den Beratungsstellen stattfindenden Säuglingspflege und Schwangerenberatung beteiligt sein zu wollen. Diese Bereitschaft wolle sie nun erneut signalisieren. Der Briefverkehr geriet ins Stocken, als Rauschenbach Beuschs zögerliche Antwort als Absage

---

98 Zit. n. Sauer-Forooghi (2004), S. 77.
99 Vgl. Schabel (1995), S. 278.
100 Sauer-Forooghi (2004), S. 77.

missverstand, wurde jedoch im darauffolgenden Jahr weitergeführt. Im Januar 1933 unterbreitete sie einen konkreten Vorschlag. Rauschenbach betonte, dass man an einer produktiven, gleichberechtigten Zusammenarbeit mit den Wohlfahrtspflegerinnen interessiert sei. Gleichzeitig schlug sie eine faktische Reduktion dieser Berufsgruppe auf die Tätigkeit einer Bürokraft vor, während Hebammen die zentrale Position in den Beratungsstellen erhalten sollten. Sie empfahl, dass Hebammen die Hilfeleistung beim Arzt, die Versorgung der Säuglinge und die Beaufsichtigung des Stillens übernehmen sollten. Wohlfahrtspflegerinnen hingegen könnten den Dienst im Warteraum und die Führung der Kartei übernehmen.

Mit einem Beschluss des Gesundheitsamtes vom 14. September 1933 wurde ihr Vorschlag in Teilen umgesetzt. Während Hilfeleistungen beim Arzt – anders als Emma Rauschenbach empfohlen hatte – weiterhin Aufgabe der in den Beratungsstellen tätigen Wohlfahrtsfürsorgerinnen bzw. -pflegerinnen blieben, oblagen das Wiegen der Kinder und das Anleiten und Beaufsichtigen des Stillens während der wöchentlichen Beratungsstunden von nun an der Hebamme. Reichsweit wurde der Einbezug der Hebammen in die Mütterberatung und Säuglingsfürsorge mit der Dritten Durchführungsverordnung zum Gesetz zur Vereinheitlichung des Gesundheitswesens von 1935 zur Pflichtaufgabe.[101] Die Hebammen Leipzigs wurden auf die 31 Mütterberatungsstellen verteilt und arbeiteten unentgeltlich in den ein- oder zweimal wöchentlich stattfindenden Beratungsstunden mit. Sollte eine Hebamme zur Geburt gerufen werden, hatte dies gegenüber der Arbeit in den Beratungsstellen Vorrang. In den Monatsversammlungen des Leipziger Hebammenvereins betonte Rauschenbach in diesem Zeitraum, dass Hebammen eine wertvolle gesundheitspflegerische Arbeit leisten würden, und lobte eine Erklärung des Reichsministeriums des Innern, wonach dieses Potential ausgeschöpft werden müsse: „Nur ein gesundes Volk ist in der Lage, seine Aufgabe in der Geschichte zu erfüllen. Die Leistungen des Hebammenstandes sind so eng mit der Gesundung unseres Volkes verknüpft, daß wir Nationalsozialisten allen Grund haben, diesen Stand zu schützen."[102]

Wie die in den Mütterberatungsstellen tätigen Wohlfahrtspflegerinnen hierauf reagierten, ist nicht bekannt. Es besteht aber Grund zu der Annahme, dass sie die Einbindung der Hebammen nicht unbedingt begrüßten, denn wäre das der Fall gewesen, hätte Rauschenbach dies als Argument genutzt. Auch die Tatsache, dass Rauschenbach die Überforderung der Wohlfahrtspflegerinnen als Grund für eine stärkere Einbindung der Hebammen anführte, spricht nicht dafür, dass ihre Initiative mit Ersteren abgestimmt war, denn diese hätten wohl kaum einer Darstellung zugestimmt, wonach sie ihren Aufgaben nicht mehr vollumfänglich nachkommen könnten.

---

101 Vgl. Christians (2013), S. 112.
102 StadtAL, 0023 Gesundheitsamt, Nr. 439, fol. 57.

Die Aufgabenteilung zwischen Fürsorgerinnen und Hebammen gestaltete sich in Leipzig effizient, die Zusammenarbeit war aber nicht immer harmonisch. In dem Jahresbericht für 1941 betonte Gertrud Hilbert, Rauschenbachs Nachfolgerin, dass Unstimmigkeiten die Ausnahme seien. Diese Unstimmigkeiten hatten offenbar jedoch immer dieselbe Ursache. Hilbert erklärte, dass der Beruf der Hebamme es mit sich bringe, dass man plötzlich zu einer Entbindenden eilen müsse, manchmal auch ohne eine Vertretung bestimmen zu können. Verständnisvolle Fürsorgerinnen würden dies einsehen – was impliziert, dass es auch weniger verständnisvolle gab. Hilbert schließt mit dem Wunsch, im nächsten Jahr bezüglich der Mütterberatungsstellen nicht mehr als die Tatsache vermelden zu müssen, dass alles in Ordnung sei.[103] Auch dies impliziert, dass es schon in den Jahren davor zu ähnlichen Konflikten gekommen war. Es ist vorstellbar, dass es zwischen Fürsorgerinnen und Hebammen auch bei der Arbeit in den Beratungsstellen Auseinandersetzungen um den Kompetenzbereich und Zuständigkeiten gab, denn die auf dem Papier bestehende Aufteilung bedeutete nicht automatisch, dass die zwei Berufsgruppen, die zuvor sämtliche Aufgaben übernommen hatten bzw. übernehmen wollten, sich an diese immer hielten.

1936 wurden zudem Nachschulungslehrgänge für Hebammen auf dem Gebiet der Säuglings- und Kleinkinderpflege, -ernährung und -fürsorge eingerichtet. In Sachsen entstand der einzige Lehrgang dieser Art in Chemnitz. Notwendig sei er, da die Hebammen aufgrund des Vertrauens, das Mütter ihnen entgegenbrächten, an vorderster Linie des Kampfes „um die Erhaltung der erbgesunden Kinder" des Volkes stünden und deren Ausbildung auf dem Gebiet der Säuglingskunde nicht so umfangreich sei wie in der Geburtshilfe.[104] Ob Hebammen aus Leipzig an dieser freiwilligen Nachschulung teilnahmen, kann nicht gesagt werden. Professor Robert Schröder betonte 1940 in einem Vortrag vor der Bezirksfachschaft Leipzig, dass die Hebammen der Stadt in den letzten Jahren verstärkt in die Säuglingsbetreuung einbezogen wurden. Dies geschah jedoch nicht ohne Konflikte: Bei der nachgehenden Säuglings- und Kleinkinderfürsorge sollten Hebammen in Leipzig ab 1941 hinzugezogen werden.[105] Diese Ankündigung im Rahmen der Monatsversammlung führte zu extremen Protesten, da die Hebammen erklärten, dass sie diese zusätzliche Belastung nicht auf sich nehmen könnten. Man wolle selbstverständlich weiterhin die Säuglinge den Mütterberatungsstellen zuführen und diesen dort die größtmögliche Aufmerksamkeit schenken, eine weitere Betätigung darüber hinaus sei aber nicht möglich. Von der Verpflichtung wurde abgesehen, die Mitarbeit wurde auf freiwilliger Basis eingeführt.[106] Zu diesem Zeitpunkt hatte sich der Berufsalltag und die finanzielle Lage der Leipziger Hebammen deutlich verändert. Noch 1933 waren sie unterbeschäftigt gewesen und hatten keinen

---

103 StadtAL, 0023 Gesundheitsamt, Nr. 441, fol. 134.
104 StadtAL, 0023 Gesundheitsamt, Nr. 442, fol. 269.
105 StadtAL, 0023 Gesundheitsamt, Nr. 442, fol. 141.
106 StadtAL, 0023 Gesundheitsamt, Nr. 441, fol. 134; Nr. 443, fol. 90.

erträglichen Lebensunterhalt gehabt. Durch die steigenden Geburten- und die Reduktion der Hebammenzahlen betreuten sie ab Ende der 1930er Jahre jedoch so viele Geburten, dass sie weit über der Belastungsgrenze agierten. Dies kann als Hinweis darauf gesehen werden, dass das Interesse von Hebammen, in der Säuglingsfürsorge aktiv zu sein, primär auf einer finanziell prekären Lage und für den Beruf bedrohlichen Situation fußte. Als diese Problemfelder an Dringlichkeit einbüßten, verloren die Hebammen in Leipzig auch die Motivation, ihren Kompetenzbereich auf weitere Gebiete der Kinderfürsorge auszuweiten.

Die zu Beginn des 20. Jahrhunderts einsetzende Ausdifferenzierung der verschiedenen Pflegeberufe im Rahmen von Schwangerschaft, Geburt, Wochenbett und Säuglingsphase, die Popularität der Klinikgeburt und die Konkurrenz um zahlungsfähige Patientinnen führten zu einer Einschränkung der beruflichen Autonomie der Hebammen.[107]

Ihr Selbstverständnis umfasste in diesem Kontext die Überzeugung, dass sie nicht nur für die Entbindungshilfe, sondern auch für die Betreuung der Schwangerschaft und der ersten Lebensmonate des Säuglings verantwortlich waren. Sie sahen sich als Pflegerinnen der deutschen Frau und Mutter an.[108] Im nationalsozialistischen Staat wurde die Rolle der Hebamme in der Schwangeren- und Säuglingsfürsorge bekräftigt, in Teilen ausgebaut und ihre Position gesichert. Die Betreuung durch eine Hebamme sollte Unterstützung und Hilfeleistung nicht nur im Wochenbett bedeuten – zumindest für die „erbgesunde" Mutter. Gleichzeitig aber wurde durch die Schwangerschaftsberatung, die Hinzuziehpflicht und die Säuglingspflege die Grundlage für ein mögliches Kontrollnetz geschaffen, das Hebammen den Zugang zu Schwangeren und ihren Familien sicherte. Dieses Netzwerk zielte im nationalsozialistischen Staat in erheblichem Ausmaß darauf ab, die Erziehungs- und Meldefunktion der Hebammen zu gewährleisten. Gerade im NS-Staat obläge ihnen, so Baum, durch die Betreuung der werdenden und jungen Mütter die „hygienische Volksaufklärung" und Erziehung der Volksgemeinschaft.[109]

„Mütter des Volkes" – Hebammen und ihre Erziehungsaufgaben

Hebammen wurden von 1933 an als wichtige Akteurinnen in der Durchsetzung der pronatalistischen Maßnahmen der NS-Bevölkerungspolitik angesehen. Sie sollten Mütter und Frauen beraten und dazu beitragen, die „deutschen Frauen zu bewussten oder besser noch unbewussten Vorkämpfern" für die Volksgemeinschaft zu machen.[110]

---

107 Vgl. Fehlemann (2004), S. 273.
108 Krosse (1934), S. 16.
109 Baum (1934), S. 25.
110 Conti: Hebamme und Volksgesundheit (1934), S. 6.

Die Rolle einer Hebamme als Betreuerin der werdenden und jungen Mutter mache sie zur „Mutter des Volkes".[111] Ihr obliege es daher, den Willen zum Kind zu stärken.[112] Hierzu gehörte, „erbgesunde" Familien von den Vorteilen mehrerer Kinder zu überzeugen. Ebenso wichtig erschien es, den werdenden Müttern zu vermitteln, dass der wesentliche Beruf einer Frau der der Hausfrau und Mutter sei und dass es für die Entwicklung des Kindes wie auch für die Volksgemeinschaft besser sei, wenn die Frau sich diesem ganz widme.[113] In der Hebammenzeitschrift wurden die selbst berufstätigen Hebammen mehrfach auf pseudowissenschaftliche Weise darauf hingewiesen, dass zwar nicht jede Berufstätigkeit für Mütter per se unnatürlich, dennoch aber stets mit unvermeidbaren Nachteilen verbunden sei. Zu diesen Nachteilen gehöre das Risiko einer nachhaltigen Belastung, aufgrund derer man Komplikationen während der Schwangerschaft und unter der Geburt riskiere.[114]

Nanna Conti selbst äußerte die Befürchtung, dass Frauenarbeit gewisse materielle Bedürfnisse wecken könnte, aufgrund derer Frauen später und weniger Kinder bekämen.[115] Die Erziehungsarbeit der Hebammen sollte also nicht erst und vor allem nicht nur bei der Schwangeren ansetzen, sondern auch deren Kinder, ganz besonders deren Töchter einbeziehen, denn auch hier könne und müsse man mit wertvollem Rate dienen.[116] Hierzu gehörte zunächst körperliche Betätigung, um eine physische Stärke zu gewährleisten. Im nationalsozialistischen Staat sei es die Pflicht einer jeden Frau des Volkes, „sich für ihren Lebensberuf als Mutter gesund zu erhalten".[117] Gleichzeitig sollte die Hebamme Erziehungstipps geben, um so titulierte Unsitten aus der Zeit des Liberalismus zu vermeiden: „Mannweiber, Blaustrümpfe, oberflächliche Mode- und Tanzgirls kann das neue Deutschland nicht gebrauchen. Wir wollen wieder die deutsche Frau im besten Sinne des Wortes."[118] Da deutsche Töchter die Mütter der Zukunft seien, müsse die Hebamme deren Erziehung positiv mitbeeinflussen. Vereinzelt konnten die Hebammen in der Verbandszeitschrift daher auch Erziehungsratschläge lesen.[119] Die Überhöhung der Mutterschaft entsprach vollends den Idealen des Nationalsozialismus und wurde auch in der Verbandszeitschrift als höchstes Glück beschrieben.[120] Die Erziehung von Mädchen müsse sie daher auf den Beruf als Ehefrau, Mutter und Hausfrau vorbereiten. Schon bei jungen Mädchen sollte der spätere „glühende Wille

111 Conti: Mütter (1934), S. 7 f.
112 Die Deutsche Hebamme: Der Wille (1939), S. 362.
113 Frick (1939).
114 Schulze (1934).
115 Vgl. Peters (2018), S. 74.
116 Baum (1934), S. 26.
117 StadtAL, 0023 Gesundheitsamt, Nr. 441, fol. 277.
118 Baum (1934), S. 26.
119 Vgl. Peters (2018), S. 80.
120 Vgl. Peters (2018), S. 72.

zum Kinde" gestärkt werden.[121] Gleichzeitig waren Hebammen dazu angehalten, darauf hinzuwirken, dass in den Familien ein Bewusstsein dafür entstehe, wie wichtig die Wahl eines geeigneten Partners im Sinne der nationalsozialistischen „Erb- und Rassenideologie" sei.[122] Als Erzieherin und Helferin der deutschen Mutter solle die Hebamme jungen Frauen bewusst machen, dass die Ehe kein Selbstzweck sei, sondern dem großen Ziel der Erhaltung und Vermehrung der „Rasse" dienen müsse.[123] Der stets präsente Erziehungsanspruch der Hebammen, so Lisner, machte die Interaktion zwischen ihnen und von ihnen betreuten Müttern zu einer potentiell herrschaftsbezogenen Handlung.[124]

Den Willen zum Kind zu stärken, das sollte für die Hebammen auch Beistand in Krisenmomenten bedeuten. In Einzelfällen könne eine Schwangerschaft auch mit großen persönlichen Komplikationen und Verzweiflung verbunden sein, etwa wenn die Schwangere jung und nicht verheiratet sei. Hier müsse die Hebamme mit „mütterlichem Rat [und] feiner seelischer Einfühlung in die Komplikationen beraten und im wahrsten Sinne betreuen" und so die Freude an dem „großen Inhalt [des] Lebens" einer Frau wecken.[125] Liberalistischen Ideen, die schwangere Frau könne frei und allein über ihren Körper bestimmen, müsse auch sie entschieden entgegentreten.[126] Es gehört zu dem eingangs beschriebenen Doppelbefund, dass Hebammen nur erbhygienisch „wertvollen" Frauen zur Seite stehen und sie von der Pflicht, eine Schwangerschaft auszutragen, überzeugen sollten, während sie „minderwertigen" Frauen Unterstützung vorenthalten sollten.[127]

Der Einfluss der Hebammen sollte aber nicht nur ihren eigentlichen Wirkungskreis der Schwangeren und Entbindenden tangieren, sondern auch deren Familie und das ganze Volk betreffen. Es müsse Stolz der Hebammenschaft werden, nicht nur Aufgaben in der Schwangerschaft, unter der Geburt und im Wochenbett zu erfüllen, sondern in ständiger Nähe zu der Bevölkerung „als Hüterin der Volksgesundheit mit neuer großer Verantwortung zu leben". Die Hebamme könne hierdurch das wichtigste Element nationalsozialistischer Erziehungsarbeit sein.[128]

Wie genau Hebammen diese Erziehungsaufgabe umsetzen sollten, wird oftmals nur sehr vage beschrieben. Lisner führt an, dass sie geschickt sein mussten und nicht allzu offensichtlich vorgehen durften.[129] Hierfür spricht auch die Erklärung, dass man die deutsche Mutter zu einer bewussten, besser noch einer unbewusst agierenden Kämpfe-

---

121 Philipp (1939), S. 429.

122 Die Deutsche Hebamme: Die wertvolle Frau (1939), S. 415.

123 Reichsministerium des Innern/Reichsgesundheitsamt (1943), S. 35.

124 Vgl. Lisner (2006), S. 259–266 und S. 331–337.

125 StadtAL, 0023 Gesundheitsamt, Nr. 441, fol. 280.

126 StadtAL, 0023 Gesundheitsamt, Nr. 441, fol. 280; Nr. 439, fol. 218; Nr. 891, fol. 83–89.

127 Vgl. Lisner (2006), S. 260.

128 Conti: Hebamme und Volksgesundheit (1943), S. 5 f.

129 Vgl. Lisner (2006), S. 279.

rin für die „Erb- und Rassenpolitik" machen müsse.[130] Schröder erklärte den Leipziger Hebammen, dass es nicht nur die persönliche Betreuungsleistung sei, die ihnen obliege. Vielmehr sollten sie auch in ihren alltäglichen Interaktionen „durch ihre persönliche Haltung u. durch ihre Stellungnahme zu den Fragen des täglichen Lebens [...] einen kleinen Teil erzieherischer Arbeit der Volksgenossen mit [...] übernehmen".[131]

Konkrete Handlungsanleitungen bot auch dies nicht. Es ist anzunehmen, dass Hebammen analog zu den oft pseudowissenschaftlich auftretenden Ausführungen in ihrer Fachzeitschrift ihre Erziehungsarbeit mit den eigentlichen Aufgaben der Schwangerenbetreuung und Geburtshilfe vermischen sollten. In welchem Ausmaß und mit welchen Strategien die Hebammen Leipzigs ihrem Erziehungsauftrag nachkamen, lässt sich aus den bisher vorliegenden Quellen nicht rekonstruieren. Das ist auch darauf zurückzuführen, dass dieser Teil der Arbeit – anders als etwa die eigentliche Betreuungsleistung, die in den Hebammentagebüchern protokolliert wurde – weitestgehend fern von enger staatlicher Kontrolle stattfand und ihre Ausübung maßgeblich in den individuellen Handlungsraum der Hebammen fiel.

Mutterschaft wurde im Nationalsozialismus „quasi-religiös erhöht" und zum größten und sinngebenden Glück im Leben einer jeden Frau erklärt.[132] Hebammen sollten ihren Klientinnenkreis hiervon überzeugen, auch indem sie selbst vorbildhaft agierten. Auch Lisner stellt fest: „Die ‚Ideal-Hebamme' war das Pendant zur ehrbaren, nationalsozialistischen ‚Ideal-Mutter'."[133] Im Optimalfall sollten Hebammen zwar selbst Mütter und Ehefrauen sein, die Einstellungspolitik der Stadt Leipzig zeigt aber, dass auch unverheiratete und kinderlose Frauen beschäftigt wurden, ohne gegenüber verheirateten Kandidatinnen benachteiligt gewesen zu sein.[134] Generell trat die Vorstellung, dass Mutterschaft Voraussetzung für eine erfolgreiche Hebammentätigkeit sei, ab 1933 etwas zurück.[135] Die Beschreibung als „Mutter des Volkes" und Vorbild für die deutsche Mutter entspricht auch dem idealen Bild der Hebamme. Sie sollte zwar ihre professionelle Haltung wahren, aber „über Charaktereigenschaften wie ‚Mütterlichkeit', ‚Liebe' und ‚Selbsthingabe' verfügen".[136] Die Hebammentätigkeit sei zwar ein Erwerbsberuf, aber nur in zweiter Linie. In erster Linie gehe es um den Dienst an der Volksgemeinschaft.[137]

---

130 Conti: Hebamme und Volksgesundheit (1943), S. 6.
131 StadtAL, 0023 Gesundheitsamt, Nr. 441, fol. 279.
132 Peters (2018), S. 80.
133 Lisner (2013), S. 305.
134 StadtAL, 0023 Gesundheitsamt, Nr. 435, fol. 52.
135 Vgl. Lisner (2006), S. 166.
136 Lisner (2013), S. 305.
137 StadtAL, 0023 Gesundheitsamt, Nr. 441, fol. 272.

Hebammen und ihre Rolle in der „Erb- und Rassenhygiene"

Die bisherigen Ausführungen könnten den Schluss zulassen, Hebammen seien primär für pronatalistische Maßnahmen vorgesehen gewesen, „eine solche Beschränkung war aber aufgrund der doppelgesichtigen Ausrichtung der nationalsozialistischen Bevölkerungspolitik nicht möglich".[138] Ganz im Gegenteil: Hebammen kam ebenso eine Rolle in den antinatalistischen Maßnahmen im Rahmen der „Erb- und Rassenhygiene" zu. Sie sollten ihre Pflegebefohlenen über sämtliche Fragen der Bevölkerungspolitik aufklären, denn man habe „im Volke die Vertrauensstellung, die notwendig ist, um eine solche Besprechung von Mund zu Mund durchzuführen".[139] Auch Nanna Conti betonte, Hebammen sollten hier mit größten Bemühungen mitwirken.[140] Die Vertrauensstellung, die sie innerhalb ihres Wirkungskreises genossen, sollten sie dafür nutzen, für die Akzeptanz sämtlicher Maßnahmen zu werben und so zu Multiplikatorinnen zu werden.[141] Bereits am 14. Juli 1933 wurde mit dem GzVeN ein umfassendes Gesetz verabschiedet, welches die Grundlage für Zwangssterilisationen schuf.[142] Als meldepflichtig nach dem GzVeN galten acht Krankheitsbilder, bei denen „nach den Erfahrungen der ärztlichen Wissenschaft mit großer Wahrscheinlichkeit zu erwarten ist, daß die Nachkommen an schweren körperlichen oder geistigen Erbschäden leiden werden".[143] Der Sterilisationsbeschluss wurde meist nicht aufgrund einzelner, klar definierbarer Symptome erstellt. Stattdessen erfolgte oftmals eine Gesamtuntersuchung der Persönlichkeit und der Lebensumstände des oder der Gemeldeten. Vorstellungen über sozial konformes und nonkonformes Verhalten flossen in die Diagnose ein und verschwammen mit medizinischen Kriterien.[144] Das GzVeN fußte auf zwei Pfeilern. Zum einen sollte die Volksgemeinschaft durch umfangreiche Propagandabemühungen von der Notwendigkeit und der Mitwirkung an dem GzVeN überzeugt werden. Zugleich sollte medizinisches Personal durch Meldeaufgaben und je nach Position variierenden Antrags- und Anzeigepflichten und -rechten in die Erfassung „Erbkranker" eingebunden werden.

Antragsberechtigt waren die Betroffenen selbst oder deren Vertreter, ebenso Amtsärzte. Diese waren zudem antragspflichtig, mussten also auf eine Anzeige mit einem Antrag auf Unfruchtbarmachung reagieren. Anzeigepflichtig war neben den Leitern von Heil- und Strafanstalten sämtliches medizinisches Personal. Im Gesundheitsamt

---

138 Lisner (2006), S. 260.
139 Conti: Die Hebamme im neuen Deutschland (1934), S. 2.
140 Conti: Die Hebamme im neuen Deutschland (1934), S. 2.
141 Vgl. Lisner (2006), S. 259.
142 Vgl. Paulus (2002), S. 161.
143 Hierzu zählten „angeborener Schwachsinn", Schizophrenie, bipolar affektive Störung („zirkuläres Irresein"), Epilepsie („erbliche Fallsucht"), Chorea Huntington („erblicher Veitstanz"), erbliche Blindheit, Taubheit oder schwere Missbildungen sowie Alkoholismus. Vgl. Gütt/Rüdin/Ruttke (1936), S. 73.
144 Vgl. Nowak (1992), S. 88.

wurden diese Anzeigen aufgenommen und in den Beratungsstellen für „Erb- und Rassenpflege" gesammelt. Die Anzeige setzte einen Prozess in Gang, in dem zunächst Informationen eingeholt und die Betroffenen vorgeladen und untersucht wurden. Über den Antrag auf Unfruchtbarmachung entschied auf Basis der Untersuchungen das örtliche Erbgesundheitsgericht.

Auch Hebammen waren anzeigepflichtig. Das Unterlassen einer Anzeige konnte eine Geldstrafe in Höhe von 150 RM nach sich ziehen. Benno Ottow betonte in der Hebammenzeitschrift, die Mitwirkung der Hebammen hierbei sei von immenser Bedeutung und Dienst am Volk.[145] Auch Nanna Conti appellierte an die Hebammen, wie wichtig diese Aufgabe sei.[146] Lisner vermutet, dass es hierbei neben der grundsätzlichen Zustimmung zum GzVeN auch darum ging, durch die Ausübung gesundheitspolitischer und fürsorgerischer Aufgaben neue Arbeitsbereiche zu erschließen.[147]

Das GzVeN führte zur Zwangssterilisation von über 400.000 Betroffenen. In welchem Umfang die Leipziger Hebammen hierzu durch das Ausüben ihrer Anzeigepflicht beitrugen, kann auf Basis der Quellenlage kaum rekonstruiert werden. Lisner liegen zwar für die Region Lippe Zahlen vor. Im Lemgoer Gesundheitsamt wurden Anzeigen, die durch Hebammen erfolgten, aber nicht gesondert aufgeführt, sondern zusammen mit beispielsweise Fürsorgerinnen unter „sonstige Personen" gelistet. Da Hebammen nicht explizit genannt wurden, ist dieser Aussagewert begrenzt. Dass bis 1936 keine Anzeige durch „sonstige Personen" erging, zeigt aber zumindest, dass Hebammen in den ersten Jahren des GzVeN nicht in Erscheinung traten.[148] Auch Birk geht für die bayerische Region Schwaben davon aus, dass Hebammen zumindest bis Kriegsbeginn kaum Anzeigen tätigten.[149] Tatsächlich legen auch Lisners Zahlen den Schluss nahe, dass in den ersten Jahren nach der Verabschiedung des GZVeN in Lippe der Fokus auf bereits erfassten, also in Heil- und Pflegeanstalten befindlichen Personen lag, was die Ergebnisse anderer regionaler Studien bestätigt.[150] Denkbar ist allerdings, dass Anzeigen von Hebammen indirekt erfolgten, etwa indem sie den Amtsarzt mündlich in Kenntnis setzten. Auch waren sie möglicherweise in den Prozess der Informationsgewinnung eingebunden, der auf eine Anzeige folgte. In den Leipziger Quellen wird an keiner Stelle erwähnt, dass Hebammen ihre Anzeigepflicht vernachlässigt hätten. Auch Lisner stellt dies für die Region Lippe fest. Sie geht davon aus, dass eine mögliche Verletzung der Anzeigepflicht schwer nachweisbar gewesen wäre und Hebammen ihre Meldepflicht wahrscheinlich nicht immer konsequent erfüllten. Allerdings muss an dieser Stelle zum einen die soziale Kontrolle durch den Hebammenverein und durch

---

145 Ottow: Notwendigkeit (1933).
146 Conti: Die Hebamme im neuen Deutschland (1934), S. 2.
147 Vgl. Lisner (2006), S. 262.
148 Vgl. Lisner (2006), S. 263.
149 Vgl. Birk (2005), S. 70.
150 Vgl. Lisner (2006), S. 263–265.

die Hebammen untereinander betont werden, die im städtischen Raum möglicherweise stärker ausgeprägt war als im ländlichen, zum anderen die Geldstrafe von 150 RM, die bei der Verletzung der Anzeigepflicht drohte. Die Leipziger Hebammen wurden in ihren Monatsversammlungen mehrfach auf ihre Anzeigepflicht hingewiesen.[151]

Bezüglich der Anzeigenaktivität der Leipziger Hebammen können zwar keine genauen Angaben gemacht werden. Ihre Erziehungsrolle, die auf eine Akzeptanz sämtlicher Maßnahmen durch die Bevölkerung abzielte, scheint aber von größerer Relevanz gewesen zu sein. Professor Robert Schröder erklärte den Hebammen, dass die Erbgesundheitsgesetze dem Einzelnen wie auch der Allgemeinheit nützen würden.[152] Aufgabe der Hebamme sei es daher, aufklärend zu wirken, wenn sich die Möglichkeit ergebe.[153] Besonders wichtig sei es, dass sie auf keinen Fall in die „Verurteilung dieser Gesetze" einstimme, „wie sie bei unverständigen Leuten zu finden [sei]".[154] Man schütze den Einzelnen schließlich auch vor sich selbst und vor großem seelischen Leid. Gerade Hebammen wüssten, welches Unglück Familien durch „schwachsinnige" und verbrecherische Kinder entstünde: „Es ist wahrlich besser, durch eine einfache Operation einer Frau vorübergehend einen persönlichen Schmerz oder eine Enttäuschung zuzufügen, als krankhafte Kinder in die Welt zu setzen [...]."[155] Aufgabe der Hebamme sollte es sein, ihrem beruflichen und privaten Umfeld die Bedeutung der „erbgesunden" Familie immer wieder zu verdeutlichen.[156] Auch im Lehrbuch für Hebammen von 1943 wurde betont, dass sie „über den Wert des Kinderreichtums in erbgesunden Familien, über die Unerwünschtheit kranken und abartigen Erbgutes" mit den Familien sprechen und aufklären sollten.[157]

Hebammen verfügten über einen gewissen Handlungsspielraum, da die von ihnen geforderte Akzeptanz der Maßnahmen und das Eintreten für selbige nicht protokolliert wurden.[158] Nonkonformes Verhalten kann nicht ausgeschlossen werden. Es gibt aber zumindest für Leipzig keine Hinweise darauf, dass Hebammen ihrer Meldepflicht nicht nachkamen oder gegen deren Existenz protestierten. Emma Rauschenbach bekräftigte, dass durch die freudige und tüchtige Arbeit der Leipziger Hebammen und die Auswirkungen des GzVeN „es ja mit der Zeit immer mehr dahin kommen [werde], daß jedes neugeborene Kind eine erwünschte Bereicherung für Großdeutschland" sei.[159]

Während die Meldepflicht im Rahmen des GzVeN für Hebammen wohl eher von untergeordneter Bedeutung war, kam ihnen in der Kinder-„Euthanasie" eine bedeu-

---

151 StadtAL, 0023 Gesundheitsamt, Nr. 439, fol. 132.
152 StadtAL, 0023 Gesundheitsamt, Nr. 441, fol. 278 f.
153 StadtAL, 0023 Gesundheitsamt, Nr. 441, fol. 279.
154 StadtAL, 0023 Gesundheitsamt, Nr. 441, fol. 279.
155 StadtAL, 0023 Gesundheitsamt, Nr. 441, fol. 279.
156 Conti: Die Hebamme im neuen Deutschland (1934), S. 2.
157 Reichsministerium des Innern/Reichsgesundheitsamt (1943), S. 35.
158 Vgl. Lisner (2006), S. 267.
159 StadtAL, 0023 Gesundheitsamt, Nr. 442, fol. 71.

tendere Rolle zu. Am 18. August 1939 trat die „Meldepflicht für mißgestaltete usw. Neugeborene"[160] durch einen Reichserlass des RMdI in Kraft. Der Erlass verpflichtete Ärzte wie auch Hebammen, Neugeborene und Kleinkinder bis zum dritten Lebensjahr[161] an das Gesundheitsamt zu melden, falls diese an einem „schweren angeborenen Leiden" erkrankt waren[162]. Im Gesundheitsamt wurde ein erster Befundbericht erstellt und die Akte an den „Reichsausschuss zur wissenschaftlichen Erfassung erb- und anlagebedingter schwerer Leiden" (eine Tarnorganisation, um die Beteiligung der Kanzlei des Führers zu verschleiern) übersandt. Auf Grundlage dieser Informationen und ohne Untersuchung entschieden drei Gutachter, darunter der Leipziger Pädiater Werner Catel, ob das betroffene Kind zur „Behandlung", sprich zur Ermordung, freigegeben wurde. In die „Kinderfachabteilungen" der Landesheilanstalten kamen rund 95 Prozent aller eingewiesenen Säuglinge und Kinder mit der Freigabe zur Ermordung.[163] In Leipzig existierten zwei „Kinderfachabteilungen". Die erste entstand in der Heil- und Pflegeanstalt Leipzig-Dösen, die zweite in der Universitätskinderklinik in Reudnitz.[164]

Bei der Anzeigepflicht der Hebammen sollten gezielt der besondere Zugriff und das Vertrauensverhältnis, das sie zu Schwangeren und Wöchnerinnen hatten, ausgenutzt werden. Offiziell sollten diese Kinder gemeldet werden, um zum einen wissenschaftliche Fragen zu klären. Zudem sei „beabsichtigt, [...] mit allen Mitteln der ärztlichen Wissenschaft eine Behandlung der Kinder durchzuführen, um sie davor zu bewahren, dauerndem Siechtum zu verfallen".[165] Der wahre Grund für die Anzeigepflicht wurde nicht kommuniziert.

Die Leipziger Hebammen wurden 1939 in einer ihrer monatlichen Vereinssitzungen von ihrer neuen Anzeigepflicht in Kenntnis gesetzt und bestätigten dies mit einer Unterschrift. Im Anschluss erhielten sie diese Informationen noch einmal per Rundschreiben – anders als in Lippe, wo, so Lisners Vermutung, die Hebammen zunächst nur mündlich informiert wurden, um die Vertraulichkeit zu wahren.[166] Einzelne unter ihnen, die der Versammlung nicht beiwohnten, etwa weil sie gerade eine Geburt betreuten, erhielten den Erlass und einige Meldungen zum Ausfüllen postalisch und mussten den Eingang bestätigen. Für ihre Meldung erhielten die Hebammen eine Auf-

---

160 StadtAL, 0023 Gesundheitsamt, Nr. 892, fol. 2.

161 Für Letztere waren jedoch eher Kinderärzte als Hebammen verantwortlich. 1941 wurde die Altersgrenze auf 16 Jahre hinaufgesetzt.

162 Hierzu gehörten geistige Behinderungen („Idiotie"), Trisomie 21 („Mongolismus"), Mikrozephalie, fortgeschrittene Fälle von Hydrozephalus, körperliche Fehlbildungen jeder Art (besonders hervorgehoben wurden hier fehlende Gliedmaßen und Spina bifida) sowie Lähmungen. StadtAL, 0023 Gesundheitsamt, Nr. 892, fol. 2.

163 Vgl. Klee (2004), S. 303.

164 Ende 1943 wurden die Patienten aus Leipzig-Dösen in die Heil- und Pflegeanstalt Großschweidnitz transportiert, die Patient:innen aus der Universitätskinderklinik wurden nach deren Zerstörung 1943 nach Klinga und Hochweitzschen gebracht.

165 StadtAL, 0023 Gesundheitsamt, Nr. 441, fol. 269.

166 Vgl. Lisner (2006), S. 270.

wandsentschädigung von 2 RM, auch die Portokosten in Höhe von 8 Pfennig wurden erstattet – eine Summe, die für die aufgrund der hohen Betreuungszahlen vergleichsweise gutverdienenden Hebammen Leipzigs wohl kaum einen finanziellen Anreiz geboten haben dürfte.

Im Gesundheitsamt Lemgo trafen ab Ende 1940 kaum noch Meldungen ein. Dies war Lisner zufolge vielleicht kein Zufall, denn ab 1940 kam es zu Protesten gegen die „Euthanasie", welche später zu deren Einstellung (nicht aber der Kinder-„Euthanasie") führte. Es ist denkbar, dass auch die Hebammen der Region Lippe zu diesem Zeitpunkt wussten, was ihre Meldung auslösen konnte.[167] Diese Annahme kann für Leipzig nicht komplett bestätigt werden. Rund 60 Prozent aller durch Hebammen erfolgten Meldungen gingen in den Jahren 1939 bis 1941 ein. Zwar kam es 1943 zu einem Einbruch, 1944 stellte aber in Relation zu den insgesamt durch Hebammen erfolgten Meldungen das Jahr mit der dritthöchsten Anzahl an eingegangenen Anzeigen dar. Wenn die Leipziger Hebammen von dem Schicksal der Kinder wussten – gesicherte Hinweise darauf gibt es nicht –, dann führte dies nicht dazu, dass sie sie seltener meldeten. Das Leipziger Gesundheitsamt sah zumindest nie einen Anlass dafür, Hebammen an ihre Anzeigepflicht zu erinnern. Weder ein aktiver Protest noch eine passive Verweigerung durch nicht erfolgte Meldungen lässt sich nachweisen. Dies kann natürlich auch darauf zurückzuführen sein, dass Verstöße gegen die Anzeigepflicht schwer nachweisbar waren, zumal einzelne meldepflichtige Erkrankungen nicht sofort erkennbar waren. Genauso möglich ist aber, dass die Hebammen Leipzigs den späteren Tod der Kinder vielleicht auf deren Erkrankung zurückführten oder schlicht keine Einwände gegen ihre Anzeigepflicht hatten.

Die Leipziger Hebammen meldeten bis April 1945 über 70 Kinder. Lediglich eines dieser Kinder konnte klar als Opfer der Kinder-„Euthanasie" identifiziert werden. Patientenakten der weiteren Kinder liegen nicht vor. Es ist unwahrscheinlich, dass kein einziges dieser Kinder in eine „Kinderfachabteilung" eingeliefert wurde. Da die Akten des Kinderkrankenhauses 1943 durch einen Bombenangriff und 1945 durch gezielte Vernichtung weitestgehend zerstört wurden, ist eher davon auszugehen, dass keine Informationen über das genaue Schicksal der Kinder erhalten geblieben sind. Erschwert wird die Rekonstruktion des Schicksals dieser Kinder dadurch, dass auch diejenigen, die nicht pro forma Opfer der „Euthanasie" wurden, durch eine gezielte Vernachlässigung und Unterversorgung zu Tode gekommen sein könnten. Roths Frage „Für wie viele der in der ‚Kinderaktion' getöteten Neugeborenen mag die fatale Aussonderung mit einem unscheinbaren Formular [durch die Hebamme] begonnen haben?" kann daher für den Raum Leipzig nicht beantwortet werden.[168]

---

167 Vgl. Lisner (2006), S. 277 f.
168 Roth (1984), S. 57.

Der Kinder-„Euthanasie" fielen bis 1945 in Leipzig über 500, im gesamten Deutschen Reich über 5.000 Säuglinge, Kinder und Jugendliche zum Opfer. Zusammen mit der Ermordung von Jugendlichen im Rahmen der „Aktion T4" und der dezentralen „Euthanasie" wurden so zwischen 1939 und 1945 über 10.000 behinderte Kinder getötet.[169]

Anders als Krankenpflegerinnen oder Ärzte in Heil- und Pflegeanstalten waren Hebammen nicht aktiv in die Ermordung der Kinder involviert. Ihre Beteiligung lag neben der anzunehmenden Erziehungsfunktion, mit der Familien von der Unterbringung des Kindes überzeugt werden sollten, in der Meldung, durch die der NS-Gesundheitsapparat auf die Kinder aufmerksam wurde und die in vielen Fällen in deren Tod mündete. An dieser Meldepflicht offenbart sich die Instrumentalisierung und Komplizenschaft der Geburtshelferin am deutlichsten.

Die ideologische Indoktrination der Hebammen

Weder die Erziehungs- noch die Meldeaufgaben der Hebammen sollten an deren mangelnder Kooperation scheitern. Hebammen sollten die Notwendigkeit sämtlicher Maßnahmen selbst anerkennen und geschult genug darin sein, um diese gegenüber der Bevölkerung zu vertreten. Sie müssten daher „selbst mit heißem Herzen [...] die Notwendigkeit zahlenmäßig und wertmäßig genügenden Nachwuchses [und] die Ausmerzung minderwertiger oder verbrecherischer Erbmasse [anerkennen]".[170]

Auch Professor Robert Schröder betonte vor den Leipziger Hebammen, dass der Staat sich nicht grundsätzlich zahlreiche Kinder wünsche, sondern viele gesunde und „im Erbgut aussichtsreiche Kinder, die den Besitz und Bestand des Volkes verbessern. Deshalb müssen auch alle diejenigen von der Fortpflanzung ausgeschaltet werden, bei denen erbliche Schäden zu erwarten sind."[171]

Auch zu Fragen der „Rassenhygiene" sollte die Hebamme Aussagen treffen können, denn sie wisse, dass die Ehe mit „rassisch nicht einwandfreien" Personen, besonders aber mit Juden verboten sei und müsse daher frühzeitig eine Warnung aussprechen.[172]

Um ihre Erziehungs- und Meldeaufgaben zu erfüllen, mussten Hebammen diese Maßnahmen also nicht nur vertreten, sondern selbst auf dem Gebiet der „Erb- und Rassenhygiene" geschult sein. Die Indoktrination über gezielte Fortbildungsmaßnahmen zielte auf beides ab – die Verinnerlichung „erb- und rassenhygienischer" Prinzipien, um für deren Akzeptanz anschließend in der Bevölkerung eintreten zu können.

---

169 Vgl. Seyde (2008), S. 131; Aly (2013), S. 113.
170 Conti: Die Hebamme im neuen Deutschland (1934), S. 2.
171 StadtAL, 0023 Gesundheitsamt, Nr. 441, fol. 278 f.
172 StadtAL, 0023 Gesundheitsamt, Nr. 441, fol. 281.

An den Hebammenschulen geschah dies durch eine Ergänzung der Lehrpläne. Vor 1933 ähnelten sich die Ausbildungsinhalte und die Struktur der Ausbildung zwar reichsweit, in Einzelheiten variierten die Lehrpläne jedoch. Auch die Ausbildungsdauer war nicht einheitlich geregelt. 1933 wurden durch das RMdI die Fächer Weltanschauungsunterricht sowie Erb- und Rassenpflegeunterricht eingeführt. Im darauffolgenden Jahr wurde die Ausbildungsdauer auf 18 Monate vereinheitlicht und 1941 im Rahmen einer Durchführungsverordnung zum Reichshebammengesetz die Ausbildung grundsätzlich neu geregelt.[173] Die jeweiligen Lehrbücher, die Grundlage des Unterrichts waren und als Leitlinie bei der Berufsausübung dienten, blieben bis 1943 in Gebrauch. In diesem Jahr erschien das erste Hebammenlehrbuch, das reichsweit gültig war.[174] Es enthielt zusätzliche Kapitel zur Bevölkerungspolitik und den dementsprechenden Aufgaben der Hebamme sowie zur „Erb- und Rassenpflege". Auch im Lehrbuch wurde verdeutlicht, dass die Unterstützungsrolle der Hebamme allein auf die „erbgesunde" Mutter ausgerichtet war und dass sie die Aufgabe habe, die „Ansicht und Haltung" der Mutter im Sinne der nationalsozialistischen „Erb- und Rassenlehre" zu beeinflussen: Auch bei Mutterschaft und Geburt gelte

> nur der rassen- und erbtüchtige Mensch als Wert [...]. Es wäre eine Ironie, wenn gesunde deutsche Frauen als Hebammen tatenlos geschehen ließen, daß sie ihre ganze Kraft dareinsetzen müßten, [...] ständig [...] mehr Kinder gemeinschaftsunfähiger oder geistesschwacher Eltern gebären und am Leben erhalten zu helfen! Nein, mit ihrem ganzen Einfluß muß gerade die deutsche Hebamme dafür eintreten, daß mehr als bisher rassen- und erbtüchtiges Leben von gesunden Frauen geboren wird.[175]

Bereits im Beruf befindliche Hebammen mussten ebenfalls im Sinne der „Erb- und Rassenhygiene" geschult werden. Sie waren ohnehin dazu verpflichtet, alle fünf Jahre an einem zweiwöchigen Auffrischungskurs an der Universitätsfrauenklinik Leipzig teilzunehmen.[176] Von bereits im Beruf befindlichen Hebammen wurde weiterhin explizit erwartet, dass sie sich eigenständig auch durch das Lesen der Hebammenzeitschrift, von Büchern und durch Vorträge weiterbildeten. Auch die Teilnahme an den Schulungen der Bezirksfachschaft Leipzig war verpflichtend.

Die eigenverantwortliche Weiterbildung sollte zum einen durch die regelmäßige Lektüre der Hebammenzeitschrift erfolgen. Die Verbandszeitschrift wurde auf Basis der Zeitungsstruktur der ADHZ organisiert. Sie enthielt weiterhin Verbandsmitteilungen auf Reichs-, Landes- und Lokalebene, Fragen der Wissenschaft und Fortbildung sowie Informationen über rechtliche Rahmenbedingungen. Während 1933 Rubriken wegfielen, die dem freien Diskurs gewidmet waren, kamen andere wie „Erbgesund-

---

173 Vgl. Lisner (2006), S. 155.
174 Reichsministerium des Innern/Reichsgesundheitsamt (1943), S. 35.
175 Reichsministerium des Innern/Reichsgesundheitsamt (1943), S. 36.
176 StadtAL, 0023 Gesundheitsamt, Nr. 439, fol. 102.

heits- und Rassenpflege" hinzu. Tiedemann konstatiert, dass die ADHZ sich stärker dem Verbandswesen widmete, der Fokus ab 1933 aber auf rassistischen und pseudowissenschaftlichen Inhalten und einer Belehrung der Hebammen lag.[177] Die Aufgabe der Rubrik „Erbgesundheits- und Rassenpflege" war explizit die Schulung der Geburtshelferinnen, um ihrer Aufgabe gerecht zu werden. Die inhaltlichen Schwerpunkte entsprachen der jeweils vorherrschenden Bevölkerungspolitik.[178]

Über pronatalistische Maßnahmen berichtete die Hebammenzeitschrift grundsätzlich immer zustimmend. So wurde ausführlich über die Notwendigkeit und die Ziele des GzVeN sowie die Beteiligung der Hebammen hieran informiert. Tiedemann führt an, dass zudem durch die Berichte über Sterilisationen im Ausland der Eindruck vermittelt werden sollte, dass die nationalsozialistische Zwangssterilisation dem allgemeinen Zeitgeist entsprach. Auch in der Verbandszeitschrift wurde die Zwangssterilisation als humanes Mittel und Ausdruck von Nächstenliebe beschrieben.[179] Berichte über die wissenschaftliche Begleitung sollten den Eindruck eines seriösen und kompetent durchgeführten Prozesses vermitteln. Die Legalisierung von Schwangerschaftsabbrüchen aufgrund einer eugenischen Indikation ab 1935 wurde ebenso kommentiert wie auch weitere antinatalistische Gesetze, wie etwa das Gesetz zum Schutze der Erbgesundheit des Deutschen Volkes vom 18. Oktober 1935.[180] Auch grundsätzliche Fragen der „Erbhygiene" wurden immer wieder in nahezu repetitiver Weise wiederholt. Hierzu gehörten die enormen Kosten, die durch behinderte Menschen entstehen würden, und die enorme Belastung, die dies für die Bevölkerung bedeute.[181]

Tiedemann zufolge standen die Themen „Erbgesundheit" und Erbkrankheiten bis 1939 im Fokus, während mit dem Eintritt des Zweiten Weltkrieges eher pronatalistische Konzepte sowie „Rassenlehre" eine Rolle spielten.[182] Lisner hingegen führt an, dass ab 1939 die Berichterstattung über „missgebildete" Neugeborene und Kinder in der Hebammenzeitschrift zunahm. In allen Artikeln wurde betont, wie viel Leid erkrankte Kinder durchstehen mussten, welche Belastung dies für die Familie sei und welche Erlösung von einem qual- und freudlosen Leben der unvermeidliche Tod bedeutet habe.[183]

Die Reichsfachschaft Deutscher Hebammen selbst bot Fortbildungskurse an. Bei diesen ging es primär um „rassen- und erbhygienische" Fragen, seltener um Geburtshilfe. Ebenfalls von der Reichsfachschaft organisiert wurden ab 1935 die Fortbildungskurse in der Führerschule Alt-Rehse. Dort wurde, so ein Bericht in der Verbandszeitschrift, „nationalsozialistisches Gedankengut den Hörerinnen nähergebracht, zu den

---

177 Vgl. Tiedemann (2013), S. 86–88.
178 Tiedemann (2013), S. 104 f.
179 Tiedemann (2013), S. 97.
180 Vgl. Tiedemann (2013), S. 89–106.
181 Dr. Schwab (1934); Zeitschrift der Reichsfachschaft Deutscher Hebammen (1934).
182 Vgl. Tiedemann (2013), S. 102.
183 Vgl. Lisner (2006), S. 267.

brennenden Tagesfragen Stellung genommen und in echter Kameradschaft die Volksgemeinschaft erlebt".[184] Bereits 1935 nahmen erstmals Hebammen aus Leipzig an den
Schulungen teil und bis 1941 wurden jährlich Geburtshelferinnen abgeordnet.[185] Ele-
mentar für die Fortbildungen war jedoch zumindest in Leipzig die Bezirksfachschaft
und die Landesfachschaft Sachsen, die beide regelmäßige Schulungen und Vorträge
organisierten. So hielt im November 1935 ein Mitarbeiter des RMdI bei einer Tagung
der sächsischen Hebammen in Leipzig einen Vortrag über „die bevölkerungspolitische
Notwendigkeit des Sterilisationsgesetzes".[186] 1936 besuchten die Hebammen gemeinsam die Heilanstalt Leipzig-Dösen, um vor Ort über die Notwendigkeit des GzVeN zu
sprechen.[187] Ein Jahr darauf referierte Professor Robert Schröder über die Erfolge der
Zwangssterilisationen.[188] Auch wenn Hebammen weiterhin Fortbildungen beiwohnten, die Aspekte der Geburtshilfe und Fürsorge thematisierten, wird dennoch der hohe
Anteil von Schulungen deutlich, die, so die Bezirksfachschaft, primär weltanschauliche, „rassenpolitische" und erzieherische Inhalte hatten.[189] Emma Rauschenbach betonte die Bedeutung sämtlicher Fortbildungen und lobte die Leipziger Hebammen
für ihre rege Beteiligung.[190] Auch nach Kriegsbeginn wurden die Hebammen weiter
indoktriniert. So erklärte Robert Schröder 1940 noch einmal, dass Sterilisation ein Akt
der Gnade gegenüber Betroffenen und die Mitarbeit der Hebammen essentiell sei.[191]

Die Schulung der Hebammen im nationalsozialistischen Sinne zielte auf eine ge-
sellschaftspolitische Indoktrination ab. Die Hebamme sollte die Ziele des NS-Staates
verinnerlichen und unterstützend in die Familien hineintragen. Kritik an dem starken
Fokus der Weiterbildungsmaßnahmen äußerten die Leipziger Hebammen nicht – womöglich aus Zustimmung heraus, womöglich aus Angst, hierdurch ihre Niederlassungserlaubnis aufgrund politischer Unzuverlässigkeit zu verlieren.

Fazit

Die Hebammen Leipzigs profitierten wie auch ihre Kolleginnen im Rest des Reiches
von dem verstärkten staatlichen Interesse an ihrem Beruf. Die Vereinheitlichung der
Berufsausübung, die Monopolisierung der Geburtshilfe, die reichsweit einheitliche
Verortung der Schwangerenberatung im Rahmen des Reichshebammengesetzes und
die Einbindung in die Säuglingspflege können als Verbesserung der Situation von

---

184 Zit. n. Peters (2005), S. 13.
185 StadtAL, 0023 Gesundheitsamt, Nr. 440, fol. 62.
186 StadtAL, 0023 Gesundheitsamt, Nr. 440, fol. 179.
187 StadtAL, 0023 Gesundheitsamt, Nr. 440, fol. 179.
188 StadtAL, 0023 Gesundheitsamt, Nr. 440, fol. 297.
189 StadtAL, 0023 Gesundheitsamt, Nr. 440, fol. 297.
190 StadtAL, 0023 Gesundheitsamt, Nr. 440, fol. 231.
191 StadtAL, 0023 Gesundheitsamt, Nr. 441, fol. 279.

Hebammen gewertet werden und als Absicherung der Aufgabenfelder gegenüber anderen Pflegeberufen, wobei Ersteres explizit nur für konform handelnde, „arische" Hebammen galt. Andere mutmaßliche Reformen wie die Einführung eines Mindesteinkommens hatten auf die Berufspraxis in Leipzig keine signifikanten Auswirkungen, da das sächsische Hebammenwesen schon vor 1933 vergleichsweise umfangreich abgesichert war.

Gleichzeitig wurde der Hebammenberuf instrumentalisiert und an die Interessen und Normen des nationalsozialistischen Staates angepasst. Die Mitwirkung an der NS-Gesundheitspolitik wurde von Seiten des Staates und der Berufsvertretung zu einer elementaren Aufgabe der Hebammen, zu einem Teil ihres Berufsethos erklärt. Sie sollten ihre Vertrauensstellung in der Bevölkerung dafür nutzen, Schwangere und ihre Familien im Sinne der NS-Ideologie zu erziehen, weltanschauliche Fragen zu vermitteln, für Kinderreichtum zu werben und eine Akzeptanz der Gesundheitspolitik zu sichern. Auch wenn die Präsenz einer Hebamme nach wie vor einen positiven Einfluss auf die Gesundheit der als „wertvoll" erachteten Schwangeren und Wöchnerin haben konnte, sollte der Bezugspunkt des beruflichen Handelns nicht mehr die Bedürfnisse der Einzelnen, sondern die Interessen des Staates sein. Neben ihrer Erziehungsrolle sollten Hebammen sich aktiv an der antinatalistischen Gesundheitspolitik beteiligen und „erbkranke" und behinderte Säuglinge, Kinder und Erwachsene melden. Besonders in der Kinder-„Euthanasie" kam ihnen eine wichtige Rolle zu.

Wie umfangreich Hebammen ihre Melde- und Erziehungsaufgaben umsetzten, kann nicht zweifelsfrei beantwortet werden, da die tägliche Berufspraxis in weiten Teilen aus schwer kontrollierbaren Mikrointeraktionen bestand. Zumindest für Leipzig liegen bisher keine Hinweise auf nonkonformes Verhalten vor – ob dies vielleicht auch auf die exponierte Stellung Emma Rauschenbachs zurückzuführen ist oder ob die Leipziger Hebammen bzw. der aus Leipzig geleitete Dachverband ADHV schon vor 1933 dem völkisch-nationalen Lager nahestanden, wird durch weitere Forschungsarbeit untersucht werden.

Bibliographie

Archivalien

Stadtarchiv Leipzig (StadtAL)

0023 Gesundheitsamt, Nr. 421, Nr. 428, Nr. 433, Nr. 435, Nr. 437, Nr. 438, Nr. 439, Nr. 440, Nr. 441, Nr. 442, Nr. 443, Nr. 474, Nr. 890, Nr. 891, Nr. 892
Akten des Stadtbezirksarztes IV 2

Veröffentlichte Quellen

Baum, Hans: Die Aufgaben der Hebamme im Dienste des Volkes. In: Zeitschrift der Reichsfachschaft Deutscher Hebammen 2=49 (1934), H. 2, S. 25 f.

Conti, Nanna: Die Hebamme im neuen Deutschland. In: Conti, Nanna; Schulz, Elisabeth; Krosse, Elisabeth: Die Hebamme im neuen Deutschland. Heft 1. Osterwieck am Harz 1934, S. 1–3.

Conti, Nanna: Hebamme und Volksgesundheit. In: Conti, Nanna; Schulz, Elisabeth; Krosse, Elisabeth: Die Hebamme im neuen Deutschland. Heft 1. Osterwieck am Harz 1934, S. 3–6.

Conti, Nanna: Mütter des Volkes. In: Conti, Nanna; Schulz, Elisabeth; Krosse, Elisabeth: Die Hebamme im neuen Deutschland. Heft 1. Osterwieck am Harz 1934, S. 7–13.

Conti, Nanna: Anordnung 1/1939. In: Die Deutsche Hebamme 54 (1939), H. 3, S. 57.

Conti, Nanna: ABC der Hausentbindung. Stuttgart 1943.

Die Deutsche Hebamme: Der Wille zum Kind. In: Die Deutsche Hebamme 54 (1939), H. 16, S. 362–364.

Die Deutsche Hebamme: Die wertvolle Frau muss zum wertvollen Mann finden. In: Die Deutsche Hebamme 54 (1939), H. 20, S. 415 f.

Dr. Schwab: Volksentartung und Volksausartung. In: Zeitschrift der Reichsfachschaft Deutscher Hebammen 2=49 (1934), H. 22, S. 505 f.

Fiedler, Hans: Sächsische Hebammengesetze und Verordnungen. Dresden 1927.

Fiedler, Hans: Sächsische Hebammengesetze und Verordnungen. 2. Aufl. Dresden 1936.

Frick, Wilhelm: Die deutsche Mutter im deutschen Staate. In: Die Deutsche Hebamme 54 (1939), H. 12, S. 283.

Gebauer, Julie: Erinnerungen an Olga Gebauer. Osterwieck am Harz 1930.

Gütt, Arthur; Rüdin, Ernst; Ruttke, Falk: Gesetz zur Verhütung erbkranken Nachwuchses vom 14. Juli 1933 nebst Ausführungsverordnungen. 2. Aufl. München 1936.

Kirchberg, Franz: Gymnastik in der Schwangerschaft. In: Zeitschrift der Reichsfachschaft Deutscher Hebammen 1=48 (1933), H. 12, S. 411–414.

Kirchberg, Franz: Gymnastik im Wochenbett. In: Zeitschrift der Reichsfachschaft Deutscher Hebammen 2=49 (1934), H. 3, S. 41–43.

Kleine, Hugo Otto: Über neuzeitliche Schwangerenberatung. In: Die Deutsche Hebamme 54 (1939), H. 14, S. 319–322; H. 15, S. 337–341.

Krosse, Elisabeth: Die Hebamme im Dienste von Mutter und Kind. In: Conti, Nanna; Schulz, Elisabeth; Krosse, Elisabeth: Die Hebamme im neuen Deutschland. Heft 1. Osterwieck am Harz 1934, S. 16–19.

O. V.: Dienstordnung für Hebammen. Sonderdruck aus dem Reichs-Gesundheitsblatt (1943), Nr. 10. [Berlin] 1943.

Ottow, Benno: Der ‚Zeitschrift der Reichsfachschaft Deutscher Hebammen‘ zum Geleit. In: Zeitschrift der Reichsfachschaft Deutscher Hebammen 1=48 (1933), H. 11, S. 193 f.

Ottow, Benno: Notwendigkeit und Bedeutung des neuen Gesetzes zur Verhütung erbkranken Nachwuchses. In: Zeitschrift der Reichsfachschaft Deutscher Hebammen 1=48 (1933), H. 13, S. 268.

Philipp, Ernst: Heroischer Wille zum Kinde. In: Die Deutsche Hebamme 54 (1939), H. 22, S. 429 f.

Rauschenbach, Emma: An unsere Mitglieder. In: Allgemeine Deutsche Hebammenzeitung 48 (1933), H. 9, S. 124 f.

Rauschenbach, Emma; Conti, Nanna; Einstmann, Caroline: An die deutsche Hebammenschaft! In: Allgemeine Deutsche Hebammenzeitung 48 (1933), H. 11, S. 163.

Rauschenbach, Emma; Ottow, Benno; Rott, Fritz: Deutsche Hebammen. In: Allgemeine Deutsche Hebammenzeitung 48 (1933), H. 11, S. 161–163.

Reichsministerium des Innern; Reichsgesundheitsamt (Hg.): Hebammenlehrbuch. Bearb. von Friedrich Burgdörfer u. a. Osterwieck am Harz 1943.

Schulze, Günther: Die Gefahren der Frauenerwerbsarbeit. In: Zeitschrift der Reichsfachschaft Deutscher Hebammen 2=49 (1934), H. 10, S. 211–215.

Zeitschrift der Reichsfachschaft Deutscher Hebammen: Erbgesundheit und Gebärfähigkeit. In: Zeitschrift der Reichsfachschaft Deutscher Hebammen 2=49 (1934), H. 3, S. 44 f.

Zimdars, Kurt; Sauer, Karl: Hebammengesetz vom 21. Dezember 1938 nebst Erläuterungen u. einem Anhang mit den wichtigsten, den Hebammenberuf betreffenden Gesetzen und amtlichen Vorschriften einschließlich der Verordnungen und Erlasse zur Durchführung des Hebammengesetzes. Osterwieck am Harz 1941.

Literatur

Aly, Götz: Die Belasteten. Euthanasie 1939–1945. Eine Gesellschaftsgeschichte. Frankfurt/Main 2003.

Birk, Hella: Das „Gesetz zur Verhütung erbkranken Nachwuchses". Eine Untersuchung zum Erbgesundheitswesen im bayrischen Schwaben in der Zeit des Nationalsozialismus. Augsburg 2005.

Christians, Annemone: Amtsgericht und Volksgesundheit. Das öffentliche Gesundheitswesen im nationalsozialistischen München. (=München im Nationalsozialismus. Kommunalverwaltung und Stadtgesellschaft 1) Göttingen 2013.

Fehlemann, Silke: Armutsrisiko Mutterschaft: Mütter- und Säuglingsfürsorge im Deutschen Reich 1890–1924. Diss. Düssseldorf 2004.

Focke, Harald; Reimer, Uwe: Alltag unterm Hakenkreuz. Wie die Nazis das Leben der Deutschen veränderten. Reinbek bei Hamburg 1979.

Gubalke, Wolfgang: Die Hebamme im Wandel der Zeiten. Ein Beitrag zur Geschichte des Hebammenwesens. [Erstausg. Hannover 1964] 2. Aufl. Hannover 1985.

Klee, Ernst: Euthanasie im NS-Staat. [Erstausg. Frankfurt/Main 1983] 11. Aufl. Frankfurt/Main 2004.

Kretschmar, Heike: Zur Praxis der Geburtenpolitik und des Schwangerschaftsabbruchs in der Zeit des Nationalsozialismus in Deutschland von 1933 bis 1945. Diss. Berlin 1997.

Lisner, Wiebke: „Hüterinnen der Nation". Hebammen im Nationalsozialismus. (=Geschichte und Geschlechter 50) Frankfurt/Main 2006.

Lisner, Wiebke: Hebammen und Hebammen-Schwestern im Nationalsozialismus. Zwischen Aufwertung, Profitieren und Indienstnahme. In: Steppe, Hilde (Hg.): Krankenpflege im Nationalsozialismus. [Erstausg. Frankfurt/Main 1986] 10., aktualisierte Aufl. Frankfurt/Main 2013, S. 299–312.

Nowak, Kurt: Sterilisation und Krankenmord 1934–1945. Von der Verhütung zur Vernichtung „unwerten Lebens" im NS-Staat. In: Propping, Peter; Schott, Heinz (Hg.): Wissenschaft auf Irrwegen. Biologismus – Rassenhygiene – Eugenik. Bonn 1992, S. 85–99.

Paulus, Julia: Kommunale Wohlfahrtspolitik in Leipzig 1930 bis 1945. Köln 1998.

Paulus, Julia: Die Kontrolle des Volkskörpers. Von der Organisation zur Repression. Die Leipziger Gesundheitsverwaltung in den Jahren 1930–1945. In: Woelke, Wolfgang; Voegele, Jörg

(Hg.): Geschichte der Gesundheitspolitik in Deutschland. Von der Weimarer Republik bis in die Frühgeschichte der „doppelten Staatsgründung". Berlin 2002, S. 143–161.

Peters, Anja: Der Geist von Alt-Rehse. Die Hebammenkurse an der Reichsärzteschule 1935–1941. Frankfurt/Main 2005.

Peters, Anja: Nanna Conti (1881–1951). Eine Biographie der Reichshebammenführerin. (=Schriftenreihe der Stipendiatinnen und Stipendiaten der Friedrich-Ebert-Stiftung) Münster 2018.

Roth, Karl-Heinz: Erfassung zur Vernichtung. Von der Sozialhygiene zum Gesetz über Sterbehilfe. Berlin 1984.

Sauer-Forooghi, Fariba: Emma Rauschenbach – Ein Leben im Dienste des deutschen Hebammenwesens. Aachen 2004.

Schabel, Elmar: Soziale Hygiene zwischen Sozialer Reform und sozialer Biologie. Fritz Rott (1878–1959) und die Säuglingsfürsorge in Deutschland. (=Abhandlungen zur Geschichte der Medizin und Naturwissenschaften 71) Husum 1995.

Schumann, Marion: Ein Beruf in der Krise: Niedergelassene Hebammen in den 1950er Jahren. In: Dorffner, Gabriele; Horn, Sonia (Hg.): Aller Anfang. Geburt – Birth – Naissance. Wien 2004, S. 107–114.

Schüürmann, Christa: Hebammen in der Nazizeit – ein kritischer Rückblick. Ein dunkles Kapitel, an dem auch unsere Berufsgruppe mitgewirkt hat. In: Deutsche Hebammen-Zeitschrift 49 (1997), H. 11, S. 546–553.

Seyde, Thomas: Euthanasieverbrechen in der Zeit des Nationalsozialismus in Leipzig. In: Lahm, Berit; Seyde, Thomas (Hg.): 505 Kindereuthanasieverbrechen in Leipzig. Verantwortung und Rezeption. Leipzig 2008, S. 119–150.

Stöckel, Sigrid: Säuglingsfürsorge zwischen sozialer Hygiene und Eugenik. Das Beispiel Berlins im Kaiserreich und in der Weimarer Republik. Berlin; New York 1996.

Süß, Winfried: Der Volkskörper im Krieg. Gesundheitspolitik, Gesundheitsverhältnisse und Krankenmord im nationalsozialistischen Deutschland 1939–1945. (=Studien zur Zeitgeschichte 5) München 2003.

Szasz, Nora: Zur Geschichte des Berufs. In: Geist, Christine; Harder, Ulrike; Stiefel, Andrea (Hg.): Hebammenkunde. [Erstausg. Berlin 1995] 2. Aufl. Berlin 1998, S. 1–10.

Tiedemann, Kirsten: Hebammen im Dritten Reich. Über die Standesorganisation für Hebammen und ihre Berufspolitik. [Erstausg. Frankfurt/Main 2001] 2. Aufl. Frankfurt/Main 2013.

Uebe, Annemarie: Die rechtliche Situation der Hebammen in der Geburtshilfe in Deutschland seit 1871. Hannover 2000.

Usborne, Cornelie: Frauenkörper – Volkskörper. Geburtenkontrolle und Bevölkerungspolitik in der Weimarer Republik. (=Theorie und Geschichte der bürgerlichen Gesellschaft 7) Münster 1994.

Weißbrod-Frey, Herbert: Krankenpflegeausbildung im Dritten Reich. In: Steppe, Hilde (Hg.): Krankenpflege im Nationalsozialismus. [Erstausg. Frankfurt/Main 1986] 10., aktualisierte Aufl. Frankfurt/Main 2013, S. 93–116.

„[A]ls deutsche Hebamme im befreiten Osten"*
Geburtshilfe und Reichshebammengesetz als Instrumente des „Volkstumskampfes" im Warthegau 1939–1945?

WIEBKE LISNER

Einführung

„[A]ls deutsche Hebamme im befreiten Osten"[1] titelte die reichsdeutsche Hebamme E. J. 1940 in der nationalsozialistischen Hebammenzeitschrift. NS-Gesundheitsbehörden und die Hebammenberufsorganisation mobilisierten reichsdeutsche Hebammen seit Herbst 1939 für die „Aufbauarbeit" und geburtshilfliche Betreuung der „volksdeutschen" Bevölkerung im besetzten Polen. E. J. berichtete, an ihre Kolleginnen im „Altreich" gewandt, von ihrer Tätigkeit in den besetzten westpolnischen Gebieten. Mit der von ihr gewählten Überschrift suggerierte sie den Leserinnen der Hebammenzeitschrift, NS-Deutschland habe Polen im August 1939 nicht besetzt, sondern „befreit". Sie knüpfte damit an einen deutschen Diskurs an, der die Rückgewinnung der nach dem Ersten Weltkrieg 1919 an Polen abgetretenen westpolnischen Gebiete sowie die Revision des Versailler Vertrages forderte.[2] Eine deutsche Minderheit war nach dessen Unterzeichnung in den westpolnischen Gebieten geblieben.[3] Ihre Unterstützung und Förderung wurde in den Debatten um den ehemaligen „deutschen Osten" ein zentraler Dreh- und Angelpunkt.[4] Auf eben diese deutsche Minderheit bezog sich die

---

* Der folgende Aufsatz beruht auf der 2023 an der Medizinischen Hochschule Hannover eingereichten Habilitationsschrift „Hebammen im Gebiet des Warthegaus. Geburtshilfe zwischen privater Sphäre, staatlichem Zugriff und rassischer Segregation, 1918–1945".
1 E. J. (1940). Die Hebamme publizierte lediglich unter diesen Initialen in der Hebammenzeitschrift. Es war nicht möglich, ihren vollständigen Namen zu ermitteln.
2 Vgl. z. B. Harvey (2010), S. 45–47.
3 Die Mehrheit der Deutschen hatte das Land jedoch verlassen. Vgl. Esch (1998).
4 Vgl. Harvey (2010), S. 47 f.; Wolf (2012), S. 53–64.

Hebamme E. J., als sie die mit entgrenzter Gewalt gegen Polen und Juden verbundene Besatzung Polens als „Befreiung" bezeichnete.[5]

Die Präsenz der deutschen Minderheit sowie ihre „Befreiung" von polnischer Herrschaft führte die NS-Propaganda als Legitimation der Besatzung an.[6] Tatsächlich ging es Hitler jedoch nicht allein um die Rückgewinnung der 1919 vertraglich Polen zugeschlagenen Gebiete.[7] In seiner Reichstagsrede vom 6. Oktober 1939 in Berlin legitimierte er die Besatzung Polens vielmehr u. a. mit der Notwendigkeit, „Lebensraum" für Deutsche zu gewinnen. Sein Ziel war es, den europäischen Kontinent zu unterwerfen und deutsche Siedlungsgebiete „im Osten" zu schaffen. Durch Umsiedlungen wollte Hitler, wie er sich ausdrückte, eine „ethnographische Neuordnung Europas" durch „rassische Homogenisierung" erreichen. Heinrich Himmler beauftragte er als „Reichskommissar für die Festigung Deutschen Volkstums" mit der Umsetzung.[8]

Am 26. Oktober verkündete Hitler nach der militärischen Eroberung die „Angliederung" der westpolnischen Gebiete ans Deutsche Reich. Als neue Reichsgaue Danzig-Westpreußen und Warthegau sowie als Regierungsbezirke Kattowitz und Zichenau wurden diese Gebiete Teil des Deutschen Reiches.[9] Die „eingegliederten Gebiete" sollten zu einem deutschen Lebensraum umgestaltet werden. Es sollte – so die „volkstumspolitischen" Planungen – ein kulturell, sprachlich und rassisch einheitliches deutsches Gebiet geschaffen werden. Erreichen wollte man dies durch „Germanisierung", d. h. eine völlige Umstrukturierung der Bevölkerungszusammensetzung, von Infra- und Sozialstruktur. Straßen- und Ortsnamen wurden umbenannt, Deutsch als Verwaltungssprache festgelegt und eine deutsche Verwaltung nach preußischem Vorbild aufgebaut.[10] Die einheimische deutsche Bevölkerung sollte dabei zusammen mit Reichsdeutschen und „volksdeutschen" Umsiedlern aus Südost- und Osteuropa in einer „erweiterten Volksgemeinschaft" inkludiert werden.[11] Insbesondere dem Warthegau als einem geplanten „Mustergau" kam eine zentrale Bedeutung zu.[12]

Die Verheißung einer „Volksgemeinschaft" als Gemeinschaftsutopie im „Altreich" und auch in ihrer Version als „erweiterte Volksgemeinschaft" in den „angegliederten Gebieten" hatte eine stark mobilisierende politische Kraft, ohne jemals Wirklichkeit zu werden.[13] „Volksgemeinschaft" wurde biologisch über Abstammung, „Rassenreinheit"

---

5 Vgl. Böhler (2006); Böhler/Lehnstaedt (2012).
6 Vgl. Wolf (2012), S. 76–78; Bergen (2008).
7 Vgl. Pohl (2008).
8 Vgl. Wildt (2007).
9 Die Polizeigrenze zum „Altreich" blieb jedoch bestehen, um unkontrollierte Bevölkerungsbewegungen zu verhindern. In den westpolnischen Gebieten galten zudem andere rechtliche Regelungen als im „Altreich" und Sondergesetze. Vgl. Pohl (2007). Im Folgenden werden alle Gebiets- und Ortsnamen so angegeben, wie sie während der deutschen Besatzungszeit gebräuchlich waren.
10 Vgl. Haar (2009).
11 Vgl. Kundrus (2009).
12 Vgl. Epstein (2010).
13 Vgl. z. B. Wildt (2015).

und „Erbgesundheit" legitimiert. Gewalt nach innen und außen bezeichnen Martina Steber und Bernhard Gotto als wirksames Mittel ihrer Herstellung.[14] Zur Verwirklichung der Utopie einer „erweiterten Volksgemeinschaft" und zur „Germanisierung" der „eingegliederten Gebiete" schrieben die Nationalsozialisten der „Volkstumspolitik" bzw. dem „Volkstumskampf" eine prioritäre Bedeutung zu. „Volkstumspolitik" zielte auf die Inklusion von als ethnisch „deutsch" klassifizierten Bevölkerungsgruppen ohne deutsche Staatsangehörigkeit außerhalb des Deutschen Reichs im Kontext der NS-Expansionspolitik. Ebenso meinte „Volkstumspolitik" die Exklusion von als „fremdvölkisch" betrachteten Menschen.[15] Die Utopie der „Volksgemeinschaft" war nicht nur handlungsleitend für herrschaftliches, sondern ebenso für individuelles Agieren. Jeder, so beispielsweise auch die (reichs-)deutsche Hebamme, war aufgefordert, das Gemeinschaftsprojekt im Alltag mitzugestalten.[16] Von Hebammen wurde beispielsweise erwartet, „volksdeutsche" Mütter zu NS-deutschen Müttern zu erziehen und sie so in die „erweiterte Volksgemeinschaft" zu inkludieren.[17]

Im Deutschen Reich hatte der Hebammenberuf seit 1933 eine Aufwertung erfahren, die 1938 in den Erlass des Reichshebammengesetzes mündete. Es sicherte deutsche, als „arisch", „erbgesund", „politisch zuverlässig" und „tüchtig" eingestufte Hebammen in einer bis dahin beispiellosen Weise sozial und finanziell ab. Sie erfuhren mit dem Reichshebammengesetz eine Aufwertung als Expertinnen für Geburtshilfe und Reproduktion. Diejenigen jedoch, die als „nicht arisch", als „politisch unzuverlässig" oder „untüchtig" galten, schloss das Gesetz aus. Am 7. Oktober 1940 setzte das Reichsministerium des Innern das Reichshebammengesetz per Runderlass mit einigen Änderungen auch in den „eingegliederten Gebieten" in Kraft. Welche Bedeutung kam der Einführung des Gesetzes hinsichtlich der Organisation der Geburtshilfe und des „Volkstumskampfes" im besetzten Polen zu? Inwiefern beteiligten sich (reichs-)deutsche Hebammen als Expertinnen für Schwangerschaft, Geburt und Reproduktion in ihrem Kompetenzbereich an der Umsetzung der „Volksgemeinschaftsutopie"?

In der nationalsozialistischen Hebammenzeitschrift *Die Deutsche Hebamme* publizierte Artikel stellen eine zentrale Quelle zur Untersuchung dieser Fragen dar. Reichsdeutsche Hebammen berichteten von ihrer Tätigkeit in den „eingegliederten Gebieten" und vermittelten ihren Kolleginnen im „Altreich" einen Einblick in ihre Berufspraxis. Mit ihren Artikeln zielten sie vielfach darauf, weitere Hebammen für eine Tätigkeit „im Osten" zu begeistern, schließlich mangelte es in den „eingegliederten Gebieten" an deutschem Gesundheitspersonal und an deutschen Hebammen. Obgleich die Berichte im Hinblick auf die Selbstzensur der Zeitschrift nur bedingt Reflexionen über die Tätigkeit im besetzten Polen zuließen, zeichnen sie ein Bild von Interaktionen der Hebammen

---

14 Vgl. Steber/Gotto (2014).
15 Vgl. Fiebrandt (2014), S. 62 f.; Harvey (2010), S. 94–108.
16 Steber (2014); Steber/Gotto (2014); Wildt (2013).
17 Vgl. Lisner (2016).

mit ihrer Klientel sowie mit der polnischen und jüdischen Bevölkerung. Sie erlauben auf diese Weise einen Einblick in Wahrnehmungen und Deutungen der Hebammen, die aufgrund fehlender Selbstzeugnisse sonst nur schwer zu rekonstruieren sind.[18]

Neben den Berichten der reichsdeutschen Hebammen werden Quellen aus polnischen Archiven sowie dem Bundesarchiv herangezogen. Für das Gebiet des Warthegaus sind lediglich die Akten der Gesundheitsämter Litzmannstadt/Łódź und Leslau/Włocławek erhalten.[19] Die in den Beständen befindlichen Personalakten bieten einen Einblick in biographische Aspekte und berufliche Tätigkeiten der polnischen und deutschen Hebammen. Die Akten der Reichsstatthalterei in Posen, die im Warthegau oberste gesundheitspolitische Instanz war, erlauben zudem eine Rekonstruktion der Kommunikation der Gesundheitsbehörden auf Gauebene.

Reichsdeutsche Hebammen „im Osten" – Motivationen und Perspektiven

Die reichsdeutsche Hebamme Ingeborg Morsbach aus einer größeren Stadt im „Altreich" wurde bei einer Fortbildung für die Arbeit „im Osten" angeworben und kam im Herbst 1941 nach Lehmstädt im Kreis Konin, gelegen im Reichsgau Wartheland.[20] Sie war zu dem Zeitpunkt etwa 45 Jahre alt, engagierte sich im Warthegau für die nationalsozialistische Hebammenberufsorganisation und verfasste für die Hebammenzeitschrift mehrere Artikel.[21] Wenige Monate nach ihrer Ankunft schrieb sie, ihre Arbeit sei ihr,

> wie jeder wirklichen Hebamme Herzenssache [...]. Ich hatte mir vor der Umsiedlung natürlich all das gesagt, was sich wohl jeder, der sich zur Arbeit im Osten entschließt, sagt, daß hier alles primitiv ist und alle Ansprüche an die Zivilisation usw. nicht gemacht werden dürfen [...]. Meine ganze Liebe zum Beruf, zu den deutschen Menschen, die hier zwischen den Polen leben, meinen ganzen Idealismus nahm ich mit und bin restlos glücklich geworden.[22]

Ingeborg Morsbach erläuterte ihre Motivation, im besetzten Polen zu arbeiten, nämlich ihre „Liebe [...] zu den deutschen Menschen" sowie ihren „Idealismus". Sie meinte hiermit ihren „Idealismus" für das „Umsiedlungswerk", also die Umsiedlung „Volksdeutscher" aus Südost- und Osteuropa ins Deutsche Reich, sowie für die „Auf-

---

18 Vgl. *Die Deutsche Hebamme* 54–60 (1939–1945). Herausgegeben wurde die Zeitschrift von der Berufsorganisation, der Reichshebammenschaft. Vgl. auch Lisner (2019).
19 Ich danke Johannes Vossen für den Hinweis auf diese Aktenbestände.
20 Morsbach: Von der Arbeit (1942); Morsbach: Aus einem Hebammenbrief (1942).
21 Vgl. BArch Bayreuth, ZLA 1/3144143: Lastenausgleichsarchiv, Ingeborg Morsbach.
22 Morsbach: Von der Arbeit (1942), S. 60.

bauarbeit" bzw. die „Germanisierung" der „eingegliederten" polnischen Gebiete. Dem bereits in der Zwischenkriegszeit verbreiteten Topos des „dreckigen" und „unzivilisierten" Ostens entsprechend, ging sie davon aus, in ein wenig entwickeltes Land fernab jeder Zivilisation zu kommen.[23]

Ingeborg Morsbach bezog sich in ihrem Bericht in der Hebammenzeitung vor allem auf die deutsche Bevölkerung im Warthegau. An ihre Kolleginnen im „Altreich" gewandt, schilderte sie ihre Interaktion mit den „volksdeutschen" Umsiedlern, die in der Region Konin angesiedelt worden waren, mit ansässigen „volksdeutschen" Familien und mit der NS-Verwaltung. Die anwesende polnische Bevölkerung erwähnte Morsbach hingegen nur am Rande, als eine vorübergehende Erscheinung. Sie schrieb: „So fährt man [...] an Höhlen, die in die Erde hineingebaut sind [vorbei], in denen noch Polen wohnen [...]."[24]

Die jüdische Bevölkerung – immerhin 17 Prozent der Einwohner der Stadt Konin vor dem deutschen Überfall – erwähnte sie in ihren Berichten nicht.[25] Sie erweckte damit den Eindruck, das Gebiet des Warthelandes sei vorwiegend von Deutschen bewohnt. Sie suggerierte, dass das „volkstumspolitische" Ziel, die Vertreibung der polnischen und jüdischen Bevölkerung und die „Germanisierung" des Gebietes, bereits weitgehend verwirklicht worden sei. Polen gab es in dem Bericht von Ingeborg Morsbach zwar „noch", jedoch wies sie ihnen einen tiergleichen Status als in Erdhöhlen hausenden Primitiven zu. Sie kontrastierte Polen auf diese Weise scharf mit Deutschen.

Entgegen den Darstellungen von Ingeborg Morsbach sowie der eingangs zitierten Hebamme E.J. und der NS-Propaganda handelte es sich bei den „eingegliederten" Gebieten" nicht um einen überwiegend von Deutschen bewohnten oder gar „leeren Raum". Vielmehr kamen 1939 mit der „Eingliederung" Westpolens insgesamt etwa zehn Millionen Menschen unter deutsche Herrschaft. Auf dem Gebiet des Warthegaus lebten 1939 ca. 4,6 Millionen Menschen.[26] Von diesen waren rund 80 Prozent polnisch-christlich, etwa zehn (ca. 435.000) polnisch-jüdisch[27] und acht Prozent gehörten der deutschen Minderheit an[28]. Bis Kriegsende blieben die Deutschen im Warthegau eine Minderheit, auch wenn ihr Anteil durch „Eindeutschungen" von Teilen der einheimischen Bevölkerung und Ansiedlungen „volksdeutscher" Umsiedler bis 1944 auf

---

23 Zu Bildern „des Ostens" vgl. z. B. Kipp (2014).

24 Morsbach: Von der Arbeit (1942), S. 61.

25 In der Stadt Konin gaben 17 Prozent der Einwohner an, „jüdisch" oder hebräisch zu sprechen. Im Landkreis sprachen hingegen lediglich 0,2 Prozent der Bevölkerung „jüdisch" oder hebräisch. Der Großteil der Juden lebte in den Städten. Vgl. Główny Urząd Statystyczny Rzeczypospolitej Polskiej (1938), S. 27.

26 Michael Alberti gibt 4,9 Mio. an. Vgl. Alberti (2006), S. 34. Dieter Pohl geht hingegen von einer Gesamtbevölkerung von rund 4,6 Mio. Menschen aus. Vgl. Pohl (2007). Die Bevölkerungszahlen beruhen auf Schätzungen, da es das Gebiet in der Zweiten Polnischen Republik nicht als Verwaltungseinheit gab. Nach einer Erhebung von Juli 1940 lebten im Warthegau 4.546.000 Menschen. Vgl. APP, 299 RSH/594.

27 Vgl. Alberti (2006), S. 34.

28 Vgl. Simon/Lerchenmüller/Schermaul (2009).

23 Prozent stieg und der der polnischen Bevölkerung durch Zwangsaussiedlungen, Deportationen und Mord auf 77 Prozent sank.[29] Der Großteil der jüdischen Bevölkerung war 1944 ermordet worden. Ingeborg Morsbachs Fokussierung auf die Deutschen entsprach daher nicht den realen Mehrheitsverhältnissen im Warthegau, wohl aber den Machtverhältnissen.

Hebammen im „Geburtenkrieg"

Die Gesundheitsverwaltung im Warthegau setzte, ebenso wie im „Altreich", u. a. aus Mangel an Ärzten, Kliniken und Transportmöglichkeiten, auf eine dezentrale hebammengeleitete Geburtshilfe unter Aufsicht der Amtsärzte.[30] Die Privatwohnung der Gebärenden war meist der Arbeitsort der Hebammen. In der größten Stadt im Gebiet des Warthelandes, Łódź/Lodz/Litzmannstadt, fanden 1941 beispielsweise 66 Prozent der Geburten in der Wohnung der werdenden Mutter statt.[31] Hebammen erhielten damit eine zentrale Position innerhalb der geburtshilflichen Versorgung der Bevölkerung. Obgleich Geburten überwiegend in einer eher privaten Sphäre stattfanden, waren sie zugleich aufgrund ihrer bio- und „volkstumspolitischen" Bedeutung von staatlichem Interesse, ebenso wie die Kontrolle und Indienstnahme von Hebammen.[32] Geburt und Reproduktion waren Kernbereiche der nationalsozialistischen Biopolitik mit ihrem formulierten Zugriffs- und Steuerungsanspruch auf Körper und Fortpflanzung.[33]

Im besetzten Westpolen wurde Biopolitik unter der Prämisse der NS-Rassen- und Germanisierungspolitik betrieben. Ja mehr noch, Geburtenpolitik wurde zu einem zentralen Instrument des „Volkstumskampfes".[34] Nach dem militärischen Sieg über Polen wähnten sich die Deutschen in einem „biologischen Kampf" und einem „Geburtenkrieg", wie Herbert Grohmann, Amtsarzt in Litzmannstadt, dies auf den Punkt brachte.[35] Den „Geburtenkrieg" führten nach Ansicht Grohmanns in erster Linie pol-

---

29 Die Bevölkerung im Warthegau sank bis 1944 insgesamt auf 4,4 Mio. Personen, davon waren etwa 1 Mio. Deutsche und 3,4 Mio. Polen. Vgl. Stiller (2022), Bd. 2, S. 1240. Lediglich etwa 3,5 Prozent der jüdischen Vorkriegsbevölkerung des Warthegaus überlebten den Zweiten Weltkrieg. Vgl. Alberti (2006), S. 518.
30 Vgl. Lisner (2017).
31 Eingerechnet sind hier die Fehlgeburten. Ohne Fehlgeburten (in eigener Wohnung und Klinik) betrug der Anteil der Hausgeburten 77 Prozent. Laut Anstaltsgeburtenblatt fanden 1942 2.113 Geburten in Kliniken statt sowie 1.567 Fehlgeburten. In der eigenen Wohnung gab es demgegenüber 7.114 Geburten und 31 Fehlgeburten (insgesamt 10.825 Geburten). Vgl. APŁ, L-15054. Im Reichsdurchschnitt hatten 1939 rund 61 Prozent der Frauen in der privaten Wohnung mit Hilfe einer Hebamme entbunden. Vgl. Lisner (2006), S. 100.
32 Vgl. Lisner (2019).
33 Vgl. Lemke (2007).
34 Gerhard Wolf arbeitet heraus, dass Bevölkerungspolitik und Biopolitik spätestens mit dem dritten „Nahplan" von 1941 nicht mehr deckungsgleich waren. Vielmehr wurde – so Wolf – Bevölkerungspolitik nun vor allem durch kriegs- und arbeitsmarktpolitische Überlegungen bestimmt. Vgl. Wolf (2012), S. 367 f.
35 Vgl. APP, 299 RSH/1137, Bl. 24–36: Herbert Grohmann, Erb- und Rassenpflege als Grundlagen biologischer Volkstumspolitik, 7.10.1941.

nische Frauen mit dem Ziel, die Deutschen biologisch durch eine hohe Geburtenrate zu verdrängen, nachdem die Männer den Krieg militärisch verloren hatten.[36] NS-
„Volkstumsexperten" formulierten entsprechend das Ziel, „eine Verminderung der
Slawen auf biologischem Wege" erreichen zu wollen.[37] Die Geburtenrate von Polen
sollte gesenkt, die von Deutschen hingegen gehoben werden. Der geburtshilflichen
Versorgung durch deutsche Hebammen wurde dabei eine besondere „volkstumspolitische" und biopolitische Bedeutung beigemessen. In einem Bericht des Rassenpolitischen Amtes der NSDAP von Oktober 1941 hieß es:

> Bei den Bestrebungen des Polentums, den Kampf bewusst und planmässig auf der be-
> völkerungspolitischen Ebene durch eine möglichst hohe polnische Geburtenziffer wei-
> terzuführen, ist jeder durch unsachgemässe Behandlung zugrunde gegangene deutsche
> Säugling und jede geschädigte deutsche Mutter ein unersetzlicher Verlust im deutschen
> Kampfabschnitt.[38]

Geburten und Säuglingspflege wurden zu einem „Kampfgebiet" im „Volkstumskampf"
zwischen deutscher und polnischer Bevölkerung erklärt. Entsprechend rückten Fürsorge für deutsche Mütter und Säuglinge sowie geburtenfördernde Maßnahmen, etwa
Hilfen für Mutter und Kind sowie restriktive Abtreibungsregelungen für die deutsche
Bevölkerung, zunehmend in den Mittelpunkt.[39] Als problematisch betrachteten die
Gesundheitspolitiker des Warthegaus dabei das Fehlen von deutschen Fachkräften,
so auch von deutschen Hebammen. Sie fürchteten, deutsche Schwangere, Gebärende
und Wöchnerinnen seien aufgrund des Mangels an deutschen Hebammen „unsachge-
mässer" Versorgung oder gar „falschen Eingriffen" ausgesetzt.[40] Ihr erklärtes Ziel, die
Sterblichkeit von deutschen Müttern und Säuglingen zu senken, sahen sie gefährdet.[41]
Nach Berechnungen des stellvertretenden NSDAP-Gauleiters des Warthegaus fehlten
im Jahr 1941 jedoch rund 400 deutsche Hebammen, um wie geplant jeden Kreis mit
mindestens einer von ihnen besetzen zu können.[42]

Parallel zielte die NS-Bevölkerungspolitik auf eine „Brechung" der „biologischen
Kraft" der Polen, u. a. durch eine rassistisch legitimierte Rationierung gesundheit-

---

36 Vgl. APP, 299 RSH/1137, Bl. 24–36: Herbert Grohmann, Erb- und Rassenpflege als Grundlagen biologischer Volkspolitik, 7.10.1941.
37 So Herbert Krumey, Leiter der Umwandererzentralstelle, die für die „Aussiedlung" von Polen und Juden verantwortlich war, zit. n. Wolf (2012), S. 367.
38 IPN, Lodz GK 746/95: Bericht des Rassenpolitischen Amtes der NSDAP, 1.10.1941. Ich danke Robert
Parzer für das Finden und Überlassen dieser Quelle.
39 Vgl. Vossen (2005).
40 Vgl. IPN, Lodz GK 746/95: Bericht des Rassenpolitischen Amtes der NSDAP, 1.10.1941.
41 Vgl. APP, 299 RSH/1882, Bl. 25–34: Dr. Mayer: Medizin-statistische Aufarbeitung der standesamtlichen
Unterlagen über die deutsche und polnische Bevölkerungsbewegung im Reichsgau Wartheland für das 1.
und 2. Kalenderhalbjahr 1942, 25.1.1943.
42 Vgl. IPN, Lodz GK 746/95: NSDAP-Gauleitung, Stellvertretender Gauleiter, betr. Hebammeneinsatz
im Gau Wartheland, 1.10.1941.

licher Leistungen sowie eine auf Verhinderung von Geburten ausgerichtete Politik. Für Polen wurde ein Mindestheiratsalter festgesetzt und lediglich eine minimale Gesundheitsversorgung zur Erhaltung der Arbeitskraft gewährt. Abtreibungen wurden forciert.[43] Aufgrund des Mangels an deutschen konnte auf die Mitarbeit polnischer Hebammen zur Versorgung der deutschen und polnischen Bevölkerung nicht verzichtet werden.[44] Die NS-Gesundheitsbehörden pochten jedoch darauf, im Bereich der Geburtshilfe die als Prinzip der Besatzung verankerte Schlechterstellung von Polen durchzusetzen.

Reichshebammengesetz als Instrument des „Volkstumskampfes"?

NS-Gesundheitsverwaltung und Hebammenberufsorganisation, die Reichshebammenschaft, arbeiteten hinsichtlich der Organisation der Geburtshilfe im Warthegau eng zusammen.[45] Leiterin der Reichshebammenschaft war seit 1933 Nanna Conti, die Mutter des „Reichsgesundheitsführers" Leonardo Conti.[46]

Kompetenzen und Machtposition der Reichshebammenschaft waren seit 1933, vor allem aber mit dem Erlass des Reichshebammengesetzes von 1938 und den folgenden Durchführungsverordnungen in Deutschland gestärkt worden.[47] Sie erhielt 1938 den Status einer eigenständigen Organisation und verfügte über weitreichende (Selbst-) Regulierungskompetenzen innerhalb des Berufes. Nanna Conti als „Reichshebammenführerin" hielt hierbei die Fäden in der Hand: Sie allein war befugt, die Interessen der Reichshebammenschaft zu vertreten und die Arbeitsschwerpunkte festzulegen. Ihr stand es zu, sämtliche Leiterinnen der Landes- und Kreisgruppen zu ernennen und abzuberufen.[48] Als „Gauhebamme" für den Warthegau ernannte sie Charlotte Kehle, die diese Position zuvor im Sudetengau innegehabt hatte.[49]

---

43 Vgl. Majer (1981), S. 433; Epstein (2010), S. 215–218.
44 Vgl. APP, 299 RSH/1923, Bl. 59: Niederschrift über die Arbeitstagung der Gesundheitspflegerinnen in Hermannsbad am 20. und 21. Mai 1941.
45 Vgl. BArch Bayreuth, OstDok 8/147, Bl. 1–6: Hoffs, Stadtmedizinalrat: Das Gesundheitswesen in Litzmannstadt und in Bromberg, 1939–1945, Bericht vom 15.11.1953.
46 Zu Nanna Conti vgl. Peters (2018).
47 Vgl. Tiedemann (2001).
48 Vgl. Lisner (2006), S. 93 f. Zur Organisation der Reichshebammenschaft und zur Person Nanna Contis vgl. Tiedemann (2001); Peters (2018).
49 Vgl. Haag/Conti (1940). Charlotte Kehle war bereits vor dem Krieg eine enge Mitarbeiterin Nanna Contis gewesen, zusammen hatten sie die Angliederung der österreichischen Hebammenverbände an die deutsche Hebammenorganisation durchgeführt. 1939, nach der Angliederung des Sudetenlandes an das Deutsche Reich, ernannte Conti sie zur Gauhebamme des Sudetengaus. Im Januar 1945 verließ Kehle den Warthegau und ging nach Schliersee in Bayern, wo sie in einem Kinderheim arbeitete. Vgl. Peters (2018), S. 266.

Arthur Greiser, Reichsstatthalter im Warthegau[50], steuerte die gesamte innere Verwaltung, so auch die staatliche Gesundheitsverwaltung[51]. Auf Intervention von Leonardo Conti schuf Greiser innerhalb der Reichsstatthalterei die Abteilung II „Gesundheitswesen und Volkspflege" als oberste Verwaltungsbehörde des Gesundheitswesens im Warthegau.[52] Geleitet wurde diese ab Sommer 1940 von dem aus Naumburg abgeordneten Amtsarzt Oskar Gundermann.[53] Charlotte Kehle in ihrer Funktion als „Gauhebamme" fungierte in der Reichsstatthalterei als Referentin für Hebammenfragen und arbeitete als solche eng mit der Abteilung II zusammen.[54] Die drei Regierungsbezirke des Warthegaus, Posen, Hohensalza und Kalisch/Litzmannstadt, gliederten sich auf der unteren Verwaltungsebene in insgesamt 38 Land- und drei Stadtkreise.[55] Auf Kreisebene richtete die deutsche Gesundheitsverwaltung dort insgesamt 40 Gesundheitsämter ein, geleitet jeweils von einem Amtsarzt. Ihm oblag die Beaufsichtigung der Gesundheitsberufe in seinem Bezirk, so auch die der Hebammen.[56]

Aufgrund des Mangels an deutschen Hebammen erhielten polnische Geburtshelferinnen 1939 die Erlaubnis, bis auf Widerruf weiter zu praktizieren, sofern sie keine „Gefahr" in politischer und fachlicher Hinsicht für Deutsche darstellten.[57] Eine gesetzliche Regelung der Tätigkeit sowohl für deutsche als auch polnische Hebammen erfolgte jedoch erst im Herbst 1940 mit der Einführung des Reichshebammengesetzes.

Die Praxis der Germanisierungspolitik bestand im Warthegau darin, dauerhaft ein System der rassischen Segregation und Ungleichheit zwischen Herrschern und Beherrschten herzustellen. Terror gegen die polnische und jüdische Bevölkerung charak-

---

50 Zu Greiser vgl. Epstein (2010).

51 Ziel der Verwaltungsbildung in den neuen Reichsgauen war es, die im „Altreich" als hemmend wahrgenommene Dualität von Staat und NSDAP-Gliederungen auszuheben. Vgl. Majer (1981), S. 343–350.

52 Vgl. Vossen (2005). Parallel richtete die NSDAP in der Gauselbstverwaltung eine Abteilung II „Gesundheitswesen und Leibesübungen" ein. Oskar Gundermann leitete beide Abteilungen in Personalunion. Vgl. Fiebrandt (2014), S. 343.

53 Oskar Gundermann war seit September 1939 im Warthegau, zunächst in Plock und anschließend als Medizinaldezernent in Kalisch/Litzmannstadt tätig. Im Juni 1940 übernahm er die Leitung der beiden Abteilungen II. Vgl. ausführlich Vossen (2005).

54 Vgl. APP, 299 RSH/2070, Bl. 5: Schreiben des Reichsministers des Innern, 6.5.1944.

55 Innerhalb der Landkreise war den Landräten u. a. die gesundheitliche Verwaltung unterstellt. Die Städte Litzmannstadt, Posen und Leslau hatten Selbstverwaltungsrecht und unterstanden nicht der Weisung des Landrates. Vgl. Alberti (2006), S. 61–67.

56 Im Gesundheitsamt tätig waren zudem Hilfsärzte, Gesundheitspflegerinnen sowie technische Assistenten und Büroangestellte. Einige der Angestellten waren Polen. Vgl. Vossen (2005), S. 11–13.

57 Vgl. APP, 299 RSH/1923, Bl. 59: Niederschrift über die Arbeitstagung der Gesundheitspflegerinnen in Hermannsbad am 20. und 21. Mai 1941, Dr. Gundermann. Die deutschen Behörden zielten darauf, Polen aus allen Berufen und der gesamten Wirtschaft zu „verdrängen". Zu Beginn der Besatzung gingen sie davon aus, die Integration des Warthegaus in die Kriegswirtschaft und Leistungssteigerung mit „volkstumspolitischen" Zielsetzungen in Einklang bringen zu können. Aufgrund des Mangels an deutschem Personal war es jedoch bis zum Kriegsende nicht möglich, Polen aus allen wirtschaftlichen Bereichen zu verdrängen. Auch musste das Ziel aufgegeben werden, die Wirtschaft im Warthegau auf Reichsniveau zu heben. Vgl. Alberti (2006), S. 96. Vgl. auch Wolf (2012), S. 467–488.

terisierte die Besatzungsherrschaft.[58] In allen Lebensbereichen galt der „Grundsatz der Besserstellung Deutscher".[59] Ziel der „Polenpolitik" war, wie es ein Bericht im Warthegau zusammenfasste, „nicht die Assimilierung, sondern die Trennung".[60] Ab Frühjahr 1940 erfolgte in den „eingegliederten Ostgebieten" eine partielle Angleichung an das Reichsrecht unter der Maßgabe, stets die „Vorzugsstellung" der „deutschen Volkszugehörigen" sicherzustellen.[61] In diesem Kontext wurde das am 21. Dezember 1938 bereits für das „Altreich" verabschiedete Reichshebammengesetz am 7. Oktober 1940 per Verordnung in den „eingegliederten Ostgebieten" in Kraft gesetzt. Neben den für das „Altreich" gültigen Regelungen schrieb es das Prinzip der rassischen Segregation und Ungleichheit im Sinne eines Sonderrechts für Polen und Juden für den Bereich der Geburtshilfe im Warthegau und den anderen „eingegliederten" polnischen Gebieten fest.[62]

Das Reichshebammengesetz strukturierte den Hebammenberuf umfassend neu. Im Einzelnen regelte es die Aufgaben der Hebammen, ihre Beaufsichtigung, ihr Verhältnis zu den Gemeinden und ihre Ausbildung. Die im Gesetz getroffenen Regelungen schufen 1938 erstmals für den Beruf im Gebiet des „Altreiches" einheitlich gültige rechtliche Grundlagen.[63] Entscheidende Neuerungen waren die Einführung der Hinzuziehungspflicht einer Hebamme zu jeder Geburt und Fehlgeburt und damit die Monopolisierung ihrer Tätigkeit. Umgekehrt verbriefte das Gesetz das Recht jeder Schwangeren auf Hebammenhilfe. Es legte das Aufgabegebiet der Hebammen auf die Betreuung von Frauen während der Schwangerschaft, unter der Geburt und im Wochenbett sowie ihre Mitarbeit in der Säuglings- und Kleinkinderfürsorge fest und umschrieb damit deren Kompetenzbereich. Lediglich die Geburtshilfe wurde jedoch als den Hebammen vorbehaltene Tätigkeit definiert. Neu waren zudem die Einführung einer Kranken- und Rentenversicherungspflicht sowie die Zwangsmitgliedschaft in der Reichshebammenschaft.[64]

Ferner verbot das Reichshebammengesetz die Berufsausübung ohne Niederlassungserlaubnis und verband diese mit der Garantie eines Mindesteinkommens. Sofern sie nicht Angestellte z. B. einer Klinik oder der Nationalsozialistischen Volkswohlfahrt (NSV) waren, galten Hebammen als selbständig tätig, unterlagen jedoch durch die Einführung der Niederlassungsbeschränkung einer staatlichen Reglementierung. Voraussetzung für die Erteilung der Niederlassungserlaubnis sowie die Zuerkennung

58 Vgl. Alberti (2006), S. 92 f.
59 Für Lodz hatte Friedrich Uebelhoer eine entsprechende Verordnung am 14.11.1939 erlassen. Eine für den gesamten Warthegau verbindliche Anordnung erfolgte im November 1940. Vgl. Alberti (2006), S. 119 f.
60 Vgl. BArch Berlin, R 138 II/2, Bl. 81: Lösung der Polenfrage, o. D.
61 Loose (2010), S. 235 f.
62 Vgl. Verordnung zur Einführung des Hebammengesetzes in den eingegliederten Ostgebieten, 7. Oktober 1940. In: *Verordnungsblatt des Reichsstatthalters Warthegau* (1940), Beilage Nr. 8, S. 3 f.
63 Vgl. Hebammengesetz (1938); Zimdars/Sauer (1941).
64 Lisner (2006), S. 85–99. Vgl. auch Tiedemann (2001); Peters (2018).

der Berufsbezeichnung „Hebamme" war von nun an, über das Abschlusszeugnis der Hebammenschule hinaus, die staatliche Anerkennung, die lediglich „politisch zuverlässige", „arische" Frauen erhielten.[65]

In den „eingegliederten Ostgebieten" passte der Gesetzgeber 1940 die Regelungen zur Erteilung von Anerkennung und Niederlassungserlaubnis den dortigen Bedingungen an. So legte die Verordnung in Ergänzung zu den im Reichshebammengesetz für das „Altreich" getroffenen Regelungen fest, dass Hebammen „deutscher Volkszugehörigkeit", die nach dem „bisher in den eingegliederten Ostgebieten" geltenden Recht die Berechtigung zur Ausübung des Berufes und eine mindestens zwölfmonatige Berufsausbildung vorweisen konnten, eine staatliche Anerkennung erhielten. „Volksdeutsche" Hebammen wurden damit ihren reichsdeutschen Kolleginnen gleichgestellt. Dies galt im Prinzip auch für „volksdeutsche" Hebammen, die aus Nord-, Südost- und Osteuropa in die „eingegliederten Ostgebiete" umgesiedelt worden waren. Um eine Anerkennung zu erwerben und die Gleichstellung mit reichsdeutschen Hebammen zu erreichen, mussten sie allerdings eine Fortbildung absolvieren und eine Prüfung ablegen.[66]

Hebammen „nicht deutscher Volkszugehörigkeit" waren demgegenüber explizit von der Erteilung einer staatlichen Anerkennung ausgeschlossen. Polnisch-christliche Hebammen konnten lediglich die Erlaubnis zur Berufsausübung auf sofortigen Widerruf erhalten. Dies bedeutete, sie konnten jederzeit ohne weitere Begründung „abgesetzt" werden. Die Tätigkeit jüdischer Hebammen begrenzte die Verordnung auf die geburtshilfliche Betreuung von Jüdinnen.[67] Die Erteilung der Anerkennung wurde damit zu einem Instrument der Exklusion „rassisch unerwünschter" Personen. Von der Ausbildung zur Hebamme wurden Polinnen und Jüdinnen grundsätzlich ausgeschlossen.[68]

Für deutsche Hebammen führte der Reichsstatthalter im Warthegau vor Erteilung der Niederlassungserlaubnis eine im Reichshebammengesetz ursprünglich nicht vorgesehene „Bewährungszeit" von sechs Monaten ein. Er erläuterte:

> Zeigt eine Hebamme, dass sie nach einer Anlaufzeit von ca. 6 Monaten den besonderen Anforderungen des betreffenden Kreises nicht genügt oder aus einem in ihrer Person liegenden Grunde als nicht geeignet erscheint, so besteht ohne weiteres die Möglichkeit, sie mit einer anderen geeigneteren Hebamme auszutauschen.[69]

---

65 Vor der Erteilung von Anerkennung und Niederlassungserlaubnis waren die Reichshebammenschaft und der zuständige Amtsarzt zu hören. Vgl. Lisner (2006), S. 86–92.

66 Vgl. Verordnung zur Einführung des Hebammengesetzes in den eingegliederten Ostgebieten (1940).

67 Im „Altreich" konnte zwar jüdischen Hebammen ausnahmsweise die Anerkennung erteilt werden, sie waren jedoch von der Tätigkeit in der Hausgeburtshilfe im Sinne eines Berufsverbotes ausgeschlossen und durften lediglich jüdische Frauen in jüdischen Einrichtungen betreuen. Vgl. Lisner (2006), S. 88.

68 Vgl. Verordnung zur Einführung des Hebammengesetzes in den eingegliederten Ostgebieten (1940).

69 APP, 299 RSH/2070, Bl. 36: Reichsstatthalterei, Abt. II, Hebammeneinsatz und Niederlassungserlaubnis, 23.7.1943.

Der Reichsstatthalter hielt sich mit dieser Regelung die Möglichkeit einer unkompli-
zierten „Absetzung" deutscher bzw. reichsdeutscher Hebammen offen, ohne ein mitunter langwieriges Verfahren zum Entzug der Niederlassungserlaubnis anstrengen zu
müssen. Als geboten betrachtete er die „Bewährungszeit" aufgrund der „besonderen
Verhältnisse" im Warthegau. Hiermit verwies er auf die Besatzungssituation ebenso
wie auf die Prämisse der „Germanisierungs-", „Volkstums-" und Bevölkerungspolitik,
nach denen auch deutsche Hebammen zu handeln hatten.

In Verbindung mit der Erteilung der Niederlassungserlaubnis erhielten deutsche
Hebammen im Warthegau, ebenso wie im „Altreich", ein garantiertes Mindesteinkommen zugesichert. Allerdings war es im Warthegau mit 2.400 Reichsmark doppelt so
hoch angesetzt wie im „Altreich".[70] Mit diesen erhöhten Sätzen des Mindesteinkommens ebenso wie mit weiteren Vergünstigungen, wie beispielsweise einem Übergangs-
geld, kostenlosen Fortbildungen und einem Auto, warben Reichshebammenschaft
und Gesundheitspolitiker für eine Tätigkeit im Warthegau.[71] Anders als deutschen
Hebammen stand polnischen kein Mindesteinkommen zu, ebenso wenig wie eine
der anderen Vergünstigungen.[72] Die Maßnahmen zur Mobilisierung reichsdeutscher
Geburtshelferinnen waren insofern erfolgreich, als 1944 343 deutsche Hebammen im
Warthegau tätig waren. Dies waren knapp 200 mehr als noch 1941.[73]

Eine Tätigkeit im Warthegau bot deutschen Hebammen im Vergleich zum „Altreich" bessere Einkommensmöglichkeiten. Die Regelungen zur „Bewährungszeit",
ebenso wie zur Anerkennung als Hebamme und zur Niederlassungsbeschränkung, ermöglichten eine planmäßige Verteilung. Gleichzeitig erlaubten die Regelungen den
Ausschluss von als politisch „unliebsam" oder „untüchtig" betrachteten Hebammen,
die nicht ins nationalsozialistische Berufsbild passten und den Verantwortlichen im
Warthegau als „untauglich" im „Volkstumskampf" erschienen.[74]

Während der Zweiten Polnischen Republik war der Großteil der Hebammen selbständig in der Hausgeburtshilfe tätig gewesen. Lediglich etwa 15 Prozent der Frauen
entbanden in den 1920er Jahren in einer Klinik.[75] Die Hebammen gehörten der polnischen Mehrheits-, aber auch der deutschen, jüdischen und ukrainischen Minderheits-
bevölkerung an. Hatten sie die zweijährige Ausbildung an einer der staatlichen oder

---

70 Vgl. APP, 299 RSH/2070, Bl. 111 f.: Schreiben des Reichsstatthalters, betr. Gebührenordnung, 14.6.1941;
Verordnung zur Einführung des Hebammengesetzes in den eingegliederten Ostgebieten, 7. Oktober 1940.
In: *Verordnungsblatt des Reichsstatthalters Warthegau* (1940), Beilage Nr. 8, S. 3 f.

71 Vgl. Kehle (1941); APP, 299 RSH/2070, Bl. 36: Schreiben der Gauselbstverwaltung, Hebammeneinsatz
und Niederlassungserlaubnis, 23.7.1943.

72 Vgl. APP, 299 RSH/2070, Bl. 114: Schreiben von Charlotte Kehle, 15.6.1941.

73 Vgl. APP, 299 RSH/1878, Bl. 5 f.: Leistungsbericht für die Zeit vom 1. Oktober 1940 bis zum 30. September 1941, 6.9.1941; APP, 299 RSH/2031, Bl. 170–172: Allgemeine gesundheitliche Versorgung der Zivilbevölkerung 1944, 15.1.1944.

74 Vgl. Lisner (2006), S. 85–92.

75 Zuchora (2004), S. 144.

privaten Hebammenschulen erfolgreich absolviert, konnten sie sich als Hebamme nie-
derlassen. Kontrolliert wurden sie in ihrer Berufstätigkeit – ähnlich wie in Deutschland – durch die jeweiligen Kreisärzte. Eine Niederlassungsbeschränkung gab es für
Hebammen nicht.[76] 1940, nach Inkrafttreten der Verordnung zur Einführung des Hebammengesetzes, mussten polnisch-christliche Hebammen einen Antrag auf Zulassung
beim Regierungspräsidenten stellen, wollten sie weiterhin in ihrem Beruf tätig sein.[77]
In Absprache mit den Amtsärzten, teilweise unter Einholung weiterer Beurteilungen,
beispielsweise durch Amtskommissare und Gerichte, erteilten oder verweigerten die
Regierungspräsidenten die Zulassungen. Die Verfahren hierfür boten die Möglichkeit
einer systematischen politischen und fachlichen sowie gesundheitlichen und „volkstumspolitischen" Überprüfung der polnisch-christlichen Hebammen. Jedes Zulassungsverfahren war dabei eine Einzelfallentscheidung.[78]

In Kalisz erhielten im Januar 1941 beispielsweise drei polnische Hebammen keine
Zulassung. Sie hatten sich nach Aussagen eines „volksdeutschen" Standesbeamten auf
Polnisch darüber unterhalten, es müssten mehr polnische Kinder geboren werden, da
im Krieg so viele Polen erschossen worden seien.[79] Die Hebammen positionierten sich
damit in den Augen des Regierungspräsidenten im „Geburtenkrieg" auf polnischer
Seite und galten ihm als „untragbar".[80] Mit dem Berufsverbot verloren sie ihre Einkommensquelle. Bei Arbeitslosigkeit und dem Gang zum Arbeitsamt drohte ihnen zudem
die Deportation zur Zwangsarbeit ins Deutsche Reich.[81]

Polnische Hebammen sollten auch deutsche, aber vor allem polnische Frauen während der Schwangerschaft, unter der Geburt und im Wochenbett betreuen, wohinge-
gen deutsche Hebammen vorrangig deutsche Frauen versorgten. Ingeborg Morsbach
betonte, sie mache nur „deutsche Geburten".[82] Allerdings befürwortete die Reichshebammenschaft ausdrücklich die Betreuung polnischer Frauen durch deutsche Hebammen, um einerseits genügend Geburtshilfeaufträge für diese zu sichern, aber auch
„weil die polnischen Hebammen [...] politisch und bevölkerungspolitisch einen Ein-

---

76 Die Ausbildungsdauer war 1926 einheitlich auf zwölf und 1928 auf 24 Monate festgeschrieben worden.
Vgl. Rozporządzenie Prezydenta Rzeczypospolitej o położnych z dn. 16 marca 1928 [Verordnung des Präsidenten der Republik zu Hebammen vom 16. März 1928]. In: *Dziennik Ustaw* (1928), Nr. 34, Pos. 316, online
unter https://isap.sejm.gov.pl/isap.nsf/download.xsp/WDU19280340316/O/D19280316.pdf (letzter Zugriff: 20.6.2023). Die Ausbildungdauer in Polen war damit eine der längsten in Europa. Für das Deutsche
Reich wurde sie erst 1934 auf 18 Monate festgeschrieben. Vgl. Kassner/Lisner (2021).
77 Vgl. Verordnung zur Einführung des Hebammengesetzes in den eingegliederten Ostgebieten (1940).
78 Vgl. APŁ, 176 Regierungspräsident Litzmannstadt/683: verschiedene Zulassungsverfahren von Hebammen in Kalisz, Dezember 1940 bis November 1943.
79 Vgl. BArch Berlin, R 70/514, Bl. 114: Schreiben vom 26.5.1941 an den SD-Abschnitt Litzmannstadt; APŁ,
176 Regierungspräsident Litzmannstadt/683: Schreiben des Amtsarztes an den Regierungspräsidenten,
9.1.1941.
80 APŁ, 176 Regierungspräsident Litzmannstadt/683: Bescheinigung der Untersagung der Hebammentätigkeit an die Hebamme Weronika R.
81 Zur Praxis der Rekrutierung von Zwangsarbeiter:innen vgl. Linne (2013).
82 APP, 299 RSH/2070, Bl. 6 f.: Ingeborg Morsbach an den Reichsstatthalter, 20.7.1943.

fluß auf die polnische Bevölkerung ausüben können".[83] Diesem „Einfluss" wollte die Reichshebammenschaft durch den „Einsatz" deutscher Hebammen in polnischen Familien entgegenwirken und verband deren Tätigkeit auf diese Weise mit einem „volkstumspolitischen" und die Besatzungsherrschaft stabilisierenden Auftrag.

Allerdings, so stellte das Reichsministerium des Innern 1944 klar, seien deutsche Frauen in jedem Fall – und zwar sowohl von deutschen als auch polnischen Hebammen – im „Interesse der deutschen Volkstumspolitik" grundsätzlich bevorzugt zu betreuen.[84] Die Hebammendienstordnung von 1943 verpflichtete Hebammen dazu, „jederzeit allen Schwangeren, Gebärenden und Neugeborenen ohne Unterschied des Standes und Vermögens [...] Beistand zu leisten".[85] Die Weisung des Reichsministeriums des Innern hebelte diese Regelung aus und präzisierte die Hebammendienstordnung für die „eingegliederten" polnischen Gebiete unter rassen- und „volkstumspolitischer" Prämisse, wobei sie die Nachrangigkeit der geburtshilflichen Versorgung polnischer Frauen festschrieb.

Ebenso wie im „Altreich" führte das Reichshebammengesetz auch im Warthegau die Hinzuziehungspflicht einer zugelassenen Hebamme zu jeder spontanen, pathologischen und Fehlgeburt ein und damit umgekehrt den Anspruch auf Hebammenhilfe. Der Regierungspräsident in Litzmannstadt stellte im März 1942 klar: „Mit der Einführung des Hebammengesetzes vom 21.12.1938 in den eingegliederten Ostgebieten durch die Verordnung vom 7.10.1940 (RGBl. I, S. 1333) besteht die Hebammenpflicht."[86] Durch diese Regelung erhielten Hebammen in den „eingegliederten" polnischen Gebieten, wie zuvor im „Altreich", das Monopol auf die Geburtshilfe.[87] Im „Altreich" zielte die Hinzuziehungspflicht vor allem darauf, eine geburtshilfliche Versorgung durch eine qualifizierte Hebamme sicherzustellen, aber auch darauf, die Kompetenzbereiche von Hebammen und Krankenschwestern gegeneinander abzugrenzen. Es sollte unterbunden werden, dass in Krankenhäusern Geburten ausschließlich mit Hilfe einer Krankenschwester stattfanden. In den Kliniken waren vor Erlass des Gesetzes die Grenzen zwischen den Berufen Hebamme und Krankenschwester zum Teil verwischt.[88] In den „eingegliederten Gebieten" zielte die Einführung der Hinzuziehungspflicht in erster Linie darauf, die Anwesenheit einer deutschen oder aber auch einer zugelassenen polnischen Hebamme bei jeder Geburt einer Deutschen sicherzustellen. Aufgrund des Hebammenmangels während der Zweiten Polnischen Republik waren etliche Frauen, gerade auf dem Land, auf die Hilfe von Laiengeburtshelferinnen, den

---

83 Conti (1944), S. 5.
84 APP, 299 RSH/2070, Bl. 8: Schreiben des Reichsministers des Innern, 17.1.1944.
85 APP, 299 RSH/2070, Bl. 8: Schreiben des Reichsministers des Innern, 17.1.1944.
86 APŁ, 176 Regierungspräsident Litzmannstadt/377: Schreiben des Regierungspräsidenten Litzmannstadt, betr. Geburtsanzeigen und Fragebogen zum Geburtenbuch, 23.3.1942.
87 Zum Reichshebammengesetz vgl. Lisner (2006); Tiedemann (2001).
88 Vgl. Lisner (2013).

sogenannten Babkas (Großmütter), angewiesen.[89] „Volksdeutsche" bevorzugten zum Ärger der deutschen Gesundheitsbehörden auch weiterhin immer wieder die Hilfe einer „Babka". Durch die Einführung der Hinzuziehungspflicht hofften die Gesundheitspolitiker im Warthegau, diese Praxis zu unterbinden.[90] Zugleich war die Hinzuziehungspflicht eine Maßnahme, um die Gesunderhaltung von deutschen Müttern und Kindern zu fördern und zur Senkung der Säuglings- und Müttersterblichkeitsrate beizutragen, stellte sie doch im „Altreich" wie in den „eingegliederten Gebieten" eine professionelle Geburtshilfe bei allen Geburten sicher. Umgekehrt bedeutete dies, dass Frauen und Familien Geburt und Wochenbett nicht ausschließlich nach ihren Wünschen, beispielsweise hinsichtlich der Ausübung von traditionellen Bräuchen, gestalten konnten, sondern diese Fragen mit der Hebamme aushandeln mussten.[91]

Im Warthegau kam der Einführung der Hinzuziehungspflicht darüber hinaus eine meldepolizeiliche Bedeutung zu. Hebammen waren nach dem Personenstandsgesetz des Deutschen Reiches von 1937 verpflichtet, die Geburt eines Kindes innerhalb einer Frist von einer Woche anzuzeigen, sofern es keinen „ehelichen Vater" gab oder dieser verhindert war.[92] Der Reichsstatthalter des Warthegaus verfügte 1942 ergänzend, dass jede Geburt, also auch in den Fällen, in denen ein „ehelicher Vater" anwesend war, durch eine Hebamme – sowohl eine deutsche als auch eine registrierte polnische – oder einen Arzt schriftlich für den Standesbeamten zu bescheinigen sei.[93] Auf die Bezeugung einer Geburt durch Hebammen und Ärzte legten die Behörden im Warthegau Wert, um die Erfassung von Neugeborenen sicherzustellen. Die Geburtsbescheinigungen gaben dabei nicht nur über Namen und Geschlecht des Kindes Auskunft, sondern auch über seine „Volkstumszugehörigkeit", den sozialen Status und Ehelichkeit der Eltern.[94] Damit stellten Hebammen den Standesämtern die entscheidenden Informationen für den Personenstand eines Kindes zur Verfügung, ebenso wie zusätzliche Auskünfte, beispielsweise bei einer nichtehelichen Geburt, zum Vater des Neugeborenen.[95]

Die Durchsetzung der Hinzuziehungspflicht gestaltete sich im Warthegau jedoch schon aufgrund des Hebammenmangels und der Wegverhältnisse schwierig. So konstatierte der Regierungspräsident von Litzmannstadt 1944: „Im Warthegau besteht

---

89 Vgl. Kassner/Lisner (2021).

90 Vgl. IPN, Lodz GK 746/66, Bl. 89–112: Stellvertretender NSDAP-Gauleiter: Betr. Hebammeneinsatz im Gau Wartheland, 1.10.1941; vgl. z. B. auch Prinz (1943), S. 202–204.

91 Vgl. Lisner (2006), S. 86 f.

92 APŁ, 176 Regierungspräsident Litzmannstadt/377: Der Reichsstatthalter, betr. Geburtsanzeigen und Fragebogen zum Geburtenbuch, 15.1.1942. Zum Personenstandsgesetz von 1937, mit dem erstmals das Familienstammbuch eingeführt wurde, vgl. Caplan (2014).

93 APŁ, 176 Regierungspräsident Litzmannstadt/377: Der Reichsstatthalter, Geburtsanzeigen und Fragebogen zum Geburtenbuch, 15.1.1942.

94 APŁ, 176 Regierungspräsident Litzmannstadt/377: Der Reichsstatthalter, Geburtsanzeigen und Fragebogen zum Geburtenbuch, 15.1.1942.

95 Caplan (2014).

Hebammenpflicht. Gleichwohl scheint [...] die Hebammenpflicht auf dem flachen Lande überhaupt nicht beachtet zu werden."[96] Die Gesundheitsverwaltung im Warthegau entschied pragmatisch und verzichtete bei Geburten in polnischen Familien auf eine Meldung durch die Hebamme. Hier genüge es, wenn der Ortsvorsteher die Geburt bescheinige.[97] In der Praxis galt die Einführung der Hinzuziehungspflicht im Warthegau lediglich für deutsche Frauen.[98]

Die „Verordnung zur Einführung des Hebammengesetzes in den eingegliederten Ostgebieten" verbriefte deutschen Hebammen, und zwar reichs- als auch „volksdeutschen", wie bereits das Reichshebammengesetz im „Altreich", eine weitreichende rechtliche und wirtschaftliche Absicherung. Sie konnten ihren Status als Expertinnen für Geburtshilfe sichern. Für polnische Hebammen schuf die Verordnung hingegen über die Regelung der Zulassung auf sofortigen Widerruf einen Zwischenstatus. Wollten sie weiterhin als Hebamme arbeiten, mussten sie sich der Aufsicht der deutschen Amtsärzte sowie der Reichshebammenschaft unterstellen. Mit der Einführung des Reichshebammengesetzes erhielt diese gegenüber polnisch-christlichen Hebammen Kontrollkompetenzen zugesprochen.[99] Im Auftrag des Gesundheitsamtes beaufsichtigten Vertreterinnen der Berufsorganisation die polnischen Hebammen vor Ort und beurteilten ihre geburtshilflichen Leistungen. Sie überprüften Wohnungen, Arbeitsgeräte und die Einhaltung von Meldepflichten.[100]

Die mit der Verordnung zur Einführung des Reichshebammengesetzes getroffenen Regelungen räumten polnischen Hebammen einen – wenn auch degradierten – Zwischenstatus ein. Vor dem Hintergrund des erklärten „Geburtenkrieges" und der formulierten „volkstumspolitischen" Zielsetzungen kann dies als pragmatischer Kompromiss zur Sicherstellung der geburtshilflichen Betreuung polnischer und deutscher Frauen gewertet werden. Die Mitarbeit polnischer Hebammen bei der geburtshilflichen Betreuung der Bevölkerung war aufgrund des Personalmangels unverzichtbar und die deutschen Besatzungsbehörden kamen nicht umhin, ihre Berufstätigkeit zu regeln. Entsprechend dem Grundsatz der Schlechterstellung von Polen sprach ihnen

---

96 APŁ, 176 Regierungspräsident Litzmannstadt/377: Regierungspräsident Litzmannstadt, 6.4.1944.

97 Vgl. APŁ, 176 Regierungspräsident Litzmannstadt/377: Der Standesbeamte von Klonowa und Godynice, betr. Geburtsanzeigen und Fragebogen zum Geburtenbuch, 18.2.1942; APŁ, 176 Regierungspräsident Litzmannstadt/377: Der Landrat des Kreises Schieratz, 8.5.1944.

98 Vgl. z. B. APP, 299 RSH/1862: Reisebericht zum Stand des Gesundheitswesens in Litzmannstadt, 22.8.1941.

99 Vgl. Anordnung über die Meldepflicht und Erfassung von Medizinalpersonen nichtdeutscher Volkszugehörigkeit im Reichsgau Wartheland, 22.12.1941. In: *Verordnungsblatt des Reichsstatthalters im Warthegau* (1942), Nr. 1, S. 14 f. 1942 wurden die Kontrollbefugnisse der Hebammenberufsorganisation gegenüber polnischen Hebammen erweitert. Vgl. Vorläufige Verwaltungsanordnung über die Aufsicht über Medizinalpersonen nichtdeutscher Volkszugehörigkeit im Reichsgau Wartheland, 2.2.1942. In: *Verordnungsblatt des Reichsstatthalters im Warthegau* (1942), Nr. 4, S. 38 f.

100 Vgl. z. B. APW, 829 Państwowy Urząd Zdrowia/41; 829 Państwowy Urząd Zdrowia/43; 829 Państwowy Urząd Zdrowia/44: Berichte der Kreishebamme Anna W. in Leslau, in: Personalkarten der Hebammen.

das Reichshebammengesetz, anders als deutschen Hebammen, jedoch keine rechtlichen und sozialen Absicherungen zu. Im Gegenteil: 20 Prozent ihrer Einkünfte mussten sie an die Reichshebammenschaft zahlen, die die Gelder nutzte, um deutsche Hebammen zu unterstützen.[101]

Polnisch-jüdischen Hebammen erlaubte das Reichshebammengesetz lediglich die Betreuung jüdischer Frauen und verbot dies im gleichen Zug polnischen und deutschen Hebammen.[102] Die Einführung des Gesetzes goss damit die bereits seit Beginn der Besatzung praktizierte Ausgrenzung jüdischer Hebammen in Verordnungsform und forcierte die rassische Segregation in der Geburtshilfe.

Das Reichshebammengesetz versprach im Warthegau, die Utopie einer „erweiterten Volksgemeinschaft" nach innen mit einer klaren Abgrenzung gegenüber allen als nicht dazugehörig Betrachteten für den Bereich der Geburtshilfe durchzusetzen, und wurde somit zum zentralen Instrument der Inklusion und Exklusion. Zu fragen ist, wie die im Reichshebammengesetz festgeschriebenen Formen von Inklusion und Exklusion in der geburtshilflichen Praxis im Warthegau umgesetzt wurden. Ebenso ist zu untersuchen, wie (reichs-)deutsche Hebammen ihren Auftrag ausführten, zur Bildung einer „erweiterten Volksgemeinschaft" ebenso wie zur Ausgrenzung und Kontrolle polnischer Hebammen beizutragen.

Soziale Praxen zur Herstellung von „Volksgemeinschaft": Deutsche Hebammen – „Volksdeutsche" Mütter

Zwei Drittel der deutschen Hebammen im Warthegau waren wie Ingeborg Morsbach reichsdeutsch.[103] Der überwiegende Anteil der von ihnen betreuten Frauen und Familien gehörte hingegen zu der heterogenen Gruppe der „Volksdeutschen". So lebten 1944 im Warthegau knapp 200.000 Reichsdeutsche, aber rund 800.000 „Volksdeutsche".[104] In der rassistischen, von den deutschen Besatzern eingeführten sozialen Hierarchie rangierten „Volksdeutsche" in abgestuften Kategorien unter Reichsdeutschen, aber über der polnisch-christlichen und polnisch-jüdischen Bevölkerung, die am untersten Ende stand. Für jede Bevölkerungsgruppe gab es eigene Verhaltensnormen, für alle jedoch galt ein Umgangsverbot zwischen Deutschen, Polen und Juden.[105] Wäh-

---

101 APP, 299 RSH/2070, Bl. 113: Schreiben der Reichshebammenschaft, 15.6.1941: Einführung der neuen Gebührenordnung.

102 Im „Altreich" war die Betreuung jüdischer Frauen durch deutsche Hebammen nicht verboten worden. Vgl. Lisner (2006), S. 88 f.; Peters (2018), S. 257–265.

103 Vgl. APP, 299 RSH/1882, Bl. 67–82, hier Bl. 69: Allgemeine gesundheitliche Versorgung der Zivilbevölkerung, gez. Jäger, 7.8.1943.

104 1944 lebten 195.000 Reichsdeutsche, 319.316 Umsiedler und 498.027 „Volksdeutsche", registriert in der „Deutschen Volksliste" in den Klassen 1–4, im Warthegau. Vgl. Stiller (2022), Bd. 2, S. 1240.

105 Vgl. Röger (2012).

rend z. B. die „Volksdeutschen" der Gruppen 1 und 2 der „Deutschen Volksliste" mit Reichsdeutschen gleichgesetzt wurden, unterlagen diejenigen der Gruppen 3 und 4 gewissen Zwängen, wie Einschränkung von Personenfreizügigkeit und Heiratsmöglichkeiten. Sie verloren vielfach ihren Zugriff auf Besitz und Vermögen.[106] Zugleich profitierten „Volksdeutsche" jedoch von der Gewalt gegenüber der polnischen und jüdischen Bevölkerung, von Raub und Entrechtung der „Unerwünschten". Sie erhielten Wohnungen, Häuser und Höfe von vertriebenen Polen und Juden, bekamen deren Eigentum und konnten von der Zwangsarbeit der polnischen und jüdischen Bevölkerung profitieren. Auch nutzten Umsiedler und ansässige „Volksdeutsche" ihre neue Machtposition für persönliche Bereicherungsfeldzüge.[107] „Volksdeutsche" nahmen insofern eine ambivalente Position ein.[108]

Ingeborg Morsbach ging in ihrem Bericht gewissermaßen von einem Anspruch der deutschen Umsiedler auf den Besitz von Polen aus. Sie berichtete über eine Umsiedlerfamilie aus Bessarabien, die sie betreute und deren materielle Not sie als dramatisch beschrieb: „Sie waren erst vor 2 Monaten angesiedelt, der Pole, dem der Hof gehörte, hatte noch alles wegschleppen können, so dass effektiv nichts da war."[109] Während Ingeborg Morsbach Empathie für die deutsche Umsiedlerfamilie und deren Not zeigte, reflektierte sie die Situation des vertriebenen Polen und seiner Familie in keiner Weise. Vielmehr verurteilte sie die Polen dafür, dass diese ihren persönlichen Besitz mitgenommen hatten, nachdem ihnen Haus, Hof, Tiere und Einrichtung geraubt worden waren. Sie machte sie für die materielle Not der deutschen Familie verantwortlich und legitimierte mit deren Bedürftigkeit die Ausraubung der polnischen Familie. Dies beschreibt Elizabeth Harvey als verbreitetes Legitimationsmuster der „Beschlagnahmung" von Eigentum der polnischen und jüdischen Bevölkerung im besetzten Polen.[110] Emotionen wie Fürsorge und Mitleid bezog Ingeborg Morsbach ausschließlich auf als deutsch geltende Mütter und Familien, denen sie damit und über die empathielose Ausgrenzung der polnischen Familie Zugehörigkeit und „Wertigkeit" demonstrierte.

Durch ein „Cultural Engineering" sollten die „Volksdeutschen" an eine nationalsozialistische Gesellschaft angepasst und auf diese Weise in die „Volksgemeinschaft" inkludiert werden.[111] Von Hebammen wurde erwartet, ihre „volksdeutsche" Klientel zu „NS-deutschen Müttern" zu erziehen und ihnen im Bereich von Schwangerschaft, Geburt und Säuglingspflege reichsdeutsche Standards und Werte zu vermitteln. Kulturelle, religiöse und sprachliche Differenzen ebenso wie unterschiedliche Traditionen, Bräuche, Werte und Normen und nicht zuletzt die Hierarchisierung zwischen

---

106 Vgl. z. B. Haar (2006).
107 Vgl. z. B. Harvey (2010); Bömelburg/Klatt (2015); Wolf (2006); Jansen/Weckbecker (1992).
108 Vgl. z. B. Röger (2015).
109 Morsbach: Erlebnisse (1942), S. 172.
110 Vgl. Harvey (2012).
111 Vgl. Fielitz (2000).

den verschiedenen Gruppen der „Volksdeutschen" sowie den Reichsdeutschen boten hier allerdings ein vielschichtiges Konfliktpotential.[112]

Die Begegnung mit „volksdeutschen" Umsiedlern und der deutschen Minderheit in Polen stellte sich für viele reichsdeutsche Hebammen – so auch für Ingeborg Morsbach – als eine irritierende Konfrontation mit einer ihnen fremden Kultur dar, deren geburtshilfliche Praktiken mit Standards im Deutschen Reich nur wenig in Einklang zu bringen waren. Morsbach befremdete die mangelnde Vorbereitung auf eine Geburt. Sie schrieb: „Selten finde ich hier etwas Wäsche für das Kind vorbereitet; sie kennen es einfach nicht, und es gehört viel Erziehungsarbeit dazu, ihnen erst einmal plausibel zu machen, daß man für eine Geburt vorsorgen muß."[113]

Hinsichtlich der Stillpraxis gab es ebenfalls Differenzen. Als reichsdeutsche Hebamme vertrat Ingeborg Morsbach einen für die NS-Zeit charakteristischen Umgang mit Säuglingen, der auf Disziplinierung und Bedürfnisregulierung ausgerichtet war, u. a. fest vorgegebene Stillzeiten und eine ebenso regulierte Stilldauer vorsah sowie „übertriebene" Emotionalität als schädlich brandmarkte.[114] Im Warthegau erlebte Morsbach die Missachtung der von ihr verinnerlichten reichsdeutschen Standards zur Säuglingsernährung und -pflege. Sie prognostizierte daher gesundheitliche Konsequenzen für die Kinder. Das Überschreiten der vorgegebenen Stilldauer betrachtete sie beispielsweise als Gesundheitsgefährdung für den Säugling. Über ihre Arbeit in der von ihr eingerichteten Müttersprechstunde berichtete Ingeborg Morsbach:

> Aber was man dort zu sehen bekam, war erschütternd! Säuglinge 12 oder gar 18 Monate gestillt, vor dem 9. Monat überhaupt keine Fütterung! Es paßte gut, daß gerade dort ein 9 Monate alter Säugling, der nur gestillt wurde, seinen ersten Krampfanfall kriegte. [...] Dann habe ich die Gelegenheit benutzt, den Müttern plausibel zu machen, was sie den Kindern mit diesem Nurstillen antun.[115]

Morsbach beschrieb die von ihr betreuten „Volksdeutschen" als unwissend, als „naiv" und grenzte sich ihnen gegenüber als überlegene Expertin ab. Ihr Wissen und ihre geburtshilflich-medizinische Praxis stellte sie als unhinterfragbar dar. Praxen und Traditionen ihrer Klientel wertete sie als gesundheitsgefährdend ab. Ernst nahm sie ihren Erziehungsauftrag und die Durchsetzung von Standards in der Geburtshilfe und damit die Disziplinierung ihrer Klientel.[116] Sie schrieb: „Da muß man deutlich werden und

---

112 Vgl. Lisner (2019); Lisner (2017).
113 Morsbach: Von der Arbeit (1942), S. 60.
114 Vgl. Brockhaus (2008); Gebhardt (2009); Dill (1999). Vgl. auch Lisner (2019).
115 Morsbach: Erlebnisse (1942), S. 173.
116 Mit ähnlichen Methoden waren seit dem Beginn des 20. Jahrhunderts im Deutschen Reich die neuen Hygienestandards insbesondere in Arbeiterfamilien durchgesetzt worden. Vgl. Frevert (1985).

kann ihnen das nicht oft genug wieder einhämmern."[117] Und weiter: „Hier muß man auf Schritt und Tritt um das Deutschtum kämpfen."[118]

Zugleich zeigte Ingeborg Morsbach Empathie für die Situation und materielle Not der Umsiedler, die im Warthegau unter Kriegsbedingungen einen neuen Lebensanfang machen mussten. Sie setzte sich bei NS-Funktionsträgern und -Organisationen wie der NSV für diese Umsiedler ein und versuchte ihre Not zu lindern. Für ihre aufopfernde Hilfe erwartete sie allerdings Dankbarkeit.[119] Morsbach agierte als eine niedrigschwellige Funktionsträgerin des NS-Besatzungsregimes, die durch Ausspielen ihrer Position als Expertin, aber auch als Helfende Versuche unternahm, Traditionen und Vorstellungen der „Volksdeutschen" zu überformen. Sie leistete damit in ihrem Kompetenzbereich einen Beitrag zur Herstellung der „erweiterten Volksgemeinschaft" im Warthegau. Die Zusammenarbeit mit anderen deutschen Stellen, wie der NSV, in der Gemeinde tätigen Säuglingsschwestern oder auch Amtsärzten, beschrieb Ingeborg Morsbach dabei als kollegial und wertschätzend. Deutschsein sowie die gemeinsame Arbeit für „Aufbau" und „Germanisierung" verband sie. Hierarchische Strukturen wie beispielsweise zwischen Arzt und Hebamme oder Konkurrenzsituationen zwischen Schwestern und Hebammen, die im „Altreich" immer wieder von Letzteren beklagt wurden, rückten im Warthegau, das übergeordnete Ziel der „Germanisierung" und Bildung der „Volksgemeinschaft" vor Augen, in den Hintergrund.[120]

Polnische Hebammen – Geburtshilfe zwischen Pragmatismus und „Volkstumskampf"

Für einen erfolgreichen „Volkstumskampf" betrachteten die deutschen Besatzungsbehörden die Durchsetzung der verfügten Rassentrennung wie des „Umgangsverbotes" zwischen den Bevölkerungsgruppen als zentral. Allerdings konnte vielfach nicht auf die Arbeitskraft der Polen verzichtet werden.[121] Aufgrund der Wohnungsnot lebten Deutsche und Polen zudem oft auf engem Raum zusammen, teilweise in der gleichen Wohnung. Nach Vorstellungen von „Volkstumsexperten" spielte sich der „Volkstumskampf" daher im „Alltäglichen" ab.[122] Es käme auf „das Verhalten und das Sich-Bewähren in den Kleinigkeiten des täglichen Lebens an", stellte Reichsstatthalter Arthur Greiser in einem Erlass zum „Umgangsverbot" fest.[123] Er verfügte, „die deutsche Be-

---

117 Morsbach: Erlebnisse (1942), S. 173.
118 Morsbach: Aus einem Hebammenbrief (1942), S. 119.
119 Vgl. Morsbach: Aus einem Hebammenbrief (1942); Morsbach: Erlebnisse (1942); Morsbach: Von der Arbeit (1942).
120 Zu Hierarchien und Konkurrenz im „Altreich" vgl. Lisner (2006). Zu flacheren Hierarchien im Warthegau vgl. Lisner (2016).
121 Vgl. Wolf (2012), S. 467–488.
122 Vgl. Hoyer (2019).
123 AŻIH, 205/11: Erlass des Reichsstatthalters, 25.9.1940 (I/8–143/2–1).

völkerung durch geeignete Maßnahmen auf die Notwendigkeit eines unbedingt einzuhaltenden persönlichen Abstandes von polnischen Volkszugehörigen hinzuweisen".[124] Kontakte waren – so Greiser – auf das „wirtschaftlich unbedingt notwendige" Maß zu begrenzen. „Freundschaftlicher Verkehr" mit Polen sei zu vermeiden.[125]

Der Mangel an deutschen Hebammen machte im Bereich der Geburtshilfe eine Interaktion zwischen Polen und Deutschen unabdingbar. Zugleich betrachtete die NS-Gesundheitsverwaltung polnische Hebammen als eine potentielle Bedrohung im „Geburtenkrieg". Einerseits galten sie als eine „gesundheitliche" Gefährdung für deutsche Mütter und Kinder und andererseits durch ihre Kontakte zur polnischen Bevölkerung, die sie nutzen könnten, um Propaganda für mehr polnische Geburten zu machen, als „volkstumspolitisches" bzw. biopolitisches Risiko. Diesem Verdacht waren neben Hebammen ebenso Priester ausgesetzt.[126] Darüber hinaus stellte die Geburtshilfe in der privaten Wohnung der Gebärenden hinsichtlich der Einhaltung des Umgangsverbotes eine Gefährdung „volkstumspolitischer" Ziele dar. Die Geburtshilfe fand gewissermaßen in einer Grauzone der von Greiser gezogenen Grenze zwischen „wirtschaftlich notwendigen" und „persönlichen Kontakten" statt. Interaktionen zwischen Hebamme und Gebärender waren als „notwendig" zu bezeichnen. Zugleich ließ die weisungsungebundene Tätigkeit der Hebammen in den Wohnungen der Gebärenden Spielraum für individuelle Kontakte und für Vertrauensverhältnisse.

Polnische Hebammen waren – anders als reichsdeutsche – mit „volksdeutschen" Frauen ebenso wie mit den polnischen Familien ihres Bezirkes durch gewachsene soziale Beziehungen und eine gemeinsame Sprache verbunden. Sie waren teilweise zusammen zur Schule gegangen und in einer ähnlichen Lebenswelt verbunden.[127] Während insbesondere Deutschbalten eine immer schärfere Abgrenzung zu Polen forderten, lief dies den Interessen einheimischer „Volksdeutscher" teilweise entgegen.[128] So schrieb ein „volksdeutscher" NSDAP-Ortsbauernführer 1941 bei einem drohenden Berufsverbot der polnischen Hebamme seines Bezirkes an den Amtsarzt: „Da ich die Frau Z. seit Kindheit kenne und auch mit ihr zur Schule gegangen bin, kenne ich ihre Familie sowie sie selbst gut und bürge für sie einwandfrei."[129] Der Ortsbauernführer begründete in seiner Stellungnahme das Vertrauen, das die Hebamme im Bezirk genoss, durch das Sichkennen und Verwurzeltsein in einer ähnlichen Lebenswelt. Er machte zudem

---

124 AŻIH, 205/11: Erlass des Reichsstatthalters, 25.9.1940 (I/8–143/2–1).

125 AŻIH, 205/11: Erlass des Reichsstatthalters, 25.9.1940 (I/8–143/2–1).

126 Vgl. IPN Warschau, GK 196/16: Erhebung von Studierenden der Medizin in Litzmannstadt, Karl Z.: Abschlussbericht, 6.6.1941, Bl. 79–104. Die polnisch-katholische Kirche und mit ihr die Priester galten dem NS-Besatzungsregime als „Hort des Widerstandes" im Warthegau. Vgl. Huener (2021).

127 Vgl. Kassner/Lisner (2021).

128 Vgl. Hoyer (2019).

129 APW, 829 Państwowy Urząd Zdrowia/42: Ortsbauernführer Gustav S. an den Amtsarzt in Leslau, 7.11.1941.

deutlich, dass er dem Erhalt stabiler sozialer Beziehungen eine hohe Bedeutung – gerade in der Geburtshilfe – beimaß.

Durch das Vertrauensverhältnis zwischen polnischer Hebamme und ihrer Klientel konnte ein Handlungsspielraum entstehen, in dem „volkstums-" und biopolitische Zielvorstellungen des Besatzungsregimes in den Hintergrund rückten. Die Hebamme Kazimiera J. aus Moosburg bei Leslau beispielsweise nutzte diesen Handlungsspielraum, um einem deutsch-polnischen Paar zu helfen. Geboren 1903, arbeitete sie seit 1936 in Moosburg.[130] Im Juli 1942 entband sie die unverheiratete „Volksdeutsche" Natalie Sch. Der Vater des Kindes war Pole. Für die Geburt war das Paar nach Moosburg gekommen. Natalie Sch. und ihr Freund verstießen gegen das verhängte „Umgangsverbot". Ihnen drohten Konzentrationslager und erzwungene Trennung. Vier Tage nach der Entbindung verließen Natalie Sch. und ihr Freund mit dem Neugeborenen Moosburg und zogen an einen anderen Ort. Ihre Motive und Pläne gehen aus den vorliegenden Quellen nicht hervor. Möglicherweise hofften sie, unerkannt leben oder aber das Kind unterbringen und so die Geburt verheimlichen zu können. Kazimiera J. verschaffte der jungen Familie für die Umsetzung ihrer Pläne Zeit. Sie meldete die Geburt erst 14 Tage später und dies auch nur unter Druck – wie der Amtsarzt betonte. Üblicherweise hatten die Meldungen innerhalb einer Woche zu erfolgen.[131] Natalie Sch. und ihr Freund wurden dennoch von der Gestapo gefasst und in einem Konzentrationslager interniert.[132] Die Hilfe von Kazimiera J. hatte sie nicht vor drakonischer Strafe und Trennung bewahren können, ihnen jedoch etwas Zeit verschafft. Natalie Sch. und ihr Freund hatten sich vermutlich bewusst an Kazimiera J. als Hebamme gewandt, konnten sie doch auf ihr Verständnis und ihre praktische Hilfe hoffen. Möglicherweise kannten sie Kazimiera J. bereits vor der Geburt. Deren Motive, das Paar zu unterstützen, bleiben spekulativ. Sie muss sich jedoch der Gefahr einer Verwarnung oder gar Strafe bewusst gewesen sein und dieses Risiko abgewogen haben. Vielleicht hatte sie Mitleid mit den jungen Eltern. Mit der Verfolgung und Bestrafung des jungen Paares setzte das NS-Besatzungsregime „volkstumspolitische" Interessen und Rassentrennung gewaltvoll durch. Zugleich demonstrierte der Amtsarzt Kazimiera J. mit einer Verwarnung die Grenzen ihres Handlungsspielraums.[133]

Mit zunehmender Anzahl deutscher Hebammen im Warthegau wurde die Hinzuziehung polnischer Geburtshelferinnen mehr und mehr erklärungsbedürftig und Handlungsspielräume durch Amtsärzte, aber auch die deutschen Hebammen verengt. Der Amtsarzt in Leslau erhöhte den Druck auf deutsche Mütter. 1943 erklärte er gegen-

---

130 APW, 829 Państwowy Urząd Zdrowia/41: Personalakte der Hebamme Kazimiera J.
131 Vgl. APW, 829 Państwowy Urząd Zdrowia/41: Aktennotiz des Amtsarztes in Leslau, o. D.; APW, 829 Państwowy Urząd Zdrowia/41: Schriftliche Verwarnung an die Hebamme Kazimiera J., 20.8.1942.
132 Vgl. APW, 829 Państwowy Urząd Zdrowia/41: Aktennotiz des Amtsarztes in Leslau, o. D.
133 Vgl. APW, 829 Państwowy Urząd Zdrowia/41: Schriftliche Verwarnung an die Hebamme Kazimiera J., 20.8.1942.

über der NSDAP-Kreisleitung: „Mir ist die Haltung dieser deutschen Frauen [die eine polnische Hebamme hinzuziehen, W. L.] unverständlich, da ausreichend deutsche Hebammen zur Verfügung stehen."[134] Mehrfach beauftragte er nun die NSDAP-Kreisleitung damit, die Gründe für die Hinzuziehung einer polnischen Hebamme zu ermitteln.[135] Der Amtsarzt machte den deutschen Müttern damit unmissverständlich klar, dass sie unter Beobachtung standen.

Interaktionen zwischen polnischen Hebammen und „volksdeutschen" Frauen waren durch das „Umgangsverbot" von Sanktionen bedroht. Polnische Hebammen standen aufgrund ihrer untergeordneten sozialhierarchischen Position und ihrer Entrechtung zudem in einem Abhängigkeitsverhältnis zu ihrer „volksdeutschen Klientel". Auf einen offenen Konflikt konnten sie es nicht ankommen lassen. Aufgrund dieser hierarchischen Ordnung, aber auch aufgrund des Sichkennens und gewachsenen Vertrauens verhieß die Hinzuziehung einer polnischen Hebamme „volksdeutschen" Müttern einen vergrößerten Handlungsspielraum. Anstatt sich Disziplinierungen durch reichsdeutsche Hebammen auszusetzen, konnten sie ihre Vorstellungen von Geburt und Wochenbett mit den polnischen Hebammen aushandeln und ihre Interessen leichter durchsetzen. Dies stand „volkstumspolitischen" Interessen entgegen und begründete die zunehmende Kontrolle polnischer Hebammen.

Schluss

Durch Erziehung und Vermittlung einer „deutschen Kultur" versuchten Akteure des NS-Regimes, wozu auch die deutschen Hebammen zählten, Geburt und Reproduktion zu steuern. Ziel war die Prägung einer NS-deutschen Identität und Integration der „Volksdeutschen" in eine „erweiterte Volksgemeinschaft".

Reichsdeutsche Hebammen erhielten im Vergleich zum „Altreich" eine neue Autoritäts- und Machtposition, ein hohes Maß an Selbständigkeit sowie Gestaltungs- und Handlungsoptionen. Sie konnten sich, wie es Ingeborg Morsbach beschrieb, einen eigenen Herrschaftsbereich schaffen und „Erfahrungen gesteigerter Selbstbedeutsamkeit" machen.[136] Ihr Handlungsspielraum ergab sich aufgrund von Expertenstatus, Macht- und Herrschaftsverhältnissen. Als privilegierte Akteurinnen des NS-Regimes und Expertinnen für Geburt und Reproduktion vertraten reichsdeutsche Hebammen in ihrem Kompetenzbereich das Besatzungsregime. Eng verbunden war dies mit Abwertung und Entrechtung polnischer Hebammen. Diese Abwertungen verliehen der „erweiterten Volksgemeinschaft" im Bereich von Geburt und Reproduktion äußere Konturen.

---

134 APW, 829 Państwowy Urząd Zdrowia/41: Schreiben des Amtsarztes in Leslau, 25.5.1943.
135 APW, 829 Państwowy Urząd Zdrowia/41: Amtsarzt in Leslau an die NSDAP-Kreisfrauenschaftsleitung Leslau, 9.12.1943.
136 Maubach (2007), S. 102.

Polnische Hebammen nahmen die NS-Gesundheitsbehörden als potentielle gesundheitliche und „volkstumspolitische" Gefährdung wahr. Dennoch konnte auf ihre Mitarbeit bei der geburtshilflichen Betreuung nicht verzichtet werden. Um eine Berufserlaubnis zu erhalten, waren polnische Hebammen gezwungen, die Vorschriften der NS-Gesundheitsbehörden zu akzeptieren und sich der Aufsicht der Amtsärzte zu unterstellen. Diese waren eine mit weitreichenden Machtmitteln ausgestattete Kontrollinstanz. Bei Verdacht auf Verfehlungen der Hebammen leiteten sie Ermittlungen ein. Wie für die gesamte polnische Bevölkerung galt dabei, dass im Prinzip alle Handlungen oder Verhaltensweisen, die als Positionierung gegen Deutsche im „Volkstumskampf" gewertet wurden, kriminalisiert werden konnten. Die Konsequenzen für die betroffenen Hebammen reichten von einer Verwarnung und Geldstrafen bis hin zu Berufsverbot und Straflager.

Das Reichshebammengesetz, das um einige Punkte ergänzt am 7. Oktober 1940 in den „eingegliederten Gebieten" in Kraft trat, schuf bzw. zementierte für den Bereich der Geburtshilfe einen rechtlichen Rahmen zur Umsetzung „volkstumspolitischer" Ziele und der „rassischen" Segregation. Das Gesetz wurde auf diese Weise in den „eingegliederten Gebieten" zu einem exkludierenden und inkludierenden „volkstumspolitischen" Instrument.

Geburtshilfe wurde zu einem zentralen Bereich des „Volkstumskampfes" stilisiert, mehr noch wurde gar ein „Geburtenkrieg" zwischen Polen und Deutschen ausgerufen. In der geburtshilflichen Praxis vor Ort gestaltete sich jedoch der forcierte „Volkstumskampf" vielschichtig. Trennlinien und Allianzen zwischen polnischer und deutscher Bevölkerung verliefen nicht eindimensional, sondern situationsbezogen auch quer zu „volkstumspolitischen" Vorstellungen und „Umgangsverbot".

Bibliographie

Archivalien

Bundesarchiv Berlin (BArch Berlin)

R 70/514
R 138 II/2

Bundesarchiv Bayreuth (BArch Bayreuth)

OstDok 8/147
ZLA 1/3144143

Instytut Pamięci Narodowej, Warschau u. a. (IPN)

GK 196/16
Lodz GK 746/66
Lodz GK 746/95

Archiwum Państwowe w Łodzi, Łódź (APŁ)

176 Regierungspräsident Litzmannstadt/377, 683
L-15054

Archiwum Państwowe w Poznaniu, Poznan (APP)

299 Reichsstatthalter (RSH)/594, 1137, 1862, 1878, 1882, 1923, 2031, 2070

Archiwum Państwowe w Włocławku, Włocławek (APW)

829 Państwowy Urząd Zdrowia/41, 42, 43, 44
Archiwum Żydowski Instytut Historyczny, Warschau (AŻIH)
205 Lodz/11

Literatur

Alberti, Michael: Die Verfolgung und Vernichtung der Juden im Reichsgau Wartheland 1939–1945. (=Quellen und Studien/Deutsches Historisches Institut Warschau 17) Wiesbaden 2006.

Bergen, Doris L.: Instrumentalization of „Volksdeutschen" in German Propaganda in 1939. Replacing/Erasing Poles, Jews, and Other Victims. In: German Studies Review 31 (2008), S. 447–470.

Böhler, Jochen: Auftakt zum Vernichtungskrieg. Die Wehrmacht in Polen 1939. Frankfurt/Main 2006.

Böhler, Jochen; Lehnstaedt, Stephan (Hg.): Gewalt und Alltag im besetzten Polen. 1939–1945. (=Einzelveröffentlichungen des Deutschen Historischen Instituts Warschau 26) Osnabrück 2012.

Bömelburg, Hans-Jürgen; Klatt, Marlene (Hg.): Lodz im Zweiten Weltkrieg. Deutsche Selbstzeugnisse über Alltag, Lebenswelten und NS-Germanisierungspolitik in einer multiethnischen Stadt. (=Polono-Germanica 9) Osnabrück 2015.

Brockhaus, Gudrun: Muttermacht und Lebensangst. Zur Politischen Psychologie der NS-Erziehungsratgeber Johanna Haarers. In: Brunner, José (Hg.): Mütterliche Macht und väterliche Autorität. Elternbilder im deutschen Diskurs. (=Tel Aviver Jahrbuch für deutsche Geschichte 36) Göttingen 2008, S. 63–77.

Caplan, Jane: Registering the Volksgemeinschaft. Civil Status in Nazi Germany 1933–9. In: Steber, Martina; Gotto, Bernhard (Hg.): Visions of community in Nazi Germany. Social engineering and private lives. Oxford 2014, S. 116–128.

Conti, Nanna: Rückblick und Ausblick. In: Die Deutsche Hebamme 59 (1944), S. 5–11.

Dill, Gregor: Nationalsozialistische Säuglingspflege. Eine frühe Erziehung zum Massenmenschen. Stuttgart 1999.

E. J.: Auf vorgeschobenem Posten als deutsche Hebamme im befreiten Osten. In: Die Deutsche Hebamme 55 (1940), S. 84–86.

Epstein, Catherine: Model Nazi. Arthur Greiser and the occupation of Western Poland. Oxford 2010.

Esch, Michael G.: „Gesunde Verhältnisse". Deutsche und polnische Bevölkerungspolitik in Ostmitteleuropa 1939–1950. (=Materialien und Studien zur Ostmitteleuropa-Forschung 2) Marburg 1998.

Fiebrandt, Maria: Auslese für die Siedlergesellschaft. Die Einbeziehung Volksdeutscher in die NS-Erbgesundheitspolitik im Kontext der Umsiedlungen 1939–1945. (=Schriften des Hannah-Arendt-Instituts für Totalitarismusforschung 55) Göttingen 2014.

Fielitz, Wilhelm: Das Stereotyp des wolhyniendeutschen Umsiedlers. Popularisierungen zwischen Sprachinselforschung und nationalsozialistischer Propaganda. (=Schriftenreihe der Kommission für Deutsche und Osteuropäische Volkskunde in der deutschen Gesellschaft für Volkskunde e. V. 82) Marburg 2000.

Frevert, Ute: „Fürsorgliche Belagerung". Hygienebewegung und Arbeiterfrauen im 19. und frühen 20. Jahrhundert. In: Geschichte und Gesellschaft 11 (1985), S. 420–446.

Gebhardt, Miriam: Die Angst vor dem kindlichen Tyrannen. Eine Geschichte der Erziehung im 20. Jahrhundert. München 2009.

Główny Urząd Statystyczny Rzeczypospolitej Polskiej: Drugi Powszechny Spis Ludności Z Dn. 9.XII 1931 R. Mieszkania i Gospodarstwa Domowe. Ludnośc. Stosunki Zawodowe, Województwo Łódzkie bez Miasta Łodzi. (=Statystyka Polski, Seria C, Zeszyt (Heft) 77) Warschau 1938, online unter http://mbc.cyfrowemazowsze.pl/dlibra/docmetadata?id=14233&from=publica tion (letzter Zugriff: 20.6.2023).

Haag, Lina; Conti, Nanna: Tagung der Leiterinnen im Heim der Reichshebammenschaft. In: Die Deutsche Hebamme 55 (1940), S. 160.

Haar, Ingo: Vom „Volksgruppen-Paradigma" bis zum „Recht auf Heimat". Exklusion und Inklusion als Deutungsmuster in den Diskursen über Zwangsmigrationen vor und nach 1945. In: Kochanowski, Jerzy; Sach, Maike (Hg.): Die „Volksdeutschen" in Polen, Frankreich, Ungarn und der Tschechoslowakei. Mythos und Realität. (=Einzelveröffentlichungen des Deutschen Historischen Instituts Warschau 12) Osnabrück 2006, S. 17–40.

Haar, Ingo: Inklusion und Genozid. Raum- und Bevölkerungspolitik im besetzten Polen 1939 bis 1944. In: Beer, Mathias; Beyrau, Dietrich; Rauh, Cornelia (Hg.): Deutschsein als Grenzerfahrung. Minderheitenpolitik in Europa zwischen 1914 und 1950. Essen 2009, S. 35–59.

Harvey, Elizabeth: „Der Osten braucht dich!" Frauen und nationalsozialistische Germanisierungspolitik. Hamburg 2010.

Harvey, Elizabeth: Weibliche Gemeinschaft als „Volksgemeinschaft". Vergnügen, Konformität und Zwang. In: Schmiechen-Ackermann, Detlef (Hg.): „Volksgemeinschaft": Mythos, wirkungsmächtige soziale Verheißung oder soziale Realität im „Dritten Reich"? Zwischenbilanz einer kontroversen Debatte. Paderborn 2012, S. 249–264.

Hebammengesetz vom 21.12.1938. In: Reichsgesetzblatt Teil I (1938), S. 1893.

Heinemann, Isabel: Rasse, Siedlung, deutsches Blut. Das Rasse- und Siedlungshauptamt der SS und die rassenpolitische Neuordnung Europas. Göttingen 2003.

Hoyer, Vincent: „Volksgemeinschaft" im Werden? „Baltendeutsche" im Warthegau 1939–1941. In: Rocznik Polsko-Niemiecki 27 (2019), S. 31–43.

Huener, Jonathan: The Polish Catholic Church under German Occupation. The Reichsgau Wartheland, 1939–1945. Bloomington, IN 2021.

Jansen, Christian; Weckbecker, Arno: Der „Volksdeutsche Selbstschutz" in Polen 1939/40. (=Schriftenreihe der Vierteljahrshefte für Zeitgeschichte 64) München 1992.

Kassner, Elżbieta; Lisner, Wiebke: Zwischen staatlichen Vorgaben und gesellschaftlichen Bedürfnissen. Berufskarrieren von Hebammen und die Geburtshilfe in Polen zwischen 1918 und 1945. In: Barelkowski, Matthias; Schutte, Christoph (Hg.): Neuer Staat, neue Identitäten? Deutsch-polnisch-jüdische Biografien nach der Wiedererrichtung Polens 1918. (=Polono-Germanica 12) Osnabrück 2021, S. 121–156.

Kehle, Charlotte: Hebammen gesucht. In: Die Deutsche Hebamme 56 (1941), S. 278 f.

Kipp, Michaela: „Großreinemachen im Osten". Feindbilder in deutschen Feldpostbriefen im Zweiten Weltkrieg. Frankfurt/Main; New York 2014.

Kundrus, Birthe: Regime der Differenz. Volkstumspolitische Inklusionen und Exklusionen im Warthegau und Generalgouvernement 1939–1944. In: Bajohr, Frank; Wildt, Michael (Hg.): Volksgemeinschaft. Neue Forschungen zur Gesellschaft des Nationalsozialismus. Frankfurt/Main 2009, S. 105–123.

Lemke, Thomas: Biopolitik. Zur Einführung. Hamburg 2007.

Linne, Karsten: Die deutsche Arbeitsverwaltung zwischen „Volkstumspolitik" und Arbeiterrekrutierung. Das Beispiel Warthegau. In: Dierl, Florian; Janjetovic, Zoran; Linne, Karsten (Hg.): Pflicht, Zwang und Gewalt. Arbeitsverwaltungen und Arbeitskräftepolitik im deutsch besetzten Polen und Serbien 1939–1944. Essen 2013, S. 47–170.

Lisner, Wiebke: „Hüterinnen der Nation". Hebammen im Nationalsozialismus. (=Geschichte und Geschlechter 50) Frankfurt/Main; New York 2006.

Lisner, Wiebke: Hebammen und Hebammen-Schwestern im Nationalsozialismus. Zwischen Aufwertung, Profitieren und Indienstnahme. In: Steppe, Hilde; Ulmer, Marie (Hg.): Krankenpflege im Nationalsozialismus. 10., aktualisierte u. erweiterte Aufl. Frankfurt/Main 2013, S. 299–312.

Lisner, Wiebke: Hebammen im „Reichsgau Wartheland" 1939–45. Geburtshilfe im Spannungsfeld von Germanisierung, Biopolitik und individueller biographischer Umbruchsituation. In: Barelkowski, Matthias; Kraft, Claudia; Röskau-Rydel, Isabel (Hg.): Zwischen Geschlecht und Nation. Interdependenzen und Interaktionen in der multiethnischen Gesellschaft Polens im 19. und 20. Jahrhundert. Osnabrück 2016, S. 237–264.

Lisner, Wiebke: Midwifery and Racial Segregation in Occupied Western Poland 1939–1945. In: German History 35 (2017), S. 229–246.

Lisner, Wiebke: ‚A Birth is Nothing out of the Ordinary Here …' Mothers, Midwives and the Private Sphere in the ‚Reichsgau Wartheland' 1939–1945. In: Harvey, Elizabeth u. a. (Hg.): The Private in Nazi Germany. Cambridge 2019, S. 304–330.

Loose, Ingo: Wartheland. In: Gruner, Wolf; Osterloh, Jörg (Hg.): Das „Großdeutsche Reich" und die Juden. Nationalsozialistische Verfolgung in den „angegliederten" Gebieten. (=Wissenschaftliche Reihe des Fritz Bauer Instituts 17) Frankfurt/Main; New York 2010, S. 229–260.

Majer, Diemut: „Fremdvölkische" im Dritten Reich. Ein Beitrag zur nationalsozialistischen Rechtssetzung und Rechtspraxis in Verwaltung und Justiz unter besonderer Berücksichtigung der eingegliederten Ostgebiete und des Generalgouvernements. (=Schriften des Bundes-archivs 28) Boppard am Rhein 1981.

Maubach, Franka: Expansionen weiblicher Hilfe. Zur Erfahrungsgeschichte von Frauen im Kriegsdienst. In: Steinbacher, Sybille (Hg.): Volksgenossinnen. Frauen in der NS-Volksge-meinschaft. Göttingen 2007, S. 93–111.

Morsbach, Ingeborg: Aus einem Hebammenbrief aus dem neuen Osten. In: Die Deutsche Heb-amme 57 (1942), S. 119.

Morsbach, Ingeborg: Erlebnisse aus dem Warthegau. In: Die Deutsche Hebamme 57 (1942), S. 172 f.

Morsbach, Ingeborg: Von der Arbeit in den Ostgebieten. In: Die Deutsche Hebamme 57 (1942), S. 60 f.

Peters, Anja Katharina: Nanna Conti (1881–1951). Eine Biographie der Reichshebammenfüh-rerin. (=Schriftenreihe der Stipendiatinnen und Stipendiaten der Friedrich-Ebert-Stiftung 50) Münster 2018.

Pohl, Dieter: Die Reichsgaue Danzig-Westpreußen und Wartheland. Koloniale Verwaltung oder Modell für die zukünftige Gauverwaltung? In: John, Jürgen; Möller, Horst; Schaarschmidt, Thomas (Hg.): Die NS-Gaue. Regionale Mittelinstanzen im zentralistischen „Führerstaat". München 2007, S. 395–405.

Pohl, Dieter: Herrscher und Unterworfene. Die deutsche Besatzung und die Gesellschaften Eu-ropas. In: Süß, Dietmar; Süß, Winfried (Hg.): Das Dritte Reich. Eine Einführung. München 2008, S. 267–286.

Prinz, J.: Erlebtes und Erlauschtes einer Hebamme unter den Rücksiedlern im Wartheland. In: Die Deutsche Hebamme 58 (1943), S. 202–204, 215 f.

Röger, Maren: Sexual Contact between German Occupiers and Polish Occupied in World War II in Poland. In: Röger, Maren; Leiserowitz, Ruth (Hg.): Women and men at war. A gender perspective on World War II and its aftermath in Central and Eastern Europe. (=Einzelveröf-fentlichungen des Deutschen Historischen Instituts Warschau 28) Osnabrück 2012, S. 135–156.

Röger, Maren: Kriegsbeziehungen. Intimität, Gewalt und Prostitution im besetzten Polen 1939 bis 1945. (=Die Zeit des Nationalsozialismus) Frankfurt/Main 2015.

Simon, Gerd; Lerchenmüller, Joachim; Schermaul, Ulrich: Das Wartheland als Ostwall (2009), online unter https://homepages.uni-tuebingen.de//gerd.simon/Volksliste.pdf (letzter Zugriff: 17.5.2023).

Steber, Martina: Volksgemeinschaft und die Gesellschaftsgeschichte des NS-Regimes. In: Viertel-jahrshefte für Zeitgeschichte 62 (2014), H. 3, S. 433–467.

Steber, Martina; Gotto, Bernhard: Volksgemeinschaft. Writing the Social History of the Nazi Re-gime. In: Steber, Martina; Gotto, Bernhard (Hg.): Visions of Community in Nazi Germany. Social Engineering and Private Lives. Oxford 2014, S. 1–28.

Stiller, Alexa: Völkische Politik. Praktiken der Exklusion und Inklusion in polnischen, französi-schen und slowenischen Annexionsgebieten 1939–1945. 2 Bde. Göttingen 2022.

Tiedemann, Kirsten: Hebammen im Dritten Reich. Über die Standesorganisation für Hebam-men und ihre Berufspolitik. (=Mabuse-Verlag Wissenschaft 53) Frankfurt/Main 2001.

Verordnung zur Einführung des Hebammengesetzes in den eingegliederten Ostgebieten vom 7. Oktober 1940. RGBl. 178/1940, S. 1333. In: Die Deutsche Hebamme 55 (1940), S. 227 f.

Vossen, Johannes: Gesundheitspolitik als Teil der „Volkstumspolitik". Der öffentliche Gesund-heitsdienst im „Reichsgau Wartheland", 1939–1945. Abschlussbericht an die Fritz Thyssen Stif-tung. [Unveröffentlichtes Manuskript] O. O. 2005.

Wildt, Michael: Völkische Neuordnung Europas (2007), online unter http://www.europa.clio-online.de/essay/id/fdae-1402 (letzter Zugriff: 17.5.2023).

Wildt, Michael: „Volksgemeinschaft". Eine Zwischenbilanz. In: Reeken, Dietmar von; Thießen, Malte (Hg.): „Volksgemeinschaft" als soziale Praxis. Neue Forschungen zur NS-Gesellschaft vor Ort. Paderborn u. a. 2013, S. 355–369.

Wildt, Michael: Die Volksgemeinschaft nach Detlev Peukert. In: Hachtmann, Rüdiger; Reichardt, Sven (Hg.): Detlev Peukert und die NS-Forschung. (=Beiträge zur Geschichte des National-sozialismus 31) Göttingen 2015, S. 49–68.

Wolf, Gerhard: Die deutschen Minderheiten in Polen als Instrument der expansiven Außenpoli-tik Berlins. In: Kochanowski, Jerzy; Sach, Maike (Hg.): Die „Volksdeutschen" in Polen, Frank-reich, Ungarn und der Tschechoslowakei. Mythos und Realität. (=Einzelveröffentlichungen des Deutschen Historischen Instituts Warschau 12) Osnabrück 2006, S. 41–78.

Wolf, Gerhard: Ideologie und Herrschaftsrationalität. Nationalsozialistische Germanisierungs-politik in Polen. (=Studien zur Gewaltgeschichte des 20. Jahrhunderts) Hamburg 2012.

Zimdars, Kurt; Sauer, Karl (Hg.): Hebammengesetz vom 21. Dezember 1938 nebst Erläuterun-gen und einem Anhang mit den wichtigsten den Hebammenberuf betreffenden Gesetzen und amtlichen Vorschriften einschließlich der Verordnungen und Erlasse zur Durchführung des Hebammengesetzes. Berlin; Osterwieck am Harz 1941.

Zuchora, Jadwiga: Problematyka kształcenia położnych w opinii polskiego czasopiśmienictwa medycznego w latach 1922–1939. Na przykładzie „Ginekologii Polskiej". [Die Problematik der Hebammenausbildung in polnischen medizinischen Zeitschriften 1922–1939 am Beispiel der „Ginekologia Polska".] In: Urbanek, Bożena (Hg.): Zawód Położnej na Ziemiach Polskich w XIX i XX Wieku. [Der Beruf der Hebamme in Polen während des 19. und 20. Jahrhunderts.] Katowice 2004, S. 143–158.

Literarische Verarbeitungen

„Die Revierstube ist wie ein Gefäß, das nicht überlaufen darf."
Ärzte, Kranke und ihre Räume in Zeugnissen von Überlebenden des Vernichtungslagers Treblinka

ANNE D. PEITER

Les cendres ne parlent pas.[1]

Die Falle mit dem grünen Zaun

Zu den Vernichtungslagern, deren Geschichte bis in die 1960er Jahre hinein weitgehend unaufgearbeitet geblieben ist, gehört die „Falle mit dem grünen Zaun" (so die
Umschreibung des Überlebenden Richard Glazar), nämlich Treblinka. Hier verwirk-
lichte sich mehr noch als in anderen Teilen des europaweiten Vernichtungsapparats
das, was beschrieben worden ist als die „Zeugenlosigkeit" der Taten. Nach 1945 schienen Vergasungen nicht stattgefunden zu haben – schlicht weil es kaum jemanden gab,
der sie post festum hätte bezeugen können. Den wenigen Zeugnissen und Aussagen,
auf die sich Justiz und Geschichtsschreibung sukzessive dann doch zu stützen begannen, kommt daher besonderes Gewicht zu.

Um die Frage nach der „Pflege" und ärztlichen Versorgung in Treblinka in den Blick
zu nehmen, möchte ich im Folgenden in philologischer Perspektive autobiographi-
sche Texte und Zeugenaussagen untersuchen, unter denen der schon erwähnte Richard
Glazar aufgrund der Präzision und des Detailreichtums seiner Erinnerungen besonders hervorsticht. Im Hintergrund ist auch Claude Lanzmanns Film „Shoah" von Bedeutung, in dem durch die Person Franz Suchomels, SS-Scharführer[2] in Treblinka, die

---

1 Wiernik (2014), S. 111.
2 Hausser-Gans (2016), S. 378.

Sprache der Täter hörbar wird. In meinen Ausführungen wird es darum gehen, die Rolle eines einzelnen Arztes – nämlich Dr. Rybak – in den Blick zu nehmen, zugleich aber auch die „Zuführung" von alten Leuten, Behinderten und anderen „störenden", den „normalen" Ablauf der Vergasungen beeinträchtigenden Deportationsopfern zum „Lazarett" genauer zu untersuchen. Die „befristet zum Leben Zugelassenen" – also Gefangene wie Glazar – mussten sich an der Vorbereitung der Tötungen beteiligen, wenn sie nicht selbst umgehend vor die Gewehrläufe der SS gestellt und verbrannt werden wollten.

Das Ineinander von Pflege und Tötung ist ein wesentlicher Bestandteil des nationalsozialistischen Vernichtungsapparats insgesamt gewesen. Der Umstand, dass Ärzte und Pflegepersonal sich um Wunden und Verletzungen zu kümmern hatten, die von der SS und den ukrainischen Wachmannschaften bewusst zugefügt worden waren, bzw. dass sie gegen Krankheiten wie das Fleckfieber kämpften, die sich aufgrund der hygienischen Bedingungen im Lager ausbreiteten, gehörte zu den Realitäten in Treblinka – und über dieses Vernichtungszentrum hinaus.[3] Wo das Leben des einzelnen Gefangenen als „Stück" oder „Figur" bezeichnet zu werden pflegte[4], büßten Kranke wie Gesunde ihren Status als „Mensch" restlos ein. Von den Toten vermochte dann ein Mann wie Franz Suchomel nur noch in Sätzen wie den folgenden zu berichten: „Die waren aufgeschichtet wie Holz."[5] Oder: Die „fielen heraus wie Kartoffeln".[6] Glazar hält außerdem fest, der Unterscharführer Karl Seidel habe die Gefangenen immer nur „unpersönlich" angesprochen: „Das wegtragen, das kommt hierher, das dorthin …".[7]

Die Angst der „Arbeitsjuden", im Fall von Krankheit durch neu ankommende Häftlinge ersetzt, d. h. umgebracht zu werden, folgte in Treblinka einer spezifischen „Logik", die mit der Existenz von zwei Lagerhälften zu tun hatte. Diese – auch räumlichen – Gegebenheiten und die Unterschiede in den Funktionen, die kranke wie gesunde Gefangene jeweils zu übernehmen hatten, möchte ich im Folgenden genauer beleuchten. Hier sei einleitend nur darauf hingewiesen, dass die Häftlinge, die im „Lager Eins" zum Einsatz kamen, nicht nur härtesten Körperstrafen unterworfen waren, sondern auch der Drohung, im Fall von Widersetzlichkeit oder ungenügender Arbeitsleistung ins „Lager Zwei", d. h. in die Vergasungsanlage und die angrenzenden Verbrennungsstätten, beordert zu werden. Die Überlebenschancen waren dort noch einmal weit ge-

---

3 Raul Hilberg dokumentiert im Rahmen von jüdischer Gegenwehr im Generalgouvernement: „Es hat den Anschein, als hätten die galizischen Juden auch versucht, sich mit einer primitiven biologischen Waffe zur Wehr zu setzen, denn die Polizei fand zahlreiche Glasfläschchen, die mit fleckfieberinfizierten Läusen gefüllt waren." Hilberg (1990), Bd. 2, S. 524.

4 Die Benutzung dieser Worte ist mehrfach bezeugt. Vgl. beispielsweise Sereny (2013), S. 252.

5 Lanzmann (1985), Interview mit Franz Suchomel, online unter https://www.dailymotion.com/video/x4p5wx (letzter Zugriff: 3.8.2022), 5'37'' bis 5'38''.

6 Lanzmann (1985), Interview mit Franz Suchomel, online unter https://www.dailymotion.com/video/x4p5wx (letzter Zugriff: 3.8.2022), 8'15'' bis 8'16''.

7 Glazar (2008), S. 56.

ringer als in „Lager Eins". Franz Suchomel äußerte gegenüber Lanzmann: „Juden, die man ausgesucht hat, jeden Tag hundert Mann, die haben die Leichen in die Gruben geschleppt. Diese Juden, die wurden am Abend von den Ukrainern in die Gaskammern gejagt oder erschossen. Täglich."[8]

Hinzu kam, dass die dortigen Gefangenen die Leichen aus den Gaskammern herauszuziehen und in eigens eingerichteten Gruben zu verbrennen hatten, d. h. dass sie sich noch einmal direkter in den Prozess der Tötung einbezogen sahen als die Gefangenen des „Lagers Eins". Das minutenlange Schweigen, in das Abraham Bomba, ehemaliger Friseur in Treblinka und in dieser Rolle beauftragt mit der Scherung der Frauen kurz vor ihrer Ermordung, in Lanzmanns „Shoah" verfällt, als er von der Begegnung mit ihm nahen Menschen vor der Gaskammer erzählen soll, ist in diesem Sinne weit sprechender als jeder Versuch, die Wirklichkeit auf der „Himmelfahrtstraße" und in den Gaskammern in Worte zu fassen.[9]

Es ist jedoch festzuhalten, dass in der sogenannten Revierstube des „Lagers Eins" tatsächlich eine ärztliche Versorgung und der Versuch der Pflege existierten und ein pharmazeutisch ausgebildeter Gefangener darum bemüht war, bei Durchsuchung des Gepäcks der Ermordeten an die Medikamente zu gelangen, die es erlaubten, kranke „Arbeitsjuden" wieder gesund im Sinne von arbeitsfähig zu machen. Je nach „Armut" oder „Reichtum" der ankommenden Transporte unterlag die Versorgung mit Arzneien einem fluktuierenden Auf und Ab. Die An- bzw. Abwesenheit von Medikamenten im Gepäck der ankommenden Opfer ließ für die in den Sortierbaracken arbeitenden Gefangenen Rückschlüsse auf die jeweilige ökonomische Situation der zu Vergasenden zu, wobei paradoxerweise die Beobachtung zu gelten hatte, dass die Mitnahme von Arzneien nicht einem besonders schlechten Gesundheitszustand der Deportierten entsprach. Vielmehr war das Gegenteil der Fall: Die Opfer, die keine Medikamente mehr mitbrachten, waren diejenigen, die buchstäblich nichts mehr besaßen, was sie für die „Reise" hätten einpacken können.

In Hinblick auf die „Klassifizierung" zwischen unterschiedlichen „Qualitäts"-Niveaus der jeweiligen Transporte weist die systematische Ordnung und Verschickung der Habe der Getöteten weit über Treblinka und die evidente Primitivität seines „Pflegeapparats" hinaus. Die Beobachtungen der Überlebenden erlauben es, zumindest skizzenhaft eine Geschichte von Krankheit und Pflege *außerhalb* Treblinkas zu zeichnen – anhand der Reste eben, die in den Koffern und Bündeln ins Lager als der „Endstation" der anvisierten „Endlösung" gelangten und danach, der „normalen Welt" zur „Unter-

---

8 Lanzmann (1985), Interview mit Franz Suchomel, online unter https://www.dailymotion.com/video/x4p5wx (letzter Zugriff: 3.8.2022), 8'38'' bis 8'56''. Später kam es zu einem System, das Sereny treffend als „semi-dauerhaft" beschrieben hat: Die „Arbeitsjuden" wurden länger am Leben gelassen. Sereny (2013), S. 181.
9 Lanzmann (1985), Interview mit Abraham Bomba, online unter https://www.youtube.com/watch?v=JXweT1BgQMk (letzter Zugriff: 3.8.2022), 10'50'' bis 13'44''.

stützung", wieder hinausgeschickt wurden, den gleichen Weg zurückfahrend, nämlich in den inzwischen leeren (bzw., korrekter: geleerten) Deportationszügen, aus denen bei der Fahrt weg aus Treblinka wieder die „üblichen" Güterzüge wurden.

Das, was alle erwähnten Aspekte vereint, die sich auf die Frage der medizinischen Versorgung der Gefangenen in Treblinka beziehen, ist die schwierige Definition von Räumen. Außen und Innen des Lagers bzw. seiner zwei Lagerhälften – das sind Kategorien, die für die Realität der Opfer von entscheidender Bedeutung waren. Nicht umsonst pflegten die Häftlinge, die in „Lager Eins" arbeiten mussten, die andere Lagerhälfte stets nur als „Lager Zwei" oder „dort drüben" zu bezeichnen.[10] Zu schrecklich war es, genau zu sagen, was „auf der anderen Seite" geschah. Außen und Innen spielten aber auch für die Zugangsmöglichkeiten zur „Revierstube" eine Rolle, denn der Bettenmangel dort war ebenso dramatisch wie todbringend: Schwerkranke und Sterbende konnten sich oft noch nicht einmal ausruhen. Und schließlich ist die Unterscheidung von Außen und Innen in Form ihrer Abhängigkeit voneinander entscheidend, nämlich in dem Sinne, dass das wenige, was an ärztlicher Hilfe und Pflege in Treblinka geboten werden konnte, unhintergehbar von dem abhing, was durch die Deportationszüge jeweils an Dingen ins Lager gebracht wurde.

Es sind also gleich mehrere Grenzziehungen zwischen einem jeweiligen „Hier" und einem jeweiligen „Dort" zu beobachten, was jedoch keineswegs bedeutet, dass diese Räume nicht zusammengehört hätten.[11] Das, was aus organisatorischen Gründen von der SS getrennt wurde, ergab, als Gesamtheit genommen, eben doch ein in sich schlüssiges System, in dessen Zentrum stets und flächendeckend die „Produktion" von Tod bei gleichzeitiger ökonomischer „Verwertung" seiner Überreste stand.

Die Unmöglichkeit der Pflege

Bevor ich mich der Frage der „Pflege" in Treblinka zuwende, ist es notwendig, einige grundsätzliche Dinge über das Paradoxe dieses Vorhabens vorauszuschicken. Ruth Klüger vertritt in ihrer Autobiographie „Weiter leben" den Gedanken, dass es der „tiefsitzende[] Verfolgungswahn" ihrer Mutter gewesen sei, der ihr selbst und ihrem Kind in Auschwitz das Leben gerettet habe: Die Mutter habe die drohende Gefahr sofort verstanden und das einzig Richtige getan – nämlich sich an einer „Selektion" für einen Arbeitstransport aus dem Lager heraus beteiligt. „Ich glaube, dass Zwangsneurotiker, die von Paranoia gefährdet waren, in Auschwitz am ehesten zurechtkamen, denn sie

---

10 Glazar (2008), S. 42.
11 Zur Trennung von „Hier" und „Dort" vgl. auch Peiter (2019). Hier geht es nicht zuletzt um Blickwechsel zwischen Anrainern und Opfern, d. h. um die Frage, was bezüglich der Verbrechen „wissbar" gewesen war.

waren dort gelandet, wo die gesellschaftliche Ordnung, oder Unordnung, ihre Wahnvorstellungen eingeholt hatte."[12]

Wenn man diese Aussage verallgemeinert und die Frage, was „Pflege" im Kontext einer systematischen Vernichtungspolitik noch habe bedeuten können, in aller gebotenen Radikalität stellt, ergibt sich, dass die Definition von „Krankheit" einzelner Häftlinge etwas Abgeleitetes ist. Von Interesse ist nicht so sehr die Frage, wie die Opfer durch unterstützende Maßnahmen wieder zur Gesundheit zu finden versuchten, sondern dass das gesellschaftliche Gesamtsystem einen „Zivilisationsbruch" (Dan Diner) erfuhr, dass also die „Krankheit" im Wesentlichen gar nicht bei einzelnen, in ihrem Leben bedrohten Menschen lag, sondern in der „Umwertung aller Werte", der „Unordnung" des kollektiven Vernichtungswahns, wie sie im Genozid insgesamt vor sich gingen.

Wenn man, heutigen Pflegetheorien folgend, von dem Gedanken ausgeht, Gesundheit liege vor, wenn es einem Menschen sowohl körperlich als auch psychisch möglich ist, die eigene soziale Rolle zu erfüllen, ist mit Blick auf Treblinka sofort der Umkehrschluss zu ziehen: Gesundheit war nur dann zu erhoffen, wenn die wenigen Menschen, die nicht sofort vergast worden waren, die ihnen zugedachte soziale Rolle *nicht* erfüllten. Innerhalb der Umzäunung von Treblinka *konnte* man nicht gesund sein. Das, was da umzäunt wurde, war selbst in einem nie dagewesenen Ausmaß „krank". Mit diesem metaphorischen Begriff von Krankheit meine ich die ebenso totale wie totalitäre Aufkündigung humanistischer Mindeststandards und deren Ersetzung durch eine neue Form von „Alltag" – nämlich die Systematisierung, Professionalisierung und Industrialisierung der Tötungsmaschine. Es ist in gewisser Weise problematisch, den Begriff der „Pflege" im genannten Kontext überhaupt zu verwenden, denn unabhängig von der Frage, von welcher historischen Epoche man gerade spricht – „Pflege" kann niemals gedacht werden ohne den sozialen Rahmen, zu dem die betroffene Person durch Familie, Freunde und, allgemeiner, Gesellschaft und Kultur gehört. Sobald jedoch die Zielsetzung auf die komplette Auslöschung einer bestimmten Gruppe von Menschen hinarbeitet und die Praxis dieser Auslöschung in der Perspektive der Täter gar zu dem furchtbar „Alltäglichen" wird, das ich eben erwähnte, werden alle Fragen sinnlos, die sich vor der Ausbreitung dieses Gewaltregimes auf die jeweiligen Kontexte von Pflege üblicherweise beziehen. Wie kann noch nachgedacht werden über den Zusammenhang von „Pflege" und Familie, wenn der Einzelne weiß, dass sämtliche Angehörigen zwei Stunden nach ihrer Ankunft in Treblinka durch das Gas getötet worden waren? Welchen Sinn kann das Wort noch haben, wenn die Wiedererlangung von Autonomie durch die Pflege in keinen anderen Raum führte als in die Rückkehr ins Arbiträre eines totalen Macht- und Tötungsapparats?

---

12 Klüger (1994), S. 129.

Wenn sowohl die normalen sozialen Zusammenhänge, in denen sich Pfleger:innen wie zu pflegende Personen bewegen, wegbrechen, wenn außerdem die Institutionalisierung von Pflege auf primitivste Reste reduziert wird, muss man den „Rahmen", in dem die Gefangenen von Treblinka trotz allem so etwas wie „Pflege" zu organisieren versuchten, ins Zentrum des Interesses stellen. „Pflege" geschah in Treblinka nicht allein *neben*, sondern *inmitten* der Massenvergasungen, und das ist das, was jeden Vergleich mit „normalen" Pflegesituationen zu einem Ding der Unmöglichkeit macht, ja jeden Vergleich geradezu als obszön erscheinen lassen würde.

Zur „Normalität" gehört, dass die zu pflegenden Menschen in irgendeiner Form ihre Bedürfnisse artikulieren, d.h. mit definieren, inwiefern sich andere, helfende Menschen kompensatorisch an ihrem Leben beteiligen sollen. Von solchen Aushandlungsprozessen konnte in Treblinka nicht die Rede sein.

Insofern möchte ich im Folgenden vor allen Dingen der Sprache nachgehen, die von Seiten der Gefangenen benutzt wurde, um ihre Erfahrung mit „Pflege" in diesem neuen, von extremster Gewalt gekennzeichneten Sinne zu beschreiben. Es wird also um eine Übertragung von Klügers These auf Treblinka gehen: dass auf so etwas wie „Pflege" (in Anführungszeichen) nur hoffen konnte, wer den einstigen Begriff davon vergaß und in den „Genuss" des wenigen zu kommen verstand, das in Treblinka durch Initiativen der Gefangenen selbst existierte – winzige Freiräume, in denen kleinste Gesten der Unterstützung gegenüber Kranken größte Bedeutung gewannen.

Die Zerstörung der Zerstörung als Zerstörung der Zeugenschaft

„Nach Auschwitz-Birkenau war Treblinka die größte Stätte des industriell betriebenen Massenmords der Nationalsozialisten", so der Historiker Wolfgang Benz in der Einleitung[13] zu einem wichtigen autobiographischen Zeugnis, nämlich dem bereits zitierten Buch „Die Falle mit dem grünen Zaun" des jüdisch-böhmischen Überlebenden Richard Glazar, dem im Zuge des Aufstands von Treblinka am 2. August 1943 die Flucht aus dem Lager und „dank" seines Lebens als Zwangsarbeiter im Deutschland des *area bombings* die Vertuschung seiner Identität gelang. Der Bedeutung, die Treblinka als Tötungszentrum im „konzentrationären Universum"[14] zukam – die Zahl der dort Getöteten wird auf über eine Million geschätzt[15] –, steht, wie schon angedeutet, die Langsamkeit der Aufarbeitung seiner Geschichte entgegen.

Diese verdichtet sich geradezu paradigmatisch in der Rezeptionsgeschichte der Aufzeichnungen Glazars. Sehr früh, nämlich unmittelbar nach seiner Rückkehr nach Prag,

---

13 Glazar (2008), S. 9.
14 Der Ausdruck stammt von Roussel (1947).
15 Es gibt verschiedene Institutionen, die sich um die Herstellung von Listen und eine Schätzung der Zahl der Überlebenden bemüht haben. Hier beziehe ich mich auf Benz (1996), S. 468.

notierte er seine Erinnerungen – doch ein Verleger für das tschechischsprachige Buch fand sich in der Tschechoslowakei nicht. Erst 1990 gelang es, den Text in einer deutschen Übersetzung auf den – wiedervereinigten – Buchmarkt zu bringen.[16] Zu diesem Zeitpunkt war Glazar sowohl durch seine Teilnahme an den Treblinka-Prozessen[17] als auch durch die Rolle, die seinem Zeugnis in Claude Lanzmanns Film „Shoah" zukam, zu internationaler Bekanntheit gelangt. Die Ausdauer, die Lanzmann während eines Zeitraums von zwölf Jahren in die Suche nach und die Begegnung mit Zeugen setzte – Zeugen, die gleich nach 1945, d. h. im Strudel eines der „Wiederaufbau"-Euphorik verfallenen und zugleich vom Kalten Krieg geprägten Deutschland bzw. Europa, öffentlich zunächst gar nicht wahrgenommen worden waren –, ist denn auch einer der Gründe, die erklären, warum endlich der Weg zur Rezeption von Glazars Buch frei wurde.

Doch Glazars Marginalisierung im „Danach" einer Gesellschaft, die eine „Stunde Null" zu erleben glaubte, ist kein Einzelfall. Vielmehr steht sie für eine Schwierigkeit, die die Geschichte all der Lager betrifft, die von den Nationalsozialisten als reine Vernichtungslager konzipiert worden waren. Die winzige Zahl von Überlebenden[18] erhöhte die „Unsichtbarkeit" dessen, was in diesen Lagern vor sich gegangen war. Dass Auschwitz mehr als jedes andere Lager zum Emblem der industriell betriebenen Tötungsmaschine hat werden können, lässt sich nicht allein durch die „Mischform" dieses riesigen Komplexes mit all seinen Nebenlagern und industriellen Produktionsstätten erklären. Vielmehr hat die „Dominanz" der Erinnerung an Auschwitz auch mit der Ausbeutung von Arbeitssklaven zu tun, die, sofern sie „durchhielten", wenigstens für kurze Frist die „Chance" hatten, am Leben zu bleiben. Hinzu kommt die vergleichsweise „große" Zahl derer, die den perfektioniert-routinierten Abläufen des Tötungs-

---

16 Vgl. Glazar (2008), S. 8. Glazar selbst beherrschte aufgrund seiner Herkunft das Deutsche perfekt. Dies ist auch in Lanzmanns Film „Shoah" festzustellen, in dem die Interviews mit Glazar in deutscher Sprache erfolgen.

17 Die Prozesse fanden in drei unterschiedlichen Zeiträumen statt. Das Schwurgericht in Frankfurt am Main war zuständig für den 1. Treblinka-Prozess (1950–1951), das Landgericht Düsseldorf für den 2. Treblinka-Prozess (1964–1965) und auch für den 3. Treblinka-Prozess (1969–1970). Vgl. Hofmann (o. J.).

18 Im Fall von Treblinka wird von etwas über 70 Frauen und Männern ausgegangen, die den Vergasungen und Erschießungen entgingen. Die Forschungssituation bezüglich der Zahl der Überlebenden von Treblinka zeigt die Schwierigkeit des Zählens. Vgl. Donat (1979). Siehe auch Lubling (2007). Eine weitere Liste wurde etabliert durch Ada Holtzman, und zwar auf der Internetseite „We remember Treblinka!", http://www.zchor.org/treblink.htm (letzter Zugriff: 12.10.2022). Siehe auch Treblinka Roll of Remembrance (2006). Die jüngste Liste stammt von Chris Webb und Michal Chocholatý und ist erschienen in Webb/Chocholatý (2014). Sie wird jedoch von Michèle Hausser-Gans, der ich sämtliche hier aufgeführten Hinweise verdanke, als problematisch eingeschätzt. Hausser-Gans weist darauf hin, dass man nach Korrekturen auf die Zahl von 70 überlebenden Zeugen komme. Das stimme mit den Ergebnissen anderer Forscher:innen überein. Hinzuzuzählen seien zwei weitere Zeugen, die sie selbst im Zuge ihrer Beschäftigung mit Treblinka ausfindig gemacht habe, nämlich Myriam Bath Ami (Novitch), die 1946 ein Buch darüber veröffentlicht habe, sowie eine Tonaufnahme, die sich in den Archiven von Yad Vashem befinde. Zu den hier genannten Informationen zur Zählung vgl. Hausser-Gans (2016), S. 300, Fußnote 946.

apparats und den Todesmärschen gegen Ende des Krieges entgingen und später vom Alltag der Vernichtung, ihren Formen, ihrer Entwicklung und – seltener – von Versuchen des Widerstands gegen die Gewalt berichten konnten.

Der Historiker Timothy Snyder fasst für Bełżec zusammen, was zugleich auch für Treblinka gilt:

> Sous le régime allemand, les camps de concentration et les usines de la mort opéraient sous des principes différents. Une condamnation au camp de Belsen était une chose, un transport à destination de l'usine de la mort de Bełżec une tout autre affaire. La première était synonyme de faim et de travail, mais aussi d'une probable survie; le second signifiait une mort immédiate et certaine par asphyxie. Paradoxalement, c'est pour cela que l'on se souvient de Belsen et que l'on oublie Bełżec.[19]

> (Unter der deutschen Herrschaft funktionierten die Konzentrationslager und die Todesfabriken nach unterschiedlichen Prinzipien. Eine Verurteilung zum Lager von Belsen war eine Sache, der Transport in Richtung der Todesfabrik von Bełżec eine völlig andere. Die erste war Synonym für Hunger und Arbeit, doch auch für ein wahrscheinliches Überleben; die zweite hingegen für einen sofortigen und absolut feststehenden Tod durch Ersticken. Paradoxerweise ist dies der Grund, warum man sich an Belsen erinnert und nicht an Bełżec.) [Übersetzung: A. P.]

Diesen wenigen, grundsätzlichen Beobachtungen zum kollektiven – hier weitgehend ausbleibenden „kommunikativen" – Gedächtnis (Aleida Assmann) steht die Tatsache gegenüber, dass der Boden des Lagers sehr wohl eine Unmenge von Spuren (darunter Knochen und Schädel) aufwies[20] und dass erste Dokumentationsversuche zur Geschichte Treblinkas mit Hilfe von Überlebenden gleich nach dem Krieg einsetzten. Sie verbinden sich mit der Zeugenaussage, die Samuel Rajzman während der Nürnberger Prozesse zu Protokoll gab.[21] Zwar hat seine Aussage für die Verurteilung der Angeklagten kaum Gewicht gehabt, doch kommt der Teilnahme Rajzmans insofern Bedeutung zu, als durch sie die „Zerstörung der Zerstörung", die in Form des systematischen Versuchs der Lagerleitung, sämtliche Spuren der begangenen Verbrechen zu „verwischen" (bzw., genauer: zu verbrennen), konterkariert wurde. Die Enterdung und anschließende Beseitigung der Leichen, die ab März 1943 in Treblinka auf Scheiterhaufen betrieben wurde, haben dank des Zeugnisses, das Rajzman abgelegt hat, nicht die Wirkung entfalten, d. h. nicht das Vergessen hervorbringen können, das der

---

19 Snyder (2014), zit. n. Hausser-Gans (2016), S. 184 f. Vgl. zu derselben Problematik auch Sereny (2013), S. 137 f.

20 Vgl. zu dem, was bei Untersuchungen zutage trat, Hausser-Gans (2016), S. 295. Siehe zur Einordnung https://wienerholocaustlibrary.org/object/104947/ (letzter Zugriff: 3.8.2022).

21 Vgl. https://muzeumtreblinka.eu/en/informacje/rajzman-samuel/ (letzter Zugriff: 3.8.2022).

Kommandant Treblinkas, Franz Stangl[22], angestrebt hatte. Insofern war hier ein erster Ansatzpunkt gegeben, um eben doch – wenn auch in zeitlicher Verschiebung – die „Einerdung" der Erinnerung, die erklärtes Ziel der „Enterdung" der Getöteten und der totalen Beseitigung ihrer Körper durch die Täter gewesen war, wieder aufzuheben. Mit anderen Worten: Die historische Forschung hat wichtige Etappen bezüglich der Entstehung Treblinkas, bezüglich seiner fortschreitenden „Professionalisierung" und seines durch den Aufstand vom 2. August 1943 beschleunigten Endes nachzeichnen, d. h. dem totalen Vergessen zumindest bruchstückhafte Kenntnisse entreißen können.

Hinzu kommt außerdem, dass es natürlich nicht nur die Überlebenden selbst gab, die bezeugen konnten, was in Treblinka geschehen war. Im Widerspruch zu der Annahme, das Lager sei den Blicken der Außenwelt vollständig entzogen gewesen, hat Claude Lanzmann Bauern und Anrainer von Treblinka nach dem befragen können, was sie von dem Lager und den dortigen Vergasungen wussten, d. h. wahrzunehmen vermocht hatten.[23]

---

22 Für Einblicke in Stangls Leben bleibt Sereny (2013) unverzichtbar.
23 Die Antworten sind unzweideutig. Als paradigmatisch möchte ich hier nur zwei Augenzeugen zitieren. Der erste gab Lanzmanns Übersetzerin gegenüber zu Protokoll *„Czeslaw Borowi (Treblinka)* [...] [I]ls ont vu ce qui s'est passé avec les Juifs, parce que tous les convois qui arrivaient ici partaient vers le camp et les gens disparaissaient." (*„Czeslaw Borowi (Treblinka)* [...] [S]ie [nämlich die Anrainer; A. P.] haben gesehen, was mit den Juden geschah, weil all die Züge, die hier ankamen, Richtung Lager fuhren und die Leute dann verschwanden.") [Übersetzung: A. P.] Lanzmann (2001), S. 47. Ein zweiter Zeuge, nämlich ein namenlos bleibender Bauer aus Treblinka, wird dem die Fragen formulierenden Lanzmann gegenüber noch deutlicher. Was er sagt, erscheint in derselben „Er"-Form wie das Zeugnis des soeben zitierten ersten Zeugen, weil die Übersetzerin Lanzmann übermittelt, was der Mann über seinen damaligen Alltag zu berichten hat:
„Il travaillait juste à côté des barbelés, il y avait des cris affreux.
  Il avait son champ là?
Oui, c'était tout près. Il pouvait y travailler, ce n'était pas interdit.
  Il travaillait, il cultivait là?
Oui. Même là où maintenant est le camp, c'était en partie son champ.
  Ah, c'était en partie son champ.
On ne pouvait pas y accéder, mais on pouvait tout entendre.
  Cela ne le gênait pas de travailler tellement près de ces cris?
Au début, vraiment, on ne pouvait pas supporter ça. Et puis après, on s'habitue ...
  On s'habitue à tout?
Oui."
(„Er arbeitete gleich neben dem Stacheldraht, es gab schreckliche Schreie.
  Er hatte sein Feld gleich da?
Ja, genau, ganz nah. Er konnte dort arbeiten, das war nicht verboten.
  Er arbeitete und betrieb da seinen Anbau?
Ja, selbst da, wo jetzt das Lager ist, gehörte ein Teil zu seinem Feld.
  Ach, das war also ein Teil seines Feldes.
Man durfte nicht hineingehen, doch man konnte alles hören.
  Hat es ihn denn nicht gestört, derart nah an den Schreien seine Arbeit zu tun?
Zu Beginn war das wirklich nicht zu ertragen. Doch später hat man sich daran gewöhnt ...
  Man gewöhnt sich an alles?
Ja.") [Übersetzung: A. P.] Lanzmann (2001), S. 48f. Die Zeugenaussagen weiterer Bauern finden sich auf den nachfolgenden Seiten desselben Buches, das einer Wiedergabe der Aussagen und Fragen im Film ent-

Das „Lazarett" und seine „Samariter"

Ein Aspekt der Geschichte Treblinkas ist aufgrund der Funktion, die diesem Lager zukam, notwendigerweise paradox. Nach medizinischer „Pflege" im Kontext einer Wirklichkeit zu fragen, in der die zeitlich befristete „Verschonung" von Häftlingen allein der
effizienten, ökonomischen „Verwertung" der letzten Habseligkeiten der Deportierten
galt, ohne an der Absicht, die „Endlösung" an sämtlichen Häftlingen ins Werk zu setzen, das Geringste zu ändern, heißt, den Begriff der „Pflege" als integralen Bestandteil
der Tötungsmaschine zu sehen. „Pflege" war kein Gegenbegriff zur Vernichtung, sondern ihr Korrelat. Dass die wenigen hundert Häftlinge, die von der Lagerleitung zunächst nur für wenige Tage, dann – und zwar mit dem Ziel, eine „Spezialisierung" und
Effizienzsteigerung ihrer Arbeit zu bewirken – für längere, jedoch weiterhin variable
Zeiträume am Leben gelassen wurden, im Fall von Krankheit mitunter auf minimale
Hilfe zählen konnten, entsprach einer Politik der Seuchenbekämpfung, die keineswegs im Widerspruch zu der grundsätzlichen Wahrnehmung der nationalsozialistischen Lagerleitung und ihrer ukrainischen Hilfskräfte stand, die Häftlinge seien, „rassisch" bedingt, als völlig „wertlos" und damit als beliebig auswechselbar zu betrachten.

Wenn überhaupt von „Pflege" die Rede sein kann, dann muss, wie oben ausgeführt,
diese Pflege vor dem Hintergrund des Bestrebens gesehen werden, die Routinen der
Vergasungen mit den parallel dazu ablaufenden Routinen der Sortierung, Bearbeitung,
Zählung, Verpackung und Versendung von geraubter Kleidung, Schuhen, Nahrung,
Prothesen, Brillen, Schmuck, Koffern, Geld, Zahngold, abgeschnittenem Frauenhaar
und anderen, schier unübersehbar vielfältigen Gegenständen mehr in Einklang zu
bringen[24] und zugleich die Deportationszüge an einem Bahnhof zu empfangen, der
für die Ankommenden keinerlei Rückschlüsse auf die Tötung der Insassen des zuvor
„abgefertigten" Zuges zuließ.

Entscheidend für die Praxis der Tarnung[25], zu der nicht allein Elemente wie Fahrpläne und Schilder gehörten, die eine baldige „Weiterfahrt" der „Reisenden" suggerier-
ten[26], sondern auch die Fiktion, die Entkleidung der Opfer diene einem Desinfektions-

---

spricht. – Es kommt hinzu, dass neben den vielfältigen „wirtschaftlichen" Beziehungen zwischen polnischer Zivilbevölkerung, ukrainischen Wachmannschaften, SS und jüdischen Häftlingen, die Treblinka weit
über seine Abgrenzung hinaus zum „Gesprächsthema" machten, der Verwesungs-Gestank des Todes aus
dem Lager drang. Eine Geschichte der Rolle, die der Geruchssinn bezüglich der Wahrnehmung der nationalsozialistischen Mordmaschine, d. h. ihres Bekanntwerdens, gespielt hat, ist eine Aufgabe, der ich mich in
einem neuen Projekt widmen möchte. – In jedem Fall steht außer Zweifel, dass diejenigen, die etwas von
den Vorgängen in Treblinka wissen wollten, es auch wissen konnten. Vgl. etwa Sereny (2013), S. 222. Auch
bei Glazar ist ständig davon die Rede.
24 Zu den Verteilungs-Routinen und den jeweils in sie involvierten Institutionen des „Dritten Reiches"
vgl. Hausser-Gans (2016), S. 135.
25 Vgl. etwa zur Geschichte der Schilder-Herstellung Willenberg (2004), S. 98.
26 Samuel Rajzman gab zu Protokoll: „Zu Anfang gab es noch gar keine Schilder auf dem Bahnhof, aber
nach einigen Monaten hat der Lagerkommandant, ein gewisser Kurt Franz, eine erstklassige Station mit

„Bad", für das eigens „Duschen" eingerichtet worden seien[27], war, dass der Ort, der als „Lazarett" bezeichnet wurde, alles andere als ein Lazarett darstellte. Vielmehr dienten das Gebäude und die dahinter liegende Grube der Tötung und sofortigen Verbrennung von Alten und Behinderten, gebrechlichen oder psychisch kranken Personen, die aufgrund ihrer gesundheitlichen Situation oder ihres Alters – auch Kinder und Babys waren betroffen – den Ablauf der Vergasungen im „Lager Zwei", d. h. dem eigentlichen Todeslager, zu stören oder zu verlangsamen drohten. Glazar schreibt:

> Das „Lazarett" steht in der oberen Ecke des Sortierungsplatzes dicht unter dem Sandwall, fast ein Quadrat von 25 Metern Seitenlänge. [...] Eine Bude mit dem Abzeichen des Roten Kreuzes steht an der Einmündung des Gässleins. Rote Kreuze auch auf den Armbinden einiger Leute, die dort arbeiten. Endlich – hier findest du Ruhe bei diesen barmherzigen Samaritern. Erst im Nachhinein erblickt der humpelnde Alte aus dem Transport die Leichen in der tiefen Mulde und den oben stehenden Mann mit dem Gewehr. Eine einzige „Pille", verpasst ins Genick, befreit dann jeden Kranken, Gebrechlichen oder sonst wie Behinderten, der auf dem Weg zum „Bad" ein Hemmnis sein könnte, von all seinen Beschwerden.[28]

Das Wort „Pille", das hier zum Synonym für die Kugel aus den Schusswaffen derer wird, die direkt über der Verbrennungs-Grube, d. h. mit Blick auf die zuvor getöteten, noch brennenden Menschen, die nachfolgenden Opfer zu erschießen pflegten, unterstreicht, dass mit der Wirklichkeit der Lager der schon erwähnte „Zivilisationsbruch"[29] erfolgt war, der eine 2.000 Jahre alte Sprache des „Samaritanischen", Helfenden sowie das sie begleitende Ideal der Zuwendung zu den Kranken ad absurdum führte. So wie die „Pille" keine heilende Wirkung mehr erwarten ließ, sondern Tod austeilte, so konnten auch die „Samariter" und ihre „Barmherzigkeit" nur solche in Anführungszeichen sein.[30]

Dass Glazar dann jedoch nicht alle Worte in diese Anführungszeichen setzt, sondern nur einzelne, zynische Tarnausdrücke – wie die „Pille" und das „Bad" – herausgreift, um anzuzeigen, wie sehr sein Bericht auf ein uneigentliches Sprechen hinausläuft, ist insofern eine bemerkenswerte sprachliche Beobachtung, als die Befreiung von allen „Beschwerden" in gewisser Weise einer unhintergehbar perversen „Realität"

Schildern bauen lassen, und auch auf den Baracken, wo die Kleider aufbewahrt waren, wurden Aufschriften wie Kasse, Buffet, Lager, Telephon, Telegraph und so weiter angebracht. Es waren auch gedruckte Fahrpläne für die Züge von und nach Grodno, Suwalki, Wien, Berlin, vorhanden." Rajzman (1946). Vgl. auch Glazar (2008), S. 142 f.

27 Jankiel Wiernik berichtet, mitunter hätten Frauen nach ihrer Ankunft ihre Seife herausgesucht, um auf die kommende Dusche vorbereitet zu sein. Vgl. Wiernik (2014), S. 80.

28 Glazar (2008), S. 18 f. Vgl. auch Sereny (2013), S. 81.

29 Diner (1988).

30 Dazu auch Jankiel Wiernik: „La sous-alimentation avait provoqué une épidémie de typhus. Un malade n'avait besoin ni de soins ni de lit. Une balle dans la nuque, et c'en était fini de sa vie." („Die Unterernährung hatte eine Typhus-Epidemie hervorgerufen. Ein Kranker bedurfte weder der Pflege noch eines Bettes. Eine Kugel in den Nacken, und sein Leben war vorbei.") [Übersetzung: A. P.] Wiernik (2014), S. 93.

entsprach. Glazar berichtet nämlich, wie er später durch einen Mitgefangenen, der als Arzt und Mitverschworener derer, die nach Ankunft der Züge „ausgesondert" worden waren, um im Lager bestimmte Arbeiten zu übernehmen, so viele Kranke wie möglich zu retten versuchte, bedauert worden sei. Der erfolgreiche Kampf gegen den Tod entspreche, so der Arzt, eigentlich nichts anderem als einer Verlängerung der Qual: Er gebe die Genesenen Treblinka und diesem Leben als Tote zurück. Mit Blick auf die „Pflege" bedeutet dies, dass Gesundung nicht die Angst beendete, an der betreffenden Krankheit zu sterben, sondern vielmehr diese Angst vor einer Vielzahl von anderen, in Treblinka „üblicherweise" verhängten Todesarten wieder „aufleben" ließ.

Man könnte es auch mit den Worten eines Gefangenen namens Leon beschreiben, mit dem Richard Glazar gleich nach seiner Ankunft in Treblinka bekannt wurde: „Nach zwei, drei Tagen, wenn du noch am Leben sein wirst und bis du zu dir kommst, wirst du wissen, dass es in Treblinka alles gibt – alles – nur kein Leben."[31] Oder, jetzt wieder in Glazars eigenen Worten, die wie in einem Monolog an sich selbst, den Lastenträger, gerichtet sind: „Wie lange noch – hin und zurück – und wie lange noch überhaupt? Auch du wartest, wartest nur noch. Tot bist du ohnehin, nur zu sterben vermagst du nicht."[32]

In dieser Hinsicht wird, wenn man der „Logik" von Treblinka selbst folgt, Glazars Entscheidung verständlich, mit den Anführungszeichen, von denen man hätte erwarten dürfen, dass er sie noch viel weiter würde streuen müssen, auf „sparsame" Weise umzugehen. Glazars Schreiben zielt darauf, die Leserschaft in die perverse „Stimmigkeit" des Lageralltags hineinzuziehen, sie die enormen Schuldgefühle verstehen zu lassen, die auf den „befristet Übriggebliebenen" durch den bloßen Umstand lasteten, dass sie selbst wussten, was „Barmherzigkeit" in Treblinka bedeutete – während die Ankommenden dies nur dann erfassten oder zumindest ahnten, wenn sie zuvor die „Vorstufe der Hölle", nämlich die polnischen Ghettos (besonders das von Warschau), erlebt hatten.[33] Diese hatten den Opfern schon vor ihrer Ankunft schrittweise die letzten Illusionen bezüglich der Bedeutung von Worten wie „Bad", „Pille" oder „Rotes Kreuz" ausgetrieben, was zur Konsequenz hatte, dass die SS beim Eintreffen dieser Züge mit besonderer Brutalität verfuhr, um Revolten oder Gegenwehr zu verhindern. Nur war bei denjenigen, die keiner Anführungszeichen mehr bedurften, um zu wissen, dass es um die Effizienz des Abschlachtens ging und nicht etwa um „Pflege" in norma-

---

31 Glazar (2008), S. 14.
32 Glazar (2008), S. 111.
33 Ein ausgezeichneter Überblick über die Kenntnisse, die in Polen über Treblinka existierten, ist nachzulesen in Jean-Louis Pannés Vorwort zu Wiernik (2014), S. 9–50. Panné zeigt, wie illusorisch die Annahme ist, Treblinka sei von der Außenwelt strikt abgetrennt und das „Wissbare" gering gewesen. Das Vorwort besticht dadurch, dass es die verschiedenen Etappen bezüglich der Bewusstwerdung der Gefahr auf Seiten der polnischen Juden materialreich auffächert.

len „Lazaretten", die körperliche Schwäche dann schon so groß, dass Gegengewalt in der Regel kaum noch möglich war.[34]

Hinzu kommt als Erklärung für den geradezu provozierenden Verzicht Glazars auf bestimmte Anführungszeichen, dass er aus eigener Erfahrung wusste, was das Samaritanische für die Gefangenen selbst bedeutete: Sie wurden durch die Bedrohung mit Tod dazu gebracht, die Funktion von Treblinka vor den neuankommenden Deportierten zu verbergen, ja Kranke und Alte bis zum „Lazarett" zu führen. Ihnen fiel also die Aufgabe zu, als Vorboten der kommenden „Pflege" in Erscheinung zu treten – obwohl in Wirklichkeit nichts anderes geplant war als die rasche „Beseitigung" von „störenden" „Stücken" (im oben erklärten Sinne).

Der bereits erwähnte, frühe Zeuge Samuel Rajzman ergänzt die Aufschlüsselung des Wortes „Lazarett", wie Glazar sie unternimmt, um die Erinnerung an drei konkrete Opfer, die jedoch namenlos bleiben. Er zeigt auf diese Weise, dass die bloße Verwendung des Wortes „Pflege" in Treblinka einem Höchstmaß an Euphemismus gleichkam:

> Am Eingang zum Lazarett war eine große Fahne des Roten Kreuzes zu sehen. Menz, dessen besondere Aufgabe in der Tötung aller derjenigen bestand, die in dieses Lager geführt wurden, wollte diese Arbeit niemand anderem überlassen. Es waren Hunderte von Leuten, die zu sehen und zu wissen wünschten, was mit ihnen geschehen sollte, aber er bestand darauf, die Arbeit selbst auszuführen. [...] Man führte eine ältere Frau mit ihrer Tochter herein. Diese Frau war hochschwanger. Man führte sie ins Lazarett, legte sie aufs Gras und brachte einige Deutsche herein, damit diese bei der Geburt des Kindes anwesend seien. Dieses Schauspiel dauerte zwei Stunden. Als das Kind zur Welt kam, fragte Menz die Großmutter, das heißt die Mutter der Frau, wen sie zuerst tot sehen möchte. Die Großmutter bat, man solle sie zuerst töten. Aber man hat natürlich den umgekehrten Weg eingeschlagen, nämlich das neugeborene Kind zuerst getötet, dann die Mutter des Kindes und dann die Großmutter.[35]

Die Realität, die Rajzman hier vor dem Tribunal von Nürnberg wiedergegeben hat, muss als Hintergrund für all das gelten, was in einem anderen Gebäude, nämlich der

---

34 Die Besonderheit von Warschau bestand auch darin, dass es einem Gefangenen von Treblinka gelungen war, in Kleiderbergen versteckt aus dem Lager zu fliehen und aus dem Zug zu springen, um sodann Verwandte und Bekannte in Warschau von den Realitäten Treblinkas in Kenntnis zu setzen. Simcha Laski: Archiv Beit Lohamei Haghetaot, 20855/6486, S. 3, zit. n. Hausser-Gans (2016), S. 251 f. Das Original sei, so Hausser-Gans, 1946 in jiddischer Sprache in München erschienen, und zwar in der Zeitschrift *Fun Latzen Khurbn*. Zur „Leerung" des Warschauer Ghettos vgl. Lanzmann (1985), Interview mit Franz Suchomel, online unter https://www.dailymotion.com/video/x4p5wx (letzter Zugriff: 3.8.2022), ab ca. 3'50''. Von 5.000 Deportierten seien 3.000 tot gewesen (ca. 4'30''). Die Deportierten hätten sich selbst die Adern geöffnet, so Suchomel weiter, oder seien „so" gestorben. Ausgeladen habe man auch „Halbtote und Halbwahnsinnige". In Zügen aus Kielce und anderen Orten sei wenigstens die Hälfte der Deportierten tot gewesen (4'40'').
35 Zeugenaussage von Samuel Rajzman, vgl. Rajzman (1946). Bei „Menz" handelt es sich um den SS-Unterscharführer Willi Mentz.

sogenannten Revierstube, an tatsächlicher Pflege umgesetzt wurde.[36] Keine Kranken-heilung ohne die Tötung als „Schauspiel", wie es soeben geschildert worden ist. Um die „Stube" jedoch soll es jetzt gehen – aber, wie gesagt, stets im wachen Bewusstsein dessen, was zugleich und in Verbindung dazu in Treblinka das Wort „Lazarett" besagt hatte.

Zu betonen ist, dass das „Lazarett" in „Lager Eins" genau die körperliche Berührung mit den Toten herstellte, wie sie auch den Häftlingen in „Lager Zwei" nach jeder Ver-gasung aufgezwungen wurde: Letztere mussten die Leichen aus dem Vergasungsraum ziehen und abtransportieren, ab März 1943 dann auch zusätzlich schon verweste Lei-chen aus früheren Transporten wieder ausgraben und verbrennen. Doch über gewisse Ähnlichkeiten zwischen „Hier" und „Dort" wollte in „Lager Eins" niemand sprechen. Hier war ein Tabu berührt, das von keiner Person gebrochen werden durfte. Glazar betont jedoch rückblickend: „Auch hier, in diesem Teil des Lagers [nämlich in „Lager Eins"; A. P.], gibt es drei echte elende Totengräber. Es sind die drei ‚Samariter' mit den Armbinden des Roten Kreuzes, die im ‚Lazarett' die Erschossenen in der Grube auf einem Scheiterhaufen verbrennen müssen."[37]

Dieses Zitat zeigt, dass „Lager Eins" und „Lager Zwei" sich eben doch nur graduell voneinander unterschieden, d. h. beide gleichermaßen Teil eines mörderischen Ge-samtkomplexes waren.

Die Revierstube

Richard Glazar beschreibt, wie die „Stube" – als Ort der eigentlichen Pflege – angelegt war:

> Die Revierstube ist etwa fünf Meter breit und befindet sich zwischen der jüdischen Küche und der Schlaf- und Wohnbaracke. Den Eingang hat sie mit dieser Baracke gemeinsam. Den eigentlichen Eingang in die Revierstube bildet nur ein Vorhang aus Decken. Seitlich vom kleinen Fenster steht ein Tisch mit ärztlichen Instrumenten, und hinter ihm ist eine Nische aus zusammengenagelten ungehobelten Brettern. In der Nische steht ein Sofa, aus dem das Rosshaar herausquillt, an den Wänden zwei Gestellbretter. Das ist das Sprech-zimmer. Darüber, eine Art von Hühnerstall, ist der eigentliche Wohnraum von Doktor Rybak. Die Nische ist waagrecht mit Brettern verschalt, die die Decke der Ordination und gleichzeitig den Boden von Rybaks Schlaf- und Wohnstätte bilden. Die Tischler mussten

---

36 Zur weiteren Einordnung des „Lazaretts" vgl. die Funktionen, die diesem Ort über das Beschriebene hinaus zukamen: Treblinka-Prozess – Urteil Landgericht Düsseldorf vom 3.9.1965, 8 I Ks 2/64; Erster Teil: Das Vernichtungslager Treblinka, online unter https://phdn.org/archives/holocaust-history.org/german-trials/treblinka-urteil.shtml (letzter Zugriff: 3.8.2022).
37 Glazar (2008), S. 59.

dazu eine Leiter zimmern, damit Herr Doktor auf seinen Hühnersitz und seine Liege hinaufklettern kann.[38]

Die Unterbringung des Arztes wie seiner Kranken sowie die Enge und Primitivität des Behandlungszimmers, wie sie Glazar beschreibt, sind nicht allein als räumliche Gegebenheiten zu verstehen, sondern auch als Hinweis auf das, was überhaupt an Pflege geleistet werden konnte. Angesichts der katastrophalen hygienischen Zustände, die schon im „Lager Eins", d. h. dem Lagerteil mit Bahnhof und Sortier-Räumen für die geraubte Habe, herrschten, von „Lager Zwei", dem eigentlichen Totenlager mit dem „Schlauch"[39] und den Vergasungsvorrichtungen, jedoch bei weitem übertroffen wurden, waren der Betten-, Personal- sowie Material- und Medikamentenmangel eklatant. Der ebenso würdelosen wie beengten Unterbringung des Arztes entsprach in Treblinka eine Konzeption von Pflege, bei der die durchaus nicht nur fingierte, sondern tatsächlich bestehende Hilfe, die Kranken und Verletzten durch den Arzt Rybak und seine Helfer zuteil wurde, jederzeit und völlig unvermittelt in die Wirklichkeit des „Lazaretts" umschlagen konnte. Wenn ein Kranker als „hoffnungsloser Fall" betrachtet wurde, drohte ihm der Tod durch den als „Todesengel" (*Malach Hamoves*[40]) bezeichneten SS-Mann Miete, der regelmäßige „Selektionen" vornahm. So kamen zum Beispiel einige Kranke der Fleckfieber-Epidemie des Frühjahrs 1943

> zunächst in die sogenannte jüdische Revierstube, die aber nur wenigen Kranken Platz bot. Häufig erschienen Miete oder Küttner in der Krankenstube und suchten die schweren Krankheitsfälle heraus. Die betreffenden Juden wurden ins „Lazarett" gebracht und dort erschossen. Der jüdische Revierarzt gab ihnen vorher Betäubungsspritzen. Aus dem oberen Lager wurde mindestens einmal eine ganze Gruppe Fleckfieberkranker von [Heinrich; A. P.] Matthes in das untere Lager geschickt und dort sofort im „Lazarett" erschossen.[41]

Es ist also festzustellen, dass in Treblinka, darin ganz in Übereinstimmung mit der Allgegenwart der „Selektions"-Logik, die quer durch das vom „Dritten Reich" besetzte Polen und seine Lager galt, Heilungsversuche stets mit einem hohen Risiko verbunden waren, als Kranker durch die SS getötet zu werden.[42]

---

38 Glazar (2008), S. 79.
39 Zur genauen Funktion dieses Warteareals vor der Gaskammer vgl. Hausser-Gans (2016), S. 154 f.
40 Hausser-Gans (2016), S. 205.
41 https://web.archive.org/web/20110915123456/http://www1.jur.uva.nl/junsv/excerpts/746004.htm (letzter Zugriff: 3.8.2022).
42 Es ist im gegebenen Kontext wichtig zu betonen, dass eine Vielzahl der in Treblinka arbeitenden SS-Männer ihre Karriere in den verschiedenen Tötungszentren der „T4-Aktion" begonnen hatten, dass also in biographischer Hinsicht eine Kontinuität zwischen der Tötung von Kranken in Deutschland und der Tötung von „Zigeunern" und Juden in Treblinka bestand. Sereny hat diesem Aspekt mehrere lange Kapitel ihres Buches über Stangl gewidmet. Vgl. Sereny (2013), vor allem S. 71–129. Der Hinweis gilt nicht allein für Stangl, sondern stellte ein wiederkehrendes, häufiges Karrieremuster dar. Bezeichnend ist, dass Stangl bei

Normalerweise gehen in die Revierstube an die zwanzig hinein. Jetzt sind dort aber bereits über dreißig zusammengepfercht. „Komm in zwei, drei Tagen", pflegt Rybak zu sagen. Das bedeutet wieder zurück in den Kampf und zum Versteckspiel, besonders mit dem überall herumspähenden Miete. Wie lange? Bis ein Platz frei wird, bis Rybak einen aus der Revierstube entlässt oder bis Miete einen ins „Lazarett" wegtragen lässt. Und dann, wenn der „Anwärter" nicht zusammenbricht oder wenn sie ihn nicht direkt auf dem Platz abmurksen, wenn er also Fürsprache hat und als nützlich für die „gemeinsame Sache" angesehen wird, gelangt er endlich in die Revierstube. Da liegt er in unvorstellbarem Dreck und denkt an nichts anderes, an niemanden anderen als an Miete. Der „Todesengel" kommt täglich, manchmal zusammen mit Kiewe. Rybak muss ihnen die schweren Fälle melden. Die Revierstube ist wie ein Gefäß, das nicht überlaufen darf. Diejenigen, die als hoffnungslos bezeichnet werden, bekommen eine Spritze mit irgendeinem Betäubungsmittel und werden ins „Lazarett" weggetragen. Seltsamerweise gibt es hier von den Transporten immer noch Medikamente, die Doktor Rybak behalten durfte oder die noch immer über Spekulationswege zu ihm gelangten. Außer den „Lazarettspritzen" für die „Hoffnungslosen" verpasst Rybak den „Hoffnungsvollen" verschiedene stärkende Spritzen. Niemand glaubt aber, wenn Rybak im fleckigen Kittel zu ihm mit der Spritznadel in der Hand auf die Pritsche klettert, es sei nicht die Lazarettspritze.[43]

An dieser Beschreibung sind bezüglich der Frage der „Pflege" gleich mehrere Dinge festhaltenswert. So betont Glazar, dass die Aufnahme von Kranken von der Frage abhing, ob überhaupt ein Bett frei war. Gerade in Zeiten von Epidemien, wie sie im Frühjahr 1943 mit dem Fleckfieber wüteten, bestand die einzige Möglichkeit für die Kranken darin, so lange wie möglich – häufig bis zum achten oder neunten Tag ihrer Erkrankung, d. h. bis zu dem Tag, der, weil er im Krankheitsverlauf den Höhepunkt der „Krise" zu bringen pflegte, besondere Bedeutung für die Überlebenschancen hatte – Gesundheit zu simulieren bzw. sich bei zu allzu großer Schwäche von den Mitgefangenen an einem Ort verstecken zu lassen, der unter Kleiderbündeln eigentlich als Vorbereitung auf den geplanten Aufstand erdacht worden war.

Für die medizinische Versorgung bedeutete dies, dass die Revierstube, da sich der Arzt dort zu einer extremen Triage gezwungen sah, den Kranken verschlossen blieb und nur die Solidarität zwischen den Häftlingen den Kranken kurze Momente von Ruhe ermöglichte. Dies wiederum war, weil die Kranken, wenn sie dem Arbeitsrhythmus nicht folgten, je nach Wachpersonal von Peitschenschlägen und, schlimmer, vom Abtransport Richtung „Lazarett" bedroht waren, eine extrem wichtige Hilfe: An die Stelle einer fachkundigen pflegerischen Versorgung in einem wirklichen Bett trat die vor allen Dingen psychologische Unterstützung durch die Mitgefangenen. Diese Hilfe

---

seiner Ankunft in Sobibor automatisch ein neuerrichtetes Gebäude mit der Gaskammer von Schloss Hartheim assoziierte. Sereny (2013), S. 155.

43 Glazar (2008), S. 79.

konnte, so ohnmächtig und medizinisch ungeschult sie auch war, über Leben und Tod entscheiden. Als „Pflege" erschien die bloße Bereitschaft von Mitgefangenen, pflegen zu wollen – und nicht das, was sie tatsächlich an Pflege leisten konnten. Schon ganz kleine, helfende Gesten gewannen eine Bedeutung, wie sie in normalen Pflegekontexten niemals denkbar gewesen wären. Bei Glazar heißt es dazu:

> Fast ein Wunder ist geschehen. Hans kam aus der Revierstube auf eigenen Beinen heraus. Zwar sind sie jetzt spindeldürr und schlottern in den zu groß gewordenen Stiefeln, aber das kriegen wir schon hin – ihn beim Appell und beim Marschieren von hinten und von der Seite zu stützen, in der Arbeitsbaracke über ihn zu wachen und von dem Haufen Lumpen, auf dem er halb sitzt, halb liegt, ihn schnell aufheben, wenn irgendwelche Gefahr naht.[44]

Die praktische Hilfe, die auf die Präsenz von stützenden Händen und wachsamen Blicken hinausläuft, manifestiert sich in einem „Wir", das die Gesundung zur Aufgabe aller macht. „Pflege" entspricht keinem professionellen Handeln, das die Bedürfnisse des Patienten zum Zentrum hat und ihm den Weg zurück zu Autonomie und Selbstpflege erleichtert. Vielmehr stellt sie sich dar als eine kompensative Anpassungsleistung der Mitgefangenen bezüglich der allgegenwärtigen Todesdrohung, die im Lager herrscht. „Pflege" wird also zu einem Akt der Aufmerksamkeit, den die Mitgefangenen zusätzlich zu der Notwendigkeit, sich selbst so gut wie möglich zu schützen, für den Kranken aufbringen. Erreicht werden soll, dass er durch die Wiedergewinnung seiner Kräfte erneut selbst die Anpassung an den Gewaltapparat bewerkstelligen kann, d. h. in dieser Hinsicht „für sich selbst sorgt". Auch er selbst habe diese Hilfe an sich erfahren, berichtet Glazar, hier jedoch in Hinblick auf den Beginn seiner Krankheit – und nicht, wie bei dem Mitgefangenen Hans, auf die Phase der Rekonvaleszenz: „Du musst, du musst – noch einen Tag …', David versetzt mir Tritte, damit ich aufrecht stehe, wenn sich die Mütze mit dem Totenkopf nähert. Dann wieder gießt er Tee in mich hinein und lässt mich Tabletten schlucken. Weiß Gott, von woher er sie im Lager erstanden hat und wofür er sie überhaupt hat."[45]

Dass „Pflege" in der Verabreichung von Fußtritten bestehen konnte, verdeutlicht, dass der Zwang, den Anschein von Gesundheit vorzutäuschen, den gesamten Alltag der „Arbeitsjuden" bestimmte. Auf der anderen Seite ist der oben zitierten Passage über die Arbeit des Arztes Rybak aber auch zu entnehmen, dass die Tage, die zu vergehen pflegten, bevor Kranke überhaupt vom Arzt aufgenommen werden konnten, nur unter der Voraussetzung am „Lazarett" und seinen Genickschüssen vorbeiführten, d. h. die Hoffnung auf Gesundung enthielten, wenn an der rechten Stelle mit „Fürsprache" zu rechnen war. Parallel zur Triage, die sich auf den jeweiligen Verlauf der Krankheit, d. h. den Grad ihrer Schwere bezog, verlief eine Triage, die politisch begründet

---

44 Glazar (2008), S. 106.
45 Glazar (2008), S. 113.

war. Unterschieden wurde zwischen Kranken, die der „gemeinsamen Sache" nützlich seien, und solchen, die es nicht seien. Die Solidarität mit Kranken sowie der Versuch, sie wieder gesund zu machen, sahen sich eingebunden in eine Organisationsstruktur, die aus Treblinka hinausführen sollte, nämlich im Moment eines gemeinsamen Aufstands und Ausbruchs, bei denen zugleich auch, so der Plan, die Infrastruktur der Tötung selbst – das heißt die Gaskammer – zu beseitigen war.

Der Kampf gegen das Fleckfieber kam damit indirekt einem Kampf für die Möglichkeit eines Kampfes im Sinne des Ausbruchs gleich.[46]

„Treblinka haben"

Die Fleckfieber-Epidemie hat in Treblinka unter den Gefangenen zu einem Massensterben geführt. Es wird geschätzt, dass der „Gesamtbestand der Arbeitsjuden" bis Mai 1943 „von etwa 800 auf etwa 500" abgesunken ist.[47] Da gerade in dieser Zeit die Aufstandspläne konkrete Gestalt annahmen, war die Krankheit ein erschwerender Faktor. Solidaritätsstrukturen mussten neu aufgebaut und die Verteilung von Aufgaben und Waffen ein weiteres Mal definiert werden.

Als historische Quelle ist Glazars autobiographisches Zeugnis nicht nur darum von Interesse, weil es seine Einbindung in Gruppen dokumentiert, die die individuelle Hoffnung auf ein Überleben gegen die Bereitschaft zum kollektiven Widerstand eintauschten, die mit dem Bekanntwerden des Aufstands im Warschauer Ghetto ermutigt wurde.[48] Vielmehr ist über die Dimension einer bewaffneten Gegenwehr hinaus die Wirklichkeit der Epidemie auch für Glazars ganz persönlichen Lebensweg entscheidend gewesen. Durch sein Zeugnis wird es möglich, die Perspektive eines Kranken kennenzulernen, Erfahrungen mit Hilfe also aus der Sicht eines Mannes zu beschreiben, der sich selbst ausgerechnet in einem Moment als schwerkrank wahrnehmen musste, als die Umsetzung des Ausbruchsversuchs erfolgen sollte.

Glazar beschreibt zunächst, dass die Übertragung der Krankheit durch Läuse sich exponentiell beschleunigt und immer mehr Häftlinge betroffen habe. In medizinischer Hinsicht habe man sich auf das Wissen von Robert Altschul gestützt, der als Pharmazeut im Krankenrevier arbeitete.

---

46 Ein einziges Zeugnis spricht davon, dass herausragende Fachkenntnisse einem schwerkranken Gefangenen das „Privileg" eintrugen, sich pflegen lassen zu dürfen. Es ist der schon erwähnte Handwerker Jankiel Wiernik, der an einer schweren Lungenentzündung litt, jedoch nicht erschossen wurde: Die SS wollte sich seine Arbeitskraft und seine Kompetenz erhalten. Das führte dazu, dass Wiernik von seinem Chef Lefler zusätzliche Nahrung bekam und außerdem als Kranker medizinisch versorgt wurde. Vgl. Wiernik (2014), S. 101 f.
47 https://web.archive.org/web/20110915123456/http://www1.jur.uva.nl/junsv/excerpts/746004.htm (letzter Zugriff: 3.8.2022).
48 Glazar (2008), S. 118. Zum allgemeinen Kontext: Hilberg (1990), Bd. 3, S. 524–540.

Am nächsten Tag werden beim Appell zwölf krank gemeldet, am übernächsten Tag sechzehn, und dann ist die so genannte jüdische Revierstube voll von fiebernden Leuten. Auch unser Versteck unter den gestapelten Mänteln ist voll – anders als wir es uns vorstellten. In den darauf folgenden Wochen schleppt sich vielleicht jeder Dritte, dann jeder Zweite mit Fieber um vierzig Grad herum – mit Fleckfieber. Robert sagt, es gibt mehrere Sorten von Fleckfieber. In Treblinka hat sich eine etwas leichtere, aber besonders stark fiebrige Krankheit entwickelt. Wir sagen untereinander auch nicht, dass einer Fleckfieber, sondern dass er „Treblinka" hat.[49]

Es ist der letzte Satz, der sowohl in pflege- als auch in „LTI"-geschichtlicher Perspektive als bemerkenswert gelten darf.[50] Zu sagen, die Mitgefangenen hätten „Treblinka" und nicht „Fleckfieber" gehabt, impliziert eine Umkehrung der sprachlichen Vorgaben, die, wie oben gezeigt, im Lager auf krudeste Euphemismen hinauszulaufen pflegten. Die Formulierung, jemand „habe Treblinka", bedeutete nämlich, dass der Kranke nur darum „Treblinka hatte", weil er in Treblinka *war*, denn wäre er nicht in dieses Todeslager gezwungen worden, sondern hätte in Freiheit leben dürfen, hätte er zwar unter Umständen auch Fleckfieber bekommen können, doch dieses Fleckfieber wäre dann in einem bestimmten Sinne nur Fleckfieber und nicht „Treblinka" gewesen. Treblinka aber bedeutete, wie schon in Nürnberg festgestellt wurde, das Folgende:

> Die Unterbringung der Arbeitsjuden war äusserst primitiv. Feste Baracken gab es anfangs nur für die Hofjuden. Die Juden der neugebildeten Arbeitskommandos mussten zunächst in leerstehenden Baracken auf dem Erdboden schlafen. Erst nachdem die zur Zeit Dr. Eberls mit Kleidungsstücken angefüllten Baracken des späteren Wohnlagers geleert und als Wohnbaracken für die Arbeitsjuden hergerichtet worden waren, gab es auch für die [sic!, gemeint ist „sie"] wenigstens Holzpritschen und Decken. Ausreichende sanitäre Einrichtungen waren jedoch nicht vorhanden. Zur Verrichtung der Notdurft standen nachts lediglich einige Kübel zur Verfügung. Ebensowenig gab es eine ordentliche ärztliche Versorgung. Zwar wurde später das sogenannte Krankenrevier, eine Krankenstube mit jüdischen Ärzten, eingerichtet. Wer aber ernstlich krank war, wurde ins „Lazarett" geschickt und dort erschossen.[51]

Die Krankheit „Treblinka" zu haben, hieß also, nicht sagen zu dürfen, dass man krank sei. „Treblinka" wurde zu einem Oberbegriff, der weit mehr umfasste als „nur" die jeweilige Krankheit. „Treblinka zu haben" verdichtete die Erkenntnis, dass derjenige, der

---

49 Glazar (2008), S. 78.
50 Mit der Abkürzung „LTI" beziehe ich mich auf die philologischen Untersuchungen, die der Dresdener Romanistikprofessor Victor Klemperer, selbst bedroht von Deportation, im „Dritten Reich" betrieb, um den Besonderheiten der „Lingua Tertii Imperii" auf die Spur zu kommen. Euphemismen gehörten dazu. Klemperer (1946).
51 https://web.archive.org/web/20110915123456/http://www1.jur.uva.nl/junsv/excerpts/746004.htm (letzter Zugriff: 3.8.2022).

am Fleckfieber, an der Ruhr oder an sonst einer beliebigen Krankheit starb, gar nicht wirklich an dieser Krankheit, sondern vielmehr „an Treblinka" zugrunde ging. So ist es denn nur konsequent, dass das Wort „Treblinka" weit mehr bezeichnete als eine spezifische, in medizinischen Lehrbüchern verzeichnete Krankheit. Glazar schreibt:

> Es häufen sich die sonnigen Tage, in denen der Teer von den Dächern der Baracken tropft und staubiger Sand von „drüben", vom „Totenlager" herüberweht. Würgende Hitze liegt über Treblinka. Die kleinste Verletzung, schon ein Kratzer, eitert sofort, *weil sich an allem, was du anfasst, schon der Tod festgesetzt hat.* Du hast Wasser in den Beinen *und Treblinka im Blut.* Weißt du, woran du das erkennst? Irgendwo am Körper, meistens an den Beinen, bildet sich ein kleines weißes Bläschen mit einem schwarzen Punkt in der Mitte. Nach ein paar Tagen ist ein nässendes Geschwür daraus geworden, ein zweites, drittes, viertes folgt. Wenn du mit dem Finger dir in das Bein drückst, *dann bleiben dort Vertiefungen wie im Schlamm stehen.*[52]

Hätte Normalität geherrscht, hätte sich der Kranke als krank erkennen gegeben, also mit dem Recht auf Ruhe und ärztliche Hilfe rechnen dürfen und nicht mit der Reaktion auf die Krankheit, wie die SS sie zur Wirklichkeit machte. Weil Letztere eine Art „Gleichgewicht" zwischen Terror und Aufrechterhaltung der Überlebenshoffnung auf Seiten der Gefangenen herzustellen versuchte, um ihre Herrschaft als totale zu setzen, unterwarf sie Gesunde wie Kranke nicht nur dem Schlamm, der nach Regenfällen herrschte, sondern verlangte außerdem Exerzierübungen, durch die die „Selektion" der „Lebenstüchtigen" „wie von selbst" erfolgen werde. Glazar urteilt: „Draußen im normalen Leben wäre das Ganze eine gängige Übung für Sportler und Soldaten. Für die Leute in Treblinka mit ‚Treblinka' wird es zum Todeslauf."[53]

Die erneute Aufnahme und verdoppelnde Wiederholung des Wortes „Treblinka" als Krankheits- wie als Lagerbezeichnung („in Treblinka mit ‚Treblinka'") verdeutlicht, dass das, was an ärztlicher Kunst und Pflege in Treblinka geübt wurde, keineswegs allein der Krankheit an sich galt, sondern dem Vernichtungs-System, zu dem Epidemien aus Sicht der SS gleichsam als nützliches Akzidens gehörten. „So werden sie es also mit uns machen. Allmählich, stückweise werden sie uns durchsieben, damit wir nicht in Panik geraten, damit jeder noch die Hoffnung hätte, er werde unter denen sein, die überleben."[54]

Jüdische Ärzte und Pharmazeuten hingegen kämpften, wenn sie gegen die Fieberkrankheit „Treblinka" anzugehen versuchten, im Rahmen des Lagers von Treblinka. Zugleich war es aber auch so, dass sie gegen das Lager selbst vorgingen: Immerhin bemühten sie sich, einzelnen Gefangenen das Leben zu retten. Wenn man die Formulie-

---

52 Glazar (2008), S. 123. Hervorhebungen durch A. P.
53 Glazar (2008), S. 81.
54 Glazar (2008), S. 82.

rung von Glazar variierend aufnehmen will, hieße das hier: *„gegen* Treblinka, obwohl *in* Treblinka".

Glazar selbst hatte zunächst das Glück, gesund zu bleiben und die Entwicklungen um sich herum beobachten zu können:

> Einen Tag lang, zwei, drei Tage liefen Leute mit Bündeln auf dem Rücken zur Rampe und wieder zurück in die Baracken, wo die sortierte Ware bis zum Dach gestapelt war. Mit Fieber bis vierzig Grad simulierten sie Gesundheit, Kraft und Einsatzfähigkeit. Einige brachen von selbst zusammen, einigen haben die SS- und Wachmänner nachgeholfen. Gut an dieser Hetze war, dass einer am Abend, wenn er auf die Pritsche hinfiel, kein Hungergefühl mehr hatte.[55]

Das unpersönliche „einer", mit dem Glazar die „Vorteile" der allgemeinen Erschöpfung beschreibt, ist in sprachlicher Hinsicht ein Indiz für das Gemeinschaftsgefühl, das, quer zu der „Aussiebung" durch die SS, zwischen den Gefangenen weiterbestand. Schon bald war dann aber auch Glazar selbst von der Epidemie betroffen. Er berichtet von dieser Erfahrung im Präsens, so als wäre die Vergangenheit plötzlich gegenwärtig:

> Durchfroren von schneller Fahrt kehren wir ins Lager zurück. Nicht einmal essen kann ich, und gleich nach dem Appell lege ich mich auf die Pritsche. Eine Erkältung wird es sein. Karl geht es ähnlich. Bald packt mich Fieber und in der Nacht werde ich vom Schüttelfrost wach. Beim Morgenappell, als uns der Regen auf die kahl geschorenen Köpfe trommelt und ich mir den fiebrigen Mund ablecke, erfahren wir, dass heute Sonntag nur am Vormittag gearbeitet wird und am Nachmittag frei ist. Es wird das erste Mal seit Weihnachten sein, dass wir wenigstens einen halben Tag nicht arbeiten müssen ...[56]

Glazar berichtet weiter, er habe, unterstützt durch Freunde und Mitgefangene, Arbeitsfähigkeit zu simulieren versucht, als dieser eine halbe Tag der Ruhe vorüber war. Die Arbeit trotz des Fiebers habe jedoch einer tagelangen Qual entsprochen.

> Hin und her schleppen wir uns mit der Trage, voll geladen mit schwerem, nassen Sand. Oben wird sie gefüllt, unten kippen wir sie um, und wiederum nach oben, nach unten. Der Wind treibt den anhaltenden dichten Regen fast waagerecht über den Platz und bläst gleichzeitig feinen Sand mit, der auf dem durchnässten Gesicht haften bleibt; er dringt in die Nase, in den Mund, in die Augen, reibt sich in die Haut, im Nacken, unter dem Tragriemen und zischt um die Ohren herum. Neuer Schub, ich beuge mich zu dem Halter der Trage, und als ich mich mit der Last ruckartig aufrichte, hämmert mir das steigende Fieber im Kopf. Ich tappe in dem nassen, fließenden Sand und spüre kaum noch den Hieb, der

---

55 Glazar (2008), S. 84.
56 Glazar (2008), S. 111.

mich weitertreibt. Ich lecke mir die Lippen ab und hab den Mund voll Sand. Sand, lauter Sand, dieser ist vielleicht von drüben, so fein, durchmischt mit Asche.[57]

In Bezug auf die Krankheitsbezeichnung „Treblinka" ist diese Passage von besonderer Bedeutung, weil sie die räumliche Trennung zwischen den beiden Lagerteilen radikal aufhebt. Das „Ich", das hier trotz „Treblinka" zu arbeiten und zu überleben versuchte, sah sich eins werden mit dem Sand „von drüben", war also nicht nur äußerlich bedeckt mit dem Tod von hunderttausendfach Vergasten, deren Körper „drüben" komplett zum Verschwinden gebracht werden sollten; vielmehr seien, so Glazar, Sand und Asche in all seine Körperöffnungen gedrungen. Das wirkt, als sei erst in diesem Moment die „wahre" Krankheit erkannt und am eigenen Körper erfahren worden: der Umstand, dass in der Last des Sandes, den er im Wortsinn tragen musste (nämlich auf einer Trage), auch die Last als Krankheit in ihm aufstieg, die im Genozid selbst lag.

> Am achten Tag des rasenden Fiebers war es aus mit dem Kampf, aus mit dem Schwören, dass ich aushalte. Gegen Abend schnellte mir aus dem geöffneten Mund die Zunge heraus und ich konnte sie nicht mehr zurückholen. Dann ging es darum, sich durch den Abendappell zu schleusen. Beim „Antreten" hielt jemand hinter mir den Arm und die Handfläche so gestreckt, dass ich mich mit dem Rücken anlehnen konnte. Von vorne konnte man es nicht sehen.[58]

Mit diesen Worten beendet Glazar den Bericht über die ersten Tage seiner Krankheit, die, dank der Handfläche, die ihn von hinten stützte, dann doch ins „Revier" führte – und nicht ins „Lazarett".

Dankbarkeit

Die Dankbarkeit, die Glazar dem Arzt Rybak und seinem „Mediker", dem Pharmazeuten Robert Altschul[59], gegenüber ausspricht, zeichnet sich erzählerisch schon ab,

---

57 Glazar (2008), S. 111.
58 Glazar (2008), S. 114. Von der „anderen" Lagerhälfte berichtet der Überlebende Jankiel Wiernik, der bei der Organisation des Aufstands eine entscheidende Rolle spielte, dass schon eine bestimmte Körperhaltung den Verdacht erregen konnte, die betreffende Person sei krank: „Nous devions nous tenir bien droit, car au moindre mouvement d'inclinaison, nous étions fuillés pour inaptitude au travail." („Wir mussten uns wirklich aufrecht halten, denn wenn wir auch nur ein wenig gebückt waren, wurden wir, da als unfähig zur Arbeit eingestuft, erschossen.") [Übersetzung: A. P.] Wiernik (2014), S. 63.
59 Den Zufällen, denen Robert Altschul den Umstand verdankt, nicht sofort vergast worden zu sein, widmet Glazar längere Passagen seines Buches. „Robert Altschul fiel bei der Ankunft unseres Transports durch etwas ganz anderes auf. Fast alle im Transport hatten irgendwelche Strapazierkleidung an – Stiefel oder hohe Schnürschuhe, Sporthose, Jacke, Mütze. Robert trug einen breitkrempigen Hut auf dem Kopf, einen städtischen Anzug mit Mantel und Halbschuhe an den Füßen. Den Regenschirm hatte er nicht am Koffer angebunden, hielt ihn in der Hand. Wenn Robert alt gewesen wäre, wäre an ihm nichts Auffälliges gewesen.

bevor von der eigenen Fleckfieber-Erkrankung die Rede ist. Wie andere Zeugen auch hebt Glazar stets von neuem hervor, unter welch schwierigen Bedingungen der Arzt seine Arbeit tat.

Immer wieder sei die Unterscheidung zwischen „Kranken" und „Gesunden", so ein Überlebender, der 1946 in Jerusalem von einem jüdischen Rettungskomitee zu seinen Erlebnissen befragt wurde, durch den SS-Mann Miete erfolgt, was de facto einer Verurteilung des Arztes zur Ohnmacht gleichkam.

> Le subordonné [de Küttner] Miete passait et repassait toute la journée dans les rangs des „travailleurs" et les scrutait de son regard perçant: malade? Pas malade? A chaque fois qu'il allait partir en congé, il faisait le compte des jours où il serait absent et sous prétexte „de mesure prophylactique" (de mesure contre les épidémies) il envoyait d'un coup plusieurs dizaines de personnes au Lazarett – à la mort.[60]

> (Der Untergebene [von Küttner], Miete, ging den ganzen Tag über stets von neuem durch die Ränge der „Arbeiter" und prüfte sie mit seinem stechenden Blick: Krank? Nicht krank? Immer, wenn er in die Ferien fuhr, zählte er die Tage seiner Abwesenheit und schickte unter dem Vorwand, „prophylaktische Maßnahmen" (gegen die Epidemien) zu treffen, mit einem Schlag mehrere Dutzend Personen auf einmal ins Lazarett – in den Tod.) [Übersetzung: A. P.]

Anders als die anderen Gefangenen habe Rybak durch einen Beschluss der SS praktisch Tag und Nacht arbeiten müssen.

> Miete und Küttner fallen gemeinsam in die Revierstube. Kiewe fragt Rybak, ob zur Pflege der Kranken drei Leute nötig seien, Rybak entgegnet schwach, die zwei, Robert und noch ein Gehilfe, arbeiteten tagsüber und er selber vorwiegend in der Nacht. Küttner wendet sich Miete mit den Worten zu: „Der will wohl so was wie Nachtschicht einführen",

---

Alte Leute gingen eben so zivil gekleidet in den Transport. Robert aber wirkte alt-jung. So stand er auf dem Entkleidungsplatz, vielleicht in der Nähe von Karl Unger, dessen Körper abgehärtet und gebräunt war durch die frühere Arbeit in den Olmützer Ziegeleien. Langsam und sorgfältig legte Robert seinen Regenschirm zur Seite, nahm den Hut vom Kopf mit dem vorzeitig schütteren Haar und rieb sich vor Kälte die blasse Haut. Ein jüdischer Intellektueller, der sich in Prag ausschließlich zwischen der medizinischen Fakultät, dem Kaffeehaus, dem deutschen und tschechischen Theater und seiner Junggesellenwohnung bewegt hatte. Jetzt kann er sich selbst nicht richtig erinnern, wie es sich eigentlich zugetragen hat. Ob sie zuerst bemerkten, wie sorgfältig und arglos er beim Entkleiden zum ‚Bade' vorging, wie sie ihn herausholten und dann fragten, was er von Beruf sei – oder ob sie zunächst fragten, wer was mit Medizin und Medikamenten zu tun hätte – und als er sich meldete, er sei ‚Mediker', sie ihn zur Seite stellten. Solch einen haben wir da noch nicht. Medikamente, von denen es nach jeden ‚reichen' Transporten große Mengen gibt, soll er sortieren. Das Rigorosum, das Robert zum Abschluss seines Medizinstudiums noch fehlte, wird er nun nicht mehr ablegen können. Sein Fall zeigt, dass es das Zusammenkommen von zufälligen Begebenheiten ist, die einen einzelnen aus der Reihe hinausstellen." Glazar (2008), S. 29 f.
60 Ha Shoah Miparachat (1946), S. 170, zit. n. Hausser-Gans (2016), S. 206.

und entscheidet, dass vom nächsten Tag an Robert, „Der Mediker", wieder zum Sortieren der Medikamente in die „B-Baracke" zurückkehren soll.[61]

Der willkürliche Eingriff der SS in den Personalbestand der „Revierstube" zeigt, dass in Treblinka keine klare Unterscheidung zwischen ärztlicher und pflegerischer Tätigkeit bestand. Weil der Arzt fast keine Hilfsmittel zur Verfügung hatte, reduzierte sich seine Hilfe notwendigerweise auf Pflegeleistungen. Dazu gehörte zum Beispiel die Organisation zusätzlicher Nahrung. Was ihm trotz der Überlastung des einzig verbleibenden Arztes auf seinem Krankenbett das Leben gerettet habe, schreibt Glazar, seien symbolische Gesten der Menschlichkeit gewesen, die von außen, nämlich durch Freunde, die keinerlei medizinische Kenntnisse hatten, die „Revierstube" belebten:

> Mehr wie im Traum als in Wirklichkeit erblickte ich zeitweilig Rudi, wie er mir auf der Pritsche etwas zurechtmachte. Am einprägsamsten sehe ich vor mir Davids blasses, knochiges Gesicht – damals, als er mir zwei verhutzelte Äpfelchen in die Hand legte –, wie er sich, auf der Pritsche kniend, zu mir beugte, mich auf die Stirn küsste, und weg war er. Zwei runzlige greise Äpfelchen, so klein, dass sie beide auf einer Handfläche Platz hatten, und ein Kuss auf die Stirn anstatt ein Schlag ins Genick. Fast habe ich den Kuss als einen Schlag empfunden – so ungewohnt, so sonderbar. Ich konnte nicht ahnen, dass es damals in der Mittagspause ein Abschied für immer sein sollte. Am Nachmittag sollte es losgehen, und die Kranken in der Revierstube, die ganz schwachen Naturen und natürlich die Zuträger durften von alledem nichts wissen.[62]

Der letzte Satz bezieht sich auf den Plan zum Aufstand, der jedoch verschoben werden musste, so dass sich Glazar, anders als der Freund David befürchtet hatte, an ihm beteiligen konnte. Als es ihm wieder bessergegangen sei und er das „Revier" habe verlassen können, habe er innerlich eine lange Dankesrede an den Arzt Rybak gerichtet, der ihm durch die Aufbesserung der Suppe aus eigenen Beständen sowie durch seine Menschlichkeit zum Leben zurückverholfen habe: „Kein Wort davon sagte ich. Nur in dem Takt, in dem das alles durch meinen Kopf läuft, zupfte ich an Rybaks besudeltem Kittel, irgendwie lächle ich dabei, weil Rybak auch ein wenig lächelt."[63]

Die extreme Zurückhaltung, die sich aus der Mimik der beiden Männer – dem Retter und dem geretteten Patienten – ablesen lässt, ist als wesentlicher Teil einer Wirklichkeit zu werten, die von Seiten der Gefangenen gegen die Übermacht der Täter gerichtet wurde. So ohnmächtig und ambivalent vieles an der Pflege im „Revier" auch bleiben musste – die Spielräume waren notwendigerweise eng –, so sehr manifestierte sich gerade bei älteren Gefangenen, deren Familien gleich nach der Ankunft „drüben" vergast worden waren, der Wunsch, den jungen Mitgefangenen zum Überleben zu ver-

---

61 Glazar (2008), S. 84.
62 Glazar (2008), S. 115.
63 Glazar (2008), S. 116.

helfen. Dies bedeutete auch, dass einstige Familienväter den klaren Entschluss fassten, während des Aufstands „bei den Ihren" zu bleiben, d. h. den eigenen Tod in Kauf zu nehmen, um die Chance der Jüngeren, dem Lager zu entkommen, zu erhöhen. Die Treue den toten Verwandten gegenüber verband sich mit einer Unterstützung für die Mitgefangenen, die noch auf ein Leben „draußen" hoffen konnten.

Fazit

Wenn man Pflege als die Schnittstelle zwischen dem zu Pflegenden und der Ärzteschaft definiert, ist mit Blick auf Treblinka festzustellen, dass zumindest ab dem Moment keine Rede mehr von diesem „Zwischenglied" sein konnte, als der Arzt Rybak völlig allein für die Patienten seiner „Revierstube" verantwortlich zeichnen musste. Er hatte alle Aufgaben gleichzeitig zu übernehmen, und zwar tags wie nachts: Der pflegerische Aspekt verband sich mit dem ärztlichen, jede klare Trennung zwischen beiden Bereichen sah sich außer Kraft gesetzt. Pflege über einen Mann hinaus konnte stets nur auf informelle Weise erfolgen, nämlich durch die Solidarität anderer Häftlinge, die in pflegerischer Hinsicht generell Laien waren – in ihrem Bewusstsein von dem, was Treblinka bedeutete, hingegen Repräsentanten der Bereitschaft, die winzigen Freiräume, die sich im Tötungsapparat auftaten, für die Vorbereitung eines kollektiven Aufstands zu nutzen.

Die Solidarität mit den Kranken hatte also nicht so sehr die Gesundung des Einzelnen zum Gegenstand, sondern vielmehr die Störung, ja Außerkraftsetzung der Mordmaschine selbst. In dieser Hinsicht bedeutete die Pflege von Kranken, die am „Treblinka"-Fieber litten, weniger eine Pflege, die sich gegen das Fieber wandte, sondern, weit darüber hinausgehend, eine, die Treblinka als Ort und Wirklichkeit zum Verschwinden bringen wollte. Heilung von „Treblinka" (als Krankheitsbezeichnung verstanden) bedeutete Beseitigung von Treblinka als Vernichtungsindustrie. Gegen „Treblinka" zu sein, hieß für die Häftlinge, den Gedanken von Rache und Freiheit nicht untergehen zu lassen.

In dieser Hinsicht hat also die „Routine", die sich bei der SS bezüglich der Tötungen ergab und kranke Häftlinge als ein bloßes Effizienz-Defizit für den Gesamtapparat interpretierte, durch den Beistand, den Häftlinge ihren Mitgefangenen gewährten, wenigstens in Ansätzen eine Einschränkung erfahren. So gering die Freiräume der Aufständischen auch waren, so lässt doch gerade das Höchstmaß an Zwang, das den Gefangenen widerfuhr, die Bedeutung auch der kleinsten Gesten ermessen, die von Einzelnen wie von der Gruppe gewagt wurden.

Bibliographie

Veröffentlichte Quellen

Donat, Alexandre: The Death camp Treblinka. A documentary. New York 1979.

Glazar, Richard: Die Falle mit dem grünen Zaun. Überleben in Treblinka. Hamburg; Münster 2008.

Rajzman, Samuel: Zeugenaussage während der Nürnberger Prozesse (1946), online unter http://www.zeno.org/Geschichte/M/Der+N%C3%BCrnberger+Proze%C3%9F/Hauptverhandlungen/Neunundsechzigster+Tag.+Mittwoch,+27.+Februar+1946/Nachmittagssitzung (letzter Zugriff: 3.8.2022).

Roussel, David: L'univers concentrationnaire. Paris 1947.

Willenberg, Samuel: Révolte à Treblinka. Paris 2004.

Literatur

Benz, Wolfgang: Dimension des Völkermordes. München 1996.

Diner, Dan: Zivilisationsbruch. Denken nach Auschwitz. Frankfurt/Main 1988.

Ha Shoah Miparachat. Jerusalem 1946 [in hebräischer Sprache].

Hausser-Gans, Michèle: Treblinka 1942–1943. Lieu paradigmatique de la „Solution Finale" de la Question juive: Rendre compte des limites de l'extrême. Essai de réinscription dans l'histoire. Université de Strasbourg 2016, online unter https://www.theses.fr/2016STRAG012.pdf (letzter Zugriff: 3.8.2022).

Hilberg, Raul: Die Vernichtung der europäischen Juden. 3 Bde. Frankfurt/Main 1990.

Hofmann, Christian: Die Treblinka-Prozesse [o. J.], veröffentlicht auf https://www.zukunft-braucht-erinnerung.de/die-treblinka-prozesse/ (letzter Zugriff: 3.8.2022).

Holtzman, Ada: „We remember Treblinka!", URL: http://www.zchor.org/treblink.htm (letzter Zugriff: 12.10.2022).

Klemperer, Victor: LTI. Aus dem Notizbuch eines Philologen. Leipzig 1946.

Klüger, Ruth: Weiter leben. Eine Jugend. Göttingen 1994.

Lanzmann, Claude: Shoah. Paris 2001.

Lubling, Yoram: Twice Dead. New York u. a. 2007.

Peiter, Anne D.: Träume der Gewalt. Studien der Unverhältnismäßigkeit zu Texten, Filmen und Fotografien. Nationalsozialismus – Kolonialismus – Kalter Krieg. Bielefeld 2019.

Sereny, Gitta: Au fond des ténèbres. Un bourreau parle. Franz Stangl, commandant de Treblinka. Paris 2013.

Snyder, Timothy: Terres de sang. Paris 2014 (E-Book).

Treblinka Roll of Remembrance (2006), URL: http://deathcamps.org/treblinka/Roll%20of%20 Remembrance.html (letzter Zugriff: 3.8.2022).

Webb, Chris; Chocholatý, Michal: The Treblinka Death Camp. History, biographies, remembrance. Stuttgart 2014.

Wiernik, Jankiel: Une année à Treblinka. Paris 2014.

Film

Lanzmann, Claude: Shoah (F 1985)

Internet

https://muzeumtreblinka.eu/en/informacje/rajzman-samuel/ (letzter Zugriff: 3.8.2022)

https://phdn.org/archives/holocaust-history.org/german-trials/treblinka-urteil.shtml (letzter Zugriff: 3.8.2022)

https://web.archive.org/web/20110915123456/http://www1.jur.uva.nl/junsv/excerpts/746004.htm (letzter Zugriff: 3.8.2022)

https://wienerholocaustlibrary.org/object/104947/ (letzter Zugriff: 3.8.2022)

„Wir haben viele verloren, aber vielleicht können wir einige bewahren."
Herta Grandts Innenansichten aus der Leipziger Psychiatrie während der „Euthanasie" im Roman „Eine Handvoll Erbarmen" (1964)

BEATE MITZSCHERLICH

Einführung

Die Geschichte der „Euthanasie" und die Beteiligung von Pflegenden daran ist schon länger Gegenstand der Pflegegeschichte. Insbesondere Hilde Steppe und ihre Frankfurter Kolleg:innen haben dazu viel geforscht und veröffentlicht[1], Ulrike Gaida hat zahlreiche Quellen für den Unterricht zusammengestellt[2]. Neben offiziellen und Verwaltungs-Dokumenten, die die versuchte „Gleichschaltung", die organisatorische und ideologische Einflussnahme auf die kirchlichen und selbständigen Schwesternschaften widerspiegeln, finden sich dort v.a. Aussagen von Pflegenden aus den wenigen strafrechtlichen Aufarbeitungen der Patiententötungen.[3] In diesen rechtfertigen sich Pflegende zumeist damit, ausschließlich auf ärztliche Anordnung und somit in einem angenommenen oder vorgegebenen gesetzlichen Rahmen gehandelt zu haben. Im Zusammenhang mit diesen Strafverfahren und auch einigen später erhobenen Zeitzeugeninterviews werden im Wesentlichen Rechtfertigungsfiguren und nur sehr vereinzelt die damit verbundenen inneren Konflikte der Pflegenden sichtbar. Auch der Widerstand gegen inhumane Anordnungen erscheint pflegegeschichtlich bisher unterbelichtet und beschränkt sich auf einige herausragende Personen aus kirchlichen Institutionen – oder aber er war tatsächlich sehr selten.

---

1 Steppe (2020).
2 Gaida (2006).
3 Steppe/Ulmer (2014).

Freilich bleibt nach wie vor die Frage, wie die ja eigentlich auf Fürsorge gegenüber den Kranken sozialisierten Pflegenden ärztlichen Anordnungen folgen konnten, die dieser Fürsorge erkennbar widersprachen, bzw. wie sie sich an Erfassung, Verlegung, „Niederführung", der Hunger- und Medikamenten-„Euthanasie", der Täuschung oder gar Vernichtung ihrer Patienten beteiligen konnten: Welche strukturellen und individuellen Rahmenbedingungen führten dazu, dass sich die Mehrzahl der Pflegenden stillschweigend oder zähneknirschend, vielleicht aber auch ganz und gar gleichgültig oder sogar überzeugt an dieser „Aufgabe" beteiligte oder sich zumindest nicht offen dagegen wehrte? Haben sie, wie etliche hinterher beteuerten, nichts gewusst? Auch nichts geahnt? Nichts wissen wollen? Und wenn sie erkannt haben, woran sie sich beteiligen, was hatte das für Konsequenzen?

Ich stütze mich in diesem Beitrag auf eine literarische Quelle, den Roman „Eine Handvoll Erbarmen"[4], den Herta Grandt, die 1929 ihr Staatsexamen als Krankenschwester ablegte und bis 1941 in der Psychiatrischen Universitätsklinik Leipzig arbeitete, 1964 veröffentlichte. Die Autorin hatte bereits in den 1930er Jahren einige Gedichte publiziert, trat aber erst nach dem Krieg mit Romanen, Erzählungen und einem Gedichtband stärker in Erscheinung. Der Roman „Eine Handvoll Erbarmen", der als ihr Hauptwerk betrachtet werden kann, beschreibt aus der Perspektive der 29-jährigen Schwester Jacoba ihre Arbeit in einer psychiatrischen Heil- und Pflegeanstalt in den Jahren 1940/41 und ihren mühsamen und sehr langwierigen Prozess der Bewusstwerdung der Patientenmorde. Es gibt für diesen Roman eine Vorarbeit: die Erzählung „Die Nacht nach Frau Kreuzbinders Tod" von 1948.[5] In dieser ist die Figur der Krankenschwester, hier Friderika genannt, und deren Haltung zum „nicht produktiven" Kranken noch anders, nämlich deutlich identifizierter mit der NS-Ideologie, ausgestaltet. Sie vertritt, dass einer hinfälligen Patientin ein Herzmedikament verweigert wird, das ihr Leben hätte retten können, weil es für Soldaten dringender gebraucht würde. In beiden Texten spielt die Liebesbeziehung zu einem die Patiententötungen ablehnenden Arzt eine wichtige Rolle. Während in der Erzählung aber das einzelne Ereignis, der vermeidbare Tod einer epileptischen Patientin, der Medikamente versagt wurden, und die Auseinandersetzung darüber zentral ist, zeichnet der Roman in sehr ausführlicher und detaillierter Weise den „Alltag in der Anstalt" nach. Die Beschreibung zahlreicher Patientenschicksale, alltäglicher Abläufe und Behandlungspraktiken sowie interner Strukturen der Klinik ist pflegegeschichtlich höchst interessant.

Natürlich ist ein Roman keine im engeren Sinn seriöse historische Quelle, sondern in erster Linie Fiktion, und das Dargestellte ist keinesfalls für eine hundertprozentige Wiedergabe der Realität zu halten. Es ist aber davon auszugehen, dass Herta Grandt nach mehr als zehnjähriger Berufstätigkeit die Abläufe in einer psychiatrischen Klinik

---

4 Grandt (1964).
5 Grandt (1948).

sehr gut kannte, dass die beschriebenen Patienten und deren Angehörige lebende – oder später in den Vernichtungsanstalten getötete – Vorbilder hatten und auch die Art und Weise der Kommunikation zwischen Pflegenden und Ärzten der Wirklichkeit „nachgestellt" wurde. Die „Schwächen" des Romans in literarischer Sicht – detailreiche, oft ausufernde Beschreibungen von Patientenschicksalen, Behandlungsabläufen und pflegerischen Interaktionen – sind in ethno- bzw. historiographischer Sicht „Stärken" und zeigen den „Alltag in der Anstalt". Literarische oder journalistische Quellen als Ausgangspunkt einer historischen Auseinandersetzung mit der Psychiatrie zu nutzen, ist u. a. im Umfeld der Aufarbeitung der DDR-Psychiatrie bereits mehrfach gemacht worden.[6]

Ob die dargestellten inneren Dialoge der Krankenschwester Jacoba dem entsprechen, was Herta Grandt als Psychiatrieschwester schon 1940/41 gedacht und gefühlt hat und was sie dann möglicherweise 1941 dazu bewogen hat, ihren Beruf und die Stadt Leipzig zu verlassen – oder ob das eine nachträgliche Reflexion aus den 1960er Jahren war, lässt sich ohne weitere persönliche Quellen der Autorin, die zum Zeitpunkt der Abfassung dieses Artikels nicht vorlagen, nicht rekonstruieren. Nachdem es unmittelbar nach Kriegsende eine erste, auch strafrechtliche Auseinandersetzung mit den Verbrechen gegeben hatte – die Nürnberger und Dresdner Ärzteprozesse 1947/48 –, die dann aber bald wieder verstummte, zumal viele der alten medizinischen und juristischen Eliten nahtlos Karriere in der Bundesrepublik machen konnten, kam es erst in den 1960er Jahren zum Wiederaufleben der Debatte im Zuge der Psychiatriekritik.[7] Herta Grandt hat die Debatte um die „Euthanasie"-Prozesse vermutlich verfolgt und ging in einem Briefwechsel mit Carl Zuckmayer explizit auf einen Beitrag zur aktuellen Psychiatriekritik aus der FAZ ein.

Eine Krankenschwester wird zur Autorin

Alle vorliegenden biographischen Daten zu Herta Grandt hat Stefanie Ewert, soweit auffindbar, in ihrer Diplomarbeit[8] rekonstruiert. Grandt wurde am 5. September 1907 in Karlshorst bei Berlin geboren. Ihre Mutter, eine Näherin, starb kurz nach der Geburt an Kindbettfieber. Mit ihrem Vater, einem musisch interessierten Eisenbahner, der Stiefmutter und einer Halbschwester wuchs sie in Bad Schmiedeberg an der Elbe in kleinbürgerlichen Verhältnissen auf. Die Landschaftsschilderungen der Elbmarsch und Beschreibungen der ärmlichen Verhältnisse der dortigen Landbevölkerung nehmen auch im Roman, in den Kindheitserinnerungen der Schwester Jacoba, einen breiten Raum ein. Allerdings erfindet sie ihrer Protagonistin im Roman einen Vater, der als Armen-

---

6 Müller (2018); Müller/Rotzoll/Beyer (2020).
7 Mitscherlich/Mielke (1960).
8 Ewert (2000).

arzt unermüdlich über Land fährt und medizinische Hilfe leistet sowie durch seine kluge, empathische Art ihren Blick auf das Leben und die ärmeren Patienten prägt.

Nach ihrer Schulzeit begann Herta Grandt eine Ausbildung zur Krankenschwester, arbeitete ab 1927 in der chirurgischen Abteilung der Leipziger Universitätsklinik und wechselte nach ihrem Staatsexamen (1929) ab 1930 in die Universitätsnervenklinik. Seit April 1925 wurde diese von Paul Schröder geleitet, einem Psychiater, der trotz zumeist somatisch-pharmakologischer Therapieverfahren die biographisch-soziale Annäherung an die Kranken suchte und eine eigenständige „Abteilung für jugendliche Psychopathen" aufbaute. Die Entwicklung zu einer biographisch und soziogenetisch orientierten Psychiatrie hatte bereits unter dem vorherigen Leiter, dem allerdings nur für drei Jahre in Leipzig und später in München wirkenden Oswald Bumke, eingesetzt. Aufgebaut wurde die Universitätsnervenklinik ab 1882 von Paul Flechsig, einem – wie andere Psychiater dieser Zeit – Geisteskrankheiten vorwiegend als Hirnkrankheiten verstehenden Arzt. Sie lag damals am Rande des Klinikviertels (Johannisallee 1) in der Nähe der Innenstadt und wurde bis in die 1920er Jahre hinein baulich erweitert. Das zweiflügelige Gebäude mit getrennten Trakten für Frauen und Männer sowie Abteilungen für sehr arbeitsfähige ruhige, halbunruhige und unruhige (laute und gewalttätige) Kranke wurde am 4. Dezember 1943 bei einem Bombenangriff vollständig zerstört.[9]

Zu diesem Zeitpunkt hatte Herta Grandt den Pflegeberuf bereits aufgegeben und war mit ihrer Freundin Charlotte Berke, die in Leipzig Graphologie studiert und 14 Jahre lang im Kinder- und Jugendbereich der Universitätsklinik gearbeitet hatte, nach Lenzkirch im Schwarzwald gezogen. Grund dafür war vermutlich eine Lungenkrankheit und die ärztliche Empfehlung, sich dauerhaft in 800 Meter Höhe aufzuhalten. Eine solche Diagnose würde auch erklären, wie es ihr gelang, 1941, mit erst 34 Jahren, den Dienst zu quittieren (und aus dem damit verbundenen Beamtenverhältnis auszuscheiden) – was während des den allgemeinen Pflegenotstand verschärfenden Krieges auch für die vorher üblicherweise bei einer Eheschließung ausscheidenden Schwestern eher schwierig war.[10]

In Lenzkirch lebte Herta Grandt als freie Autorin, die – allerdings erst ab 1948 – zahlreiche Romane, Erzählungen und einen Gedichtband veröffentlichte und mehrere Lyrikpreise sowie ein persönliches Stipendium von Carl Zuckmayer erhielt. Zuckmayer wurde für sie zum wichtigen Mentor, Förderer und Gesprächspartner. Gustav Heinemann schlug sie, nachdem er im Urlaub ihren Roman „Eine Handvoll Erbarmen" gelesen hatte, für das Verdienstkreuz am Bande des Verdienstordens der Bundesrepublik Deutschland vor, das ihr am 26. Mai 1972 auch verliehen wurde.

Herta Grandt starb am 18. Februar 1985 in Lenzkirch im Altenheim, wohin sie mit Charlotte Berke nach dem Verkauf ihres Hauses aus Altersgründen umgezogen war.

---

9 Angermeyer/Steinberg (2003).
10 Gaida (2006).

Rahmenbedingungen der Anstaltspflege

Der Kontext der Anstalt, den Herta Grandt in ihrem Roman entwirft, ist nicht der einer psychiatrischen Universitätsklinik, in der vorwiegend akut kranke Patienten behandelt wurden, sondern der einer Heil- und Pflegeanstalt, in der vorwiegend chronisch kranke, ältere, ärmere und immer wieder erkrankende Patienten aufgenommen wurden. In Leipzig war das reale Vorbild dafür vermutlich die ab 1901 im Pavillon-stil errichtete Landesheil- und Pflegeanstalt Dösen am südöstlichen Stadtrand. Herta Grandt kannte sie vermutlich recht gut, da die Universitätsnervenklinik bei Bedarf Patienten binnen 24 Stunden dahin verlegen konnte.

Die Protagonistin, Schwester Jacoba, arbeitet als leitende und einzige Krankenschwester auf der Station für unruhige Frauen, die mit 52 Patientinnen „bis auf das letzte Bett" belegt ist. Es existieren zwei Wachsäle, einer davon für sehr unruhige Frauen, in dem es keine Stühle und Nachttische, sondern nur Betten und an der Wand Waschbecken und Spülklosetts gibt. Daneben sind noch ein „Gartenzimmer" für etwas ruhigere Patientinnen, die ehemalige „Zelle", die allerdings vorwiegend als Einzelzimmer für Schwerstkranke und Sterbende genutzt wird, und ein Dauerbad vorhanden, in das Patientinnen nicht nur zu Beruhigungsbädern, sondern gelegentlich nachts auch zum Sterben gebracht werden. Zudem gibt es ein – für die hohe Belegung – zu kleines Dienstzimmer, in dem nicht nur Behandlungen stattfinden, sondern das sich Arzt und Schwester auch „für den Schreibkram" teilen, in dem die Instrumente sterilisiert und aktuelle Patientenakten gelagert werden. Die angelernten Pflegerinnen oder auch „Mädchen", die für die Betreuung, Grundpflege, Botengänge und Hauswirtschaftliches zuständig sind, können zur Assistenz kaum herangezogen werden, da sie mit ihren Aufgaben schon ausreichend ausgelastet sind. Neben dieser Frauenstation wird auch das „Kinderhaus" beschrieben, in der sich die befreundete Schwester Teresa (Vorbild: Charlotte Berke?), die im Roman als Patentante von Jacoba beschrieben wird, in aufopfernder Weise um geistig behinderte, missgebildete und von ihren Familien aufgegebene Kinder kümmert. In einer Nebenerzählung wird auch das Männerhaus für neurologisch Kranke geschildert, in dem die energische Schwester Marie („Mariechen") das Kommando führt und sich in besonderer Weise um einen aufgrund eines neurologischen Tumors hochadipösen und fast bewegungsunfähigen Patienten, Dr. Bogner, kümmert, der als kritischer Journalist der Weimarer Republik von der Gestapo ein Schreibverbot erhalten hat.

Im Hauptgebäude wohnt nicht nur die Oberschwester, „das Oberminchen", eine preußische Adelige, die schon unter Geheimrat Frühwein, dem Gründer der Anstalt, die pflegerische Leitung innehatte und mit dem Oberpfleger Zangemann als Einzige an den Konferenzen der leitenden Ärzte teilnehmen darf. In diesem Haupthaus befinden sich auch das Labor, von dem aus die „braune" Laborschwester Kuni alles überblickt und ihre denunziatorischen Schritte plant, das Patientenarchiv, der Konferenzraum und Ärztezimmer.

Die Schwestern wohnen im Schwesternhaus bzw. in einer Dachetage, wo Jacoba ein kleines Stübchen mit Stuhl, Tisch, Bett und einem Bücherregal für sich hat. Sie besuchen sich gelegentlich, wenn sie Freizeit haben, und trinken Tee zusammen. Sie arbeiten täglich zwölf Stunden oder mehr und haben meist nur einen freien Nachmittag in der Woche. Sie essen gemeinsam Mittag, wenn der Dienst das zulässt, feiern Feste und treffen sich in der Kapelle der Anstalt. Auch die Ärzte wohnen, zum Teil mit ihren Familien, auf dem Anstaltsgelände; es gibt sogar einen Tennisplatz. Die Instandhaltung des großen Parks übernimmt der Gärtner Buchtel mit seinem Gehilfen Lobedanz, einem Patienten. Überhaupt sind ehemalige Patient:innen in vielen Bereichen der Anstalt, auch z. T. als Pflegerinnen, tätig und arbeitsfähige Patient:innen werden in Betreuung und Hauswirtschaft einbezogen.

Hauptpersonen, Beziehungen und Hierarchien

Das Spektrum der Pflegenden und Ärzte wird anhand einiger zentraler Protagonisten beschrieben. Das „Oberminchen", die Oberschwester, hat eine herausgehobene Position in der Pflegehierarchie und hat sich früher beim alten Chef, Geheimrat Frühwein, als Partnerin auf Augenhöhe erlebt, mit der er gemeinsam das Beste für die psychisch Kranken herausholen wollte und deren Rat und organisatorische Unterstützung für ihn unverzichtbar waren. Unter den neuen „politischen" Bedingungen ist ihre Position geschwächt und ihre Mitsprache, gerade hinsichtlich anstehender Verlegungen von Patienten, nicht mehr gewünscht. Sie hat nach wie vor zahllose Verwaltungsaufgaben, plant den Personaleinsatz, ermahnt nachlässige Schwestern und versucht in Personalkonflikten zu vermitteln. Sie wirkt aber „gestrig" und kann wenig ausrichten gegen das „Gift" der NS-Ideologie („des neuen Denkens"), das auch in die Schwesternschaft einsickert und zu Diskussionen über „lebens(un)wertes" Leben und die „Nutzlosigkeit" der Kranken führt. Sie kann auch Schwester Henriette nicht schützen, die sich weiter mit ihrem jüdischen Verlobten getroffen hat und sich, als sie, von Schwester Kuni denunziert, von der Gestapo abgeholt wird, suizidiert. Der Riss, der danach durch die Schwesternschaft geht, ist nicht zu kitten. Die blonde Laborschwester Kuni ist die Vertreterin des „neuen" (NS-)Denkens und der neuen Macht, wobei sie weniger als Überzeugungstäterin denn als kalte und herzlose Karrieristin, der im Grunde alles gleichgültig ist außer dem eigenen Aufstieg, dargestellt wird. Sie überwacht, denunziert, versucht Schwester Marie zu unüberlegten Ausbrüchen zu provozieren und sich mit dem karrieristischen Oberarzt Lackner, den sie als künftigen Chef antizipiert, zu verbünden. Daneben gibt es die als etwas dümmlich dargestellte Schwester Doris, die braune Propagandafloskeln genauso gedankenlos nachplappert wie christliche Sinnsprüche und gern das eine mit dem anderen verknüpft. Auch die Pflegerin Olga wird als mürrisch und abweisend gegenüber den Kranken geschildert, nachdem ihr Mann zur Front eingezogen wurde. Auf der anderen Seite stehen Jacoba, die als sehr fromm und stark religiös motiviert beschriebene Teresa und die gutherzige, aber aufbrausende Schwester Marie. Auch die einfache Pflegerin Gustel, deren Bruder nach der Machtübernahme der Nationalsozialisten im Konzentrationslager zusammengeschlagen wurde, lässt sich von der NS-Propaganda nicht täuschen und gibt oft sehr direkt wieder, was das Volk – auch in Bezug auf die Patientenverlegungen – denkt und spricht. Oberpfleger Zangemann, der sich auf den Konferenzen eher reserviert verhält, überwindet ebenfalls seine Zurückhaltung, wenn er sich über die schlechte Ernährung der Patienten beschwert, und versteckt den Gärtnergehilfen vor einem Transport. Dennoch erscheinen die Pflegenden zunächst als nicht eingeweiht in die Überlegungen und Entscheidungen der Ärzte bzw. erfahren Gerüchte über Verlegungen nur aus zweiter Hand, von den Angehörigen der Patienten. Als es auf einer Konferenz um die von den Ärzten auszufüllenden Meldebogen geht, wird der Oberpfleger hinausgebeten. Die Oberschwester folgt ihm unaufgefordert auf dem Fuß. Als er sich über den „Rausschmiß" echauffiert und fragt, wie sie das findet, erwidert sie: „Ich finde es sehr rücksichtsvoll."[11] Der Oberschwester erscheint es offensichtlich besser, in diese problematische „Verantwortung" der Ärzte nicht eingebunden zu werden.

Ähnlich werden das Verhalten und die Konfliktlinien in der Ärzteschaft geschildert. Der humanistische Anspruch des Anstaltsgründers Frühwein und die daraus abgeleitete Verpflichtung gegenüber den Patient:innen ist einer vergleichsweise ökonomischen und verwaltungsorientierten Sichtweise gewichen. Der jetzige Anstaltsleiter, Professor Weißmuth, ist vorwiegend mit der Verwaltung des Mangels und der Umsetzung immer neuer Gesetze und Richtlinien beschäftigt. Gelegentliche Vorstöße zur Verbesserung der baulichen Situation und der Versorgungslage der „unproduktiven" Patient:innen erscheinen angesichts der Kriegswirtschaft wenig aussichtsreich, Verhandlungen mit der Stadtverwaltung bezüglich der Kostensätze bleiben ergebnislos. Dr. Lackner als Oberarzt, der den Anstaltsleiter in seiner Funktion gern ablösen würde, konzentriert sich auf Forschungen und das Tennisspiel mit seiner Gattin, ähnlich wie die junge, sehr naiv wirkende Ärztin Fräulein Dr. Liesing (deren Fehler von den erfahrenen Krankenschwestern gnadenlos registriert werden). Beide vertreten auch öffentlich die NS-Ideologie einer „erbgesunden", produktiven Bevölkerung, scheuen aber zumeist (noch) den offenen Konflikt mit ärztlichen Kollegen. Auf der anderen Seite steht der zynisch wirkende Neurologe Dr. Bohr, der sich gegenüber den Patienten allerdings als zugewandt und aufmerksam erweist und in Konferenzen mit bissigen Kommentaren auf die eigentlichen Ziele der „Gesundheitspolitik" des Nationalsozialismus hinweist. Dr. Wolfram leitet Schwester Jacobas Station erst seit drei Monaten, nachdem sein Vorgänger Dr. Schneider auf Betreiben Lackners an die Front abkommandiert wurde. Den patientenbezogenen und auch persönlichen Austausch, den Ja-

---

11 Diese und alle weiteren Seitenzahlen für zitierte Passagen beziehen sich auf die Taschenbuchausgabe von Herta Grandts „Eine Handvoll Erbarmen", 1970 im Herder-Verlag erschienen. Grandt (1970), S. 86.

coba mit diesem geführt hatte, gibt es mit Dr. Wolfram nicht. Der neue Stationsleiter wirkt anfangs kühl und kontrollierend, gibt nichts Persönliches preis und behandelt auch die Schwester, deren Namen er nicht zu kennen scheint, unpersönlich und funktional. Er wirkt bedrückt, zurückgezogen, verbringt aber viel Zeit bei den Patientinnen und verhält sich diesen gegenüber sehr sorgsam. Die Gerüchteküche weiß, dass seine Frau in einer Lungenheilanstalt ist, gelegentlich bricht er überstürzt auf und bleibt mehrere Tage weg, um sie zu besuchen. Später stellt sich heraus, dass seine Frau selbst an einer Schizophrenie leidet und er sie in der Klinik eines Kollegen versteckt hat, weil er weiß, was staatlicherseits geplant ist. Er bemüht sich um die Patienten, versucht, möglichst viele zu ihren Angehörigen zu entlassen, obwohl ihr Zustand kaum gebessert ist, was Jacoba für fachlich nicht begründet hält. Sie stellt diese Entlassungen in Frage, muss sich aber den ärztlichen Entscheidungen beugen.

Patientenschicksale

Für die detaillierte Beschreibung der Patientinnen, die nicht nur in ihren Verhaltensauffälligkeiten, sondern auch mit der zugehörigen Lebensgeschichte und Angehörigensituation geschildert werden, nimmt sich Herta Grandt sehr viel Raum. Wenn man davon ausgeht, dass es sich mehrheitlich um chronisch erkrankte Langzeitpatient:innen handelt, lässt sich das typische, sehr diverse Klientel einer Verwahranstalt erkennen, mit unterschiedlichsten, nicht nur im engeren Sinn psychiatrischen Krankheitsbildern.

Als erste Patientin wird die altersdemente „Mutter Bartek" eingeführt, die sich in der Arbeit für ihre vier Kinder und das Geschäft aufgerieben hat und die auch in der Anstalt nicht zur Ruhe kommt, weil sie meint, noch für ihre Kinder sorgen zu müssen, von denen zwei bereits im Kindesalter verstorben sind. Ihr Sohn, der das Geschäft übernommen hat, besucht sie, wenn er Zeit hat, kann sie aber nicht nach Hause nehmen, weil die Arbeit ihm und seiner Frau keine Zeit dafür lässt. Frau Heiders, eine einst sehr schöne und bewunderte Schauspielerin, ist psychotisch und hat den Rückweg aus ihren Rollen nicht mehr gefunden, sie verletzt sich in Erregungszuständen selbst; ihr Gatte, ein ebenfalls berühmter Schauspieler, lässt sich nicht mehr sehen. „Mutter Gottschalk" ist an erblichem Veitstanz/Chorea Huntington erkrankt. Frau Gundermann, die Frau eines Gärtners, leidet zum wiederholten Mal an einer schweren endogenen Depression, aus der sie aber wieder hinausgelangt. Das alte Fräulein Ziergiebel, lange angestellt bei einem älteren Ehepaar, hat paranoide Ängste, dass sie verfolgt und vergast werden soll. Frau Puttlitz sieht sich als „Führerbraut" und nicht als Frau eines Kaufmanns, Fräulein Lüdich, „das Eidechslein", kann sich noch an ihre Jugend vor einem durch Meningitis verursachten Zustand erinnern. „Pudding", eine meist fröhliche, genäschige „Mongoloide" (Down-Syndrom), hat es von der Kinderstation zu Schwester Jacoba gezogen. Frau Blücher ist Gemahlin eines bekannten Fabrikanten und eine geborene Nathansohn, sie ist in einer katatonen Schizophrenie gefangen, für ihren Pflegeplatz gibt es eine private Stiftung. Frau Kornhase mischt in ihrem manischen Zustand nicht nur immer wieder die Station auf, sondern spricht auch gern unangenehme Wahrheiten aus, insbesondere in Bezug auf die zu erwartende Behandlung der Patienten. Ein Zugang ist auch „die alte Hoblern", eine „Schnapsjule", die sich nach dem Verlust aller ihrer Kinder nach allgemeiner Ansicht vor allem deshalb einliefern lässt, um warm und gut betreut über den Winter zu kommen. Das 16-jährige „Irmchen" wird mit schweren epileptischen Anfällen eingeliefert, die Mutter sorgt sich, dass sie, nachdem der Bruder der Patientin in Russland gefallen ist, auch ihr letztes Kind verliert. All diese Patientinnen und darüber hinaus beschriebene werden sehr detailliert in ihren Eigenarten und Verhaltensauffälligkeiten, aber dennoch liebevoll geschildert. Es ist wahrscheinlich, dass es für sie Vorbilder aus Herta Grandts Schwesternarbeit gab, von denen vermutlich viele den Nationalsozialismus nicht überlebt haben.

Behandlung

Die Psychiatrie der 1940er Jahre hatte tatsächlich wenig Handlungsmöglichkeiten außerhalb der Betreuung und Verwahrung der Patienten. Relativ neu war die Schockbehandlung, die auch bei Herta Grandt mehrfach beschrieben wird: Das Verabreichen von Cardiazol per Injektion in den Herzmuskel, was bei den Patientinnen einen Krampf auslöste und manchmal im Verlauf eine Besserung bewirkte, wurde selbst von erfahrenen Pflegenden wie Schwester Jacoba als „grausam" wahrgenommen, die Angehörigen mussten dieser Behandlung zustimmen. Epilepsien wurden teilweise mit Malariamedikamenten behandelt, ansonsten gab es nur kurzzeitig wirkende Beruhigungsmittel, und bei schweren Erregungszuständen wurden herzstärkende Substanzen verabreicht. In häufig entstehenden Notsituationen wird die Zusammenarbeit zwischen Arzt und assistierender Schwester als tatsächliches Hand-in-Hand-Arbeiten beschrieben; beide wissen, was zu tun ist, und machen das Nötige, fast ohne Absprache. Als Jacoba einmal vergisst, eine ärztliche Anordnung an die Pflegerin weiterzugeben, und diese daraufhin ein Herzmittel zu hoch dosiert, kann die Patientin gerettet werden; Jacoba hat aber Schuldgefühle und wird vom Arzt, der ihre Übersicht schätzt, längst nicht so hart gerügt wie erwartet. Der Hauptteil der berichteten psychiatrischen Pflege besteht aber im Gespräch mit den Patientinnen, dem Beruhigen, Trösten, Stabilisieren, Vermitteln von Hoffnung, gelegentlich auch Zurechtweisen, was in vielen kleinen dialogischen Szenen wiedergegeben wird.

Gerüchte über Verlegungen in Kliniken mit hoher Sterblichkeit

Über die Angehörigen der Kranken sickern Gerüchte in die Anstalt: Es sollen Patienten nach „Ibensee" verlegt werden, eine ältere, abgelegene Klinik mit schlechtem Ruf, vermutlich ein Synonym für die Einrichtungen in Zschadraß oder Waldheim, die in Sachsen als Zwischenanstalten dienten. Die Sterblichkeit in diesen Anstalten war höher, vor allem bei den dorthin verlegten Patienten.[12] Jacoba argumentiert gegenüber dem Sohn von „Mutter Bartek", dass eine Verlegung doch an sich nichts Schlimmes und der Zustand seiner Mutter stabil sei. Die Ängste von Fräulein Ziergiebel, vergast zu werden, belächelt und deutet man als Symptom ihrer Krankheit. Dr. Bohr macht die spitze Bemerkung, dass jetzt ja auch der Wahn mit der Mode gehe. Auch gegenüber dem Gärtner Gundermann, der sich um seine Frau sorgt („Es wird nur jetzt davon geredet, daß die Kranken vielleicht wegmüssen, verlegt werden"), redet Jacoba ihm die Sorgen aus. Er spielt auf die Anstalt „Hohlgarten" an: „Und wenn man dann noch so etwas hört, von Hohlgarten. Die Kranken sollen es da nicht gut haben, viele sollen sterben." Jacoba ist empört: „Es kann doch im Ernst niemand glauben, daß unseren Kranken in irgendeiner Anstalt etwas Böses geschieht." Sie verweist auf Pechsträhnen, Grippewellen, nicht jeder könne gerettet werden, „aber was sonst geredet wird – nein, niemals".[13] Im Nachhinein regt sie sich nochmals über das Gespräch auf und denkt über schlecht geführte, fachlich zurückgebliebene Anstalten nach:

> Den Pflegerinnen sträubten sich die Haare, als sie Besucher flüstern hörten, in Hohlgarten lasse man Patienten hungern bis zur Entkräftung, den Schwerkranken gebe man Betäubungsmittel in so hohen Dosen, daß sie nicht wieder erwachten.

> Ein barer Unsinn natürlich, denn auch die gleichgültigsten Ärzte waren noch keine Verbrecher, und auch das dümmste Personal würde sich hüten, bei derartigen Scheußlichkeiten mitzutun. [...]

> Nein. Man nahm den Angehörigen ihre Kranken ab, ihre Mühe und Sorge; man arbeitete zwölf Stunden am Tag und länger für ein Taschengeld; aber man war nicht beliebt. Sie trauten einem nicht, hielten einen für Ungeheuer.[14]

Diese Passagen verweisen darauf, dass die Pflegenden zeitig von Gerüchten über das gehäufte Versterben von Patienten erreicht wurden, dass sie ihnen in ihrer professionellen Rolle aber widersprochen und sich damit ein Stück weit auch selbst davon überzeugt haben, dass „nicht sein kann, was nicht sein darf". Das „Gerede" der Angehörigen wird aus einer überlegenen, scheinbar fachlich begründeten Position zurückgewiesen.

---

12 Stiftung Sächsische Gedenkstätten (2004); Schilter (1998), S. 128 f.
13 Grandt (1970), S. 19 f.
14 Grandt (1970), S. 26.

Nach einem Ausflug in die Stadt trifft Jacoba im Bus eine alte Frau, die zu ihr sagt:

> Schöne Anstalt, gell? Ja, früher haben sie so etwas noch gebaut für die armen Kranken, die Ärzte haben studiert und sich den Kopf zerbrochen. Alles für die Kranken. Aber heutzutage, liebe Zeit … […] Heut machen sie nicht mehr so viel Federlesens. Die Gesunden werden totgeschossen, und die Kranken kriegen 'ne Spritze. Weg sind sie und essen kein Brot mehr.[15]

Auch das kann sie abtun. Als ihre eher einfach strukturierte Pflegerin Gustel fragt, was die Schwester Kuni als Anhängerin der „Rassenhygiene" mit den „anderen Maßnahmen" meint, die ergriffen werden müssen, bleibt Jacoba strikt:

> „Es ist entsetzlich in den Lagern und noch so vieles andere. Aber Hohlgarten? Nein, das glaube ich nie und nimmer. Schließlich haben wir ja noch Gesetze. Und wir haben Ärzte, die so etwas niemals zulassen würden!" […]
>
> „Also, wenn daran etwas wäre, an Hohlgarten, nicht einen Tag länger bliebe ich in der Anstalt. Wir sollten auch gar nichts mehr darüber sagen."[16]

Den kritischen Stimmen – auch im eigenen Pflegebereich – wird entschieden widersprochen und ihnen die Kompetenz abgesprochen, Gerücht und Realität zu unterscheiden. Tatsächlich hatte Hermann Paul Nitsche, späterer Reichsgutachter der „Aktion T4" und Leiter der Tötungsanstalt Pirna-Sonnenstein, bereits in den ersten Monaten 1940 in der Klinik Leipzig-Dösen Tötungsversuche mit der sogenannten Luminalkur (Essensentzug und Schlafmittelüberdosierung) an ungefähr 60 Patienten durchgeführt.[17]

Veränderungen im Miteinander: Einsickern der NS-Ideologie in die Anstalt und Spaltung von Schwestern- und Ärzteschaft

Das Einsickern der NS-Ideologie in der Anstalt wird sowohl aus der Perspektive von „Oberminchen" als auch aus der von Jacoba als schleichend beschrieben:

> In den ersten Jahren hoffte man immer noch, ausweichen zu können, und hier in der Anstalt sah es wirklich so aus, als kämen sie am Schlimmsten vorbei. Denn während draußen schon immerfort das Schlimmste geschah, während Menschen verhaftet und fortgeschleppt wurden, lebten sie hier hinter der roten Mauer noch lange wie auf einer vergesse-

---

15 Grandt (1970), S. 37.
16 Grandt (1970), S. 43.
17 Böhm/Markwardt (2004), S. 87.

nen Insel. Viele lasen keine Zeitung, hörten kein Radio. Monatelang erfuhren sie von der „Großen Zeit" nicht viel mehr als ein paar politische Witze.

Eines Tages aber verging ihnen das Lachen. Das war vor anderthalb Jahren, als Schwester Henriette sich das Leben nahm, weil die Gestapo erschien, um sie zu verhaften. Jemand aus dem Hause hatte sie monatelang bespitzelt und verraten.

Auch hinter der roten Mauer hatte nun die „Große Zeit" begonnen.[18]

Die Schwesternschaft wird als „geschlossenes System" beschrieben, das sich ein Stück weit hinter die Anstaltsmauern zurückgezogen hat und sich nicht aktiv mit der NS-Politik auseinandersetzte, solange es nicht die eigene Gruppe betraf.

Die „Große Zeit" hat allerdings mit dem Erbgesundheitsgesetz von 1934 schon Einfluss auf viele Patientinnen genommen. In der Darstellung der Situation von Familie Gundermann wird das deutlich: Nach einer ersten schweren depressiven Episode war die Frau zwar vollständig wiederhergestellt, wurde aber aufgrund des Erbgesundheitsgesetzes sterilisiert. Das Ganze wird aus der Sicht ihres Mannes wiedergegeben:

Wenn er nur an die Operation damals dachte! Sie mußte es erdulden, gegen ihren Willen, als ob sie eine Verbrecherin wäre, und seine Kinder nannte man erbkranken Nachwuchs. Er wollte sich wehren, einen Anwalt nehmen, aber Martha redete es ihm aus. „Es ist ein Gesetz, Franz, dagegen können wir nicht prozessieren. Und ob unsere Kinder erbkrank sind und weniger wert als die anderen, das entscheidet doch nicht das Gesundheitsamt, das weiß bloß der Herrgott. Wir wollen es ihm überlassen."[19]

Das Gesundheitsamt entscheidet allerdings auch, dass der älteste Sohn seine Freistelle am Gymnasium verliert und die jüngste Tochter nach einer schweren Erkrankung nicht zur Kur an die Ostsee darf. Die Begründung: „Kinder aus erbkranken Familien können nicht berücksichtigt werden."[20]

In der Ärztekonferenz wird über die Lieferung eines Propaganda-Films zur Erbgesundheit informiert, der mit schockierenden Bildern von Missbildungen, hochgradiger Demenz usw. die „allgemeine[] Verständnislosigkeit gegenüber eugenischen Fragen" beeinflussen soll.[21]

Als Dr. Wolfram das ängstliche, aber harmlose Fräulein Ziergiebel mit der „Volkspflegerin [Wohlfahrtspflegerin] Frl. Kerner" in ein Wohnheim entlässt, möchte diese die zukünftigen Mitbewohnerinnen „aufklären" und breitet ihr Halbwissen aus: „Aber soviel ich von der Gauschule noch weiß, ist Schizophrenie doch erblich und unheilbar. [...] Wir haben einen Film gesehen über Geisteskrankheiten, Mißgeburten und so.

---

18 Grandt (1970), S. 44.
19 Grandt (1970), S. 17.
20 Grandt (1970), S. 18.
21 Grandt (1970), S. 83 f.

Ich danke. Da lohnt doch der ganze Aufwand nicht!" Jacoba kommt mit ihrer fachlichen Argumentation dagegen nicht an:

> „Bitte, Schwester, ich kenne meine Aufgabe: Zuerst die Gesunden, dann die Kranken, zuerst die Gemeinschaft, dann der einzelne!"

> „Aber Sie kennen doch wohl auch Ihre Schweigepflicht!"

> „Allerdings! [...] Sie scheinen nicht ganz mit der Zeit zu gehen: Schutz der Gemeinschaft rangiert noch vor der Schweigepflicht."[22]

Die Schwester vertritt die „alten Werte" der Fürsorge, Verantwortung für die Patienten und die Schweigepflicht, während die „Volkspflegerin" ihr die Neuauslegung dieser Werte durch die NS-Ideologie als „moderne" Sichtweise darlegt.

Als die NS-Schwester Kuni eine ehemalige Patientin der Kinderstation, die beim Essen bedient, beschimpft („Müssen wir so etwas zur Bedienung haben, nur damit das Kinderhaus seine Idioten und Ladenhüter unterbringen kann"), empört sich Schwester Marie: „Ich hab' Ihnen doch schon mal gesagt, wer unsere Kranken und Ladenhüter nicht mag, dem steht die Pforte immer offen."[23] Im Einzelfall scheint es also auch offene Auseinandersetzungen über die Abwertung „unproduktiver Existenzen" und eine Spaltung in den Schwesternschaften gegeben zu haben, die häufig zwischen eher religiös geprägten versus mit der NS-Ideologie identifizierten und in Eugenik und „Erbgesundheitslehre" geschulten „braunen" Schwestern verlief.

Auch in den Patientenakten spiegeln sich die Veränderungen wider. Im 15. Kapitel wird gezeigt, wie sich nicht nur der Krankheitszustand von Frau Blücher geb. Nathansohn mit zunehmender Isolation von ihrer Familie verschlimmert. In den immer knapper werdenden ärztlichen und pflegerischen Notizen dominiert jetzt das Kürzel „Zustand unverändert". Die jüdische Patientin wird von der Privatstation in den Schlafsaal der unruhigen Frauen verlegt. Und schließlich hängt da die Verwaltungsnotiz: „Die Patientin Ruth Sarah Nathansohn, gewesene Blücher, hat nur noch Anspruch auf Leistungen der dritten Verpflegklasse."[24] Der aktiven Vernichtung von Patienten ging eine längere Phase der „Niederführung" – der Reduktion von Essensrationen – voraus, die im Zusammenhang mit gleichbleibenden oder gesteigerten Medikamentengaben auch zu einer erhöhten Sterblichkeit führte.

Auch außerhalb der Klinik, im Gespräch mit ihrem Schwager, dem Möbelfabrikanten Rudi, wird Jacoba mit der Entwertung ihrer Patienten durch die NS-Ideologie und damit der Entwertung ihrer Arbeit konfrontiert. Er rechnet ihr vor, was die Pflege der Kinder kostet:

---

22 Grandt (1970), S. 107 f.
23 Grandt (1970), S. 110 f.
24 Grandt (1970), S. 121.

Wir haben Tausende und Abertausende solcher kranken Kinder im Reich, Idioten und Mißgeburten, unglückselige Würmer, die sich selber eine Last sind und für den Volkskörper eine ewige Wunde, ein ständiges Verlustgeschäft. Bisher hat die Menschheit dies alles gottergeben hingenommen wie Ungeziefer und Hagelschlag. Aber so können wir ja nicht ewig weitermachen. Wir müssen neue Lösungen suchen.[25]

Und der Möbelfabrikant spricht auch erstmals aus, wie diese „neuen Lösungen" aussehen sollen: eine „Zusammenlegung all dieser Kinder in eine von den älteren, verkehrsfernen Anstalten [...] Im übrigen wird man sich zu irgendeinem Zeitpunkt wohl doch dazu entschließen, die Leiden dieser Geschöpfe abzukürzen. [...] sehr schonend natürlich, mit humansten Mitteln ..." Jacoba ist empört: „Mord mit humansten Mitteln!" In diesem Disput wird sichtbar, dass hinter den Überlegungen zu Patiententötungen ökonomisches Kalkül steht; der ökonomische Blick auf die Anstalt sieht in der Pflege chronischer, als „unheilbar" etikettierter Kranker nur „ein ständiges Verlustgeschäft".[26]

Verlegungen als pflegerische Routine und Entlastung bei Überbelegung

Wenige Tage später teilt Dr. Wolfram Jacoba mit, fünf Patientinnen würden nach Ibensee verlegt. Er hat sich vergeblich bei ihren Angehörigen um Entlassung bemüht: Darunter sind neben Frau Bartek, Frau Kandelmacher und „Pudding" auch die „Fürstin" und Frau Blücher, obwohl deren Plätze auf Lebenszeit bezahlt sind. Jetzt, als sie sich die Verlegung im Einzelfall vorstellt, wird Jacoba zur aktiven Fürsprecherin ihrer Patientinnen. Sie trifft den Oberpfleger Zangemann, der ihr vom alten Lobedanz und dem Rittmeister, einem Weltkriegsverwundeten, erzählt, die auch mitsollen, und erfährt von ihm, dass man ja nichts machen könne, da die Transportlisten aus Berlin kommen würden. Die entstünden auf Grundlage der Meldebogen:

> „Sie schicken sie uns gleich hundertweise, 'n paar Dutzend Fragen über jeden Patienten, müssen ausgefüllt und zurückgeschickt werden, und nachher kommt der Bescheid: die und die sind zu verlegen. Kann der Chef nicht viel machen. Höchstens durch Entlassungen. Wer weg ist, ist weg." [...]

> „Es nennt sich eine planwirtschaftliche Erfassung der Anstalten."[27]

Die Verlegungen werden als „kriegswichtige" Maßnahme deklariert und sollen die Umwandlung der Krankenbetten zu Lazarettbetten vorbereiten. Am nächsten Tag

---

25 Grandt (1970), S, 143.
26 Grandt (1970), S. 144.
27 Grandt (1970), S. 149.

hilft Jacoba bei der Verlegung der Patienten, „Pudding" klammert sich an ihr fest und schreit, dass sie bleiben will. Jacoba muss sich danach selbst beruhigen:

> Ruhe! – Sie hatten ja auch früher Kranke verlegt und waren oft froh gewesen, wenn es Luft gab in den Sälen. Warum sollte sie jetzt die Nerven verlieren, weil es Frau Blücher und Pudding traf, eine Schizophrene und eine Schwachsinnige, und weil eine demente Greisin verängstigt nach ihren Kindern rief. Sie würden sich eingewöhnen an dem neuen Platz. Um tief und nachhaltig zu leiden, waren sie doch alle zu krank. Und vielleicht mußten sie ja bald räumen, mußten alle fort ins Ungewisse.[28]

Psychologisch ist das eine interessante Stelle, weil es zeigt, wie die Mitwirkung an der Verlegung – eine pflegerische Routine, die durchaus auch als Entlastung von der Überbelegung der Station gesehen wird – zur inneren Distanzierung von und Abwertung der – bisher empathisch begleiteten – Patientinnen führt.

Nur der alte Lobedanz, der Gärtnergehilfe, ist nicht auffindbar und taucht erst nach Abfahrt der Transportautos wieder auf. Pflegerin Gustel deutet an, wer dabei geholfen hat: „Und wer Schwester Marie und Zangemann oder Buchtel etwas nachweisen wollte …"[29] Es gab also auch bei den ersten Verlegungen die Möglichkeit, Patienten zu verstecken – wie in diesem Fall vermutlich zuerst solche, die für den Anstaltsbetrieb unverzichtbar schienen.

Jacoba ist beunruhigt. Sie träumt von „Puddings" Rufen, sorgt sich um Frau Bartek; aber die viele Alltagsarbeit lässt diese Stimmen bald verstummen.

Konfrontation mit den Angehörigen: Die Patiententötungen werden bekannt

Das Gespräch mit Herrn Bartek, dem Sohn der demenzkranken „Mutter Bartek", reißt Jacoba den Schleier des Selbstbetruges ein für alle Mal von den Augen. Er konfrontiert sie nicht nur mit der standardisierten Sterbemitteilung der Anstalt Hohlgarten, sondern berichtet, dass er spontan hingefahren sei, um seine Mutter noch einmal zu sehen. Das Tor war verschlossen, aber auf sein Insistieren wäre ein Arzt gekommen, erzählte ihm von Infektionen und händigte ihm den Nachlass seiner Mutter aus. Auch da sei er noch bereit gewesen, an ein trauriges, aber verständliches Ende zu glauben. Allerdings habe dann in der Pension die Gastwirtsfrau geredet:

> Die da oben hinkommen, sieht keiner mehr wieder. In den letzten Wochen war es furchtbar. Immerzu die großen Autobusse mit den verhängten Fenstern. Sie müssen Hunderte gebracht haben, viele Hunderte, an die Tausende müssen es schon sein. So viel Betten ha-

---

28   Grandt (1970), S. 155.
29   Grandt (1970), S. 156.

ben die ja gar nicht da oben. Aber sie lassen sie nicht erst lange liegen. Sie kommen gleich ins Gas, und nachher rauchen die Schlote. So ein Qualm . . .[30]

In den Orten der Vernichtungsanstalten, auch in Pirna-Sonnenstein, hat die Bevölkerung häufig mitbekommen, wie viele Patiententransporte voll gekommen und leer zurückgefahren sind.[31] Der Angehörige, Franz Bartek, sei dann auch noch nach Ibensee gefahren, weil der Trauring seiner Mutter gefehlt habe, und hätte dort die Mutter von „Pudding" getroffen, die einen ähnlichen Brief bekommen habe – gleicher Wortlaut, nur eine andere Todesursache. „Die machten sich in Hohlgarten nicht etwa die Mühe, ein bißchen zu variieren. Und wie sollten sie es denn auch schaffen, wenn sie Hunderte und Tausende solcher Lügen verschicken mußten."[32]

Hohlgarten steht vermutlich für die sächsische Vernichtungsanstalt Pirna-Sonnenstein, eine noch in der Weimarer Republik als Reformpsychiatrie geltende Einrichtung. Hermann Paul Nitsche wurde als einer von zwei Obergutachtern der „Aktion T4" und späterer Leiter der Tötungsanstalt als einer von wenigen Tätern im Dresdner Ärzteprozess 1947 zum Tod verurteilt und 1948 hingerichtet. In Pirna-Sonnenstein wurden zwischen Juni 1940 und August 1941 13.720 psychisch kranke und geistig behinderte Menschen und 1.031 KZ-Häftlinge ermordet. Die Patienten kamen über verschiedene Zwischenanstalten aus Sachsen, Brandenburg, Schlesien und Böhmen.[33]

Tatsächlich könnte die Konfrontation mit betroffenen Angehörigen am ehesten dazu geführt haben, dass Pflegende die Augen nicht mehr davor verschließen konnten, wohin sie ihre Patient:innen verlegt hatten. Gleichzeitig formulieren die Angehörigen damit – explizit oder implizit – den Vorwurf des Mitbeteiligt- und damit Mitschuldigseins. Gerade durch die jahrelang gewachsenen Beziehungen im lebensweltlichen Kontext der Anstalt konnten Pflegende diesem Vorwurf wohl nicht so einfach ausweichen. Schwester Jacoba entschuldigt sich und verlässt den Raum. Erst als sie im Archiv auf Dr. Wolfram trifft und ihm von der Begegnung erzählen kann, bricht sie zusammen: „Aber das ist doch Mord."[34]

Das Puzzle aus Gerüchten, Bemerkungen der Kranken und Angehörigen sowie ideologischen Fragmenten hat sich zusammengefügt. Es ist Jacoba jetzt selbst unverständlich, warum sie so lange die Augen vor der Wahrheit verschlossen hatte. „Aber was werden *wir* denn tun, Herr Doktor? Es sind doch auch *unsere* Kranken. – Was tun denn diese alle?" Sie ist erschüttert über das Schweigen der Ärzte, die von dem Ganzen offensichtlich schon länger Kenntnis haben. Dr. Wolfram sagt, es geschehe schon einiges. Man versuche zu verzögern, zu verlangsamen.

---

30 Grandt (1970), S. 214.
31 Schilter (1998), S. 223 ff.
32 Grandt (1970), S. 216.
33 Stiftung Sächsische Gedenkstätten (2004).
34 Grandt (1970), S. 217.

> Es sind nicht viele Ärzte, die sich dem Regime zur Verfügung gestellt haben. Aber sie or-
> ganisieren nun das Verbrechen. Sie bestimmen die Verlegungen, und sie sind auch die ein-
> zigen, die von Anfang an über Hohlgarten Bescheid wußten. Die anderen wurden lange
> getäuscht. Seit sie die Wahrheit wissen, versuchen viele, sich zu wehren, die Befehle zu
> umgehen, Transporte zu verhindern oder doch hinauszuschieben. Man will Zeit gewin-
> nen, man hilft sich durch Entlassungen, wo es irgend geht.[35]

Jacoba lässt sich dadurch nicht beruhigen und formuliert den moralischen Anspruch
zum Widerstand: „Ich verstehe ja nicht viel, ich weiß nicht, was man unternehmen
kann. Aber müssen wir denn nicht die Tore zuschließen, die Anstaltstore, bei uns und
in Ibensee, überall? Und dann keinen Kranken herausgeben, keinen mehr verlegen,
keinen einzigen? Müssen wir uns nicht wehren, um sie kämpfen?"[36]
  Jacoba ist auch in ihrem Ärztebild erschüttert:

> Aber wie kann es denn überhaupt heute noch geschehen! Wie können Ärzte helfen, Kran-
> ke zu ermorden. Früher war es Irrtum und Aberglaube, Glauben an Hexen und Besessene.
> Aber heute. – Als wir vor zwei Jahren nach der Schockbehandlung die erste Spontanremis-
> sion erlebten, war die Station ganz aufgedreht vor Freude. Die Frau ist bis heute gesund.
> Und nun werden sie umgebracht, zu Hunderten, zu Tausenden. Warum denn nur? Weil
> sie ein bißchen Brot und Suppe brauchen, ein Bett und ein paar Leute, die sie versorgen?
> Aber das sind doch keine Gründe, keine Rechtfertigungen. Das ist doch Wahnsinn. Das
> ganze Gerede von der Belastung des Volkes. – Alle zwanzig Jahre ein Krieg, der die halbe
> Welt verwüstet, das können wir uns leisten. Aber unsere Kranken sind uns zuviel. Und das
> andere vom Gnadentod, vom Erlösen durch humane Mittel ...[37]

Der Arzt erwidert: „Für den Mord an Wehrlosen gibt es keine Rechtfertigung [...]
aber der Teufel hat tausend Argumente, für jede Zeit und für jeden Geschmack ein
anderes. Und die heutigen Machthaber sind zum großen Teil ethisch Defekte, Männer
ohne Gewissen."[38]
  Die Passage zeigt wohl im Wesentlichen die innere Auseinandersetzung der Autorin mit der Frage, wie dies passieren konnte – eine Frage, die ihr offensichtlich noch
mehr als 20 Jahre später, als das ganze Ausmaß des Mordens sichtbar geworden war,
keine Ruhe ließ. Der Kontrast zwischen medizinischem Fortschritt (der Schockbehandlung), dessen möglichen Erfolgen (Spontanremission) und einem gleichzeitigen
Abschreiben und Vernichten von (nicht oder noch nicht heilbaren) Patient:innen ist
für sie nicht aufzulösen. Die ökonomische Argumentation erscheint ihr als „Teufels-
werk"; deren Vertreter als „ethisch defekt" zu charakterisieren, greift aber offensicht-

---

35 Grandt (1970), S. 218. Hervorhebungen im Original.
36 Grandt (1970), S. 218.
37 Grandt (1970), S. 219.
38 Grandt (1970), S. 219.

lich zu kurz. Heutige medizinethische Auseinandersetzungen verweisen darauf, dass gerade der medizinische und medizintechnische Fortschritt und die wachsenden Möglichkeiten (hochpreisiger) Behandlung die Frage nach der Verteilung dieser Behandlungsmöglichkeiten umso schärfer akzentuieren.[39]

Die Frage der Schwester nach Handlungsmöglichkeiten bleibt unbeantwortet. Der Arzt sagt: „Wir sind nur wenige gegen viele, und die anderen haben die Waffen. Wir können die Anstaltstore schließen, aber sie können sie wieder öffnen. Es genügt eines ihrer schwarzen Kommandos …" Jacoba verzweifelt: „[D]ann können sie ja aus jeder Anstalt zuletzt ein Hohlgarten machen." Wissen ohne Handlungsmöglichkeiten macht die eigene Ohnmacht spürbar. Sie kann dem Arzt nicht mehr weiter zuhören: „Sie haben Frau Blücher umgebracht, ermordet, vergast wie Ungeziefer. Oh."[40] Dass in dieser Passage zuerst die jüdische Patientin beklagt wird, erscheint nicht nur als eine beliebige Personalisierung der Patiententötungen, sondern als Verweis auf die Tatsache, dass diese nur der erste Schritt, quasi der „Probelauf" einer Mordmaschinerie waren, die später in den Vernichtungslagern die gesamte jüdische Bevölkerung, die Sinti und Roma und andere Gruppen, die als „rassisch minderwertig" diskriminiert wurden, erfasste. Manche – insbesondere männliche – Pflegende, die sich in den Tötungsanstalten „qualifiziert" hatten, sind dann in SS-Sondereinsatzkommandos und Vernichtungslagern weiter aufgestiegen. Die Patiententötungen waren der Beginn des allgemeinen Mordens.

Während der erste Teil des Buches also beschreibt, wie sich nur sehr allmählich aus Gerüchten, Nebenbemerkungen der Ärzte, der Abwertung von Patient:innen durch NS-nahe Protagonisten und dem Einzug der Ideologie in das Krankenhaus ein Bild zusammensetzt, führt erst die offene Konfrontation durch die Angehörigen zur Erkenntnis, dass das Unvorstellbare tatsächlich geschieht. Die ethische Bewertung ist eindeutig: Das ist Mord! Aber was machen die Pflegekräfte mit diesem Wissen? „[N]icht einen Tag länger bliebe ich in der Anstalt"?[41]

Sich arrangieren und weitermachen: Zunahme innerer und äußerer Konflikte

Im zweiten Teil wird gezeigt, wie Jacoba und die anderen Pflegenden und Ärzte mit dem Wissen umgehen. Auch hier wird v. a. ein ethischer Konflikt thematisiert. Schwester Teresa wird im Kinderhaus von der Mutter des qualvoll sterbenden Peterle gebeten, sein Leiden abzukürzen. Sie sagt: „Aber das darf ich doch nicht."[42] Als sich

---

39 Deutscher Ethikrat (2019).
40 Grandt (1970), S. 219–221.
41 Grandt (1970), S. 43.
42 Grandt (1970), S. 227.

der Patient Dr. Bogner, gefangen in seinem Körper und bedroht von der Gestapo, suizidiert, sagt Schwester Marie, die sich intensiv um ihn gekümmert und ihn zum Schreiben animiert hatte: „Die Angst hat ihn umgebracht", und Jacoba tröstet sie mit dessen letzten Gedichtzeilen: „Nachher ist Freiheit."⁴³ Als die „braune" Schwester Kuni ihn als „Sudelfinken" beschreibt, der nur in der Anstalt noch schreiben durfte, kann sich „Mariechen" nicht beherrschen: „Ist es Ihnen denn noch immer nicht genug, was mit unseren Kranken jetzt passiert? [...] Ist Ihnen Hohlgarten noch nicht genug? Müssen Sie noch die Toten beleidigen?"⁴⁴ Die Auseinandersetzungen im Pflegeteam werden schärfer, Schwester Marie wird von Kuni denunziert und stirbt am Ende eines Verhörs.

Während der Stationsbetrieb scheinbar normal weiterläuft, denkt Jacoba – und offensichtlich auch ihre Kolleginnen – immer wieder an die getöteten Patientinnen: „[A]lso noch nicht drei Monate ist es her, und wir tun, als wäre nichts gewesen." Beschweigen, Verschweigen ist der Versuch einer Bewältigung: „Keiner von ihnen wußte ja jetzt, wieviel der andere wußte. Sie versuchten es mit Schweigen zu bedecken, wie man Tote mit Erde bedeckt. Aber das Schweigen war nicht dicht genug oder die Toten nicht tot genug, sie rührten sich immer wieder." Als sie im Archiv nach einem Krankenblatt sucht, findet sie die Akten der Verlegten, versehen mit einem gestempelten Kreuz: „Offenbar hatte man auch hier weder Zeit noch Phantasie verschwendet. Verlegt, weiterverlegt, dann ein Stempeldruck, das Todeszeichen." Sowohl der Oberpfleger als auch der Stationsarzt versuchen sie zu beruhigen: „Eine kleine Schar, eine Handvoll Menschen kämpft gegen den Unmenschen, leidend und handelnd. Sie gehören dazu."⁴⁵

Jetzt blitzt bei der Wahrnehmung der Realität immer wieder Hohlgarten als Synonym für eine entpersonalisierte, Patienten entwertende Ideologie auf: „Woran man auch dachte, wohin man sah, überall war Hohlgarten."⁴⁶

Die Autorin legt diese Entwertung der „Volkspflegerin" Fräulein Kerner in den Mund: „Wie kann Ihnen da heute so etwas genügen: Geisteskranke, Schwachsinnige, Selbstmörder, der Abfall der Gesellschaft sozusagen." Sie bezieht sich „auf andere Quellen, daher weiß man sehr genau, welchen Ballast Sie hier pflegen. Durchweg nutzlose und lebensunwerte Geschöpfe."⁴⁷

Als Jacoba das Gespräch Dr. Wolfram gegenüber wiedergibt, erklärt dieser ihr ausführlich, wie der eugenische Diskurs in die Ärzteschaft eingedrungen ist. Als sie ihn danach fragt, wie das weitergehen soll und wo noch Hoffnung sei, formuliert er sein Credo: „Weiterarbeiten [...] durchhalten, auf dem Posten bleiben. Etwas anderes weiß ich nicht. Wir können ja die Welt nicht kampflos dem Totschläger überlassen."

---

43 Grandt (1970), S. 235.
44 Grandt (1970), S. 237.
45 Grandt (1970), S. 247–249.
46 Grandt (1970), S. 255.
47 Grandt (1970), S. 257.

Jacoba fragt: „Und nachher? Was kommt dann? Nach alledem, was jetzt geschieht? Daß es gerade bei uns geschieht, ist doch eine furchtbare Schande. Es trifft uns doch alle, und wie können wir das jemals wieder gutmachen?"[48] Während der Arzt eine Durchhalteparole formuliert, fragt die Pflegende nach dem „Danach". Mit dem „uns alle" ist wohl in erster Linie die Verstrickung der Pflegenden und Ärzte, in zweiter Linie sicher auch Deutschland als Ganzes gemeint.

Die Angst vor der Vernichtung ist inzwischen auch bei den Patient:innen präsent. Als eine panische Frau, eine Prostituierte „aus der Fasanengasse", eingeliefert wird, halluziniert diese lauter Wahrheiten:

> „Hoh, du schwindelst also auch. 'ne Menge sind schon weggeschleppt und umgebracht worden, ich weiß es. Die halbe Stadt weiß es. Hilfe! [...]" [...]

> „Hoh, Schwester, ich hab' Angst. In der Nacht kommen sie mit den grauen Autos und holen uns. Der Lude hat es mir gesagt: Bei der nächsten Fuhre nach Hohlgarten gehst du mit ab in den Allesbrenner."[49]

Schwester Jacoba schafft es zwar, die Patientin zu beruhigen, aber selbst findet sie keine Ruhe mehr: „Aber schliefen sie denn überhaupt noch ohne Angst? Träumten sie nicht alle schon von Hohlgarten?"[50] Je offensichtlicher die Tötungen werden, je mehr in der Öffentlichkeit bekannt wird, umso mehr wächst die Angst unter Patienten, Angehörigen und Pflegenden.

Räumung des Kinderhauses: Offene Repression und offener Widerstand

Diese Angst ist nicht wahnhaft, sondern real. Während Dr. Wolfram und auch der Chefarzt noch über dessen Zukunft verhandeln, wird in einer Nacht-und-Nebel-Aktion von SS-Leuten („den Schwarzen") das Kinderhaus geräumt. Die Oberschwester ruft Jacoba hinüber und vertraut ihr zwei Mädchen an, Schwestern, die bald von ihrer Familie abgeholt werden sollen und die sie bis dahin auf der Frauenstation verstecken soll. Sie fragt nach Teresa: „Sie hat sich widersetzt, wollte die Stationstür nicht aufschließen, dann wollte sie mitfahren, die Kinder begleiten; Herr Oberarzt [Lackner, B. M.] will sie anzeigen wegen Sabotage. Es ist furchtbar. Und der Chef nicht im Haus. Dr. Bohr habe ich auch nicht erreicht." Jacoba fragt: „Und wir können wirklich nichts tun? Sie nicht aufhalten, bis der Chef ..." „Ich hab' es versucht, aber der Oberarzt ...

---

48 Grandt (1970), S. 260.
49 Grandt (1970), S. 266.
50 Grandt (1970), S. 267.

Nein, es ist eine schreckliche Situation. Ich weiß nicht ein noch aus."[51] Während sie die zwei Mädchen rettet, werden die anderen Kinder abtransportiert, nach dem „Herren-fels". Jacoba ist verzweifelt. Nachdem sie die Kinder auf ihrer Station untergebracht hat, läuft sie hinüber, wo nur noch die leeren Betten und die schon fürs Frühstück gedeckten Tische stehen geblieben sind sowie Spielsachen, die die Kinder zurücklas-sen mussten. Die Pflegerin, die das Spielzeug einsammelt, verwünscht die SS-Leute, die noch gelacht haben, dass, selbst wenn es keine Hölle gebe, sie dort brennen mö-gen, und Jacoba denkt: „Wenn es keine Hölle gäbe … Aber war es denn nicht schon die Hölle, die sie erlebten? Gott hatte die Welt dem Teufel überlassen. Er hatte die Kranken und die Hilflosen preisgegeben. Hohlgarten, der Herrenfels, die Gaskam-mern, war das nicht die Hölle?"[52] Teresa kniet in der Kapelle, betet Klagepsalmen aus der Karfreitagsliturgie und ist nicht ansprechbar. Hier wird sichtbar, dass die religiöse Orientierung vieler Schwestern nicht nur die eigene Duldungsbereitschaft, sondern auch das Dulden der Verbrechen gefördert haben kann. Statt kollektiv Widerstand zu leisten, wird das Dulden als individuelle Sinnfrage in den Raum des Spirituellen, in die eigene Glaubensauseinandersetzung genommen.

Die Räumung des Kinderhauses ist vermutlich keine historische Tatsache, jeden-falls nicht in Leipzig: Denn da existierten bereits ab 1939/40 zwei „Kinderfachabtei-lungen", eine in der Universitätskinderklinik unter Prof. Dr. Werner Catel und eine in der Heil- und Pflegeanstalt Dösen, in denen nachweislich mindestens 505 geistig be-hinderte und psychisch kranke Kinder getötet wurden[53] – ohne dass sie dafür geschlos-sen verlegt werden mussten. Eine Räumung der Kinderabteilung gab es vermutlich erst 1943 infolge der Bombenangriffe, nach denen die Kinder in die scheinbar „sichere-re" Anstalt Großschweidnitz in der Oberlausitz verlegt wurden, die heute ebenfalls als Schwerpunkt der Medikamenten-„Euthanasie" bekannt ist.[54]

Als Jacoba sich im Schwesternhaus umzieht, erfährt sie, dass Dr. Wolfram wieder-gekommen ist und den Nachtdienst übernimmt: „Er war zurück und übernahm den Nachtdienst. Und vielleicht ließ sich auch der Chef wieder einmal blicken. Aber wozu eigentlich? Wozu brauchten sie noch Ärzte und Professoren? Wozu einen Nachtdienst, wenn die Kranken verladen und weggeschleppt wurden?" Das eigene Tätigsein er-scheint angesichts des Mordens sinnlos. Sie überbringt ihm die Nachricht. Er wirkt schockiert, blass, sprachlos. Er erklärt ihr, dass es Verhandlungen gab bezüglich der Räumung des Kinderhauses, das als Lazarett für hirnverletzte Soldaten gebraucht wür-de, dass die Entscheidung aber nicht vor Ostern fallen sollte. Er versucht, ihr Hoffnung zu machen:

---

51 Grandt (1970), S. 268.
52 Grandt (1970), S. 271.
53 Lahm/Seyde/Ulm (2008).
54 Schulze/Fiebrandt (2016).

> Ich weiß es nicht […] wie weit sie gehen werden. Aber wir wissen von Protesten, von Be-
> schwerden und Anzeigen. Das Morden ist kein Geheimnis mehr. Wenn sie nicht aufhören,
> wird es zu einer Panik kommen. Das ist eine schwache Hoffnung. Und im übrigen müssen
> wir uns eben wehren, so gut wir können. Es wird mühselig sein und vielleicht noch müh-
> seliger werden: bitten, verhandeln, Vorschläge machen, nach Aus- und Umwegen suchen.
> Es ist ein Widerstand mit sehr armseligen Mitteln, aber aufgeben dürfen wir nicht. Auch
> nicht wegen einer Niederlage oder weil es weh tut, oder weil wir müde sind. Wir haben
> viele verloren, aber vielleicht können wir einige bewahren.[55]

Die Pflegenden verweigern die Mitarbeit im verbrecherischen System nicht, weil sie
sich den verbleibenden Patient:innen verpflichtet fühlen. Sie arrangieren sich mit dem
Unrecht, um wenigstens einigen helfen zu können.

Im ehemaligen Kinderhaus ist Teresa jetzt die Stationsschwester der Hirnverletztenstation und wird weiter von Kuni bespitzelt. Bei Jacoba wird eine Frau in sehr kriti-
schem Zustand eingeliefert, die seit Wochen im katatonen Stupor nicht gegessen hat.
Im Gespräch mit dem Ehemann stellt sich heraus, dass er sie so spät in die Anstalt
gebracht hat, weil es Gerüchte gab, dass die Kranken dort schnell versterben.

Das Mädchen aus der Fasanengasse ist gesundet und arbeitet auf Station mit, da die
kirchlichen Häuser für „gefallene Mädchen" geschlossen wurden. Jacoba hört zufällig
mit, wie Dr. Wolfram über „Räumung" und „Zwangsmaßnahmen" redet, und beginnt,
im Keller einen Raum herzurichten, in dem sie zur Not einige Patientinnen verstecken
könnte. Dr. Wolfram erzählt ihr von Briefen an Angehörige und geplante Entlassungen. Aber als die Nachtwachen von einem Gespräch mit einer alten Pflegerin aus Ibensee erzählen, ist die Unruhe wieder da:

> Ibensee nenne sich neuerdings „Beobachtungsanstalt". Die Bedeutung des Wortes sei den
> meisten schleierhaft, doch kämen fortwährend Krankentransporte von auswärts, die als-
> bald weitergeleitet würden, abgeholt durch graue Autobusse mit undurchsichtigen Fens-
> tern. Sie mußten den Kranken Leukoplaststreifen mit ihren Namen zwischen die Schulter-
> blätter kleben, und wiederholt gab es schreckliche Auftritte. Viele wußten anscheinend,
> was ihnen bevorstand, sie wehrten sich und schrien: Nicht nach Hohlgarten![56]

Der Chefarzt von Ibensee hätte einen Herzinfarkt bekommen und sei „beurlaubt", und
drei Pflegekräfte, die sich über die Transporte empört hätten, seien „gegangen" worden. Pflegerin Lisbeth weint: „Aber ich tät' da nicht mit. Wenn es hier bei uns mal
losginge, unsere Kranken markieren wie 's Vieh und in die Autos schleppen. Nein, ich
könnt's einfach nicht."[57]

---

55 Grandt (1970), S. 272 f.
56 Grandt (1970), S. 285.
57 Grandt (1970), S. 286.

Zwischen Oberarzt Lackner und Dr. Wolfram kommt es zu einer offenen Auseinandersetzung wegen der „wilde[n] Entlassungen". Lackner vertritt die staatlich angeordneten Maßnahmen und deren ideologische Begründung, Wolfram widerspricht: „Nein. Ich kann in der Tötung Wehrloser nichts Großartiges sehen." Er kündigt an, dass er sich solchen Maßnahmen widersetzen wird, und Lackner droht ihm:

> „Das bedeutet Widerstand, Herr Wolfram, Sabotage! Sie begreifen unsere Zeit einfach nicht. Sie erkennen die Kräfte nicht, die hier am Werke sind."
>
> „Ich kenne diese Kräfte sehr genau."
>
> „Und wollen sich ihnen entgegenstellen. Mit Argumenten einer fossilen Humanität. Ein verlorener Standpunkt, Herr Wolfram. Sie sollten ihn aufgeben, bevor Sie überrollt werden. Sie sollten mit uns und für uns arbeiten."[58]

In diesen Passagen wird deutlich, dass der offene Widerstand gegen die Patiententötungen in deren Verlauf zunimmt und die Mitarbeit daran zumindest von einigen Pflegenden und Ärzten verweigert wird. Der Versuch, durch Anpassung Schlimmeres zu verhindern, ist gescheitert. Gleichzeitig wird aber auch gezeigt, dass das Verweigern der Mitarbeit Konsequenzen hatte: Während man den kollabierten Chefarzt nur vorzeitig in Rente schickt, werden Pflegekräfte – die zumeist auf ihr Einkommen angewiesen sind – „gegangen". Auch der Stationsarzt, der seine Mitarbeit verweigert, wird von seinem Kollegen bedroht. Widerstand unter deutschen Medizinern scheint tatsächlich ein eher seltenes Phänomen gewesen zu sein, zumal ein erheblicher Teil der Ärzte bereits 1933 der NSDAP angehörte und das eugenische Denken seit den 1920er Jahren als „modernes Denken" in der Ärzteschaft weitverbreitet war.[59] Nur vereinzelt werden in der Literatur Gegenbeispiele genannt. So habe etwa ein junger Arzt, der in der Vernichtungsanstalt Pirna-Sonnenstein eingesetzt werden sollte, Dr. Worthmann, am ersten Tag, nach Einweisung in die Art seiner Tätigkeit, sein Unbehagen kundgetan und sich versetzen lassen – allem Anschein nach ohne Konsequenzen.[60]

Schuld und Strafe – Die Frage nach dem „Danach"

Eines Tages wird Fräulein Kerner, die „Volkspflegerin", selbst als Patientin mit einer Psychose auf der Frauenstation eingeliefert, was von der Pflegerin Gustel mit Genugtuung quittiert wird. „Da liegt sie nun selber beim Kehricht. [...] Für so eine von der rassigen Auslese ist's 'ne schöne Blamage. Biologische Elite, sagt Herr Oberarzt immer. Nur weil sie blonde Haare und Glasaugen haben und kein Gewissen im Leib. Gut, daß

---

58 Grandt (1970), S. 288 f.
59 Mitscherlich (2020).
60 Schilter (1998), S. 196.

es so eine auch mal trifft." Sie erinnert sich gut, wie die Dame über ihre Patienten gesprochen hat. Jacoba hält dagegen, auch als es um den Verlobten, einen SS-Mann, geht, aber Gustel hat einen klaren Klassenstandpunkt: „Es sind Verbrecher und Mörder, alle durch die Bank. Da hilft kein Anwalt, da hilft bloß der Galgen."[61] Dr. Wolfram und der Chefarzt verhandeln in der Stadt um die Klinik, im Amt für Gesundheitswesen, mit Huger-Holzig, dem offiziellen Vertreter der NS-Gesundheitspolitik. Während die Ärzte dies tun, gibt es einen Bombenangriff, die Krankenfahrer bringen Verwundete in die Anstalt und erzählen von der „Transportgesellschaft". Jacoba richtet ihr Versteck im Abstellkeller weiter her. „Einen Augenblick spürte sie Ekel und schmerzende Müdigkeit und wieder einmal die Versuchung, davonzulaufen. Aber Teresa und Mariechen waren auch nicht davongelaufen. Man mußte etwas wagen. Der Widerstand begann im eigenen Herzen." Sie zählt für sich durch, wie viele ihrer Patientinnen bedroht sind; 28 sind chronisch Kranke, mehr als die Hälfte der Station: „Hatte es da noch einen Sinn, ein Versteck für drei zu richten?"[62]

Dr. Wolfram findet sie dort und sagt ihr, dass sie niemanden verstecken müssten, weil das Lazarett nach Gollm käme. Die Transporte sollten ein Ende haben. Tatsächlich wurden die Patiententötungen nach anderthalb Jahren im August 1941 offiziell eingestellt, weil die Unruhe in der Bevölkerung und der öffentliche Widerstand von Ärzten, Juristen und Kirchenvertretern zu stark geworden war. Faktisch ist die „Euthanasie" als „wilde" oder Medikamenten-„Euthanasie" allerdings in vielen dezentralen Anstalten bis zum Kriegsende fortgesetzt worden.[63]

Kein Happy End – der Krieg kommt über Gerechte und Ungerechte

Der Obersturmbannführer Asmuß kommt ohne Uniform und mit Pfirsichen fürs Pflegepersonal zu seiner Verlobten. Er ist erschüttert und hat angefangen zu zweifeln an dem, was er gelernt hat. Dr. Wolfram fürchtet: „Sie werden es sich kaum leisten können, ihn einfach laufen zu lassen. Wer einmal anfängt, auf eigene Faust die Wahrheit zu suchen … […] Die Wahrheit ist der Tod des Tyrannen, er muß sie hassen und verfolgen." Jacoba hofft, dass Asmuß nicht der Einzige ist, der zur Vernunft kommt. „Man weiß doch von vielen, die die Nazis verwünschen."[64] Dabei ist Dr. Wolfram selbst in den Fokus von Kunis denunziatorischen Aktivitäten geraten.

Das vertraute Gespräch zwischen Arzt und Schwester ist Ausdruck einer Liebesbeziehung, die sich schon länger angebahnt hat. Dr. Wolfram setzt sich dafür ein, dass Jacoba zwei Tage in den Urlaub fahren kann, um sich von den Kindern ihrer Schwes-

---

61 Grandt (1970), S. 293 f.
62 Grandt (1970), S. 306.
63 Stiftung Sächsische Gedenkstätten (2004).
64 Grandt (1970), S. 324 f.

ter zu verabschieden, die nach Bayern evakuiert werden sollen. Die Oberschwester entnimmt aus dieser ungewöhnlichen Anfrage, dass sie sich bald eine neue Stations-schwester suchen muss. Das kurze Beisammensein, das Geständnis und die Zukunfts-pläne der Liebenden werden von Schwester Kuni belauscht, deren Hass auf die beiden dies noch steigert. Jacoba verabschiedet sich vor dem Kurzurlaub von ihrer Station.

Als sie von ihrem Verwandtenbesuch zurückkommt, ist Dr. Wolfram – auf Kunis Betreiben – zur Front einberufen worden und hat beim Versuch, zurückgestellt zu werden, erfahren, dass er noch froh sein könne, nur mit einer Einberufung davonzu-kommen. Er gerät dann verwundet in russische Gefangenschaft. Auch Obersturm-bannführer Asmuß ist an die Front geschickt worden und bei Smolensk gefallen. Rings um die Anstalt sind jetzt Splittergräben gezogen, es gibt zum wiederholten Mal einen Bombenangriff. Jacoba irrt verzweifelt durch die Nacht: „Wie lange noch [...] mein Gott, wie lange denn noch und warum ...“[65]

Mit dieser Frage endet der Roman. Unklar bleibt, ob die Frage dem Töten der Pa-tienten gilt, der NS-Diktatur und deren Bestehen oder ob es eine metaphysische Frage an die eigene Existenz und deren ständige Bedrohung ist. Im Vergleich zu der klaren Stellungnahme gegen die Patiententötungen am Ende des ersten Teils verwischt sich hier die Frage nach Schuld und der Unabänderlichkeit des Leidens wieder – durch die Trennung der Liebesbeziehung, durch die eigene Opfersituation, vielleicht auch durch die Vergrößerung ins Metaphysische. Das „Danach“ hat schon angefangen: Auf Schuld (die Patiententötungen) folgt Strafe (die Bombenangriffe). Die Bomben ma-chen keinen Unterschied mehr zwischen denen, die dafür, die nur ein bisschen da-gegen oder ganz widerständig waren. Im gewissen Sinn beschreibt auch dieses Ende wahrscheinlich eine psychologische Realität deutscher Aufarbeitung. In der eigenen Opfererfahrung am Kriegsende wird auch das – vielleicht vorher schon vorhandene – schlechte Gewissen bzw. Bewusstsein eigener Mittäterschaft verschüttet.

Fazit

Wie viel wussten die Pflegenden von den Patiententötungen? Wenn man diese lite-rarische Quelle als Beleg nimmt, scheinen sie tatsächlich erst relativ spät – jedenfalls später als die Ärzte – gewusst zu haben, woran sie mitwirken. Inwieweit das auch eine späte Selbstrechtfertigung ist, lässt sich in einer literarischen, also weitgehend fiktiona-len Quelle nicht rekonstruieren. In den Anstaltsroutinen waren die Verlegung von Pa-tienten in andere Kliniken, deren Vorbereitung und Durchsetzung (auch gegen Wider-stand) Bestandteil der pflegerischen Aufgaben. An der Planung und dem besonderen Ablauf im Rahmen der Mordaktion – dem Ausfüllen von Meldebogen, dem Eingang

---

65 Grandt (1970), S. 365.

von Transportlisten – waren die Pflegenden zumeist nicht beteiligt, und wenn, dann nur einzelne, in der Pflegehierarchie höhergestellte und mit solchen Organisationsaufgaben betraute Vertreter. Aber es scheint bereits mit Beginn der Verlegungen in Zwischenanstalten Gerüchte, Andeutungen von Angehörigen, anderen Pflegenden sowie Äußerungen von in den Vorgang eingeweihten NS-nahen Ärzten gegeben zu haben, die Pflegende – so wie Schwester Jacoba im Roman – aus Sicht heutiger Leser:innen unerträglich lange nicht zu einem Bild zusammensetzen konnten oder wollten – weil sie einer anderen/älteren Ethik verpflichtet waren, weil sie solche Taten nicht für möglich gehalten haben, weil sie gewohnt waren, sich Anordnungen zu fügen, und nicht zuletzt auch deswegen, weil sie Entscheidungen der Ärzte für fachlich und ethisch begründet hielten und nicht gewöhnt waren, diese zu hinterfragen. Insofern geht der Erkenntnisprozess der literarischen Figur Schwester Jacoba auch mit einem Emanzipationsprozess einher – ärztliche Anordnungen eben nicht als gegeben und auch nicht als prinzipiell gut bzw. dem Wohle des Patienten dienend hinzunehmen. Das kulminiert an einem Punkt, als Jacoba erkennen muss, dass sie mit der Verlegung ihrer Patientinnen direkt zu deren Ermordung beigetragen hat – und gleichzeitig, dass die von ihr verehrten Ärzte dem nicht nur keinen Einhalt geboten haben, sondern daran aktiv mitgewirkt, die Tötung geplant und die entsprechenden Patientinnen selektiert haben.

Ausschlaggebend für die Erkenntnis war aber nicht der interprofessionelle Diskurs, sondern die unmittelbare Konfrontation mit Angehörigen der Patient:innen, deren sich häufende Sterbemitteilungen nicht mehr negiert und bagatellisiert werden konnten. Dabei war das offene Auftreten von Angehörigen und deren Anklage vermutlich auch eher eine Ausnahme – viele von ihnen haben wohl geschwiegen oder waren sogar – im Einzelfall – selbst erleichtert. Aber es gab – und das ist vielfach dokumentiert – genug Angehörige, die aktiv nachgefragt, geschrieben haben, sich nicht vertrösten ließen, das Schicksal ihrer Familienmitglieder aufklären wollten und nur mit massiven Drohungen zum Schweigen gebracht werden konnten.[66]

Insofern lässt sich auch die zweite Frage beantworten: Die Haltung der Pflegenden zu den Patiententötungen war – nach deren Bekanntwerden – natürlich nicht gleich. Herta Grandt stellt es in ihrem Roman so dar, dass es nur einige wenige, durchweg unsympathische, sich mit der NS-Ideologie identifizierende Protagonist:innen gab, die die Patiententötungen unterstützten, billigten oder für notwendig hielten. Dies waren ideologisch geschulte „braune" Schwestern und Pflegende, für die sich daraus Karrieremöglichkeiten zu ergeben schienen (Schwester Kuni), teilweise aber auch solche, die „ausgebrannt" oder, wie es heute heißt, „cool out" bzw. „mitgefühlserschöpft" waren und – manchmal auch aus persönlichen Gründen – keine empathische Beziehung mehr zu den Betreuten eingehen konnten. Daneben gab es einfache Mitläufer oder „kleine Denunzianten" (im Roman Schwester Doris, Pflegerin Nelli,

---

66 Zimmermann (2005).

Pfleger Leberecht), die „nicht eigentlich schlecht" waren, aber sich der Macht bzw. den im Anstaltsgefüge als mächtig angesehenen Personen andienen oder sich Vorteile verschaffen wollten. Die meisten Pflegenden haben – nach Aussage des Romans –, sobald sie erkannt hatten, was passierte, das Töten innerlich abgelehnt und zum Teil versucht, durch kleine Akte des Widerstandes Verlegungen zu verzögern, ihnen durch Entlassungen zu den Angehörigen zuvorzukommen, im Einzelfall auch Patienten von der Transportliste zurückzuhalten oder zu verstecken. Auch das ist möglicherweise eine Beschönigung im Rahmen der verspäteten Aufarbeitung, wie sie auch in anderen Studien beschrieben wird.[67]

Was die Auseinandersetzung zwischen den Pflegenden angeht, zeichnet sich im Roman eine Entwicklung ab: Während am Anfang das Schweigen vorherrschte bzw. das Thema sogar zwischen eng zusammenarbeitenden Personen vermieden wurde, weil „keiner weiß, was der andere wusste", werden die Äußerungen im Roman nach der vor aller Augen stattfindenden Räumung des Kinderhauses offener. Die – in der Hierarchie untergeordneten – Pflegerinnen werden sogar deutlicher in ihrer Ablehnung und zumindest verbal widerständig. Die durch die KZ-Haft ihres Bruders sensibilisierte Pflegerin Gustel findet, dass die „Schwarzen", die SS-Leute, alle an den Galgen gehörten, und eine andere wünscht den SS-Angehörigen, die bei der Räumung des Kinderhauses noch gelacht haben: „Wenn es kein höllisches Feuer gäb', dann müßte es jetzt angezündet werden [...] Die müssen brennen [...] brennen bis in alle Ewigkeit".[68] Die Stationsschwestern und -pfleger hingegen versuchen, einige wenige „privilegierte" Patient:innen zu retten: „Oberminchen" die zwei Kinder, die sie mit Jacoba auf die Frauenstation schickt. Jacoba bereitet einen Kellerraum für drei Patientinnen vor. Die Absurdität dessen wird ihr bewusst, als sie ihre chronischen Patientinnen zusammenzählt: Von 28 drei zu retten, was bringt das? Fängt man nicht selbst an zu selektieren? Und nach welchen Kriterien? Hier entsteht ein interessanter Widerspruch: Während Schwester Jacoba anfangs gegenüber der Pflegerin geäußert hat, dass sie keinen Tag länger in der Anstalt bleiben würde, wenn sie wüsste, dass die verlegten Patienten in Hohlgarten oder anderswo getötet würden, bleibt sie, als sie es erfahren hat, dennoch. Sie bleibt auch noch nach der Räumung des Kinderhauses und den Nachrichten aus Ibensee. Genauso bleibt Schwester Teresa Stationsschwester, nachdem das Kinderhaus geräumt wurde – nun eben auf der Hirnverletztenstation. Dr. Wolfram hat das in einen Satz komprimiert: „Weiterarbeiten [...] durchhalten, auf dem Posten bleiben. [...] Wir können ja die Welt nicht kampflos dem Totschläger überlassen."[69] Und er ermahnt Jacoba, über den Toten nicht zu vergessen, wie sehr die Lebenden sie bräuchten. Mir scheint das ein sehr typischer Bewältigungs- und eben auch Verdrängungsme-

---

67 Welzer/Moller/Tschugnall (2014).
68 Grandt (1970), S. 270.
69 Grandt (1970), S. 260.

chanismus von Pflegenden und Ärzt:innen zu sein – in überfordernden und vielleicht eben auch in unmenschlichen Situationen auszuharren.

Mit Hohlgarten werden wir zu tun haben, solange wir leben!

Herta Grandt hat die Leipziger Universitätspsychiatrie 1941 verlassen, ob wegen ihrer Tbc-Erkrankung, wegen ihrer literarischen Ambitionen oder wegen eines Bewusst-werdungs-Prozesses, lässt sich heute nicht mehr rekonstruieren. Das Thema hat sie aber weiter beschäftigt: Während in ihrer ersten Erzählung, „Die Nacht nach Frau Kreuzbinders Tod" von 1948, die Schwester Friderika noch als eine Figur dargestellt wird, die sich mit der NS-Ideologie teilweise identifiziert, nimmt Schwester Jacoba im 20 Jahre später geschriebenen Roman von vornherein eine skeptischere Haltung ein und benennt die Folgen dieser Ideologie eindeutig als Mord und als Geschehen, das das Vertrauen in ärztliches und Pflegehandeln dauerhaft beschädigt (hat). Der klare Vorwurf, mitgewirkt zu haben an den Patiententötungen, den sie vor allem den An-gehörigen in den Mund legt, wird „nachher" zum inneren Problem, das offensichtlich auch Herta Grandt über viele Jahre beschäftigt hat. In einem Brief an Carl Zuckmayer von 1965 formuliert sie das klar:

> Wir haben 100.000 umgebracht, die Vernichtung von Millionen war vorgesehen; und ich bin nicht die einzige, die manchmal eine bebende Angst verspürt: irgendwie werden wir das auch noch schaffen. Notfalls auch ohne Gaskammern und rauchende Schlote, ohne die ganze stampfende Organisation. Es gibt ja unauffälligere und nicht weniger wirksame Methoden. Eine sehr alte und bewährte ist es, die Kranken zu diffamieren [...]. Denn das Schicksal dieser Kranken ist etwas, das heute nur am Rande unserer Erinnerung gegen-wärtig ist.[70]

Auch nach dem Ende des Nationalsozialismus sind „die Geisteskranken" stigmatisiert und immer bedroht von unmenschlicher Behandlung. Grandt bezieht sich dabei ex-plizit auf einen Zeitungsartikel aus der FAZ Nr. 17/1964, der auf die unmenschlichen Bedingungen in den weiter bestehenden Großkrankenhäusern hinweist, die häufig auch mit dem alten Personal weitergearbeitet haben. Erst im Rahmen der Psychiat-rie-Enquete von 1975 wurden praktische Schlussfolgerungen aus der Auseinander-setzung mit den Anstalten und deren unbearbeiteter NS-Vergangenheit gezogen. Die Gleichstellung psychisch Kranker, die Öffnung und Verkleinerung der Anstalten, ein rehabilitativer Ansatz, die Berücksichtigung von Patienten- und Angehörigenrechten wurden zum nur mühsam und langwierig durchsetzbaren Standard, der gerade unter sich zuspitzendem ökonomischen Druck immer wieder neu zu verteidigen ist. Als

---

70 Brief von Herta Grandt an das Ehepaar Zuckmayer vom 28.1.1965, zit. n. Ewert (2000), Anhang 5.

Herta Grandt 1985 starb, war die Psychiatriereform zwar noch nicht überall durchgesetzt, aber das Bewusstsein für die Rechte von Patienten und die Verbesserung ihrer Lebensbedingungen wurde in vielen west- und ostdeutschen Kliniken (u. a. auch in der Leipziger Universitätspsychiatrie unter Prof. Dr. Klaus Weise)[71] Realität.

Der Roman „Eine Handvoll Erbarmen" kann in diesem historischen Kontext also eher als das Ergebnis einer Auseinandersetzung mit der eigenen Mitschuld an den Patiententötungen, als Produkt einer – zu diesem Zeitpunkt noch eher individuellen – Aufarbeitung betrachtet werden. Herta Grandt gestaltet in der Person der Schwester Jacoba auch einen Erkenntnisprozess, der möglicherweise eben erst 20 Jahre nach dem Nationalsozialismus einsetzte. Gleichzeitig zeigt er aber, dass es innerhalb der Schwesternschaften wahrscheinlich schon während des Nationalsozialismus ein Wissen um die Patiententötungen und auch eine Auseinandersetzung damit gab.

Die Rezeptionsgeschichte des Romans, der nach der Erstauflage 1964 beim Ludwig-Auer-Verlag 1970 in einer Taschenbuchausgabe des Herder-Verlages erschien, die Tatsache, dass selbst der damalige Bundespräsident Gustav Heinemann das Buch las, sich sehr berührt davon zeigte und vermutlich deshalb Herta Grandt 1972 für das Bundesverdienstkreuz vorschlug, zeigt, dass die Zeit für eine kollektive Auseinandersetzung mit der Geschichte der Patiententötungen gekommen war.

Bibliographie

Angermeyer, Matthias C.; Steinberg, Holger (Hg.): Bilder zur Geschichte der Leipziger Universitätspsychiatrie. Leipzig 2003.

Böhm, Boris; Markwardt, Hagen: Hermann Paul Nitsche (1876–1948). Zur Biographie eines Reformpsychiaters und Hauptakteurs der NS-„Euthanasie". In: Stiftung Sächsische Gedenkstätten zur Erinnerung an die Opfer politischer Gewaltherrschaft (Hg.): Nationalsozialistische Euthanasieverbrechen. Beiträge zu ihrer Aufarbeitung in Sachsen. Dresden 2004, S. 71–106.

Deutscher Ethikrat: Kosten und Nutzen im Gesundheitswesen. Zur normativen Funktion ihrer Bewertung. Berlin 2019.

Ewert, Stefanie: Herta Grandt: Rekonstruktion einer Biographie. Diplomarbeit Frankfurt/Main 2000.

Gaida, Ulrike: Zwischen Pflegen und Töten. Krankenschwestern im Nationalsozialismus. Frankfurt/Main 2006.

Grandt, Herta: Die Nacht nach Frau Kreuzbinders Tod. In: Die Erzählung 2 (1948), H. 11, S. 6–13.

Grandt, Herta: Eine Handvoll Erbarmen. Donauwörth 1964.

Grandt, Herta: Eine Handvoll Erbarmen. Freiburg/Brsg.; Basel; Wien 1970.

Lahm, Berit; Seyde, Thomas; Ulm, Eberhard (Hg.): 505 Kindereuthanasieverbrechen in Leipzig. Leipzig 2008.

Mitscherlich, Alexander; Mielke, Fred (Hg.): Medizin ohne Menschlichkeit. Die Dokumente des Nürnberger Ärzteprozesses. Frankfurt/Main 1960.

---

[71] Weise (2014).

Mitzscherlich, Beate: Psychohygiene, Eugenik, Euthanasie. Lehren aus der Vergangenheit. In: Sozialpsychiatrische Information 2 (2020), S. 9–13.

Müller, Thomas R.: Das Bild der Psychiatrie in der DDR-Literatur – Psychiatrische Themen in der fiktionalen und dokumentarischen Literatur der DDR der 1970er und 1980er Jahre. In: Kumbier, Ekkehardt; Steinberg, Holger (Hg.): Psychiatrie in der DDR. Beiträge zur Geschichte. Berlin; Brandenburg 2018, S. 367–382.

Müller, Thomas R.; Rotzoll, Maike; Beyer, Christof: „Flucht in die Wolken". DDR-Psychiatrie in der Kritik. In: Kumbier, Ekkehardt; Steinberg, Holger (Hg.): Psychiatrie in der DDR II. Beiträge zur Geschichte. Berlin; Brandenburg 2020, S. 21–36.

Schilter, Thomas: Unmenschliches Ermessen. Die nationalsozialistische Tötungsanstalt Pirna-Sonnenstein 1940/41. Leipzig 1998.

Schulze, Dietmar; Fiebrandt, Maria (Hg.): „Euthanasie" in Großschweidnitz. Regionalisierter Krankenmord in Sachsen 1940–1945. Köln 2016.

Steppe, Hilde (Hg.): Krankenpflege im Nationalsozialismus. [Erstausg. Frankfurt/Main 1991] 11. Aufl. Frankfurt/Main 2020.

Steppe, Hilde; Ulmer, Eva-Maria (Hg.): „Ich war von jeher mit Leib und Seele gerne Pflegerin". Die Beteiligung von Krankenschwestern an den Euthanasie-Aktionen in Meseritz-Obrawalde. Frankfurt/Main 2014.

Stiftung Sächsische Gedenkstätten zur Erinnerung an die Opfer politischer Gewaltherrschaft (Hg.): Nationalsozialistische Euthanasieverbrechen. Beiträge zu ihrer Aufarbeitung in Sachsen. Dresden 2004.

Weise, Klaus: Leipziger Psychiatriereform 1960–1990. In: Symptom. Leipziger Beiträge zu Psychiatrie und Verrücktheit 6 (2014), S. 13–63.

Welzer, Harald; Moller, Sabine; Tschugnall, Karoline: „Opa war kein Nazi": Nationalsozialismus und Holocaust im Familiengedächtnis. Frankfurt/Main 2014.

Zimmermann, Susanne (Hg.): Überweisung in den Tod. Nationalsozialistische „Kindereuthanasie" in Thüringen. Quellen zur Geschichte Thüringens. Erfurt 2005.

MEDIZIN, GESELLSCHAFT UND GESCHICHTE – BEIHEFTE

Gegründet von Robert Jütte, herausgegeben von Marion Baschin.

Franz Steiner Verlag   ISSN 0941–5033

ISBN 978-3-515-11716-6

67. Daniel Walther
Medikale Kultur der homöopathischen Laienbewegung (1870 bis 2013)
Vom kurativen zum präventiven Selbst?
2017. 360 S. mit 19 Diagr. und 4 Tab., kt.
ISBN 978-3-515-11883-5

69. Florian Mildenberger
Laienheilwesen und Heilpraktikertum in Cisleithanien, Posen, Elsass-Lothringen und Luxemburg (ca. 1850 – ca. 2000)
2018. 282 S. mit 16 s/w-Abb., kt.
ISBN 978-3-515-12195-8

70. Pierre Pfütsch (Hg.)
Marketplace, Power, Prestige
The Healthcare Professions' Struggle for Recognition (19th–20th Century)
2019. 256 S. mit 4 s/w-Abb. und 2 Tab., kt.
ISBN 978-3-515-12294-8

71. Michael Teut / Martin Dinges / Robert Jütte (Hg.)
Religiöse Heiler im medizinischen Pluralismus in Deutschland
2019. 139 S. mit 2 s/w-Abb., kt.
ISBN 978-3-515-12423-2

72. Kay Peter Jankrift
Im Angesicht der „Pestilenz"
Seuchen in westfälischen und rheinischen Städten (1349–1600)
2020. 388 S. mit 15 Ktn., kt.
ISBN 978-3-515-12353-2

73. Nina Grabe
Die stationäre Versorgung älterer Displaced Persons und „heimatloser Ausländer" in Westdeutschland (ca. 1950–1975)
2020. 237 S. mit 11 Abb., kt.
ISBN 978-3-515-12557-4

74. Ylva Söderfeldt
Krankheit verbindet
Strategien und Strukturen deutscher Patientenvereine im 20. Jahrhundert
2020. 117 S. mit 12 s/w-Abb., kt.
ISBN 978-3-515-12654-0

75. Markus Wahl (Hg.)
Volkseigene Gesundheit
Reflexionen zur Sozialgeschichte des Gesundheitswesens der DDR
2020. 211 S. mit 5 s/w-Abb. und 2 Tab., kt.
ISBN 978-3-515-12671-7

76. Martin Dinges / Pierre Pfütsch (Hg.)
Männlichkeiten in der Frühmoderne
Körper, Gesundheit und Krankheit (1500–1850)
2020. 536 S. mit 15 s/w-Abb., 7 Farbabb. und 4 Tab., kt.
ISBN 978-3-515-12646-5

77. Sebastian Wenger
Arzt – ein krank machender Beruf?
Arbeitsbelastungen, Gesundheit und Krankheit von Ärztinnen und Ärzten im ausgehenden 19. und 20. Jahrhundert
2020. 219 S., kt.
ISBN 978-3-515-12751-6

78. Carlos Watzka
Seelenheil und Seelenleid
Die Diätetik der Emotionen im frühneuzeitlichen Katholizismus in Bayern und Österreich
2021. 800 S. mit 54 s/w-Abb., 13 Farbabb. und 7 Tab., geb.
ISBN 978-3-515-12806-3

79. Christoph Schwamm
Wärter, Brüder, neue Männer
Männliche Pflegekräfte in Deutschland ca. 1900–1980
2021. 160 S. mit 5 s/w-Abb. und 2 Tab., kt.
ISBN 978-3-515-12790-5

80. Sebastian Knoll-Jung
Vom Schlachtfeld der Arbeit
Aspekte von Männlichkeit in Prävention, Ursachen und Folgenbewältigung von Arbeitsunfällen in Kaiserreich und Weimarer Republik
2021. 597 S. mit 16 s/w-Abb., 4 Grf. und 8 Tab., kt.
ISBN 978-3-515-12972-5

81. Marcel Chahrour
Der Medizinische Orient
Wien und die Begegnung der europäischen Medizin mit dem Osmanischen Reich (1800–1860)
2022. 402 S., kt.
ISBN 978-3-515-13193-3

82. Nina Grabe
Ein freiwilliger Lebensabend im Land der Täter
Die stationäre Versorgung älterer Juden und „rassisch" verfolgter Christen in Westdeutschland (ca. 1945–1975)
2022. 176 S. mit 3 s/w-Abb., kt.
ISBN 978-3-515-12990-9